床旁超声监测
Point of Care Ultrasound

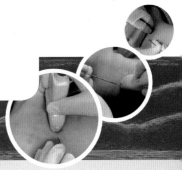

主　编　李丽君

副主编　周　琦　潘龙飞

编　者（以姓氏笔画为序）

乞艳华（西安交通大学第二附属医院）　　余珊珊（西安交通大学第二附属医院）

王　华（西安交通大学第二附属医院）　　张　茂（浙江大学医学院附属第二医院）

邓毅恒（西安长安医院）　　　　　　　　张贵祥（西安长安医院）

刘小禾（天津医科大学总医院）　　　　　张源祥（东莞康华医院）

刘伊丽（南方医科大学南方医院）　　　　陈尔秀（西安交通大学第二附属医院）

刘保民（西安交通大学第二附属医院）　　尚　游（华中科技大学同济医学院附属协和医院）

刘继海（北京协和医院）　　　　　　　　周　琦（西安交通大学第二附属医院）

李　苗（西安交通大学第二附属医院）　　柴艳芬（天津医科大学总医院）

李　晨（天津医科大学总医院）　　　　　高彦霞（西安交通大学第二附属医院）

李丽君（西安交通大学第二附属医院）　　韩东刚（西安交通大学第二附属医院）

何　鑫（西安交通大学第二附属医院）　　潘龙飞（西安交通大学第二附属医院）

学术秘书　潘龙飞（兼）

人民卫生出版社

图书在版编目（CIP）数据

床旁超声监测 / 李丽君主编 . —北京：人民卫生
出版社，2019
ISBN 978-7-117-28330-4

Ⅰ.①床…　Ⅱ.①李…　Ⅲ.①超声波诊断　Ⅳ.
①R445.1

中国版本图书馆 CIP 数据核字（2019）第 063999 号

| 人卫智网 | www.ipmph.com | 医学教育、学术、考试、健康，购书智慧智能综合服务平台 |
| 人卫官网 | www.pmph.com | 人卫官方资讯发布平台 |

床旁超声监测

主　　编：李丽君
出版发行：人民卫生出版社（中继线 010-59780011）
地　　址：北京市朝阳区潘家园南里 19 号
邮　　编：100021
E - mail：pmph @ pmph.com
购书热线：010-59787592　010-59787584　010-65264830
印　　刷：人卫印务（北京）有限公司
经　　销：新华书店
开　　本：889×1194　1/16　印张：22
字　　数：650 千字
版　　次：2019 年 7 月第 1 版　2019 年 7 月第 1 版第 1 次印刷
标准书号：ISBN 978-7-117-28330-4
定　　价：159.00 元
打击盗版举报电话：010-59787491　E-mail：WQ @ pmph.com
（凡属印装质量问题请与本社市场营销中心联系退换）

主编简介

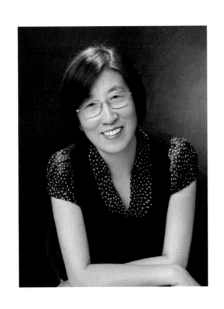

李丽君,西安交通大学第二附属医院心血管内科、急诊医学科,一级主任医师、教授,获西安交通大学医学部"名医"称号。20世纪90年代公派留学澳大利亚昆士兰大学查尔斯王子心胸专科医院,2004—2005年国家留学基金委公派留学德国柏林心脏中心/德国国家分子医学研究中心(MDC)。获西安交通大学"王宽诚育才奖"。作为科研项目负责人获得多项科研资助项目,其中1项国家自然科学基金资助项目"聚合体超声造影剂介导VEGF、bFGF促心肌微血管再生研究"。获得国家发明专利2项:"兼药物、基因靶向载体的超声造影剂"和"纤维素类胃肠超声造影剂的制备方法"。

PREFACE

Ultrasound is the least mature of the major medical imaging technologies. Though the 1940s mark the first serious experiments with medical ultrasound, it was the 1970s that nurtured the first regular clinical use of the technology. Static gray scale images and the first measurements of blood flow using spectral Doppler were the innovations of the day. In the 1980s we put color on the spectra and Color Flow Doppler was born. In the 1990s ultrasound exploded with contrast agents and the beginnings of 3D ultrasound. The first decade of this century brought the dawn of 4D images, quantitative ultrasound, and elastography. Even in the last five years the advances are accelerated as ultrasound science is married to consumer electronics more powerful than supercomputers just a decade ago. And there is no end in sight. Both your untrained mother and daughter could look at two recent ultrasound images and very quickly and intuitively determine which was from the system only two years older.

No other major imaging method is changing in its fundamental characteristics as quickly.

To this remarkable technical change, medicine adds another transformation: Point of Care Ultrasound. Point of Care - often referred to as PoC - is the broadening of ultrasound from the traditional realm of the diagnostic disciplines of Radiology, Cardiology and Obstetrics to other care areas: Emergency, surgical guidance, critical care, rheumatology, endocrinology, and more. But PoC is not just the broadening of applications. The dawn of PoC Ultrasound is a completely new way to use ultrasound, a fundamental departure from the workflow of the traditional ultrasound department.

Traditional ultrasound is the land of the photojournalist. The assignment is to take a picture that is so compelling that some other caregiver will take an action: The anatomy and flow of blood through a mitral valve stenosis so that the cardiac surgeon will open the fused leaflet. According to the extent and shape of the liver tumor, the interventionalist will ablate the tumor.

But PoC is different. PoC ultrasound users do not have to convince anyone but themselves. They only need to see well enough to intervene themselves. They may insert a needle, or adjust a prescription, or stop compressing. In this sense, they see the ultrasound not as a camera, but a flashlight. The implications for instrumentation and clinical practice are enormous.

These new users are shaping the future of ultrasound. As users switch their expectations from using radiology's extra system to demanding PoC-specific devices, tuning imaging and workflow to their specific needs, the boundaries of ultrasound are being reshaped. This revolution will be different, of course. It will bring ultrasound to more caregivers and more patients. PoC ultrasound is at the boundary between blind caregivers-dependent on feel and hearing-to sighted caregivers throughout our healthcare system.

It is a good thing. The misuse of a good thing is possible, of course, and we will need to be good stewards of this technology. What science, engineering, and medicine make possible, will have to be governed by public policy, ethics, and discovery. But in the end, it is a good thing, something for us to enthusiastically embrace and guide into the next transformation of care.

Proper understanding of the technology and its application will be essential. The inevitable expanded applications of ultrasound will be properly guided as its innovators become experts. Textbooks like this one are part of developing the expertise and intuition required to make Point of Care ultrasound safe, effective, and broadly used, to the benefits of patients, caregivers, and those that pay for their care.

Paul Mullen
General Manager, Point of Care Ultrasound
GE Healthcare
April 2018

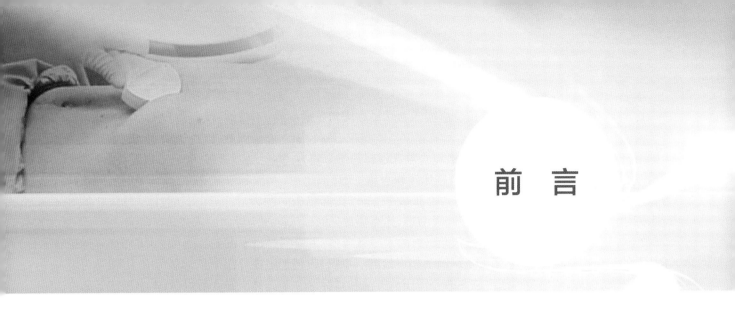

前　言

　　床旁超声,是由临床医师主导完成的超声检查,是以临床问题为导向或目标,在患者床旁实时、迅速地实施超声重点扫查,结合临床表现和其他检查综合分析,及时作出可靠的诊断依据。2011年《新英格兰医学杂志》将"point of care ultrasound"或"point of care echocardiography"释义为"临床医生在床旁操作的超声或超声心动图",我国张运院士释义为"随诊超声心动图"。或释义为"床旁超声"更简洁。超声诊断仪被喻为"可视听诊器",既有听诊器便捷的优势,又优于听诊器的功能,能拾取人耳不易听到的心血管杂音、"可视"人体器官的解剖结构、评估器官功能。

　　临床医师需要鉴别临床症状所隐藏的原因,如呼吸困难、胸痛等的病因,也常常需要分析判断诸多临床问题如心功能、容量反应性等。从患者的症状筛查其潜在的病因和病理生理改变,准确地判断临床问题、及时调整治疗方案,历来是临床医师面临的挑战。目标导向的床旁超声检查(goal-directed ultrasonographic examinations)是临床诊疗的新理念,是以临床问题或患者的症状为目标,进行床旁超声焦点评估(focused assessment with sonography),如床旁超声焦点评估创伤(focused assessment with sonography in trauma,FAST)、经胸心脏超声焦点评估(focused assessment of transthoracic echocardiography,FATE)、床旁超声焦点评估呼吸困难、床旁超声焦点评估休克、床旁超声焦点评估心搏骤停等。越来越多的临床诊疗流程渗入了超声检查,使许多疾病的传统诊治流程发生了"革命性"改变。

　　床旁超声检查路径正在冲击传统的诊疗模式。正如心脏科医生要求掌握心电图,以临床问题为目标导向的床旁超声是临床医师必须具备的技能。美国急诊医师学会(ACEP)指导委员会于2009年发布了急诊超声指南。中国医师协会急诊医师分会于2013年发布了中国急诊超声临床规范。中国重症医学学会发布了重症医学超声监测共识,床旁超声在重症医学领域业已迅猛发展并成为必不可少的诊疗技术。许多心血管内科将心脏超声纳入学科的组成部分,并开展了超声心脏负荷试验、心腔及心肌声学造影。研究显示,床旁超声在心血管疾病诊断的准确性方面超过了专家的传统诊断方式。床旁超声能及时迅速地协助诊断心肌梗死、鉴别胸痛和腹痛的病因;监测血流动力学、评估容量反应性及心功能;诊断创伤及急腹症;及时发现心包积液及心脏压塞;诊断气胸、肺炎;协助进行心肺复苏、气道及呼吸机管理,以及穿刺引导等。临床需求与超声诊断仪的发展相互促进,新的床旁超声诊断仪更方便和先进,具有高度的空间分辨率、多普勒显像、测量功能及穿刺引导功能等。目前,临床已经有如手机大小的超声诊断仪。随着移动和远程会诊系统的发展,超声影像在诊治现场的实时移动及远程会诊正在实现。

　　我曾留学澳大利亚、德国,在英国和加拿大短期参观学习。留学期间我经历了学习超声心动图的不易,使我萌生了为临床医师编纂《床旁超声监测》的初衷。回国后20余年来,在心脏内科、急诊科及重症监护室实施床旁超声的经历,使我深切地认识到临床医师掌握超声检查的必要性。但我也意识到临床医师自学或短期培训,仍然不易系统地掌握床旁超声特别是心脏超声。因此,我从临床医师的角度,以解决临床问题为导向,将临床逻辑分析作为思路,结合自己学习超声的经验和体会,参考近年来国内外床旁超声书籍,编纂《床旁超声监测》,供临床医师学习和参考。

本书特点：

1. 以临床问题为目标导向编撰。血流动力学是临床常见的问题，不仅涉及心脏功能，而且与心脏前后负荷密切相关。临床血流动力学监测绝非仅是监测左心室收缩功能。因此，以心脏功能及其前后负荷为脉络，论述床旁超声血流动力学监测，符合临床逻辑思维。将左心室及其"毗邻"和右心室及其"毗邻"，归为左心系统和右心系统并监测，符合临床逻辑思维。"肺部超声"是以肺水肿、气胸及肺炎等肺部疾病为目标导向，论述床旁超声焦点评估。"腹部超声"是以腹部临床问题为目标导向，如腹痛/急腹症等进行床旁超声焦点评估。专门章节论述呼吸困难、休克等常见的临床问题为导向的床旁超声监测。

2. 本书是为临床医师方便学习床旁超声的入门参考书，由繁到简是本书的特点：①尽可能详尽地论述基本的超声检测技能、绘制了大量解剖及超声检测示意图、收纳了国内外超声正常参考值，方便学习者理解和查阅，例如，列出多种超声监测右心房压的方法和指标。②知其然应知其所以然，本书论述了床旁超声监测"所以然"即超声检测密切相关的解剖、生理、病因和病理生理变化；唯有熟知超声监测相关的"所以然"，方可依据超声监测所得参数判断疾病的病因及病理生理变化。③每节前有"提要"——提示该节的主要内容；每节后有"要点"——总结要领、提纲挈领，使论述内容重点清晰、突出。④未论述某些超声新技术如斑点追踪、三维超声等，不仅因为这些新技术未被纳入临床疾病诊疗指南如心衰诊疗指南等的常规检查项目，而且因为掌握了超声检查基本技能，新技术的掌握并不困难。

临床医师工作繁忙，可以依据临床所需选择相关章节。如，当需要了解左心室收缩功能超声监测，即可从目录调取第二章第二节，从文中的"详见图"等拓展阅读第一章第二节"左心室收缩功能测量"、第二章第一节"左心室收缩功能的生理学基础"等。再如，需评估容量及容量反应性，可从目录调取第二章第七节，进而可从文中调取第二章第四节"右心系统、下腔静脉测量"等详细内容。又如，需了解左心室前负荷 LVEDP、LAP 和 PAWP，从文中的"LVEDP（参见图 1-2-38、图 2-1-2）、LAP（参见图 1-2-42）、PAWP（参见第二章第二节）"，获取更详细的内容。

纵观临床医学发展史，从早期基于直觉医学方式发展到基于循证医学方式，而今正迈向精准医学模式；从早期医生听诊用耳朵贴近人体皮肤发展到听诊器，而今使用"可视听诊器"——床旁超声；从有创、微创直至无创诊疗，是医学科学发展的规律。

李丽君

2018 年 5 月

于西安交通大学第二附属医院

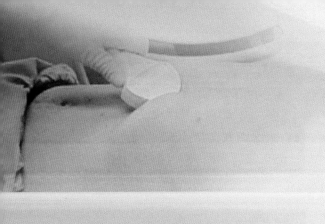

缩略语表

ΔIVC	下腔静脉呼吸变异性/下腔静脉吸气塌陷率
ΔSPV	机械通气时,呼吸周期中最高和最低动脉收缩压差/收缩压变异率
ΔSV%	每搏输出量呼吸变化率
ΔV_{peak}	主或肺动脉峰流速变异率
A duration	A峰持续时间
A4CH	心尖4腔切面
AAO	升主动脉
ACEP	美国急诊医师学会
ACP	急性肺源性心脏病
ACT	主动脉血流加速时间
ALI	急性肺损伤
AML	二尖瓣前叶
AO	主动脉
Ao-a	主动脉瓣环径
Ao-ar	主动脉弓内径
Ao-asc	近端升主动脉内径
AOAW	主动脉前壁
Ao-d	降主动脉内径
AOPW	主动脉后壁
Ao-s	主动脉窦部内径
Ar	心房反向峰
ARDS	急性呼吸窘迫综合征

Asc Ao	升主动脉	
AV	A 峰速度	
BMI	体质指数	
BPD	有创或袖带血压计测得外周动脉舒张压	
BPS	袖带血压计或有创动脉血压测得外周动脉收缩压	
BSA	体表面积	
CCO	连续心排量监测 / 连续心排量	
CFI	心功能指数	
CI	心脏指数	
CMM Vp	彩色 M 型超声血流传播速度	
CO	心输出量	
COPD	慢性阻塞性肺疾病	
CPI	心脏做功指数	
CS	冠状窦	
CSA	孔口横截面积	
CSA$_{LVOT}$	左心室流出道横截面积	
CSA$_{RVOT}$	右心室流出道横截面积	
CVP	中心静脉压	
CW	连续多普勒	
CX	回旋支	
DAO	降主动脉	
DBP	舒张压	
Desc Ao	降主动脉	
DMI	多普勒心肌显像	
DPG	舒张压差	
DT	减速时间	
ECG	心电图	
EEO	呼气末阻断试验 / 呼气末屏气试验	
EF	射血分数	
EOA	有效瓣口面积	
EPSS	前叶瓣尖与室间隔间距	
EROA	二尖瓣反流口面积	

ET	左心室流出道射血时间
EV	E 峰速度
EVLW	血管外肺水
EVLWI	血管外肺水指数
FAC	面积变化分数
FAST	床旁超声焦点评估创伤
FATE	经胸心脏超声焦点评估
FS%	左心室短轴缩短率
GEDI	全心舒张末期容量指数
GEDV	全心舒张末期容量
GEF	全心射血分数
HFmrEF	射血分数轻微减低心力衰竭
HFpEF	射血分数保留心力衰竭
HFrEF	射血分数减低心力衰竭
HR	心率
IABP	主动脉内球囊反搏
ICP	心腔内压
ICT	等容收缩时间
IPP	心包腔内压
IRT	等容舒张时间
ITBV	胸腔内血容量
ITBVI	胸腔内血容量指数
IVC	下腔静脉
IVCd	下腔静脉直径
IVCT	等容收缩时间
IVRT	等容舒张时间 / 等容松弛时间
IVSd	室间隔舒张末期厚度
IVSs	室间隔收缩末期厚度
LA	左心房
LAA	左心房面积
LA-ap	左心房前后径
LAD	左前降支

LA-l	左心房长径
LAP	左房压 / 左心房压力
LAPm	左心房平均压
LAPW	左心房后壁
LA-t	左心房横径
LAV	左心房容积
LPA	左肺动脉主干内径
LV	左心室
LV dp/dt	左心室内压变化速率 / 左心室收缩压上升速率
LV mass	左心室质量
LVEDAI	左心室面积指数
LVEDd	左心室舒张末内径
LVEDP	左心室舒张末压
LVEDV	左心室舒张末容积
LVEF	左心室射血分数
LVEDs	左心室收缩末内径
LVESV	左心室收缩末容积
LVET	左心室射血时间
LVM	左心室质量
LVOT	左心室流出道
LVOTD	左心室流出道内径
LVPEP	左心室射血前期
LVPWd	舒张末期左心室后壁厚度
LVPWs	收缩末期左心室后壁厚度
LVSP	左心室收缩压
LVSWI	左心室每搏心功指数
MACS	主动脉瓣开放最大内径
MAP	平均外周动脉血压
MAPSE	二尖瓣环收缩移位
MIPG	主动脉瓣跨瓣最大瞬时压差
mLAP	平均左心房压
moderator band，MB	调节束

MPA	肺动脉主干内径
mPAP	平均肺动脉压
MPG	平均压差
MPI	心肌做功指数
MR	二尖瓣反流
MV	二尖瓣
MVA	二尖瓣面积
MWFS	左心室壁中层心肌缩短分数
NICaS	全身阻抗法心输出量监测
PA	肺动脉
PAC	肺动脉导管
PADP	肺动脉舒张压
Palv	肺泡压
PAP	肺动脉压
PAPm	静息状态下肺动脉平均压
PASP	肺动脉收缩压
Paw	气道压
PAWP	肺小动脉楔压
PBV	肺血容量
PCG	心音图
PCOP	胶体渗透压
PDA	动脉导管未闭
PEEP	呼气末正压通气
Pes	食道内压
PH	肺动脉高血压
PHT	压差减半时间
PiCCO	脉搏连续心输出量 / 脉搏指示持续心输出量技术
PISA	最大等容速度表面积
PLAX	胸骨旁心脏长轴切面
PLR	被动抬腿试验
PML	二尖瓣后叶
Ppl	胸膜腔内压

PPV	脉压变异
PR	肺动脉瓣反流
PSAX	胸骨旁左缘心脏短轴切面
PSV	压力支持模式
Ptp	跨肺压
PV	肺静脉
PV-a	肺动脉瓣环径
PVR	肺血管阻力 / 肺循环阻力 / 肺血管张力
PW	脉冲多普勒
PWTD	舒张期左心室后壁厚度
PW-TDI	脉冲组织多普勒
QP	肺动脉输出量
QS	左心室输出量
RA	右心房
RADP	右心房舒张压
RA-l	右心房长径
RAP	右心房压
RASP	右心房收缩压
RA-t	右心房横径
RCA	右冠状动脉
RF	反流分数
ROA	反流口面积
RPA	右肺动脉主干内径
RV	右心室
RV	主动脉瓣反流容积
RV EF	右心室射血分数
RV focused	心尖 4 腔 RV 切面
RV modified	心尖 4 腔 RV 改良切面
RV outflow	右心室流出道
RVap	右心室前后径
RVAT	右心室射血加速时间
RVAW	右心室前壁

RV-awt	右心室前壁厚度
RV-b	右心室基底横径
RVEDA	右心室舒张末面积
RVEDP	右心室舒张末压
RVEDV	右心室舒张末容积
RVEDVI	右心室舒张末容积指数
RVEF	右心室射血分数
RVESV	右心室收缩末容积
RVET	右心室射血时间
RV-fwt	右心室游离壁厚度
RV-l	右心室长径
RV-m	右心室中份横径
RVOT	右心室流出道
RVOT fs	右心室流出道缩短分数
RVP	右心室压
RVPEP	右心室射血前期
RVSP	右心室收缩压
RVSWI	右心室每搏心功指数
RWMAs	节段性室壁运动异常
SAM	二尖瓣前叶前向运动
SBP	收缩压
$ScvO_2$	中心静脉氧饱和度
SIMV	同步间歇指令通气模式
SIVC	剑突下下腔静脉长轴切面
SPAP	肺动脉收缩压
SPE	斑点追踪成像
SPL	空间脉冲长度
SPV	动脉收缩压变异度
ST	室间隔厚度
STD	舒张末期室间隔厚度
STI	收缩时间间隙
SV	每搏输出量 / 每搏容量 / 每搏量

SVC	上腔静脉
SVI	心搏指数 / 每搏量指数
SvO_2	混合静脉氧饱和度
SVR	体循环阻力
SV_{RV}	右心室每搏量
SVV	每搏量变化 / 每搏心输出量变异
TAM	三尖瓣环位移
TAPSE	三尖瓣环收缩期位移 / 三尖瓣环平面收缩位移
Tau	左心室心肌松弛时间常数
TBW	全身液体水平
TCO	三尖瓣关闭至开放的时间
TDI	组织多普勒
TEE	经食管心脏超声
Tei	心肌做功指数
TMP	心脏跨壁压
TPG	跨肺压差
TPR	全身外周血管阻力
TPRI	全身外周血管阻力指数
TR	三尖瓣反流
TRV_{max}	三尖瓣反流峰速度
TTE	经胸心脏超声
TV	三尖瓣
TVI	组织速度成像
$V_{AR(end\text{-}diastolic)}$	主动脉瓣舒张末期反流速度值
VEDV	心室舒张末容积
VESV	心室收缩末容积
V_{MAX}	主动脉最大血流速度
V_{MR}	二尖瓣反流血流速度峰值
V_{peak}	主动脉最大血流速度
V_{PR}	肺动脉反流 CW 峰速度
VSD	室间隔缺损
VTI	血流速度时间积分

VTI$_{LVOT}$	左心室流出道血流速度时间积分 / 左心室流出道血流速度积分
VTI$_{RVOT}$	右心室流出道血流速度时间积分 / 右心室流出道血流速度积分
WMSI	室壁运动计分指数
WU	伍德单位
ΔSVC	上腔静脉塌陷指数
ΔSV$_{LV}$	左心室每搏输出量呼吸变异
ΔSV$_{RV}$	右心室每搏输出量呼吸变异
ΔVpeak$_{LVOT}$	左心室流出道血流峰速度呼吸变异
ΔVpeak$_{RVOT}$	右心室流出道血流峰速度呼吸变异
ΔVTI$_{LVOT}$	左心室流出道 VTI 呼吸变异
ΔVTI$_{RVOT}$	右心室流出道 VTI 呼吸变异

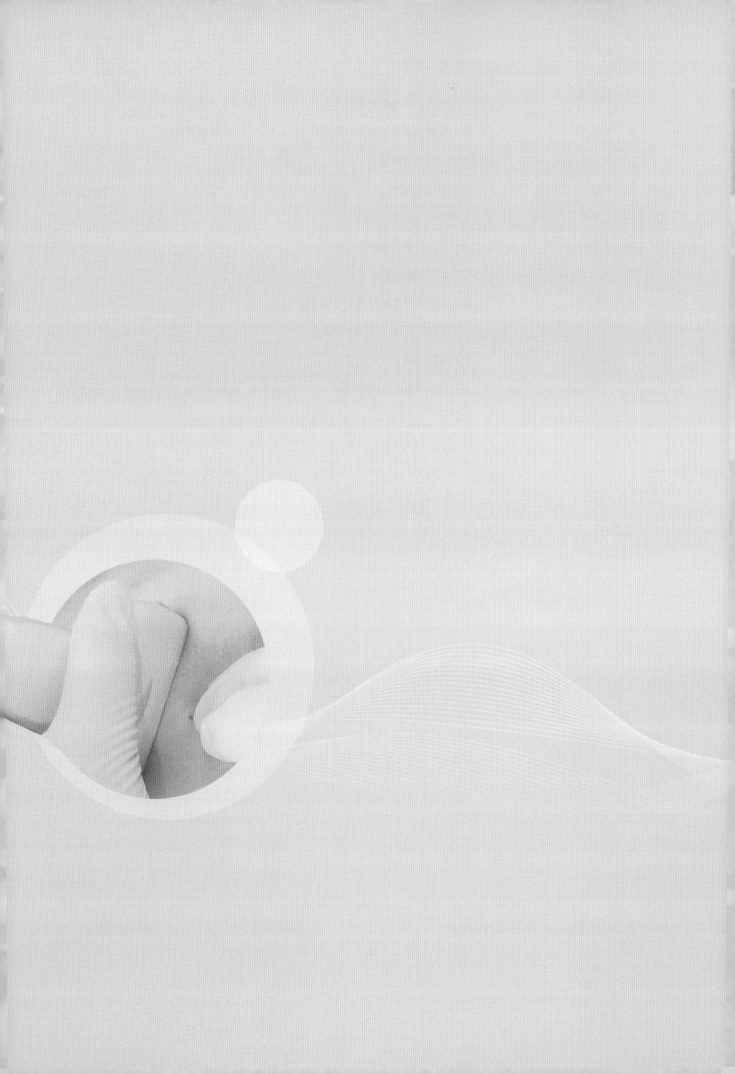

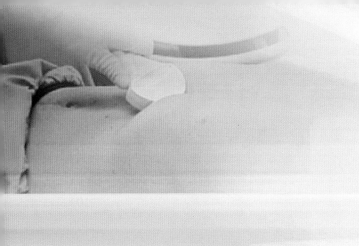

目　录

第一章　床旁超声基础

第二章　血流动力学床旁超声监测

第三章　胸及肺部超声监测

第四章　腹部床旁超声焦点评估

第五章　急危重症床旁超声监测

第六章　经食管心脏超声、负荷心脏超声、心肌声学造影及经颅超声多普勒

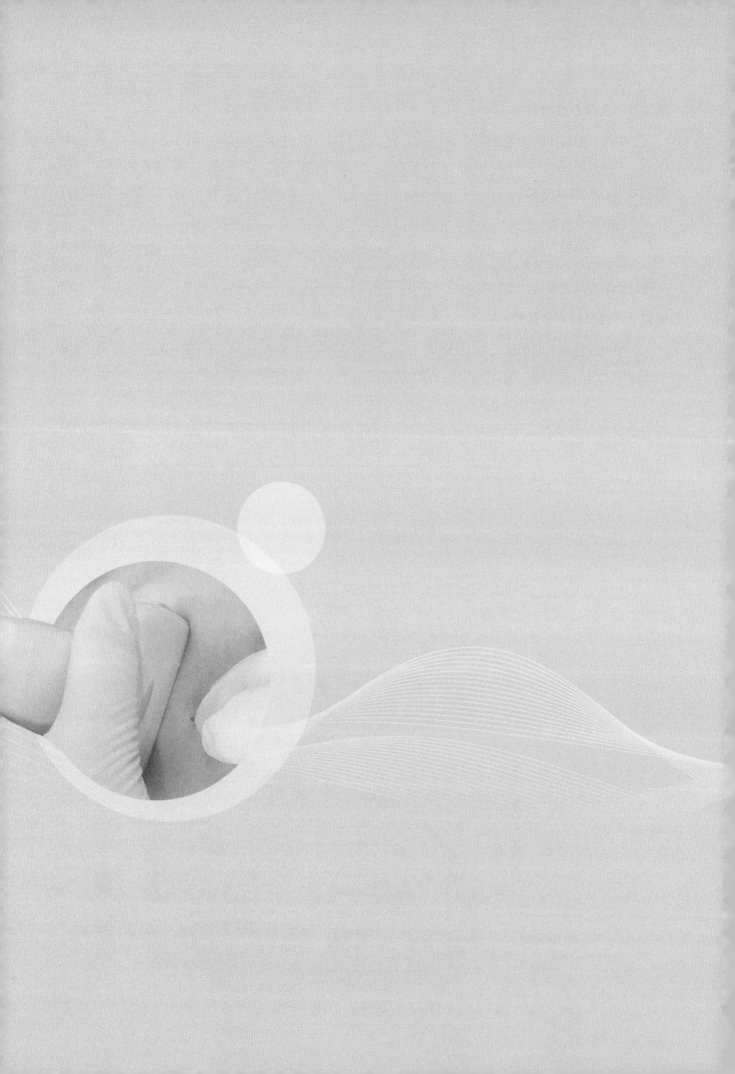

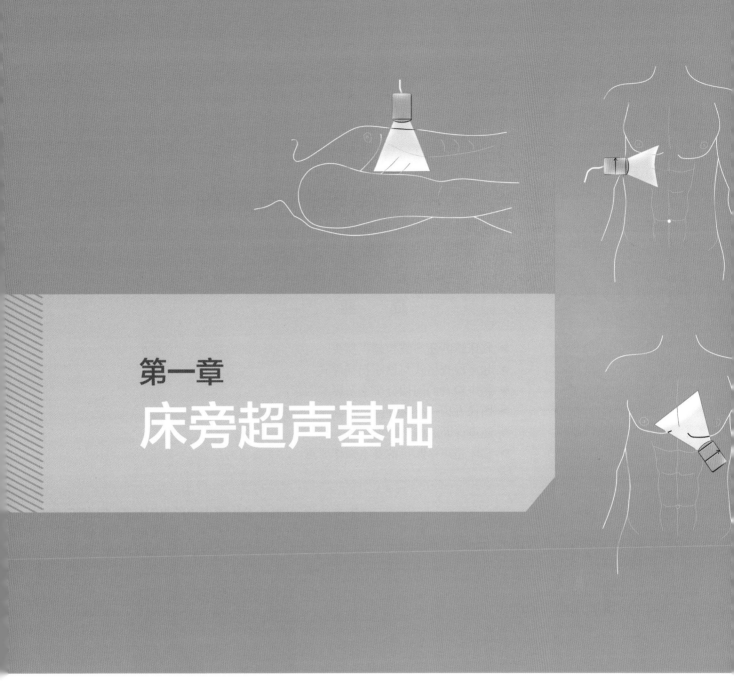

第一章
床旁超声基础

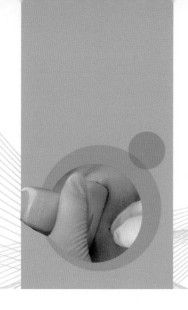

第一节　床旁超声基础

提　要

▸ 临床诊断超声波与超声探头
▸ 超声检查格式与诊断扫描模式
▸ 超声检查的图像分辨率及影响因素
▸ 图像方位——探头方向标识与图像方向标识
▸ 超声诊断的解剖平面
▸ 临床超声诊断仪的基本操作要点

一、临床诊断超声波的产生与常用超声探头

（一）诊断用超声波的产生

超声波是将电流作用于晶体,使晶体快速振动产生的振动波。这个过程也称"逆压电效应"。逆压电效应所产生的超声波与人体组织接触并被传导,在传导过程中遇到不同质地组织反射回来不同的波可使晶体产生振动,这种振动可类比电流信号。计算机将电流信号处理,最后表现为超声图像。因此,超声诊断仪的所有探头的末端有压电元件排列(称其"声源"),既能发送超声波使其在人体组织传导,又能接受不同组织的回波信号传回至超声仪,通过计算机数字化而最终成像。

（二）常用超声诊断探头

1. 线阵探头　临床习惯称其为"血管探头"或"浅表器官探头"。探头的压电元件排列成直线而称为线阵探头。产生的超声从探头表面垂直发出呈线性扫描。探头的接触面(又称切迹)是平的,有不同大小的接触面,小至中等的透声窗。线阵探头的频率4~12MHz。线阵探头适用于要求分辨率高的浅表的、小至中等大小的组织结构,如表浅部位的血管、骨骼、肌肉、乳房、眼、阴囊、皮下软组织等,无法探及深度 >5cm 的组织(图 1-1-1)。

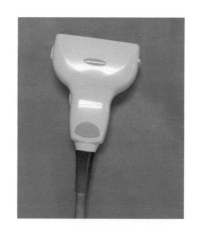

图 1-1-1　小器官探头(何鑫　图)

2. 凸阵探头　临床习惯称其为"腹部探头"。探头呈曲线,压电元件的排列仍然呈弧线,但是探头的接触面(切迹)较小且是弧形,产生的图像是扇形扫描的模式。凸阵探头的频率是2~5MHz,接触面大,适用于深部大器官,常用于腹部器官、妇产科检查。近年,急诊和重症医学专业常用于胸及肺部肺水肿、胸腔积液及气胸的监测(图 1-1-2)。

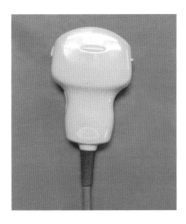

图 1-1-2　腹部探头(何鑫　图)

3. 相控阵探头　临床习惯称其为"心脏探头"。探头的切迹呈平面,探头的压电元件通过不同的相位差来激活产生超声信号,因而呈扇形扫描模式。其优势是以较小的接触面(切迹)获取更多的超声图像。相控阵探头的频率 2~4MHz,适用于深部大器官,常用于心脏监测。紧急情况没有"腹部探头"时,也可用于肺和腹部检查(图 1-1-3)。

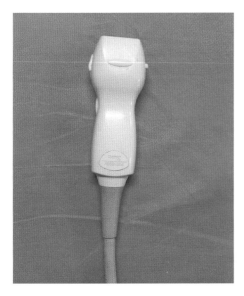

图 1-1-3　心脏探头和"方向标识"(何鑫　图)
注:探头左侧长条形隆起即为"方向标识"

Tips:

　　二维超声探头侧面有"方向标识",与显示屏上的方向标记是同一方向,用于识别器官的二维空间方位。不同厂商生产的超声诊断仪有不同形状的方向标记,如可触及的长条形隆起或角等,超声显示屏上的方向标记图形和颜色也因不同的超声诊断仪而不同,如圆圈、圆点或箭头,或绿色等。

二、声音的传导速度与超声诊断的应用

　　超声是声音的一种,因此具有声音的特性。声音是一种能量,能在介质中传播。不同的介质,声音传导速度不同,超声也是如此。

(一) 声音特性

　　1. 周期　所有的超声信号都由若干振动周期组成。一个周期就是一次重复的周期性的振动。每个周期都由一对正负波构成(图 1-1-4)。

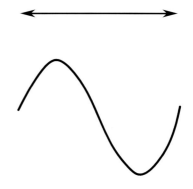

图 1-1-4　超声每个周期振动示意图(刘鹭琛　图)

　　2. 频率　每秒内振动周期数为频率。频率的单位是赫兹(Hz)。每秒一个周期就是 1Hz。人耳听到的频率是 20~20 000Hz。超声的频率超过 20 000Hz。临床诊断用超声的频率超过了 100 万 Hz(图 1-1-5)。

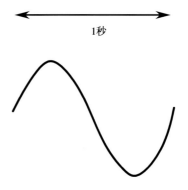

1秒

图 1-1-5　超声频率示意图(刘鹭琛　图)

　　3. 波长　波长是一个振动周期的长度,是可计量的距离,是从一个正偏转波起点到负偏转波终点的距离(图 1-1-6)。

(二) 声音的传导

　　声音的传导速度又称声速,在指定的介质中

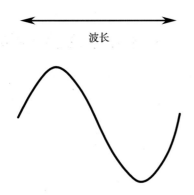

图 1-1-6 超声波长示意图（刘鹭琛 图）

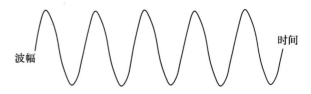

图 1-1-7 超声产生输出的连续模式图（刘鹭琛 图）

速度不变。波速等于波长和频率的乘积。频率增加，波长减小，反之亦然。影响声音传播的因素是传播介质的密度和硬度。

1. 密度 介质的密度越高，声音的传导越好。比如，空气是声音的不良传导介质，尤其对于超声的传导，空气能将声波完全地反射回声源，比如含气多的肺。而水对声波的改变较小，比如胸腔积液、腹腔积液等（参见第三章 肺、胸、腹腔积液超声影像图）。

2. 硬度 介质越硬，声音传播越差，相反，越柔软则传播越好。肝脏、脾脏比骨柔软且致密，是良好的声音传导介质，很少改变声波信号。骨质硬，声波传导差，声音信号被完全反射回来（参见第三章 肋骨超声影像图，第四章 肝脏、脾脏超声影像图）。

3. 声窗 声窗是超声诊断经常使用的术语，是指在身体表面或体内允许超声信号传播到深部。根据声音的传导特性，声窗通常是致密柔韧、富有弹性的结构和富有液体的器官，如肝脏、脾脏、心脏及膀胱等。反之，不利于声音传导的组织结构即为不适合作为声窗的结构，如坚硬的骨骼，以及密度小而充满气体的组织如肺、消化道。

三、超声诊断仪的超声产生输出模式与临床应用

超声诊断仪产生与输出的超声有 2 种模式：连续模式和脉冲模式。

1. 连续模式 压电效应连续不间断地振动产生超声波称连续模式，即连续不断地产生超声信号（图 1-1-7），横轴表示时间，纵轴表示波幅。由于不间断地发出超声信号，超声回声无法引起晶体振动产生电流信号，最终不能使超声仪器识别

并成像。因此，连续模式用于血流测量、碎石及物理治疗。

2. 脉冲模式 大部分临床诊断超声是脉冲模式。超声信号是以小段为单位产生，该小段超声称"空间脉冲长度"（spatial pulse length，SPL），其长短随频率变化而改变。一个 SPL 的末端到下一个 SPL 开始之间的时间叫脉冲离线时间，随信号频率的变化而变化。一个 SPL 开始到下一个 SPL 开始的时间叫总周期时间，不随信号频率的变化而改变。超声探头约 99% 的时间在接收组织传导回来的信号，只有不到 1% 的时间产生超声信号（图 1-1-8）。

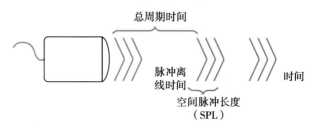

图 1-1-8 空间脉冲长度（SPL）示意图（刘鹭琛 图）

四、超声诊断扫描模式

典型的超声诊断扫描有两种模式：线性扫描模式和扇形扫描模式。

1. 线性扫描模式 通过小器官探头完成，影像是长方形平面（图 1-1-9）。

2. 扇形扫描模式 腹部探头和心脏探头都产生扇形图像（图 1-1-10）。

五、超声检查的图像型或格式

超声检查有两种图像格式，图像格式常称为图像型。

1. 二维格式 二维超声或二维格式是二维亮度型，通常又称 B 型格式。二维超声是诊断超

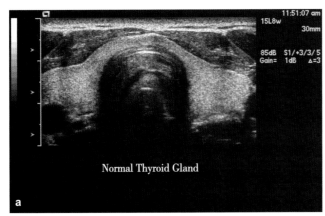

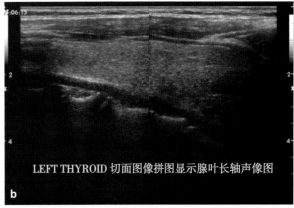

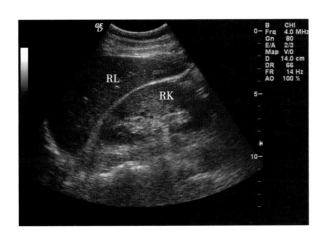

图 1-1-9　正常甲状腺和血管图(韩东刚　李苗　影像)
注:a.正常甲状腺图;b.甲状腺长轴声像图;c.血管图

图 1-1-10　腹部探头探测肝脏和肾脏影像图(李苗　影像)
注:RL:肝右叶;RK:右肾

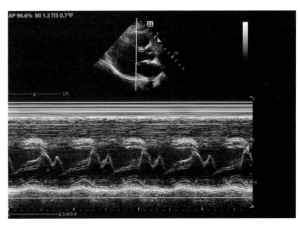

图 1-1-11　二维超声胸骨旁长轴二尖瓣水平转换 M 型超声(何鑫　影像)
注:图的上部图像是二维超声胸骨旁左心室长轴切面,取样线位于二尖瓣水平;图的下部图像是转换为 M 型超声二尖瓣前叶影像

声最常用的模型,提供所测器官实时图像、显示二维空间,如显示心脏、肝脏、脾脏、肾脏等器官的二维空间图像。

　　2. M 型格式　M 型超声主要用于心脏检查,也可以检查胎儿心动。M 型格式通过二维格式转换。在操作超声仪时,使用 B 型超声探头,获得 B 型超声图像,启动转换模式旋钮,在 B 型超声图像中将取样线放置在所需部位,按下确认键即可转换为所需心脏部位的 M 型模式。例如,需要获取二尖瓣前叶的 M 型超声曲线图,首先获取 B 型心脏超声的胸骨旁长轴或短轴的二尖瓣水平切面,启动转换模式旋钮,获得 M 型心脏超声的二尖瓣前叶曲线图(图 1-1-11)。

六、超声检查的图像分辨率及影响因素

（一）轴面与分辨率

人体的器官是三维结构,二维超声图像实际上是用二维图像看三维结构。所谓二维超声图像,是指人体器官在显示器上呈现的图像是二维平面,分轴面和侧面。轴面是平行于信号长轴的面,侧面(横)是垂直于信号长轴的面(图1-1-12)。

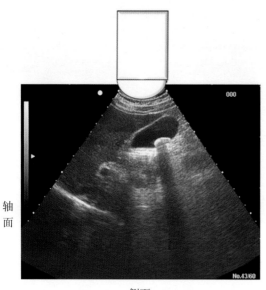

图 1-1-12　轴面与侧面示意图(韩东刚　影像)

1. 轴面分辨率　分辨轴面的不同组织结构的能力称轴面分辨率。组织离探头越近,或两种组织结构距离越近,越需要更高频率进行分辨。简言之,频率越高,分辨率越好。

2. 侧面分辨率　分辨侧(横)面的不同组织结构的能力称侧面分辨率。如果两种组织结构距离较近或较小,则需要缩小扫描宽度以获取较好的分辨率。声束越远越分散,降低了横向的分辨率。

（二）束宽、焦区与分辨率

每个探头的晶体有上百个独立的压电元件。对于线性扫描模式,无论组织器官距离远还是近,探头在扫描范围内的组织器官以同样的机会接收到单一压电元件的信号。而扇形扫描模式的信号以扇形发出,这些信号在传播的过程中逐渐分散。声束越远越分散,横向分辨率降低。现代超声技术可将离探头一定距离的超声束集中,声束集中的区域称为焦区。靠近焦区的范围称为近场,反之为远场。远场的不同组织结构或器官与不同的信号接触的可能性降低,因此显示器上难以分辨远距离的物体。多数探头能将焦区移近或移远,也可以用几个焦区。但是,聚集焦区占用处理器,使其处理能力降低,实时图像断断续续,影响超声诊断检查。

（三）频率与图像

高频率有更好的轴分辨率,但是高频率降低超声波的组织穿透力。换言之,高频率难以分辨深层组织结构。

1. 低频(2~4MHz)　用于体积较大或肥胖人群及心脏及大多数腹部器官。

2. 中等频率(4~7MHz)　用于体积较小的成年人或儿童、较浅表器官(如大血管)、腹腔内器官(如子宫)。

3. 高频率(>7MHz)　用于儿童,表浅器官如外周血管、睾丸、异物以及腔内器官如卵巢。

（四）超声灰阶

超声显示器由上千像素构成,每个像素定位一个灰度,灰度的范围称为灰阶。灰阶越宽,分辨率越好。增益对灰阶有影响,增益越大,灰阶越小,其结果是分辨率降低。简言之,增益越大,分辨率越差。尽量调小总体增益,得以扩大灰阶。

（五）超声图像伪影

所有图像都有伪影。伪影可以使图像不清晰而影响诊断的准确性,应注意识别。

1. 增益伪影　由于回声信号过大而使灰阶被压缩,从而降低了总体图像分辨率。可以通过调暗室内灯光或调低整体增益而改善。

2. 声影伪影　由于信号被完全反射回去,没有到达更深的组织,形成完全或部分无回声、低回声的暗区,叫声影伪影。是判断疾病及解剖结构的重要依据,如胆囊结石的声影,肋骨的声影等(图1-1-13)。

3. 折射伪影　在诊断超声中,当遇到不同传播速度的介质呈倾斜排列时,信号产生折射而改变了传播方向,在远场形成了一个低信号区。其结果是在显示器上的"阴影"可能被误诊为病变。临床上,往往使用旋转探头、改变探头与皮肤的夹

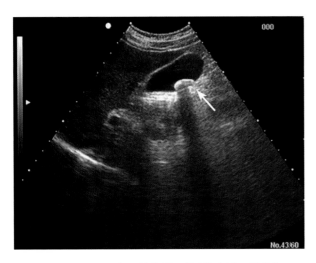

图 1-1-13 胆结石的声影图像（韩东刚 影像）

注：箭头所示胆结石，其后有长条状声影

角，以及来回移动探头等方法，改变信号方向，消除折射伪影。

4. 声窗增强 由于信号穿过无反射介质，使整个信号得到传播，而没有发生衰减。因此，远场反射回来的信号相对于周围组织更强，图像上的灰阶更亮。可通过时间增益补偿降低远场回声的强度。

5. 镜像伪影 由于相似的结构在高反射的结构的两侧出现。远场的结构是假象，经常在横膈附近出现。可以通过改变探头方向而消除。

6. 振铃效应产生的伪影 振铃效应类似于混响效应，是由于信号在一连串回声组织间反射所致的图像。常见于空气与水的界面，因为有许多反射，显示器显示的阴影像"彗尾"。"彗尾"征见于正常肠道，病理情况见于肺水肿（参见第三章 肺部超声）。

七、脏器解剖方位——探头方向标识与图像的方向标识

探头的一侧有方向标识，与超声屏幕上的方向标识一致，以此识别人体器官在二维超声影像中的二维空间方位。

1. 器官前后识别（图 1-1-14）
2. 器官左右侧识别（图 1-1-15）
3. 心脏方位识别

（1）胸骨旁长轴切面识别心脏方位识别（图 1-1-16）。

（2）心尖 4 腔切面心脏方向识别（图 1-1-17）。

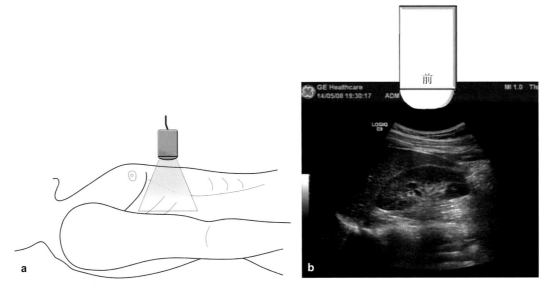

图 1-1-14 器官二维超声影像前后方位识别图（刘暨琛 图、韩东刚 影像）

注：a. 二维超声探头放置于右前胸壁，方向标识指向头部；b. 右肾超声影像，屏幕顶端是探头接触前胸壁即"前"，屏幕底部即"后"；影像从上向下代表从前向后，依次是胸壁、肝脏、肾脏，探头的方向标识与屏幕的方向一致，方向标识在图左侧即头侧，右侧即为尾部

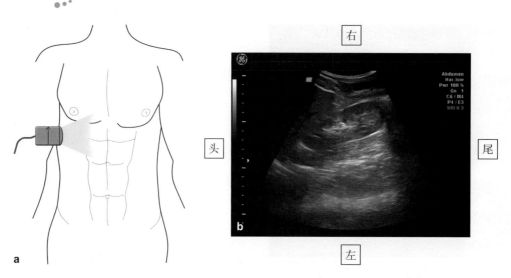

图 1-1-15　右侧胸壁探查左右侧识别图(刘鹭琛　图、韩东刚　影像)

注:a. 二维超声探头放置于右侧胸壁,超声束呈冠状面切入,方向标识指向头部;b. 肝脏、右肾超声影像,屏幕的顶端是探头接触胸壁"右侧",屏幕的底部即为"左侧",图从上向下代表从右向左,依次是胸壁、肝脏和肾脏;图中的绿色方向标识代表头侧

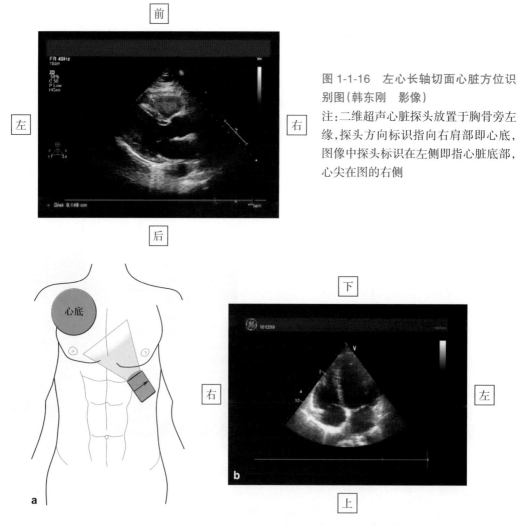

图 1-1-16　左心长轴切面心脏方位识别图(韩东刚　影像)

注:二维超声心脏探头放置于胸骨旁左缘,探头方向标识指向右肩部即心底,图像中探头标识在左侧即指心脏底部,心尖在图的右侧

图 1-1-17　心尖 4 腔切面心脏方位识别图(刘鹭琛　图、韩东刚　影像)

注:a. 心尖 4 腔切面探头放置示意图,探头置于心尖,探头方向标识指向患者胸部左侧;b. 心尖 4 腔切面影像,探头首先接触的是心尖部位,因此图像"下"指心尖,图像"上"指心底即左右心房;图像左侧黄色箭头是方向标识,与心脏方位一致,即右侧是右心房右心室,左侧是左心房左心室

Tips:

在分辨超声所探测的脏器的方位时,在超声诊断仪显示屏中,影像的顶端是探头接触患者的部位。

八、二维超声解剖平面与超声切面

二维超声的解剖平面有矢状面(纵切面)、轴面(横断面)、冠状面(额状面)。腹部和肺病超声使用主线解剖平面,心脏超声和经阴道、盆腔超声不用解剖平面如矢状面等。

1. **矢状面或纵切面**　探头的方向标识指向头部,超声信号沿矢状面传递。屏幕顶部为前即距离探头最近,底部为后,屏幕上绿色方向标识代表头侧,未标记侧是尾部(图 1-1-18)。

2. **轴面或横断面**　轴面或横断面是人体的短轴。探头的方向标识指向右侧,超声信号沿轴面传递(图 1-1-19)。

3. **冠状面**　或称额状面,探头放置于躯体右侧,探头的方向标识指向头侧,超声信号沿冠状面传递(图 1-1-20)。

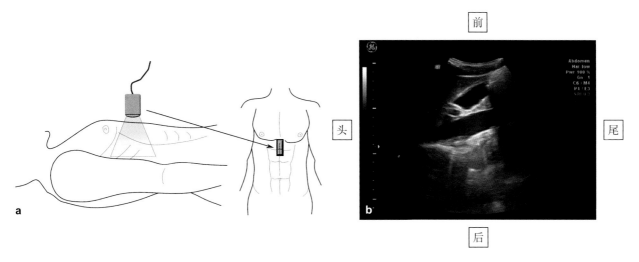

图 1-1-18　二维超声矢状切面图(刘鹭琛　图、韩东刚　影像)

注:a.剑突下二维超声探头呈竖状放置,标识指向头部,超声束呈矢状切面;b.腹主动脉影像呈长形暗色回声,探头的方向标识(绿色)在影像左侧即头部,依此辨别腹主动脉头、尾、前和后侧;图中密集超声回声是肝左叶,上部椭圆形液性暗区是胆囊

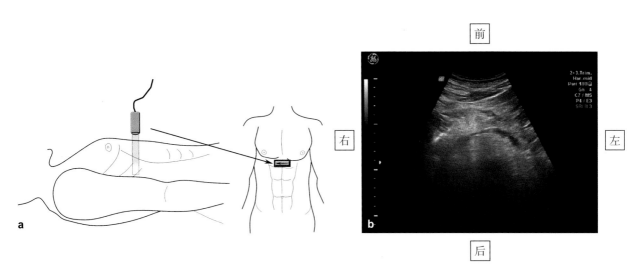

图 1-1-19　胰腺二维超声轴面或横断面图(刘鹭琛　图、韩东刚　影像)

注:a.二维超声探头横置于上腹部,方向标识指向身体右侧,超声束横断面切入;b.胰腺在图中略显弯曲的致密影,方向标识在图的右侧,右侧即胰头,左侧是胰尾

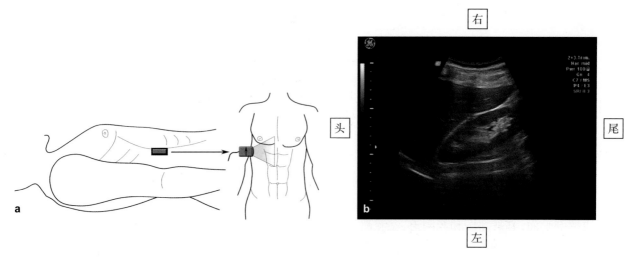

图 1-1-20　肝脏、肾脏二维超声冠状面（刘鹭琛　图、韩东刚　影像）

注：a. 二维超声探头置于上腹部右侧或右侧胸下部，探头方向标识指向头部；b. 肝脏二维超声影像图，绿色方向标识指向头部，探头距离最近的部位在右侧，从右至左依此识别肝脏、肾脏

九、临床超声诊断仪的基本操作要素

虽然不同厂商生产的超声诊断仪的操作键盘不尽相同，但是超声诊断仪的基本操作原理和步骤相同。床旁超声诊断仪最基本的操作步骤如下：

1. 电源开关　打开仪器电源开关，电脑将在数秒内启动。

2. 输入患者信息。

3. 屏幕显示信息　在超声诊断仪显示屏上显示的主要信息有：(1) 方向标识，与探头方向一致。(2) 患者姓名、检查日期和时间。(3) 扫描预设置，使操作者迅速进行扫描设定。(4) 探头类型。(5) 判断视野深度的标尺。

4. 增益　增益增加和减少，或选择自动增益。

5. 频率调节　调节分辨率，近场用较高频率，远场用较低频率。因为低频率增加组织的穿透力，主要用于较深部位的组织结构和(或)体重指数较高的患者。

6. 增益补偿　分为近场时间增益补偿和远场时间增益补偿。通常，设置时间增益补偿，选择近场增益少而远场增益多，用于补偿信号的衰减。

7. 测深度　当深度减小，近场的组织结构逐渐增加。

8. 放大和缩小。

9. 图像冻结　定格图像，便于分析、储存或打印。

10. 回放、储存和动态视频剪辑　定格后查看回放的图像、储存图像或视频剪辑。

11. 模式选择

(1) 二维模式（B 型超声）。

(2) M 型模式。

(3) 彩色多普勒：当用彩色多普勒时，二维图像上叠加一个框，框内可见彩色多普勒信号成像，并可通过轨迹球或触摸板移动该框。同时，在视频的上方出现彩色条带，提供系统对于显示的多普勒信息的敏感度。低值表示系统显示的低流速，如果被分析的部位的流速高于设定值，可见伪影。高值表示系统显示的高流速，如果被查部位的流速低于设定值，则不能显示多普勒信息。

(4) 脉冲多普勒（PW）：选择 PW，二维图像上出现 1 条竖线，在竖线中间部位有 2 条短平行线，通常称"取样容积"。再按下 PW 键后，可见 PW 血流速度图像。在 Y 轴上，多普勒血流速度波代表迎向探头的血流速度。

(5) 连续多普勒（CW）。

12. 定格（freeze）　按下测量键实施测量。

13. 位置和数目　在多数超声诊断仪，操作者可调整聚焦带的位置，也有系统自动调整。当仅有 1 个聚焦带时，显示屏的图片的帧频是每秒 15 帧。

14. 下载储存的图像　按压"review"键。在仪器的 USB 接口处插入 U 盘，按下输出键。图像转化成 JPEG 格式，视频则是 MPEG 格式。

要　点

（1）超声探头：临床常用的超声探头有心脏探头（相控阵探头）、腹部探头（凸阵探头）及小器官探头（线阵探头）。心脏探头，既能探测心脏也能探测腹部及肺部。

（2）识别人体器官的二维超声图像的二维空间方位——上下、左右及前后，有两个关键点：①超声探头的方向标识与显示屏影像的方向标识一致；②二维超声探头接触机体的部位始终在显示屏的顶端。

（3）腹部、胸部二维超声的解剖及超声切面：矢状面（纵切面）、轴面（横断面）、冠状面（额状面），心脏超声不用该解剖平面和超声切面的概念。

（4）超声诊断仪器的操作：不同厂商生产的超声诊断仪的操作盘和操作步骤基本相同，了解基本操作步骤，结合超声仪器使用说明书可实施操作。

（李丽君）

参考文献

任卫东,常才.超声诊断学［M］.3 版.北京:人民卫生出版社,2013.

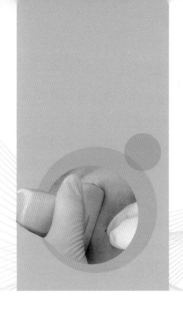

第二节　心脏超声测量

提　要

▷ 心脏超声模式、解剖体表投影及二维超声的标准切面
▷ 心脏二维超声、M 型超声及多普勒超声测量基本技术
▷ 左心系统测量：将左心室及肺毛细血管、肺静脉、左心房、二尖瓣及主动脉归为左心系统。测量肺静脉、左心房、左心室、二尖瓣、主动脉瓣、左心室结构和功能
▷ 右心系统测量：将腔静脉、右心房、三尖瓣、右心室、肺动脉归为右心系统。测量下腔/肝/上腔静脉、右心房、右心室、肺动脉、三尖瓣、肺动脉瓣、右心室结构和功能
▷ 心脏超声参数：中国人及部分美国超声心动图学会（ASE）正常参考值

概　述

心脏超声即超声心动图，泛指所有心脏超声技术成像，包括二维/三维超声成像、脉冲多普勒（PW）、连续多普勒（CW）、组织多普勒（TDI）、彩色多普勒、超声造影及变形成像（应变和应变速率）。床旁心脏超声的临床应用主要有两方面：其一，实时监测血流动力学如心脏功能、心脏前负荷、心脏后负荷以及心脏压塞等；其二，以胸痛、呼吸困难、呼吸衰竭、心力衰竭、休克等临床问题为"导向"或"切入点"，床旁快速鉴别病因、判断血流动力学。监测血流动力学，或以临床问题为"导向"或"切入点"进行诊断和鉴别诊断，都需要心脏超声检查技能。

心脏超声分经胸心脏超声（TTE）及经食管心脏超声（TEE）。本节仅论述经胸心脏超声检查技术。第六章论述经食管心脏超声。

一、心脏超声基础

（一）心脏超声模式

选用 2~4MHz 频率相控阵探头即心脏探头。

1. **二维模式**　又称二维超声，实时、不同角度及空间（spatial resolution）识别心脏，是心脏超声最常用的模式。但是，因为二维超声是灰阶成像，有时不能清楚地显示心内膜边界，难以清晰地判断局部室壁运动状况，观察者在不同的时间段得出的结论差异较大。

2. **M 型模式**　M 型超声的取样频率每秒可达 2000~4000 次以上，扫描间期以微秒计，有极高的时相分辨力，能区分心脏结构活动时相的细微差异。由于能较好地分辨心脏结构，多用于定量测量心脏结构。M 型模式的缺陷是没有空间识别功能。超声取样线只起于图像的顶端，仅在 90° 内观察与超声束发射方向相互垂直的心脏结构的运动曲线。M 型超声测量取样线必须与被测目标保持垂直，否则会出现较大偏差影响结果。M 型超声图像由二维超声转换（见图 1-1-11）。

3. **心脏超声多普勒**

（1）脉冲多普勒（PW）及连续多普勒（CW）：多年来，临床用有创性置入导管获得中心静脉压、肺动脉嵌顿压、左心房压及左心室压等。当今，多普勒能无创监测心腔及大血管内压力、压力阶差、容积及心室每搏容量等血流动力学参数，许多指标已经取代了有创监测。PW 被广泛应用于血流速度测量。CW 多用于血流速度快、频率高的瓣膜反流、狭窄等病理状况。多普勒监测内容包括：①心腔及大血管压力阶差(pressure gradients)：最大瞬时压力阶差(maximum instantaneous gradient)、平均压力阶差(mean gradient)；②容积：心房容积、心室容积、每搏容量(SV)、心输出量(CO)、射血分数(EF)、心腔内异常分流比例(QP∶QS)等；③心腔内压力：左心系统和右心系统压力指标，估测右心房压已经得到临床广泛地应用；④收缩和舒张功能：升主动脉血流频谱、dp/dt、舒张期充盈模式、多普勒组织显像等；⑤瓣膜反流血定量：反流血容积和反流分数、反流孔(effective regurgitant orifice)、最大等容速度表面积(proximal isovelocity surface area,PISA)；⑥瓣膜面积：压差减半时间、方法、持续公式、PISA。

(2) 彩色多普勒：识别心腔和血管腔内血流方向及血流量。

(3) 多普勒组织显像(Doppler tissue imaging, DTI)：DTI 是利用多普勒频移原理，定量测量心肌组织的运动，弥补了心脏二维超声难以判断心肌运动的缺憾，是 20 世纪 90 年代心脏超声的重要发展之一。

Tips:

M 型、二维或多普勒等心脏超声技术，能从不同角度评估临床的同一问题如心脏每搏量参数，即心脏每博量既能从容积测量获得，也可从多普勒血流速度获得，弥补单一参数的局限性。

(二)心脏解剖体表投影

心脏位于胸部纵隔中线偏左。从正面体表"透视"心脏，右心占据了心前区的大部分，左心仅占据左外侧的少部分。心底位于胸部的右上方，心尖在左前下方。心底由发自心底的大血管(上下腔静脉、肺动脉、主动脉)和左右心房组成。左心房位于心脏基底部、右心房的左后方，前面是升主动脉和肺动脉(图 1-2-1)。左心房后面紧靠食管，是经食管超声监测心脏的解剖基础。左心室位于右心室的左后方。心脏体表"透视"图，有助于理解心脏超声的各个超声切面(图 1-2-2)。比如，心尖 4 腔切面，超声束是从心尖向心底部切过，形成心尖 4 腔图像。

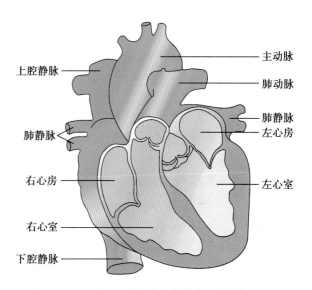

图 1-2-1　心脏及心底部大血管模式图(刘鹭琛　图)

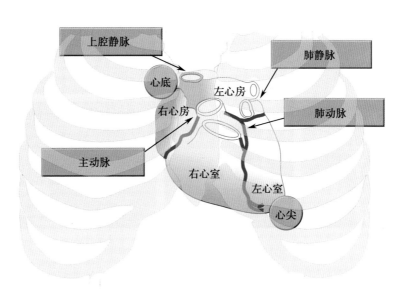

图 1-2-2　心脏及大血管体表投影图(刘鹭琛　图)

（三）常用心脏超声检查体位

1. 左侧卧位 在检查心脏时，患者通常取左侧卧位（图1-2-3）。左侧卧位使心脏更接近前胸壁，且能避免左肺舌叶遮挡心脏。探头位置常在胸骨旁左缘、心尖部和剑突下，分别获取胸骨旁长轴及短轴切面，心尖4腔、心尖5腔及心尖2腔切面，剑突下短轴和心脏4腔心切面。

2. 仰卧位 获取剑突下心脏4腔切面和剑突下心脏短轴切面。

Tips:

临床上，往往由于伤病原因，患者常处于半卧位、坐位等被动或强迫体位接受床旁超声检查。与常规体位所获正常参考值比较，体位改变所测超声数值也会相应地变化。因此，应谨慎解释在强迫或被动体位测得的超声参数。

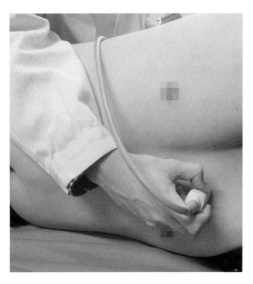

图1-2-3 左侧卧位示意图（何鑫、潘龙飞 图）

（四）心脏超声探头位置（图1-2-4）

1. 胸骨旁左缘和右缘 在胸骨旁左缘第2、3、4或5肋间隙，能获得胸骨旁长轴切面、胸骨旁短轴切面。胸骨旁右缘长轴切面可弥补左缘长轴某些不足。

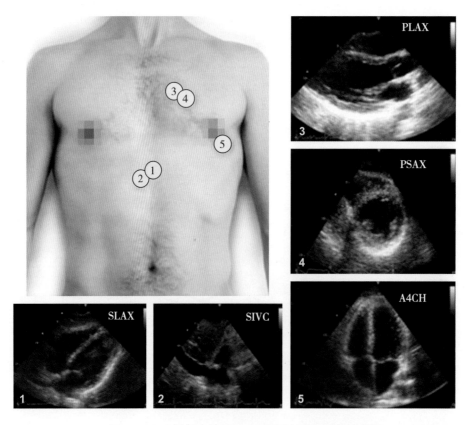

图1-2-4 心脏超声常用探头位置及其超声切面影像图

注：①剑突下超声探头位置；②剑突下超声探头位置；③胸骨旁左缘探头位置；④胸骨旁左缘探头位置；⑤心尖探头位置；1.剑突下心脏4腔切面（SLAX）影像图；2.剑突下下腔静脉长轴切面（SIVC）影像图；3.胸骨旁心脏长轴切面（PLAX）影像图；4.胸骨旁左缘心脏短轴切面（PSAX）影像图；5.心尖4腔切面（A4CH）影像

2. **心尖**　在心尖波动最强的部位,获得心尖4腔、心尖5腔和心尖2腔切面。

3. **剑突下**　剑突下获得剑下心脏4腔切面、下腔静脉长轴和心脏短轴切面。

4. **胸骨上窝**　在胸骨上窝,获得主动脉弓切面。

(五)二维超声心脏标准切面及其影像

1. 胸骨旁长轴切面

(1) 探头放置位置:探头放置于胸骨左缘第2~5肋间隙,探头方向标识指向右肩部位即心脏底部(图1-2-5)。

(2) 左心室长轴切面及超声影像:胸骨旁左缘,超声束沿心底与心尖之间的长轴"切过"心脏,即左心室长轴切面(图1-2-6)。超声仪显示屏展示心脏长轴切面心脏及心底结构(图1-2-7)。

(3) 胸骨旁长轴切面监测内容:是监测心脏的重要的超声切面。主要包括:①右心室流出道、前游离壁厚度、增厚率、活动幅度和内径;②主动脉根部(主动脉环、主动脉窦、升主动脉起始部)形态、内径及血流速度等;③主动脉瓣形态、运动、开合特点;④左心房内径及腔内占位性病变;⑤冠状静脉窦大小及扩大的原因;⑥二尖瓣形态、活动、开

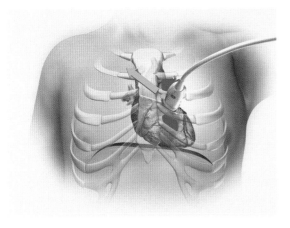

图 1-2-5　胸骨旁长轴切面探头位置示意图

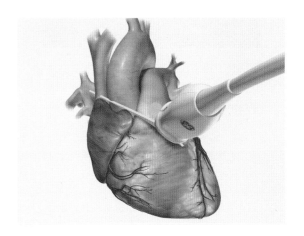

图 1-2-6　超声束"切过"心脏长轴示意图

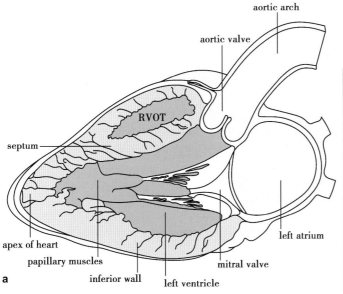

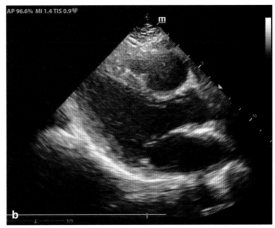

图 1-2-7　胸骨旁心脏长轴切面心脏解剖与超声影像对比图(刘鹭琛　图、何鑫　影像)

注:a. 心脏长轴切面心脏解剖模式图,由上自下依次是右心室流出道(RVOT)、室间隔(septum)、左心室(left ventricle)、二尖瓣(mitral valve)、乳头肌(papillary muscles)、心尖(apex of heart)、左心房(left atrium)、主动脉瓣(aortic valve)、主动脉弓(aortic arch);b. 胸骨旁左室长轴切面影像图,左心房下部圆形暗区是降主动脉横断面

合特点；⑦左心室流出道、左心室前后径、左心室形态及占位性病变；⑧室间隔与左心室后壁运动、幅度、舒张期厚度变化；⑨心包有无积液或占位性病变。

2. 胸骨旁短轴心脏切面

（1）探头放置：探头置于胸骨左缘，在胸骨旁长轴的位置顺时针方向旋转90°，使探头方向标识略朝向左肩，探测平面基本与左肩和右肋弓之间

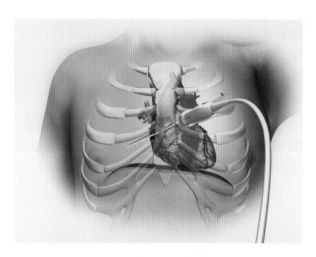

图1-2-8　胸骨旁短轴切面探头位置示意图

的连线平行，超声束与左心长轴相垂直沿心脏短轴"横切"，即为胸骨旁短轴切面（图1-2-8）。

（2）左心室短轴切面及超声影像的形成：探测时，多数情况不需移动探头，仅稍微上下倾斜探头即可获得左心短轴的心底、二尖瓣、乳头肌水平及腱索水平切面（图1-2-9）。

1）胸骨旁短轴切面心底水平：超声束沿心脏短轴心底部水平"横切"（图1-2-10）。该切面可见左心房、右心房、房间隔、三尖瓣、右心室流出道、肺动脉瓣、肺动脉主干及左肺动脉、右肺动脉、主动脉根部、主动脉窦、主动脉瓣，是测量右心室大小、判断肺动脉压、及观测主动脉瓣、左心房、右心房的最佳部位（图1-2-11）。

2）胸骨旁短轴切面二尖瓣水平：超声束沿心脏短轴二尖瓣水平"横切"即二尖瓣切面，实时下可见二尖瓣张开与关闭类似鱼口，又称"鱼口"切面。该切面展示二尖瓣前、后叶结构及活动，测量二尖瓣面积及整个左心室底部的周界（图1-2-12）。

3）胸骨旁短轴切面乳头肌水平：左心室乳头肌分前外侧和后内侧。心尖4腔切面仅见前外侧乳头肌，心尖长轴切面仅见后内侧乳头肌。在左

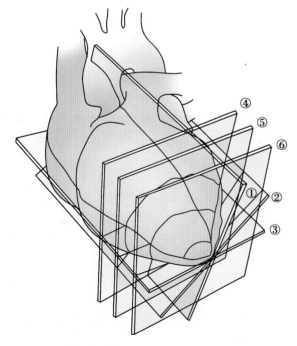

图1-2-9　超声束"横切"心脏获得心脏3个短轴切面示意图（刘鹭琛　图）

注：左心室短轴切面从上至下，分别代表③心尖4腔水平、④心底水平、⑤二尖瓣水平及⑥乳头肌水平。①心尖3腔切面，②心尖2腔切面

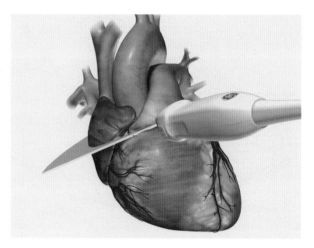

图1-2-10　胸骨旁短轴切面心底水平探头位置及超声束（横切）心底示意图

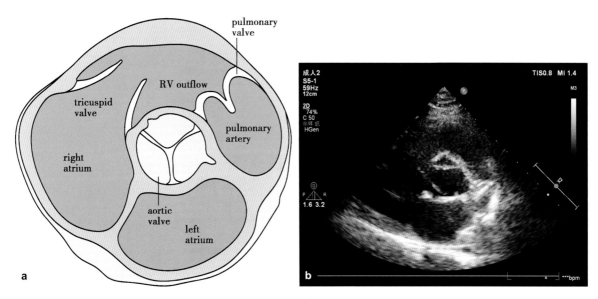

图 1-2-11 胸骨旁短轴切面心底水平的解剖与超声图像对比图（刘鹭琛 图、何鑫 影像）

注:pulmonary valve:肺动脉瓣;pulmonary artery:肺动脉;right atrium:右心房;aortic valve:主动脉瓣;left atrium:左心房;RV outflow:右心室流出道;tricuspid valve:三尖瓣

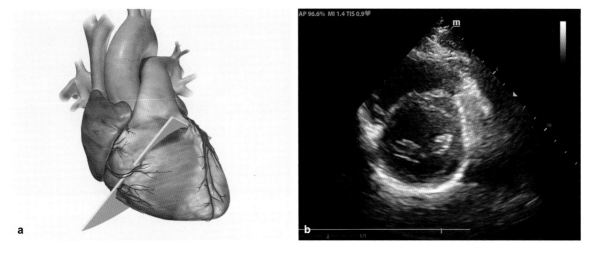

图 1-2-12 超声束沿胸骨旁心脏短轴二尖瓣水平"横切"示意图及二尖瓣水平影像（何鑫 影像）

注:a. 超声束沿胸骨旁短轴二尖瓣水平"横切"示意图;b. 二尖瓣水平影像图

心室短轴,超声束沿左心室短轴乳头肌水平"横切"获得胸骨旁短轴乳头肌切面(图 1-2-13)。该切面可见左心室前外侧和后内侧乳头肌分别位于 3 点和 6 点的位置,可监测心尖肥厚、左心室壁运动幅度等,对比左、右心室形态及大小比例(图 1-2-14)。

3. 心尖 4 腔和心尖 5 腔切面

(1) 超声探头的位置:探头置于心尖最强波动点,探头的方向标识指向患者左侧略倾向于左肩部(图 1-2-15)。

(2) 心尖 4 腔和 5 腔切面的形成:超声束在心脏冠状面,由心尖向心底部扫描"切过",可见心尖 4 腔,将探头稍向上倾斜可见心尖 5 腔切面(图 1-2-16)。

(3) 心尖 4 腔 /5 腔切面解剖与超声图像对比:心尖 4 腔切面可见左心室、左心房、右心室、右心房、前外侧乳头肌、二尖瓣、三尖瓣、左心室流入道及右心室流入道。心尖 5 腔切面是在心尖 4 腔切面影像所见心脏结构的基础上,可见左心室流出道、升主动脉及主动脉瓣(图 1-2-17、图 1-2-18)。

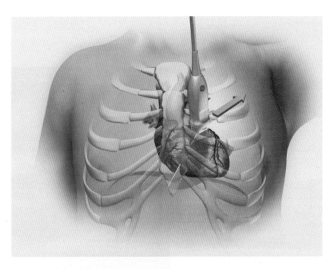

图 1-2-13　胸骨旁短轴切面乳头肌水平探头位置及超声束"横切"示意图

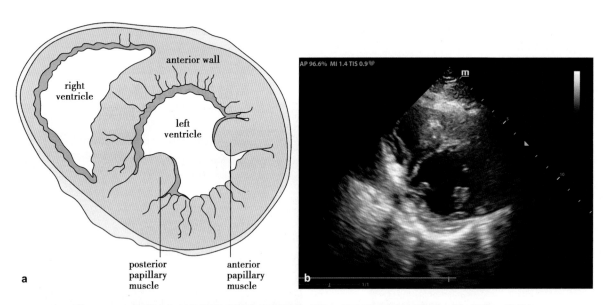

图 1-2-14　胸骨旁短轴切面乳头肌水平解剖模式图与超声影像图（刘鹭琛　图、何鑫　影像）

注：a. 胸骨旁短轴切面乳头肌水平解剖模式图；b. 超声影像图；right ventricle：右心室；left ventricle：左心室；anterior wall：左心室前壁；anterior papillary muscle：前乳头肌；posterior papillary muscle：后乳头肌

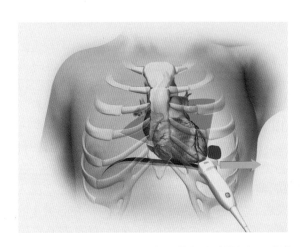

图 1-2-15　心尖 4 腔和 5 腔切面的探头放置部位示意图

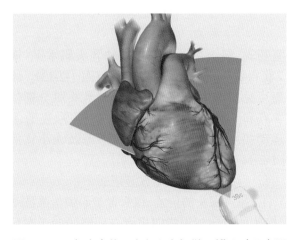

图 1-2-16　超声束从心尖向心底部"切过"心脏示意图

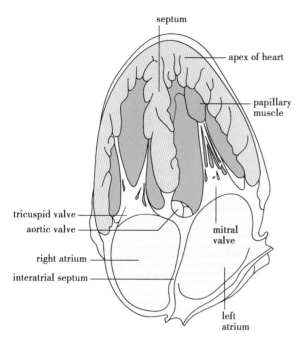

图 1-2-17 心尖 5 腔切面心脏解剖示意图（刘鹭琛 图）

注：right atrium：右心房；tricuspid valve：三尖瓣；apex of heart：心尖；left atrium：左心房；mitral valve：二尖瓣；aortic valve：主动脉瓣；interatrial septum：房间隔；papillary muscle：乳头肌；septum：室间隔

Tips：

心尖 4 腔和 5 腔切面的临床意义是心脏超声最重要的标准切面，能反映：①正面展示心脏 4 腔（左心房、左心室、右心房、右心室）的切面，评估左、右心功能、房室大小、室壁运动、方位和结构的完整性，评价室间隔、房间隔的连续性以及房室管畸形，评估心内膜垫缺损；②观察室间隔和房间隔的弯曲度及运动方向，进而比较两侧心腔的容量与压力负荷；③监测主动脉瓣、二尖瓣及三尖瓣瓣膜结构与功能；④监测心包积液、心脏压塞等。

4. 心尖 2 腔切面

（1）探头位置和心尖 2 腔切面的形成：探头置于心尖最强波动点，探头方向标识指向心底部即患者的右肩部，超声束沿心尖至心底部扫描"切过"（图 1-2-19）。心尖 2 腔切面超声图像提供左心室大小、左心室前壁及后壁运动状况，甄别急性心肌缺血，监测射血分数。

（2）心尖 2 腔切面解剖示意图与超声图像（图 1-2-20）。

5. 剑突下二维超声切面 剑突下超声检查部位远离胸部及颈部，较少受呼吸、心肺复苏、颈部血管穿刺、胸部外伤、手术后及肺气肿等影响。通常取左侧卧位或仰卧位。腹部脂肪厚、腹胀、上腹部外伤或手术等影响超声检查。超声切面有纵向和横向。

（1）剑突下横向切面（又称剑突下心脏 4 腔切面）：可获得剑突下心脏 4 腔切面和下腔静脉短轴切面图像。

1）剑突下心脏 4 腔切面：超声探头横置于剑突下，探头方向标识指向患者左侧，超声束扫描从剑突下向患者左肩部经右心室、左心室"切过"，二维超声影像图由上向下依次是肝左叶、右心室、左心室以及左、右心房（图 1-2-21）。

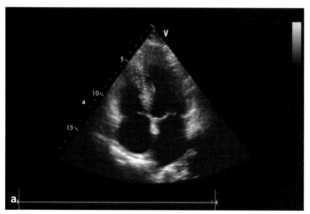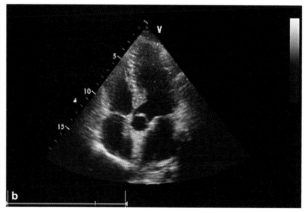

图 1-2-18 心尖 4 腔和 5 腔切面影像（李苗、何鑫 影像）

注：a. 心尖 4 腔切面超声影像；b. 心尖 5 腔切面超声影像

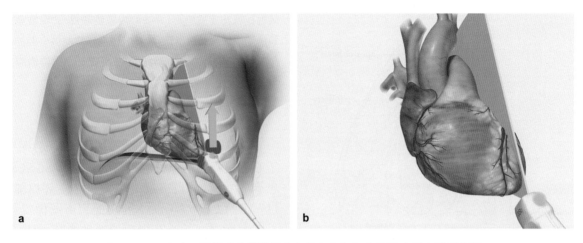

图 1-2-19　心尖 2 腔探头位置及超声束从心尖向心底部"切过"心脏示意图

注:a. 心尖 2 腔探头位置示意图;b. 超声束从心尖向心底部"切过"心脏示意图

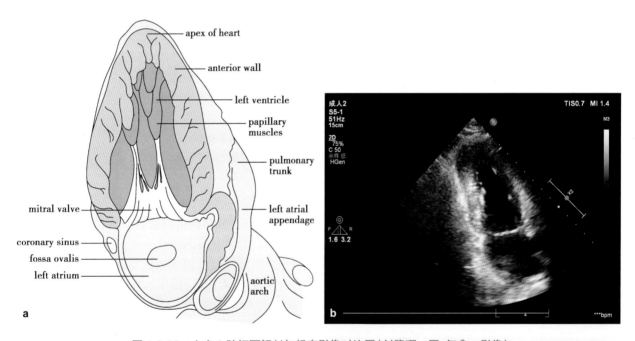

图 1-2-20　心尖 2 腔切面解剖与超声影像对比图(刘鹭琛　图、何鑫　影像)

注:a. 心尖 2 腔切面解剖示意图;b. 心尖 2 腔影像图。apex of heart:心尖;anterior wall:前壁;left ventricle:左心室;papillary muscles:乳头肌;pulmonary trunk:肺动脉干;left atrial appendage:左心耳;aortic arch:主动脉弓;left atrium:左心房;fossa ovalis:卵圆窝;coronary sinus:冠状窦;mitral valve:二尖瓣

Tips:

剑突下心脏 4 腔切面,肝左叶与右心室间的接触面清晰可辨,是确认心包积液、测量右心室壁厚度的最佳切面。M 型超声取样线与右室壁垂直测右室壁厚度更精细。

2) 剑突下下腔静脉短轴切面:下腔静脉位于腹主动脉右侧、肝脏 4 个叶交汇处。二维超声在肝脏后可见下腔静脉短轴,3 支肝静脉汇入下腔静脉。当难以在下腔静脉长轴切面测量下腔静脉内径时,选用下腔静脉短轴图像。可用二维图像直接测量或转换成 M 型超声测量(图 1-2-22)。

(2) 剑突下纵向切面影像:超声信号束由前向后沿矢状面切入,又称剑突下肝脏纵向切面。由于该切面能获得下腔静脉长轴图像又称下腔静脉长轴切面。也因为能获得心脏底部大血管图像又称剑突下心脏短轴切面。剑突下纵向切面主要监

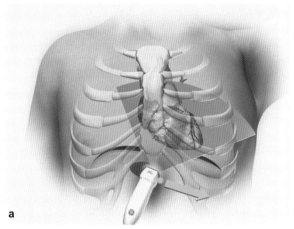

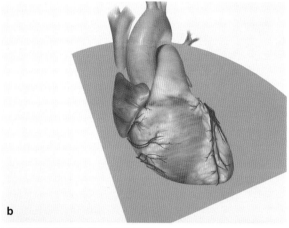

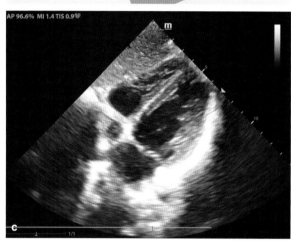

图 1-2-21　剑突下探头位置、超声束"切"面示意图及剑突下心脏 4 腔切面超声影像(何鑫　影像)

注:a. 探头位于剑突下位置;b. 超声束"切"面示意图;c. 剑突下心脏 4 腔切面超声影像

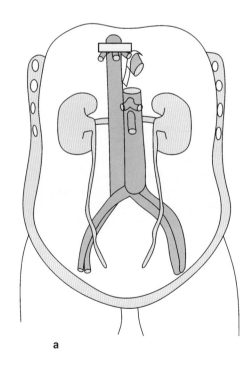

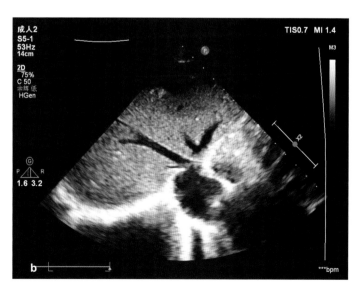

图 1-2-22　剑突下测量下腔静脉短轴探头放置示意图及超声影像(刘鹭琛　图、何鑫　影像)

注:a. 下腔静脉短轴切面超声探头放置部位示意图,蓝色是探头放置位置,方向标识指向患者左侧;b. 下腔静脉短轴肝静脉汇入下腔静脉超声影像

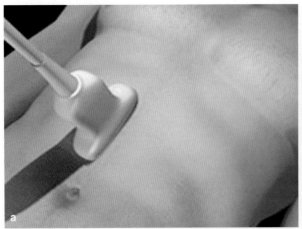

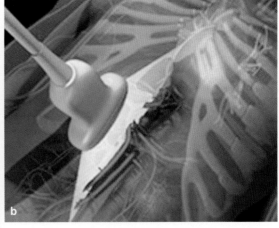

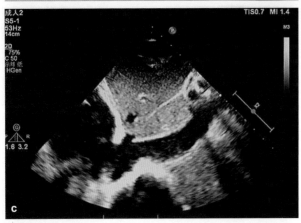

图 1-2-23 剑突下探头位置、超声束"竖切"示意图及下腔静脉汇入右心房影像(何鑫 影像)
注:a.探头放置位置;b.超声束呈矢状面"竖切"示意图;c.下腔静脉汇入右心房影像

测下腔静脉汇入右心房处内径、心底部短轴二维图像。

1)剑突下下腔静脉入右心房切面影像:超声探头横置于剑突下,方向标识指向人体左侧,先获取剑突下心脏4腔切面,调整探头使右心房在屏幕正中,然后旋转探头,使探头由横位旋转为竖向位,探头的方向标识指向患者头部,超声束由前向后沿矢状面切入,轻微倾斜调整探头直至清晰显示下腔静脉长轴汇入右心房的二维超声图像(图1-2-23)。在此位置稍微调整探头方向,能获取心底部短轴切面的图像。

Tips:

如果未能获得剑突下下腔静脉长轴切面时,探头可置于右侧胸壁,探头方向标识指向头部,也能获得下腔静脉汇入右心房影像。

2)剑突下短轴切面心底水平影像:该切面显示心脏短轴心底水平结构,包括主动脉瓣、右心房、三尖瓣、右心室流出道近端及远端、肺动脉瓣、

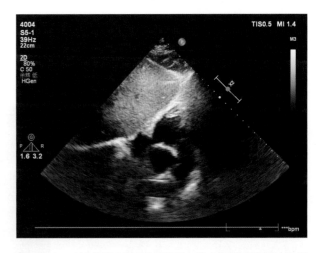

图 1-2-24 剑突下心脏短轴切面心底水平超声图像(乞艳华、何鑫 影像)

肺动脉主干。当肺气肿等胸部超声窗不佳时,剑突下心脏短轴心底水平切面有助于监测心底部结构(图1-2-24)。

6. 胸骨上窝二维超声切面 胸骨上窝有主动脉弓长轴及短轴2个切面,检查主动脉弓的走向、宽度、分支情况,鉴别主动脉夹层等。通常患者的头后仰可获较满意图像。

（1）胸骨上窝主动脉弓长轴切面：探头置于胸骨上窝，方向标识指向左耳垂方向，旋转探头直至超声束从左上向右下"切过"，扫描平面约处于身体的矢状切面与冠状切面之间，展示主动脉弓长轴二维超声图像（图1-2-25）。

（2）胸骨上窝主动脉弓短轴切面：探头位于胸骨上窝，超声束从右上向左下"切过"，展示主动脉弓短轴图像（图1-2-26）。

Tips:

评估心脏结构或功能，同一参数尽可能选2个以上切面进行测量。

（六）测量时间选择和呼吸周期选择

1. 测量时间及心动周期选择 选择测量时间及心动周期，与超声参数测量的准确性有关。通常，选择舒张末期或收缩末期测量超声参数。

依据心电图确定心动周期。启用超声仪内置的心电图软件，心电图与心动图同步，能识别心动周期的舒张末期和收缩末期（参见第二章第一节）。舒张末期定义：心电图QRS波起点，是心房收缩后舒张末期。收缩末期定义：心电图T波末端。ASE指南推荐确定心动周期的最佳方法：选取二尖瓣关闭后或心动周期中心室内径最大的那一帧图，定为舒张末期；选取二尖瓣开放之前的那一帧图或心动周期中心室内径最小的一帧图，定为收缩末期。如心尖2腔切面二尖瓣运动不清晰，应将心室容量最大和最小的那一刻确定为舒张末期和收缩末期。M型超声测量：室间隔运动正常时，收缩末期在室间隔波最低点；室间隔运动异常时，收缩末期在左心室后壁波顶点。

2. 呼吸周期选择 呼吸影响心腔和大血管容积（参见第二章第一节）。通常，选择呼气末测量心腔容积。心脏超声评估心功能时，原则上应同步记录呼吸。

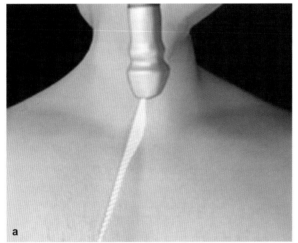
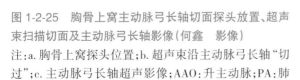
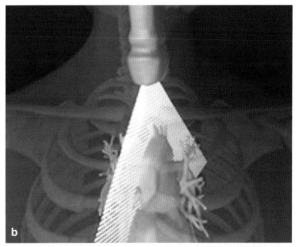
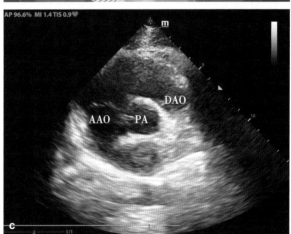

图1-2-25 胸骨上窝主动脉弓长轴切面探头放置、超声束扫描切面及主动脉弓长轴影像（何鑫 影像）
注：a.胸骨上窝探头位置；b.超声束沿主动脉弓长轴"切过"；c.主动脉弓长轴超声影像；AAO：升主动脉；PA：肺动脉；DAO：降主动脉

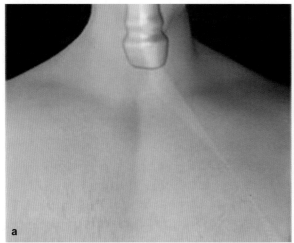
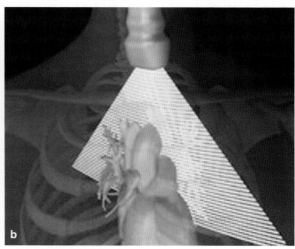
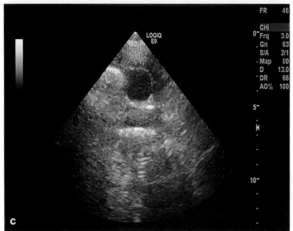

图 1-2-26　胸骨上窝主动脉弓短轴切面探头放置、超声束扫描切面及主动脉弓短轴影像（何鑫　影像）

注：a.探头放置位置；b.超声束扫描切面；c.主动脉弓短轴影像

二、左心系统测量

左心系统包括左心房、左心室、主动脉腔、肺静脉、主动脉瓣及二尖瓣。测量内容包括心腔及大血管腔内径、面积、容积、压力及左心功能。

（一）左心室径线二维超声测量

径线参数评估左心室大小，进而评估左心室容积负荷及压力负荷。但其评估容积或压力负荷的准确性逊于面积或容积测量参数。

1. 左心室长径 又称左心室主轴（major axis）。

（1）心尖 4 腔切面测量左心室长径：左心室长径测量心尖心内膜面至二尖瓣环中点之间的距离（图 1-2-27）。

（2）胸骨旁左心室长轴切面测量左心室长径：左心室长径测量二尖瓣前叶根部至心尖部之间的距离（图 1-2-28）。

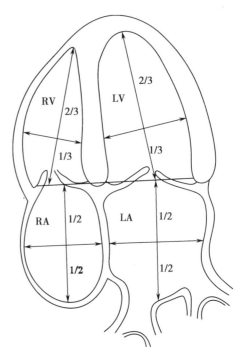

图 1-2-27　心尖 4 腔切面测量心腔内径示意图（刘鹭琛　图）

注：RV：右心室；RA：右主房；LV：左心室；LA：左心房

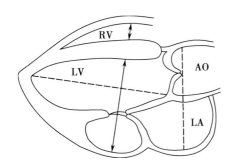

图 1-2-28 胸骨旁左心室长轴切面测量左心室长径、左心室、左心房短径、右心室短径(刘鹭琛 图)

注:LA:左心房;AO:主动脉;LV:左心室;RV:右心室

2. 左心室短径 又称左心室前后径,或称小轴(minor axis)。

(1)胸骨旁长轴切面测量左心室短径:在收缩期心脏底部向心尖移动时,在二尖瓣与腱索交接处(相当于二尖瓣叶尖)水平部位,分别测量收缩期和舒张期左心室短轴内径(图 1-2-29)。

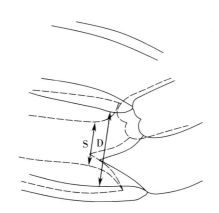

图 1-2-29 胸骨旁长轴切面测量左心室短径(刘鹭琛 图)
注:S:收缩期,虚线表示;D:舒张期,实线表示;在二尖瓣叶尖水平测量左心室短径

(2)胸骨旁短轴切面二尖瓣叶尖水平测量左心室短径:胸骨旁左心室短轴切面二尖瓣叶尖水平测量左心室舒张末内径(LVEDd)和左心室收缩末内径(LVEDs)。

(3)胸骨旁短轴切面腱索水平测量左心室短径:2005 年 ASE 建议,评估冠心病左心室内径,建议用胸骨旁左心室短轴二尖瓣腱索水平测量 LVEDd 和 LVEDs(图 1-2-30)。

(4)心尖 4 腔切面测量左心室短径:与左心室长径垂直,从左心室长径至二尖瓣环中点之间 1/3 处测量(见图 1-2-27)。

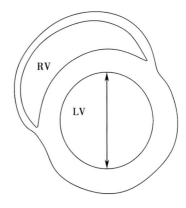

图 1-2-30 胸骨旁短轴切面二尖瓣腱索水平测量心腔内径模式图(刘鹭琛 图)

注:RV:右心室;LV:左心室

(二)左心室容积及其衍生参数射血分数(ejection fraction,EF)、每搏量(stroke volume,SV)测量

心脏超声有多种方法获得左心室容积,进而计算获得 SV、EF 及心输出量(CO)。

1. 改良辛普森法(modified Simpson's biplane method)测量 又称双平面圆盘法测量。

(1)原理:通过一叠椭圆形圆盘累计相加计算 LV 容量。分别在心脏 2 腔和 4 腔切面,将左心室划为一系列等间距的圆柱体或圆盘,并垂直于左心室的长轴。每个圆柱体的体积(V)通过公式计算得出。了解双平面圆盘法原理有助于临床选择左心室容积测量方法(图 1-2-31)。

(2)测算

1)分别在心尖 4 腔及 2 腔切面、心脏舒张末期和收缩末期,超声仪轨迹球沿左心室心内膜面

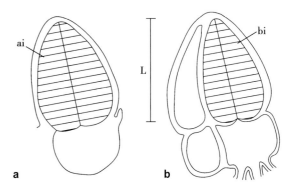

图 1-2-31 改良 Simpson 双平面法左心室容积测量原理(刘鹭琛 图)

注:a.心尖 2 腔切面的等间距圆柱体;b.心尖 4 腔切面等间距圆柱体

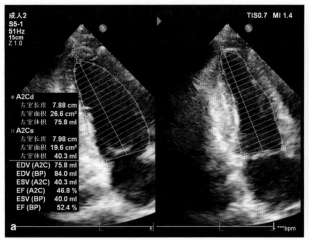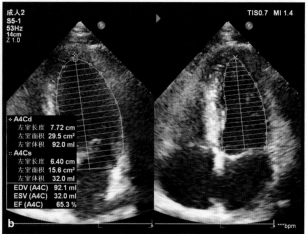

图 1-2-32　改良 Simpson 双平面法左心室容积测量（王荣荣、何鑫　影像）

注：a. 心尖 2 腔收缩和舒张末期容积测量图；b. 心尖 4 腔收缩和舒张末期容积测量图

分别描记左心室收缩末期和舒张末期心内膜边缘，获得左心室舒张末期容积（left ventricular end-diastolic volume，LVEDV）和左心室收缩末期容积（left ventricular end-systolic volume，LVESV）参数，输入超声仪，内置软件计算，LVEF（%）=SV/LVEDV×100%，SV（每搏量）=LVEDV–LVESV，心输出量（cardiac output，CO=SV× 心率），心脏指数（cardiac index，CI=CO/ 体表面积 m^2）。

2）识别和描记心内膜：心尖 4 腔切面，左心室基底部的边界是二尖瓣环左室侧壁缘与间隔缘间的直线；心尖 2 腔切面，左心室基底部的边界是瓣环前缘与下缘之间的直线。描记心内膜应删除乳头肌。

3）超声心动图仪有人工逐帧追踪功能或声学定量技术自动追踪功能（图 1-2-32）。

2. 单平面面积 - 长度法（single plane area length method）测量　心尖 4 腔切面难以分辨或准确描记心内膜时，可用单平面面积 - 长度法替代。原理是假定左心室圆盘面积为弹头形。心尖 2 腔切面描记心内膜面，输入所测参数，超声仪内置软件计算 LVESV、LVEDV、SV 及 EF。广泛性室壁运动异常时，单平面法受限（图 1-2-33）。

3. 多平面直径法　是简化的面积 - 长度法，适用于心尖 4 腔及 2 腔切面图像较差的患者，避免心内膜不清晰时影响测量左心室容量及 LVEF。二维超声胸骨旁长轴，在左心室收缩末期和舒张末期，测量左心室近 1/3、中 1/3、远 1/3 的短径，在心尖 4 腔切面测量左心室长轴。将测量结果输入，超声仪内置软件计算 LVESV、LVEDV、SV 及 LVEF。

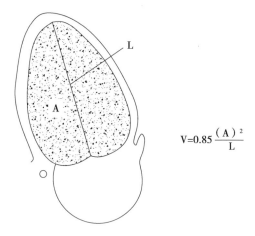

$$V=0.85\frac{(A)^2}{L}$$

图 1-2-33　单平面面积—长度技术测算左心室容积图（刘鹭琛　图）

Tips：

　　改良辛普森法是临床常用的评估左心室容积、SV、CO 及 EF 的方法。美国超声心动图协会（American Society Echocardiography，ASE）1989 年初次推荐、2005 年再次推荐、2016 年欧洲麻醉协会（European Society of Anesthesidogy，ESA）心力衰竭指南推荐。LVEF 是评估左心室收缩功能的主要指标，测量误差可导致临床误判。呼吸周期产生胸膜腔内压变化影响胸腔内心腔容量变化（详见第二章第一节），吸气时，左心室舒张末内径减少而收缩末内径没有改变，每搏容量减少，射血分数降低。呼气末，每搏量变异性明显比吸气时少。超声评估心脏功能应注意呼吸对测量参数的影响，同时记录呼吸波形，选择在呼气末屏气时测量左心室容量和 LVEF，减少呼吸的影响。

（三）多普勒测量VTI及测量CSA，评估左心室SV

1. CSA及VTI

（1）CSA：简化的液压孔道（hydraulic orifice）定义是一定量的血流流经固定的圆形孔洞时，其容量与孔口横截面积（orifice cross-sectional area，CSA）及血流速度直接相关。除了三尖瓣流入道外，血流经过主动脉瓣环、肺动脉瓣环及二尖瓣环的几何构形接近类圆柱形，因此主动脉瓣环、肺动脉瓣环、二尖瓣环都可测算CSA。但是，左心室流出道（LVOT）最类似圆柱形孔道，故常用LVOT测CSA。三尖瓣流入道最不规则，通常不用于测CSA。

（2）VTI：在人体，血流经过瓣膜孔洞的速度随射血或充盈而变异，因此需要整合射血期或充盈期总的血流速度（cm/s）。将射血期或充盈期间的多普勒血流整合，即为多普勒的血流速度时间积分（velocity time integral，VTI，cm/s）。流经LVOT的VTI可被视为心脏每搏血流柱，反映左心室SV。通常，VTI被临床用于监测容量反应性（参见第二章第七节容量状况和容量反应性）。临床通常用所测CSA和VTI参数计算SV，SV（mL）=CSA×VTI，进而获得CO及CI。

2. 测算左心室SV

用CSA和VTI计算左室SV的最佳部位是LVOT，其次是二尖瓣环（表1-2-1）。

表1-2-1 LVOTD及VTI、二尖瓣环直径（D）及VTI正常值

	直径（D）	VTI
LVOT	1.8~2.2cm	18~22cm
二尖瓣环	3.0~3.5cm	10~13cm

引自：Reynolds T. The echocardiographer's Pocket Reference-3rd ed［M］. Phoenix：Arizona Heart Foundation，1993：144-145.

（1）经LVOT测算左心室SV

1）测算左心室流出道横截面积（CSA_{LVOT}）：在胸骨旁长轴切面，心室收缩中期或心电图ST段末，在主动脉瓣环下1cm内，主动脉前瓣和室间隔转折点与主动脉后瓣和二尖瓣前叶转折点之间测量左心室流出道内径（LVOTD）（图1-2-34）。正常参考值上限是3.4cm。计算CSA_{LVOT}公式：$CSA=\pi r^2$，或$CSA=D^2×0.785$，D^2是LVOT直径的平方。超声仪含内置软件，输入测量直径值后可计算CSA_{LVOT}。

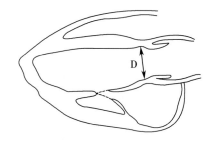

图1-2-34 胸骨旁长轴测量LVOTD（刘鹭琛 图）

2）测算左心室流出道速度时间积分（VTI_{LVOT}）：VTI_{LVOT}代表左心室流出道截面积为底面的血流在心室射血期间所流过的血柱长度（通常以cm为单位）。二维超声心尖5腔切面，脉冲多普勒（PW）取样容积置于LVOT中心、主动脉瓣下约0.5~1.0cm，通常在主动脉瓣关闭的位置，获得主动脉射血期的PW血流频谱曲线，用测量轨迹球包络PW血流频谱曲线轮廓（图1-2-35），输入超声仪，内置软件计算VTI_{LVOT}。

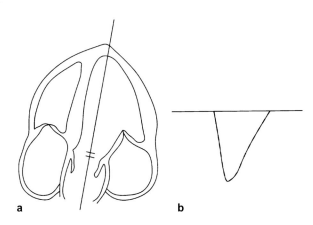

图1-2-35 测量VTI_{LVOT}示意图（刘鹭琛 图）
注：a. 测VTI时PW取样容积放置位置；b. 轨迹球沿PW血流频谱轮廓包络描记示意图

3）所测CSA和VTI参数计算左心室SV（ml）：计算公式：$SV（ml）=CSA_{LVOT}×VTI_{LVOT}$。超声仪内置软件依据输入$CSA_{LVOT}$和$VTI_{LVOT}$参数计算左心室SV；局限性：LVOT内径测值较小则产生误差。血流与多普勒取样容积之间角度大于20°时，低估血流速度，SV计算值减小。

（2）经二尖瓣流入道（mitral valve inflow tract）测算左心室SV（图1-2-36）

1）测算二尖瓣环CSA：心尖4腔切面，舒张中期，在二尖瓣根部转折部位测量二尖瓣环直径（D）。计算二尖瓣CSA，公式$CSA=\pi r^2$，或$CSA=D^2×0.785$。

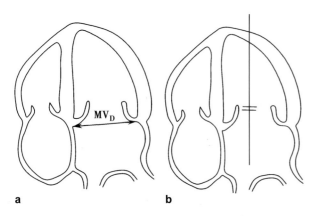

图 1-2-36 二尖瓣流入道测量 CSA 及 VTI（刘鹭琛 图）

注：a. 测量二尖瓣环直径（D）；b. PW 取样容积置于二尖瓣流入道位置测量 VTI

2）测算二尖瓣流入道 VTI：二维超声心尖 4 腔切面，PW 取样容积置于二尖瓣中点获得二尖瓣舒张期血流频谱，测量轨迹球包络二尖瓣 PW 血流频谱获得 VTI。

3）计算左心室 SV（mL）：左室 SV（mL）= 二尖瓣环 CSA（cm²）× 左心室流入道 VTI（cm）。

（四）评估左心室收缩功能

除了用测量左心室容积进而计算左心室射血分数评估左心室收缩功能，心脏超声还有其他几种方式评估左心室收缩功能。

1. 左心室收缩压上升速率（dp/dt）

（1）测量原理：存在二尖瓣反流时，连续多普勒（CW）采集的二尖瓣反流频谱反映左心房与左心室之间的瞬间压力阶差。当左心室收缩功能减低，不仅使左心室射入主动脉的血流速度降低，也使二尖瓣反流的血流速度降低。

（2）测量方法：二维超声心尖 4 腔切面，CW 取样容积置于二尖瓣口，获得二尖瓣反流频谱，将所测数值输入超声仪器，系统软件自动计算出所需参数。具体步骤：①冻结图像，启用测量软件，滚动轨迹球选择测量菜单上 dp/dt，点确认键确认。系统显示一个测量游标和两条水平线，分别位于 1m/s 和 3m/s。1m/s 和 3m/s 之间即 dt（interval time）。②滚动轨迹球，将测量游标置于反流频谱和 1m/s 水平线相交叉点，按确认键确认。③滚动轨迹球，将另一测量游标置于反流频谱和 3m/s 水平线相交叉点，按确认键确认后，超声仪器的内置软件即显示 dp/dt 值。简化 Bernoull 公式计算 dp/dt（Δp/Δt）值，正常值 >1200mmHg/s（图 1-2-37）。

（3）dp/dt 测量的局限性：①CW 取样容积位置及记录不准确，超声束未能与瓣膜反流的方向平行；②人工瓣膜干扰早期二尖瓣反流多普勒信号；③1m/s 与 3m/s 之间的时间差非常小，极小的测量误差即可导致显著的错误结果。

2. 左心室短轴缩短率（fraction shortening，FS%） 又称心内膜缩短分数或称短轴缩短分数。M 型或二维超声测量 LVEDd 和 LVEDs，FS%=（LVEDd−LVEDs）/LVEDd×100%。超声仪内置软件，输入 LVEDd 和 LVEDs 测定值，

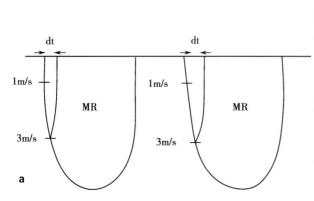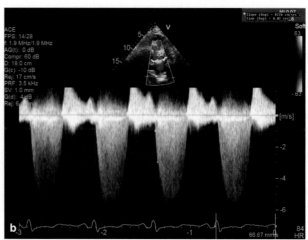

图 1-2-37 dp/dt 测量和影像（刘鹭琛 图、Howard Leong-Poi 影像）

注：a. MR 是二尖瓣反流 CW 血流频谱；dt（Δt）是在等容收缩期，二尖瓣反流的 CW 频谱，从 1m/s 到 3m/s 之间的间隔时间；在二尖瓣反流 CW 血流频谱的起始 1m/s 及 3m/s 处标记，在 dt 的时间内评估 dp。左侧是正常心脏收缩功能 dt，右侧是心脏收缩功能减低，dt 延长。b. 超声影像测 dp/dt，T=0.02s，dp/dt=1600mmHg/s（正常左心室收缩功能 >1200mmHg/s）

软件自动计算 FS%。局部左心室功能不全和(或)左心室重构患者用左心室径线计算短轴缩短率,不能准确地反映左心室整体收缩功能。

3. 左心室射血前期(LVPEP)和左心室射血时间(LVET) 参见图 2-2-5、图 2-2-6。

4. 二尖瓣环收缩移位(mitral annular plane systolic excursion,MAPSE) 详见第二章第二节。

(五) 左心室舒张末压(left ventricular end-diastolic pressure,LVEDP)

CW 取样容积置于左心室流出道主动脉瓣下,获得主动脉瓣反流血流速度频谱,测主动脉瓣舒张末期反流速度值[$V_{AR(end-diastolic)}$],将测值代入改良 Bernoulli 公式计算 LVEDP,LVEDP=BPD−4[$V_{AR(end-diastolic)}$]^2,(BPD 是有创或袖带血压计测得的外周动脉舒张压)(图 1-2-38)。

(六) 左心室等容松弛时间(isovolumic relaxation time,IVRT) 和 E 峰减速时间(DT)

二维超声心尖 5 腔心切面,PW 或 CW 取样容积放置于二尖瓣流入道与左心室流出道之间,同时获得二尖瓣和左心室流出血流速度频谱。测主动脉瓣关闭血流终止点与二尖瓣 E 峰起点之间的时间即为 IVRT,E 峰顶部与底部之间时间是 DT(图 1-2-39)。

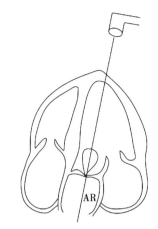

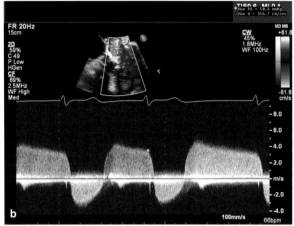

图 1-2-38 $V_{AR(end-diastolic)}$ 测量(刘鹭琛 图、Howard Leong-Poi 影像)

注:a. AR 是主动脉瓣反流束,CW 取样容积放置二尖瓣反流束;b. 舒张期主动脉瓣反流 CW 频谱,测量游标置于舒张末期,测 $V_{AR(end-diastolic)}$,$V_{AR(end-diastolic)}$=3.5m/s,如果有创或无创测得 DBP=60mmHg,计算:LVEDP=DBP−[$4V_{AR(end-diastolic)}^2$]=11mmHg

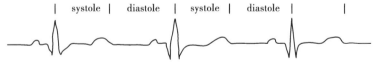

图 1-2-39 测量 IVRT、DT 及 A duration(刘鹭琛 图)

注:a. 小于 50 岁 IVRT 和 DT;b. 大于 50 岁的 IVRT 和 DT;IVRT:心室等容松弛时间;DT:E 峰减速时间;A duration:A 峰持续时间;systole:收缩期;diastole:舒张期

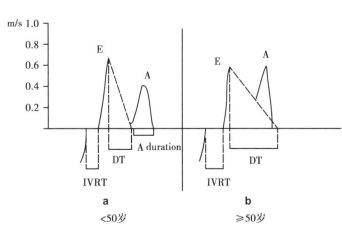

（七）左心室质量（LV mass）或厚度测量

M型、二维或三维超声能测量左心室心肌质量。在舒张末期测量,描记心肌面积时排除乳头肌。

1. 目测左心室厚度 二维超声或M型超声目测左心室厚度、心肌回声强度。

2. 左心室径线测量左心室厚度 二维超声胸骨旁长轴切面或短轴切面、二尖瓣叶尖水平,测左心室壁心内膜与心外膜之间的厚度。M型超声测量左心室壁厚度。

3. 二维超声面积-长度方法（area-length method）测量左心室质量 ①测量面积1（A_1）:胸骨旁左心室短轴切面乳头肌水平获舒张末期影像,轨迹球包络描记左心室短轴心外膜面积即面积1;②面积2（A_2）:同A_1切面,用轨迹球沿心内膜包络描记心内膜表面,乳头肌除外,获得A_2,即左心室短轴心腔面积;③心肌面积（A_m）:$A_m=A_1-A_2$;④短轴心腔半径（b）:$b=\sqrt{\dfrac{A_2}{\pi}}$;⑤平均室壁厚度（t）:$t=\sqrt{\dfrac{A_1}{\pi}}-b$;⑥左心室长度:心尖4腔切面舒张末期或心尖2腔切面舒张末期,心尖至心底之间的距离。输入测值,超声仪软件计算左心室质量,面积-长度公式:LV mass（g）$=1.05\left[5/6A_1(L+t)\right]-(5/6A_2L)$。

4. 截顶椭圆模式法（truncated ellipse method） 在左心室前后径最宽部位（b）分为两部分,较长（a）和较短（d）,软件计算左心室质量,截顶的椭圆模式:LV mass（g）$=1.05\pi(b+t)^2\left[2/3(a+t)+d-d^3/3(a+t)^2\right]-b^2(2/3a+d-d^3/3a^2)$（注:1.05是心肌比重）。

（八）左心房（LA）径线测量

在心室收缩末期、LA最大时测LA内径线。

1. 左心房长径 心尖4腔切面,测量房室瓣环中点至心房顶部之间距离即为左心房长径。应选择最大径（见图1-2-27）。

2. 左心房短径 又称前后径,正常高限值是3.5cm。夹在胸骨与脊柱之间的LA,其前后径扩张受限,因此测量参数反映LA实际大小有局限性。

（1）心尖4腔切面测量左心房短径:与心房长径垂直,从长径的1/2点处测量心房侧壁与房间隔内膜面之间的距离（见图1-2-27）。

（2）胸骨旁短轴切面心底主动脉水平测量左心房短径:主动脉后壁至左心房后壁之间测量（图1-2-40）。

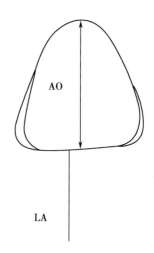

图1-2-40 胸骨旁短轴切面测量主动脉和左心房（刘鹭琛 图）

注:LA:左心房,AO:主动脉

（3）胸骨旁长轴切面测左心房短径:测主动脉后壁至左心房后壁间距离（见图1-2-28）。

Tips:

评估左心房容量负荷,容积参数优于径线参数。

（九）左心房面积、容积（LAV,ml）和左心房压力（LAP）测量

1. LAV测量 心房容积在收缩末期最大,故在收缩末期测心房容积。二维超声,可选择胸骨旁长轴切面、胸骨旁短轴切面主动脉水平、心尖4腔切面或心尖2腔切面测量。测量时不应包括左心房与肺静脉汇合区以及左心耳。左心房大小与身高、体重和体重指数有关,因此与体表面积相关的左心房面积或容积指数更准确。左心房面积、容积及容积指数的正常值分别是$\leq20cm^2$、$\leq58ml$及$20ml/m^2\pm6ml/m^2$。

（1）单平面面积-长度容积公式:在心尖4腔切面,首先轨迹球沿心房内膜面描记测得左心房面积（图1-2-41）。然后,从二尖瓣环中点至左心房顶部之间垂直线距离测心房长径。将所测左心房面积和长径输入超声仪,内置软件依据公式计算左心房容积,计算左心房容积公式:LRV（ml）=

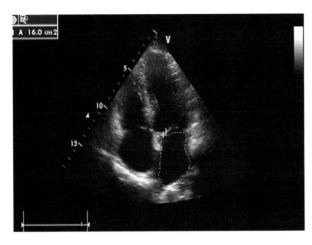

图 1-2-41 心房面积描记图(何鑫、李苗 影像)

8/3·A²/πL(A 是心房面积;L 是心房长径)。

(2)短径-长径公式:测量左心房短径和长径。

Tips:

评估左心房容量负荷,选择 LA 底部最大的图像,表明成像平面穿过左心房的最大短轴面积。高龄者,膈肌使心尖上抬,心尖 4 腔切面观心房常受挤压,导致单平面法低估容量。近年,推荐使用双平面面积-长度公式,即分别在心尖 4 腔切面和心尖 2 腔切面获得最大心房面积和长径评估左心房容积。以体表面积为基础的左心房容积指数能矫正体型造成左心房面积的差异,但也有低估的倾向。二维超声测得左心房容积参数与心脏 CT、双平面心室造影及心脏磁共振测得参数比较,相关性好。

2. 左心房压力(LAP)测量 存在二尖瓣反流而无左心室流出道梗阻,CW 取样容积置于二尖瓣口,测二尖瓣反流血流速度频谱,代入改良 Bernoulli 公式计算 LAP。$LAP=BPS-4(V_{MR})^2$,(V_{MR} 是二尖瓣反流血流速度峰值;BPS 是袖带血压计或有创动脉血压测得外周动脉收缩压)(图 1-2-42)。

(十)二尖瓣结构、瓣口面积及反流容积测量

1. 正常二尖瓣二维超声图像 二维超声,心尖 4 腔及 2 腔切面、胸骨旁长轴及短轴切面,以及剑突下心脏 4 腔切面。正常二尖瓣纤细,呈软组织回声反射,稍强于心肌组织。迄今缺乏经胸二维超声二尖瓣叶厚度的正常测值,经食管超声心动图收缩期二尖瓣叶厚度测值约 0.7~3.0mm,二尖瓣尖厚度值范围较大(参见第二章第五节"二尖瓣"段)。

2. 二尖瓣流入道脉冲多普勒(PW)正常血流频谱

(1)二尖瓣流入道 PW 血流频谱:取心尖 4 腔切面,PW1~3mm 取样容积置于左心室腔内、二尖瓣尖之间或关闭点(图 1-2-43)。呼气末测 3 个以上心动周期的 PW 血流速度,取平均值。CW 避免遗漏二尖瓣 E 峰及 A 峰的最大血流速度,特别是左心室扩大者。彩色多普勒有助于获得理想的 PW 取样容积位置及超声束角度。

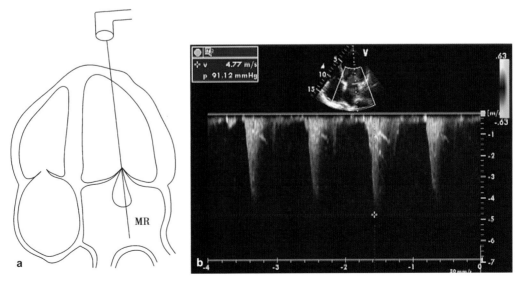

图 1-2-42 二尖瓣反流 CW 测量 LAP(刘鹭琛 图,何鑫、李苗 影像)
注:MR:二尖瓣反流;a.CW 取样容积放置于二尖瓣口示意图;b.二尖瓣反流 CW 测 V_{MR}

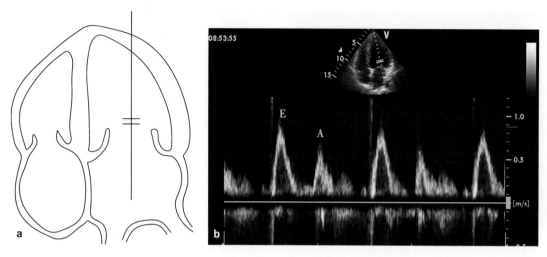

图 1-2-43　PW 取样容积放置位置及二尖瓣口正常 PW 血流频谱影像（刘鹭琛　图，何鑫、李苗　影像）

注：a. PW 取样容积放置位置示意图；b. 二尖瓣口正常 PW 血流频谱影像

（2）二尖瓣 PW 血流频谱影像测量：启动超声仪测量模块，测二尖瓣 PW 血流频谱参数。

1）E 峰、A 峰及 E/A 比值：二尖瓣流入道的正常 PW 血流频谱呈现全舒张期正向窄带双峰波形。第一峰较高为 E 峰，正常值为 0.86m/s±0.16m/s。第二峰较低为 A 峰，正常值为 0.56m/s±0.13m/s。E/A 比值是 0.8~1.5。二峰之间的基线留有空窗（见图 1-2-43）。

2）E 峰减速时间（deceleration time，DT）测量：测量 E 峰值达到最低点所需时间，正常值为 160~260ms（见图 1-2-39）。

3）E 峰 /A 峰血流速度时间整合比值（velocity time integral，VTI）测量：PW 获 E 峰、A 峰轮廓。输入超声仪，内置软件计算二尖瓣血流 E 峰 VTI、A 峰 VTI 及总 VTI。

4）A 峰持续时间（A-wave transit time）：参见图 1-2-39。

（十一）主动脉瓣、胸主动脉内径、主动脉血流速度及压力阶差测量

1. 正常主动脉瓣二维超声影像　选取胸骨旁长轴 / 短轴、心尖 5 腔切面监测主动脉瓣。

（1）胸骨左缘心底短轴切面：是常规监测主动脉瓣、主动脉窦及主动脉夹层的切面。正常主动脉瓣尖超声反射呈均质，回声强度稍强于心肌，瓣膜纤细，关闭呈 3 条闭合线。主动脉瓣开放最大时，瓣叶与主动脉壁平行，几乎贴近主动脉壁，呈圆形，面积接近主动脉瓣环的面积。应仔细观察，即使瓣叶有轻微的弯曲，也提示主动脉瓣开放受

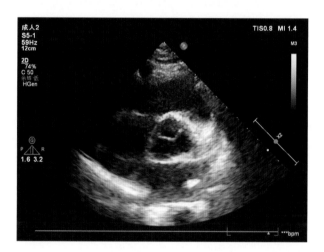

图 1-2-44　胸骨左缘心底短轴切面冠状窦和主动脉瓣影像（王荣荣、何鑫　影像）

限（参见第二章第五节，图 1-2-44）。

（2）胸骨左缘长轴切面：瓣膜对合重叠约 1~2mm，瓣膜纤细。TEE 测主动脉瓣尖厚度的特异性高于 TTE，约 0.5~2.0mm（图 1-2-45）。

（3）心尖 5 腔切面：是超声监测主动脉瓣的重要切面（参见第二章第五节及上文 Tips：心尖 4 腔和 5 腔切面的临床意义）。

2. 胸主动脉内径测量

（1）主动脉解剖分段及测量总则：升主动脉发自左心室，斜向右上约 3~4cm 与主动脉弓相连，再转向左形成主动脉弓并分出 3 支动脉，依次为头臂干、左颈总动脉和左锁骨下动脉。降主动脉起始部分稍偏向脊柱左侧，在下降的过程中逐渐转向正中，在第 8、9 胸椎处与前方的食管相交叉。

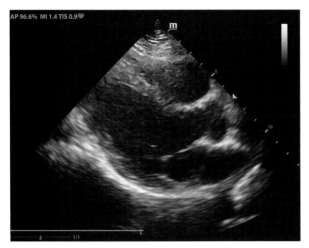

图 1-2-45　胸骨旁左心室长轴切面主动脉影像（何鑫 影像）

注：主动脉瓣处于开放状态

升主动脉由近心端到远心端逐渐变细，主动脉窦管交界处是升主动脉最狭窄的部位。主动脉分为相互延续的 4 部分：①主动脉根部：主动脉瓣环、主动脉瓣尖、主动脉窦；②升主动脉：窦管交界处延伸至头臂干起始部；③主动脉弓：起于头臂干起始部，至主动脉峡部；④降主动脉：起于左锁骨下动脉与动脉韧带间的峡部，经脊柱前方，穿膈肌进入腹腔）。以膈肌为界，降主动脉分为胸主动脉和腹主动脉（图 1-2-46）。

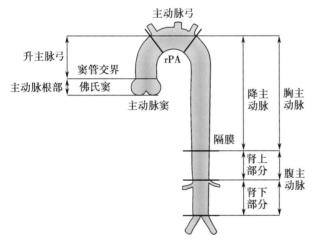

图 1-2-46　主动脉分段（刘鹭琛 图）

由于测量胸腔内主动脉内径的局限性，TTE二维超声主要测量主动脉瓣环（aortic annulus diameter）、主动脉窦（trans-sinus）、主动脉窦管交界处（sino-tubular junction）、管状升主动脉、主动脉弓及少部分降主动脉。二维超声切面有胸骨旁长轴

及心底短轴切面，胸骨上窝主动脉弓长轴切面，测量收缩期主动脉前壁内膜至主动脉后壁内膜间距离，获得主动脉各段内径参数。

（2）胸骨旁左心室长轴切面测量：是临床评估主动脉扩张及夹层的主要超声切面。测量主动脉瓣环、主动脉窦、窦管交界处、管状升主动脉的内径。主动脉瓣环内径正常参考值上限是 2.6cm，随年龄、身高、体重的增长而增加。主动脉窦恰在主动脉瓣尖上方，动脉壁稍向外膨出，舒张期内径可达 3.5cm，较瓣环宽约 3~5mm。从窦管交界处向远延伸约 3cm 是升主动脉，内径达 3.4cm，随年龄增长逐渐增宽，男性内径较大。管状升主动脉壁与主动脉窦部的厚度相似，均小于 2.2mm（图 1-2-47）。

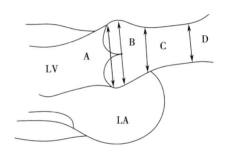

图 1-2-47　胸骨旁左心室长轴切面测量主动脉根部（刘鹭琛 图）

注：胸骨旁左心室长轴切面主动脉根部测量影像。LV：左心室；LA：左心房；A：主动脉瓣环内径；B：主动脉窦内径；C：窦管交界处内径；D：升主动脉内径

此外，在胸骨旁长轴切面可测降主动脉横断面内径。降主动脉位于房室沟与左心房远端的后方。降主动脉内径正常值上限是 2.5cm。

（3）胸骨上窝主动脉弓长轴切面：从左向右依次显示降主动脉、左锁骨下动脉、左颈总动脉、头臂干及升主动脉。测量主动脉弓上下内径、降主动脉内径，是观察主动脉有无夹层的理想切面。舒张末期主动脉内径正常参考值（cm）：升主动脉 1.7~3.4，主动脉弓 2.0~3.6（图 1-2-48）。

（4）胸骨上窝主动脉弓短轴切面（图 1-2-26）。

3. 主动脉血流速度和射血时间　主动脉血流速度与左心室收缩功能及主动脉狭窄程度相关。

（1）测量：由于多普勒超声束方向与主动脉血流方向夹角较小，选用心尖 5 腔切面测量主动脉血流速度。无主动脉狭窄时，主动脉瓣下、瓣膜及瓣上血流速度相同，因此 PW 取样容积放置于左

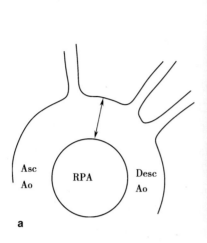

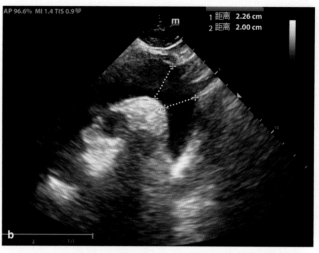

图 1-2-48 胸骨上窝长轴切面测量主动脉弓示意图和二维超声影像（刘鹭琛 图，何鑫 影像）

注：a. 主动脉弓测量示意图；b. 主动脉弓二维超声影像。Asc Ao：升主动脉；RPA：右肺动脉；Desc Ao：降主动脉；双向箭头：测主动脉弓直径

心室流出道、主动脉瓣或瓣上，所测血流速度无差别。心尖 5 腔切面，PW 取样容积置于主动脉瓣下方 0.5~1cm，获得 LVOT 多普勒血流频谱（图 1-2-49，参见第二章第七节）。PW 取样容积置于主动脉瓣口或主动脉瓣上，分别获得主动脉瓣口或主动脉瓣后血流多普勒频谱。冻结图像，测量血流速度，超声仪内置软件计算血流速度参数。

（2）升主动脉多普勒血流速度参数：左心室流出道全收缩期脉冲多普勒血流频谱形成非对称性的三角波形，可测参数：主动脉最大血流速度（maximum aortic velocity，V_{max} 或 V_{peak}）、升主动脉血流速度时间积分（velocity time integral，VTI）、主动脉血流加速时间（aortic acceleration time，ACT）及平均加速率（mean acceleration rate）（735~1318cm/s^2）、升主动脉血流减速时间（deceleration time，DT）、射血时间（ejection time）、主动脉 VTI 起始至峰值之间的时间（图 1-2-50、图 1-2-51）。

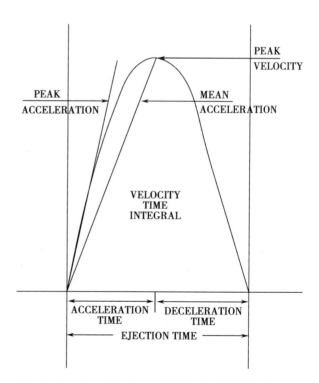

图 1-2-49 左心室流出道 PW 取样容积放置示意图（刘鹭琛 图）

图 1-2-50 升主动脉 PW 血流频谱示意图（刘鹭琛 图）

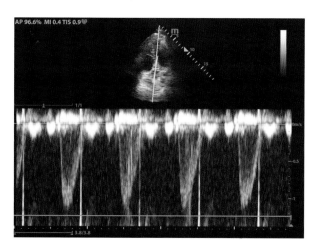

图 1-2-51 主动脉瓣口 PW 血流频谱影像（何鑫 影像）

（十二）肺静脉

1. 测量 二维超声心尖 4 腔切面,探头方向标识向前朝向主动脉方向,该切面是显示右下肺静脉最佳切面。PW 取样容积 2~3mm 置于肺静脉内 0.5~1.0cm 处,调整探头方向尽量使声束与血流方向平行,获取轮廓完整、清晰、最大的血流速度。屏住呼吸,在呼气末连续记录心动周期 3 个以上,取平均值。

2. 肺静脉 PW 血流频谱(pulmonary venous flow profile)(图 1-2-52、图 1-2-53)

（1）收缩峰速度(S 峰):S 峰发生于收缩期。测量 S 峰速度及速度时间积分(VTI)。

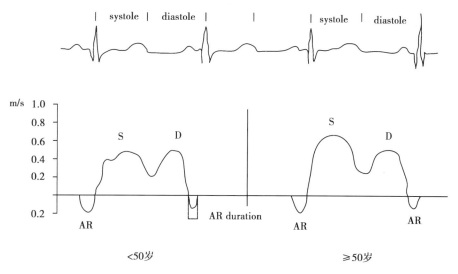

图 1-2-52 正常肺静脉 PW 血流频谱示意图(刘鹭琛 图)
注:AR duration:心房反向峰持续时间

（2）舒张峰值速度(D 峰)及 DT:D 峰在左心室快速充盈期发生。测量 D 峰速度、速度时间积分(VTI)及 D 峰减速时间。

（3）S/D 比值:正常人小于 40 岁者,S 峰值低于 D 峰值,S/D<1。随年龄增加,S/D 比值增加,S/D 常 >1。

（4）心房反向峰(Ar)测量:Ar 波是舒张晚期心房收缩使血液逆流进入肺静脉产生的负向峰。测量 Ar 峰速度、Ar 峰持续时间、Ar 持续时间与二尖瓣 A 峰持续时间之差(Ar-a)。

（5）收缩期充盈分数(systolic filing fraction):为 S 峰速度时间积分(S_{VTI}) / [S_{VTI}+D 峰速度时间积分(D_{VTI})]。

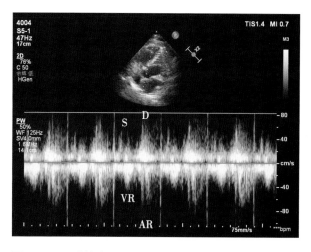

图 1-2-53 肺静脉 PW 血流频谱影像(何鑫、李苗 影像)
注:S:收缩峰速度;D:舒张期峰速度;AR:心房反向峰;VR:心室收缩反向峰

（十三）左心室节段性室壁运动异常（regional wall motion abnormalities）（详见第二章第二节）

三、右心系统测量

顺着腔静脉血回流途径——上腔静脉、下腔静脉、肝静脉、右心房、右心室及肺动脉，测量腔静脉血回流至右心"沿途"器官的径线、面积、容积、压力及右心室功能。

（一）右心系统监测超声切面二维超声

通常有14个切面用于检测右心系统，大部分切面与测量左心系统的方法相同，少数改良切面不同（图1-2-54）。

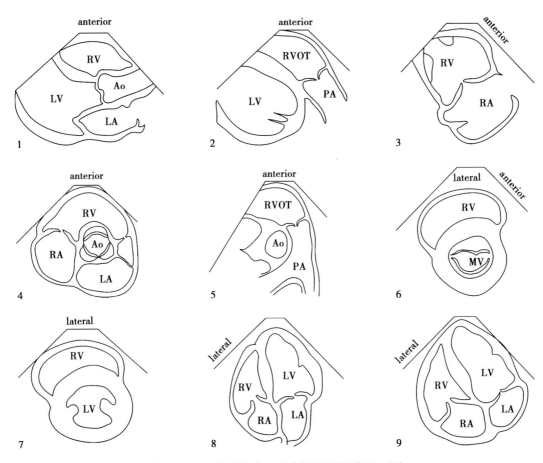

图1-2-54 二维超声右心系统切面图（刘鹭琛 图）

注：anterior：前壁；laterior：侧壁；RA：右心房；RV：右心室；LA：左心房；LV：左心室；Ao：主动脉；PA：肺动脉；CS：冠状窦；RVOT：右心室流出道；MV：二尖瓣

1. 胸骨旁长轴 RV 前壁切面：测 RVOT 近端内径、RV 大小及室壁厚度，该切面与探头角度及肋骨间隙有关，因此不是唯一测 RVOT 大小的切面；2. 胸骨旁长轴 RVOT 及 PA 切面：显示漏斗部 RVOT 及 RVOT 前壁、肺动脉瓣、肺动脉主干，可测肺动脉瓣环直径，评估肺动脉瓣；3. 胸骨旁长轴 RV 流入道切面：是重要的评估 RV 前壁、下壁和三尖瓣前后瓣叶的切面，评估 RV 前后乳头肌、腱索及下腔静脉，多普勒监测三尖瓣反流（图内瓣膜显示三尖瓣前叶和后叶）；4. 胸骨旁短轴 RV 基底部切面：显示 RV 基底部的前壁心肌，RVOT 近端和远端、三尖瓣、肺动脉瓣、肺动脉及右心房，测舒张期 RVOT 近端和远端直径，多普勒监测三尖瓣反流，房间隔下部特别是卵圆孔未闭分流；5. 胸骨旁短轴肺动脉分叉水平切面：显示肺动脉瓣、肺动脉及分叉，测肺动脉瓣环直径、肺动脉大小，多普勒评估肺动脉圆锥、肺动脉瓣、肺动脉血流，测 RVOT 近端和远端内径；6. 胸骨旁 RV 短轴二尖瓣水平切面：显示 RV 的基底部前壁、下壁及侧壁，是观察由于 RV 容量或压力超负荷所导致的 RV 新月状"月牙"形态的最佳切面，观察室间隔形态和运动，测 RV 大小，但是由于 RV 收缩的非对称性因此不用于评估 RV 功能；7. 胸骨旁短轴乳头肌水平切面：显示 RV 中部的前壁、下壁和侧壁心肌，显示 RV "月牙"形态，RV 容量超负荷时，观察收缩和舒张期室间隔呈扁平状，评估 RV 大小，依然不用于评估 RV 功能；8. 心尖4腔切面：评估 VR/RA 大小、形态和功能，在 RV 基底部和中部水平测 RV 最大和最小长径，测 RV 面积、RVFAC，测 RA 长径、短径、面积和容积；9. 右心室聚焦的心尖4腔 RV 切面（RV focused apical 4-chamber view）：在 RV 基底部水平测 RV 短径，观察 RV/RA 大小、形态和功能，测三尖瓣反流多普勒参数；

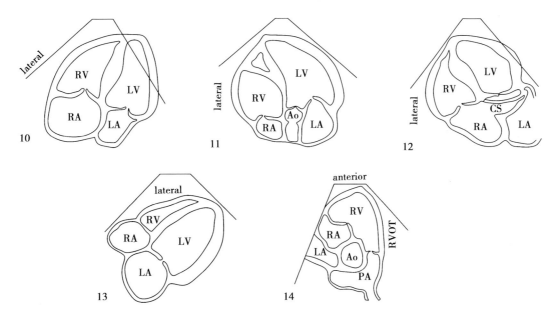

图 1-2-54(续)

10. 改良的心尖 4 腔 RV 切面(RV modified apical 4-chamber view):能显示 RV 侧壁和 RA 斜面,但不用于测量 RV 内径,不用于定量评估 RA,测 RV 流入道多普勒参数及三尖瓣反流多普勒参数,可用于评估房间隔缺损或卵圆孔未闭分流;11. 心尖 5 腔切面:改良的心尖 5 腔切面可用于观察右心室前侧壁,是观察 RV 调节束的最佳切面,多普勒测三尖瓣反流参数;12. 心尖冠状窦切面:可观察 RV 后侧壁,是观察冠状窦最佳切面,测三尖瓣反流多普勒参数;13. 剑突下心脏 4 腔切面:可见 RV 侧壁,测量右心室前壁厚度,观察心脏压塞时 RV 和 RA 跷跷板样变化。二维超声和彩色多普勒监测房间隔缺损或卵圆孔未闭,目测 RV 和 RA 大小,但不用于定量,另外可多普勒监测三尖瓣反流;14. 剑突下短轴切面:类似胸骨旁短轴心底切面,监测 RA、RV、RVOT、肺动脉瓣、肺动脉及其分支,测量 ROVT 近端和远端,多普勒测量漏斗部、肺动脉瓣及肺动脉

(引自:Rudski LG,Lai WW,Afilalo J,et al. Guideline for the echocardiographic assessment of the right heart in adults:a report from the American Society of Echocardiography endorsed by the European Association of Echocardiography,a registered branch of the European Society of Cardiology,and the Canadian Society of Echocardiography. J Am Soc Echocardiogr. 2010,23(7):685-713)

(二) 下腔静脉、肝静脉及上腔静脉测量

1. 下腔静脉测量 TTE 常规测量下腔静脉直径(Inferior vena cava diameter,IVCd)。平静自主呼吸,呼气末测 IVCd。由 IVCd 派生下腔静脉吸气塌陷(inspiratory collapse)及下腔静脉呼吸变异性(respiratory variability of the inferior vena cava)参数。下腔静脉吸气塌陷是在吸气时测 IVCd,下腔静脉呼吸变异性是分别在吸气和呼气时测量 IVCd,计算下腔静脉呼吸变异性(详见第二章第四节、第七节)。

IVCd 测量方法:平卧,二维超声剑突下下腔静脉长轴,距右心房入口或隔膜 1.0~2.0cm,或肝静脉入口处,与下腔静脉长轴垂直测 IVCd(图 1-2-55)。或二维超声引导转换为 M 型超声测量。目前无公认的成年人 IVCd 正常参考值。欧美指南在测右心房压时建议 IVCd 正常参考值≤2.10cm。通常国人 IVCd 正常参考值≤1.7cm

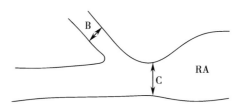

图 1-2-55 IVCd、肝静脉内径测量图(刘鹭琛 图)
注:RA:右心房;B:测量肝静脉内径;C:测量下腔静脉内径

2. 肝静脉内径和多普勒血流测量

(1) 肝静脉内径测量:肝静脉内径正常值 0.8cm±0.2cm。通常有 2 个切面测肝静脉。①剑突下下腔静脉短轴图像测量肝静脉:下腔静脉横断面,3 支肝静脉汇入下腔静脉处测量(见图 1-2-22);②剑突下下腔静脉长轴切面:下腔静脉长轴测量肝静脉内径(见图 1-2-55)。

(2) 正常肝静脉脉冲多普勒(PW)血流频谱:二维超声获肝静脉影像,PW 取样容积置于肝静脉腔内,测肝静脉 PW 血流频谱。连续测≥5 个心动周期或≥1个呼吸周期的肝静脉血流速度平均值。肝静脉与右心房之间的压力差决定肝静脉PW血流频谱曲线。右心房压力正常时,心脏收缩期三尖瓣环向下运动,心房舒张,心房压降低,形成第一个负向的收缩期主波(S波),正常人S波占优势,正常参考值41cm/s±9cm/s。第二个负向波(D波)是舒张期血流速度,是右心室充盈时右心房压力下降所致,正常参考值为22cm/s±5cm/s。S波后是心室收缩后正向波。在D波之后是正向、低流速的心房反向血流速度(AR),正常参考值为13cm/s±3cm/s。正常肝静脉V_s/V_d比值>1。肝静脉收缩

充盈分数S/(S+D)比值>55%(图1-2-56)。

3. 上腔静脉血流多普勒测量　TTE不易获得上腔静脉图像,通常经TEE获得上腔静脉PW血流频谱。上腔静脉血流频谱类似肝静脉血流频谱,但波幅较肝静脉小。①S波是心脏收缩期负向波最高峰,正常人通常是双峰,随吸气增加;②D波是舒张期负向最高峰,随吸气增加,D<S;③AR峰是心房收缩后的血流速度,呈正向,吸气时减低;④VR是心室收缩后的正向血流,持续时间短,不超过收缩期波峰1/4,吸气时增加,正常人通常缺乏VR(图1-2-57)。

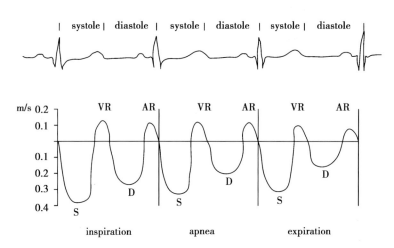

图1-2-56　肝静脉PW血流频谱模式图(刘鹭琛　图)

注:S:指心脏收缩期肝血流速度,吸气时波幅增加;D:指右心室舒张期肝静脉血流速度,D波幅度小于S波幅度;VR:在心室收缩后,呈正向,呼气时降低;AR:在心房收缩后,呈正向,吸气时增加;inspiration:吸气;apnea:呼吸暂停;expiration:呼气;systole:收缩期;diastole:舒张期

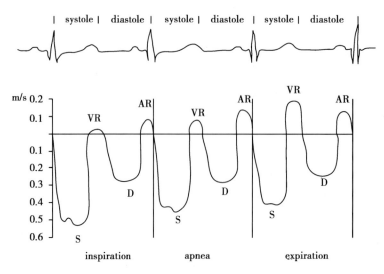

图1-2-57　上腔静脉PW血流频谱模式图(刘鹭琛　图)

（三）右心房内径、面积、容积、压力测量

选择二维超声心尖4腔切面和2腔切面,在心脏收缩末期、三尖瓣打开之前,或右心房处于最大面积时,或心电图T波结束时,测右心房内径、面积和容积。临床可用右心房数据较少,ASE未列入TEE常规检查数据。中国心脏超声学会2016年公布中国成人健康人群右心房正常参考值(参见第一章第二节第八小节)。

1. 右心房（RA）内径测量　内缘至内缘测量(见图1-2-27)。

（1）右心房长轴内径:又称右心房长径,从三尖瓣环的中心点到右心房顶部中心点之间的距离,与房间隔平行。右心房长径正常上限值5.3cm。

（2）右心房短轴径线:又称右心房横径,右心房外侧壁至房间隔的径线,与右心房长轴垂直、在长轴1/2点处测量。右心房横径正常上限值4.4cm。

2. RA面积测量　二维超声心尖4腔切面,沿右心房心内膜面,用超声仪的面积轮廓轨迹球手动描记划出右心房轮廓,输入超声仪内置软件计算右心房面积。

3. RA容积测量（right atrial volume calculations,ml）　不同与左心房容积测量用双平面,通常测量右心房容积在心尖4腔切面单平面,采用面积-长度法和(或)圆盘法测量。面积-长度法的长度,是从右房面积的中心、三尖瓣环至右心房顶部之间的径线。

（1）面积-长度容积公式(area-length volume formula):在心尖4腔切面测右心房面积和长径,输入超声仪内置软件计算右心房容积。右心房容积(ml)=8/3·A^2/πL。(A:右心房面积;L:右心房长径)。年龄较大或肥胖体型者,膈肌将心尖上抬,心尖4腔切面观心房常受挤压,导致低估容量。

（2）直径-长度法(diameter-length method):右心房容积(ml)=D^2·Lπ6,(D:右心房长径;L:右心房横径)。心尖4腔切面测右心房长径和横径(见图1-2-27),输入超声仪内置软件计算右心房容积。

4. RA压力测量　详见第二章第四节。

（四）右心室（RV）径线、面积和容量测量

右心室大小测量应包括右心室(RV)和右心室流出道(RVOT)。目测和测量右心室大小及其功能通常用:心尖4腔切面、聚焦右心室的心尖4腔切面、改良心尖4腔切面、左侧胸骨旁长轴和短轴切面、左侧胸骨旁右心室流入道及剑突下切面。《中国成年人超声心动图检查测量指南》建议在聚焦右心室切面测量右心室的大小。测量时,应识别右心室心内膜边缘,不包括乳头肌和腱索,分别在收缩末期和舒张末期测心内膜内缘至内缘的RV径线(见图1-2-27)。

1. RV径线测量

（1）RV内径测量(图1-2-58)

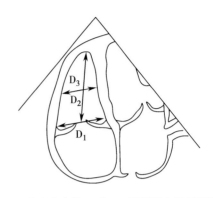

图1-2-58　右心室内径D_1和D_2测量示意图(刘鹭琛　图)

1）RV基底部(三尖瓣环水平)内径(D_1)测量:正常右心室横径的最宽处是右心室腔的三尖瓣环水平。D_1正常参考值:舒张末期24~42mm;收缩末期20~34mm。

2）RV中部(乳头肌水平)内径(D_2)测量:在右心室乳头肌水平测量。D_2正常参考值:舒张末期20~35mm;收缩末期19~31mm。

3）RV长径或称纵径(D_3)测量:心尖心内膜至三尖瓣环中部之间的距离是右心室长径。右心室舒张末期长径正常值为56~86mm。

（2）右心室流出道(right ventricular outflow tract,RVOT)测量:选择胸骨旁左缘长轴和短轴切面,或剑突下纵轴切面。瘦小者或肋骨间隙大的成年人,也可在心尖切面。在舒张末期或心电图QRS波起始测量。

1）RVOT近端内径测量

①胸骨旁左心长轴切面测RVOT近端内径:舒张末期测RVOT近端直径,正常值范围21~35mm,>35mm视为右心室扩大(图1-2-59)。

②胸骨旁短轴切面主动脉瓣水平测RVOT近端内径(RVOT 1)测量:测量主动脉前壁与右心室游离壁之间的RVOT近端直径。正常参考值≤27mm(图1-2-60)。

2）RVOT远端直径测量

①胸骨旁短轴切面主动脉瓣水平测RVOT远

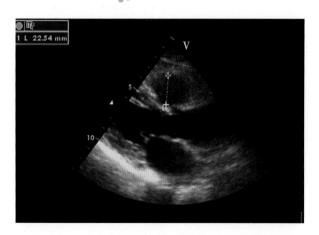

图1-2-59　胸骨旁长轴切面 RVOT 近端直径测量图(李苗、何鑫　影像)

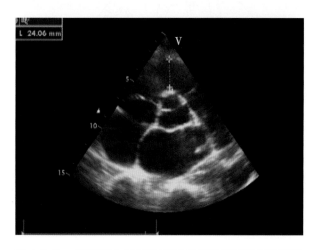

图1-2-60　胸骨旁左缘短轴切面 RVOT 近端直径测量图(李苗、何鑫　影像)

端内径(RVOT 2):在肺动脉瓣下、紧邻肺动脉瓣测RVOT 远端内径,是右心室漏斗部和肺动脉瓣连接部位,是 ASE 推荐首选测 RVOT 的位置,正常参考值≤27mm(图1-2-61、图1-2-62)。

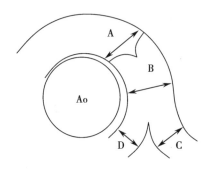

图1-2-61　胸骨旁短轴切面主动脉瓣水平测量 RVOT 远端内径、肺动脉主干内径、左右肺动脉内径示意图(刘鹭琛　图)
注:Ao:主动脉;A:测量 RVOT 远端内径;B:测量肺动脉干内径;D:测量右肺动脉内径;C:测量左肺动脉内径

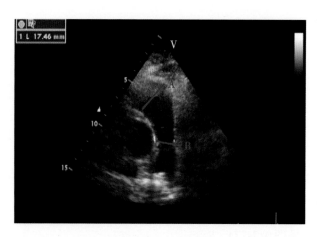

图1-2-62　胸骨旁左缘短轴切面测量 RVOT 远端和肺动脉主干内径影像图(李苗、何鑫　影像)
注:A:测量 RVOT 远端内径;B:测量肺动脉干内径

② 剑突下纵向切面测量 RVOT 远端内径:测量方法同胸骨旁短轴切面测量。

2. RV 面积测量　见下文右心室 FAC 测量。

3. RV 容量及 EF 测量　因为右心室复杂及不规则的几何形状,测量左心室容积的方法不适测量右心室容积。通常,测心室容积的方法是面积-长度法(area-length)和圆盘求和法(disk summation)。基于椭圆几何构型的面积-长度法需要双平面估计右心室几何形态,但二维超声难以完整地显示右心室。圆盘求和法是从心尖4腔切面确定右心室体部却没有包含右心室流出道。这两种方法都可导致低估右心室容积。右心室射血分数(RVEF)=(舒张末容积 – 收缩末容积)÷舒张末容积。但是由于上述测量右心室容积参数的缺陷,不建议二维超声估测 RVEF。用于评估右心室收缩功能的右心室面积及面积变化分数(fractional Area Change,FAC%)可辅助判断右心室容积。

Tips:

由于右心室复杂和不规则的心室构型,临床通常不用超声评估右心室容积及其衍生参数右心室射血分数。

(五)三尖瓣测量

1. 三尖瓣二维超声正常图像　三尖瓣由前叶、隔叶和后叶组成,前叶是主要瓣膜,多数心脏切面可见。三尖瓣与二尖瓣不同,隔叶腱索直接连接到相邻的室间隔,三尖瓣环各瓣交界区间不连续,右心室漏斗部将三尖瓣与肺动脉瓣分开,而二尖瓣前叶则与主动脉瓣相连续。胸骨旁右心室流入道、胸骨旁短轴切面心底水平、心尖及剑突下4腔切面可见三尖瓣前叶。心尖4腔切面清晰可见隔叶。胸骨旁长轴右心室流入道切面,当探头略向右倾斜,可见前叶在前,隔叶在后;将探头向右下倾斜,在右心室前后分别可见三尖瓣前叶和后叶(见图1-2-54)。二维超声下正常三尖瓣膜回声纤细、瓣膜活动度及瓣叶关闭状态好。

2. 三尖瓣脉冲多普勒(PW)频谱

(1)测量:胸骨旁三尖瓣流入道切面,或心尖4腔切面。正常情况下,三尖瓣流入道血流受呼吸的影响,吸气时血流增加,推荐在呼气末呼吸暂停时测量。PW取样容积置于三尖瓣口,PW声束与右心室流入道血流方向平行(探头置于胸骨旁较低肋间更易对齐)。测5个以上连续心搏的平均值。因为心率增快不易观察压差减半时间,测量时心率最好是70~80次/分。然而急危重症心率常超过100次/分。

(2)正常三尖瓣血流频谱:三尖瓣流入道PW血流频谱呈全舒张期正向窄带双峰波形(图1-2-63)。

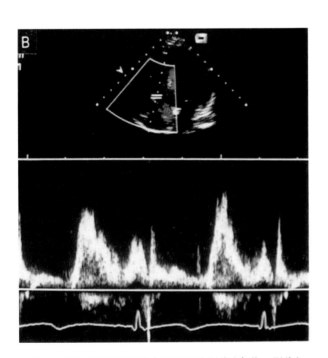

图1-2-63 正常三尖瓣脉PW血流影像(李苗 影像)

1)E峰:反映早期充盈速度。吸气时增加,呼气时减低。正常成人血流速度为0.5~0.8m/s,通常很少超过0.7m/s。

2)A峰:在右心房收缩后,吸气时增加,呼气时降低。三尖瓣E/A正常值>0.8。

3)E峰减速时间(deceleration time,DT):DT是E峰下降到"零"或基线的速度。测量时选择DT按钮启动测量(图1-2-64)。

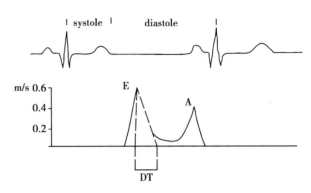

图1-2-64 三尖瓣E峰DT测量模式图(刘鹭琛 图)

(六)RV壁厚度测量

1. 剑突下心脏4腔切面测量RV游离壁厚度 剑突下心脏4腔切面最容易识别肝脏与右心室前壁,是测量右心室游离壁的最佳切面,舒张末期测量心外膜面至心内膜面之间的距离。也可转为M型超声测量。右心室游离壁与取样线垂直测量(图1-2-65)。

2. 胸骨旁左缘长轴或短轴切面测量RV游离壁厚度 通常,胸骨旁左心长轴或短轴切面识别胸壁与右心室心外膜较困难。当图像能识别心内膜和心外膜面时,排除腱索和乳头肌,在舒张末期三尖瓣前叶瓣尖水平测量右心室游离壁厚度。

(七)右心室收缩功能评估(FAC、TAPSE、Tei指数、CSA$_{RVOT}$、VTI$_{RVOT}$、SV$_{RV}$、dp/dt、右心室节段性室壁运动异常)

1. 右心室面积及面积变化分数(fractional area change,FAC)测量 二维超声心尖4腔切面,手动测量,轨迹球分别追踪右心室收缩末期和舒张末期面积。从三尖瓣环开始,沿着右心室游离壁心内膜到心尖,然后沿着室间隔心内膜面返回瓣环。轨迹球追踪不包括右心室肌小梁,获得右心室收缩末期、舒张末期面积。将所测右心室收缩末期和舒张末期面积输入超声仪,内置软件计算FAC。FAC(%)=(舒张末期面积 - 收缩末期面积)/舒张末期面积×100%。(图1-2-66)。

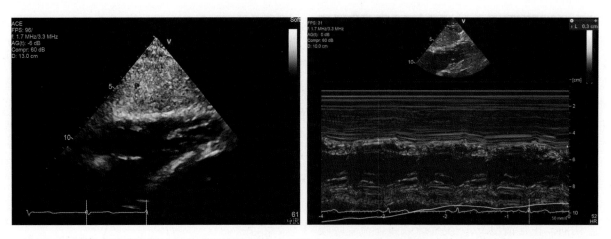

图 1-2-65　二维超声剑突下心脏 4 腔切面和 M 型超声测量 RV 室壁厚度（Howard Leong-Poi　影像）

注:RV:舒张末期室壁厚度测值是 3mm,在正常范围

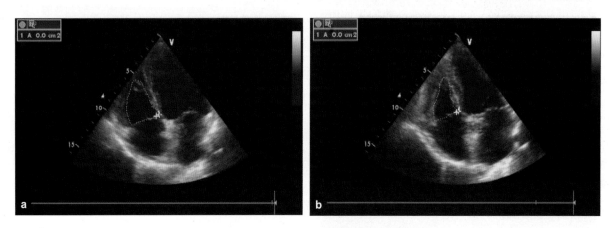

图 1-2-66　右心室 FAC 测量图（李苗　影像）

注:a. 右心室舒张末期面积;b. 右心室收缩末期面积

2. 三尖瓣环平面收缩位移(tricuspid annular plane systolic excursion,TAPSE) 又称三尖瓣环位移(tricuspid annular motion, TAM)。二维超声心尖 4 腔切面 M 型取样线平行置于三尖瓣环右心室游离壁侧,获得 M 型超声三尖瓣运动曲线。从舒张期末至收缩期末三尖瓣环位移距离(图 1-2-67)。

3. 右心室压力升高速率(dp/dt)测量　三尖瓣反流(TR)CW 频谱上升支测量右心室 dp/dt。简化 Bernoulli 公式计算 1~2m/s 间的三尖瓣反流速度时间。通常测量时间是 TR 的 1~2m/s,但有研究显示,与侵入性检查相关性最佳测量时间是 0.5~2m/s。

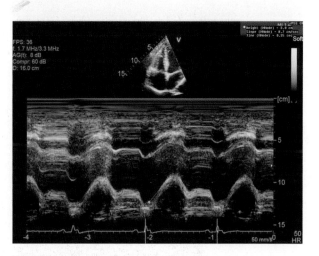

图 1-2-67　TAPSE 的 M 型超声测量方法（Howard Leong-Poi　影像）

注:TAPSE 为 3.0cm,在正常范围

4. RVOT 横截面积（CSA$_{RVOT}$）、右心室流出道血流速度时间积分（VTI$_{RVOT}$）及右心室每搏量（SV$_{RV}$）测量

（1）测算 CSA$_{RVOT}$：胸骨旁短轴切面，右心室流出道肺动脉瓣下，测量收缩期 RVOT 远端直径（见图 1-2-61、图 1-2-62）。彩色多普勒有助于定位 RVOT。

（2）测量右心室流出道血流速度时间积分（VTI$_{RVOT}$）：胸骨旁左缘短轴主动脉瓣水平，脉冲多普勒（PW）取样容积置于肺动脉瓣下，获得右心室流出道 PW 血流频谱，轨迹球包络 PW 血流频谱（图 1-2-68），输入超声仪内置软件计算 VTI$_{RVOT}$。

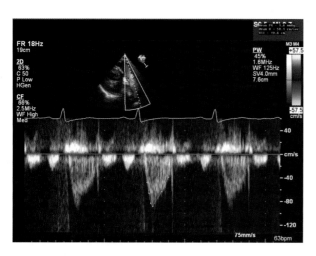

图 1-2-68　VTI$_{RVOT}$ 测量图（Howard Leong-Poi　影像）
注：VTI$_{RVOT}$=19.6cm，在正常范围

（3）计算 SV$_{RV}$：右心室每搏容量公式，SV$_{RV}$（ml）=CSA$_{RVOT}$（cm^2）×VTI$_{RVOT}$（cm）。

5. Tei 指数　又称心肌做功指数（myocardial performance index，MPI），是多普勒评价右心室整体功能（收缩和舒张功能）的参数。右心室 Tei 指数 =（TCO−ET）/ET，其中 TCO 为三尖瓣关闭至开放的时间；ET 为右心室射血时间。或者，右心室 Tei 指数 =［等容舒张时间（IVRT）+ 等容收缩时间（IVCT）］/ 射血时间（ET）。

PW 或组织多普勒（TDI）测右心室 Tei 指数。

（1）PW 测量 Tei 指数：右心室流入道测量 TCO，右心室流出道测量 ET。

1）测量三尖瓣 TCO：PW 取样容积置于三尖瓣口，获得三尖瓣多普勒血流频谱，测量 A 波终点到 E 波起始点之间的距离，即为 TCO（图 1-2-69）。

当存在三尖瓣反流时，也可用连续多普勒（CW）获得三尖瓣反流血流频谱，测量三尖瓣反流束起点到终点之间的时间即为 TCO。

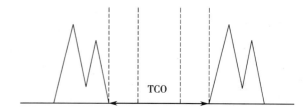

图 1-2-69　三尖瓣口 PW 血流频谱测量 TCO 示意图（刘鹭琛　图）
注：TCO：三尖瓣开放至关闭的时间，图中双箭头所指距离；中间的 2 条虚线间是心室射血时间（ET）

2）测量右心室 ET：PW 取样容积置于肺动脉瓣下，获得右心室流出道血流频谱，测量血流频谱起始到终止的时间，即为右心室 ET（图 1-2-70）。

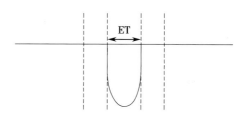

图 1-2-70　右心室流出道 PW 血流频谱测量 ET 示意图（刘鹭琛　图）
注：ET：右心室射血时间，图中双箭头所指距离；外侧 2 条虚线之间是 TCO

3）计算右心室 Tei 指数：Tei 指数 =（TCO−ET）/ET。

应尽可能用 R-R 间期相近的心搏进行测量和计算，心率不规则时不建议测量 Tei 指数。

（2）脉冲组织多普勒（PW-TDI）测 Tei 指数和 S'：测量 TCO 和 ET 同在三尖瓣环位置。在单一心动周期测量 TCO 和 ET，优于 PW 分别在右心室流出道和三尖瓣测量。局限性：右心室前负荷影响右心室 Tei 指数。测量时应 R-R 间期相对固定（图 1-2-71）。

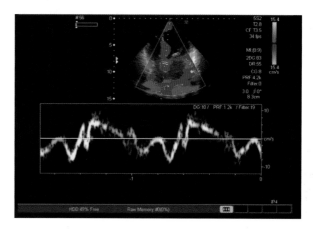

图 1-2-71　PW-TDI 测量 TCO 和 ET（何鑫　影像）

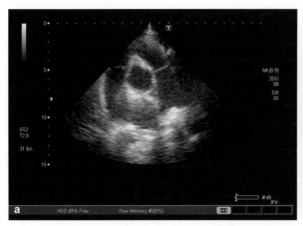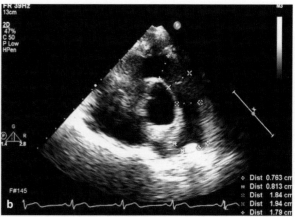

图 1-2-72　胸骨旁短轴切面 RVOT 近端、远端,肺动脉主干及左、右肺动脉超声测量图(何鑫、李苗　影像)

注:a.肺动脉主干测量图;b.右心室流出道近端、远端、肺动脉主干、左肺动脉及右肺动脉测量

6. 右心室壁节段命名及其心脏超声切面　详见第二章第四节。

(八) 右心室舒张功能测量

超声测量右心室舒张功能的方法有三尖瓣流入道 PW 血流速度、三尖瓣环 PW-TDI 和肺动脉舒张晚期前向血流及 IVRT 等(详见第二章第四节)。

(九) 肺动脉内径及肺动脉瓣 PW 血流测量

1. 肺动脉内径测量

(1) 肺动脉瓣环直径(pulmonary annulus diameter):胸骨旁短轴切面主动脉水平测量。也可在胸骨旁长轴切面右心室流出道测量。

(2) 肺动脉主干直径:在胸骨旁短轴主动脉和左心房水平测量(见图 1-2-61,图 1-2-72)。

(3) 左肺和右肺动脉直径:在胸骨旁短轴肺动脉分叉水平测量(见图 1-2-61)。

2. 肺动脉瓣 PW 血流测量

常用切面是胸骨旁短轴主动脉瓣水平,PW 取样容积置于肺动脉瓣口(图 1-2-73)。

(十) 右心室压(right ventricular pressure)及肺动脉压(pulmonary arterial pressure)测量

1. 右心室收缩压(RVSP)及肺动脉收缩压(SPAP)测量

(1) 三尖瓣反流峰速度(TRV$_{max}$)估测 RVSP:利用右心房与右心室之间的压差峰值估算 RVSP。心尖 4 腔切面,CW 取样容积置于三尖瓣口,测

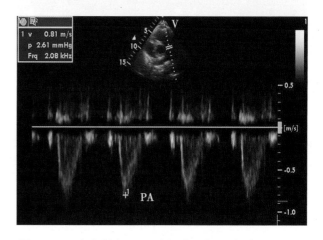

图 1-2-73　肺动脉瓣 PW 血流频谱影像(何鑫、李苗　影像)

量三尖瓣反流峰速度(TRV$_{max}$)。简化 Bernoulli 公式计算 RVSP:RVSP(mmHg)=$4 \times V^2$+RAP(V:TRV$_{max}$,m/s;RAP:从下腔静脉直径及其吸气塌陷率估测,或右心导管测量)(图 1-2-74)。

(2) 室间隔缺损分流血峰速度估测 RVSP:胸骨旁左缘长轴切面,CW 取样容积置于室间隔缺损口部位,测室间隔缺损分流峰速度(V$_{peak}$)。简化 Bernoulli 公式,RVSP=$4 \times V^2$+RAP,(V:室间隔分流峰速度,m/s)(图 1-2-75)。

(3) 动脉导管未闭评估 RVSP:二维超声胸骨旁左缘短轴切面肺动脉瓣水平,CW 取样容积置于左、右肺动脉分叉部位,测动脉导管未闭反流峰速度(V$_{peak}$)。简化 Bernoulli 公式,RVSP=$4 \times V^2$+RAP。(注:V 指流经动脉导管未闭反流峰速度,m/s)(图 1-2-76)。

2. 肺动脉舒张压(PADP)测量

二维超声胸骨旁短轴切面,CW 取样容积置于肺动脉瓣

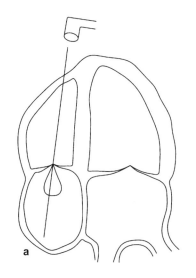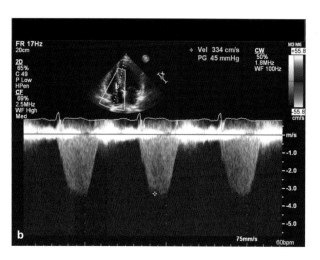

图 1-2-74　TRV$_{max}$ 测量（刘鹭琛　图、Howard Leong-Poi　影像）

注：a. 三尖瓣反流 CW 取样容积放置位置；b. CW 测量 TRV$_{max}$=3.3m/s，右心室与右心房之间压差 = 4×3.3^2=44mmHg，估 RAP 为 5mmHg，RVSP=44+5=49mmHg

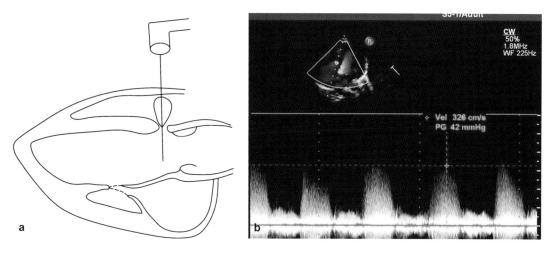

图 1-2-75　室间隔缺损分流峰速度测量（刘鹭琛　图、Howard Leong-Poi　影像）

注：a. CW 取样容积放置于室间隔缺损部位示意图；b. VSD CW 分流血峰速度测量

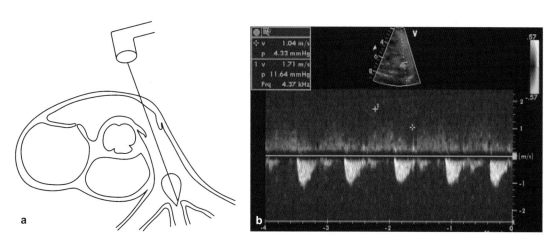

图 1-2-76　动脉导管未闭反流峰速度测量（刘鹭琛 图、李苗　影像）

注：a. CW 取样容积放置于动脉导管未闭反流部位示意图；b. CW 反流血峰速度测量

下或瓣口,获肺动脉反流频谱,测量标杆或测量位点置于肺动脉反流 CW 频谱的舒张末期,测量舒张末期峰速度（V_{peak}）。简化 Bernoulli 公式计算 $PADP=4V^2+RAP$,公式中的 V 指舒张末期肺动脉反流 V_{peak}。（图 1-2-77、图 1-2-79）

3. 平均肺动脉压(mean pulmonary arterial pressure,mPAP)测量　有 3 种方法估测 mPAP。

（1）收缩压和舒张压估测 mPAP:mPAP=1/3（SPAP）+2/3（PADP）。

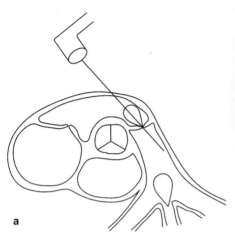
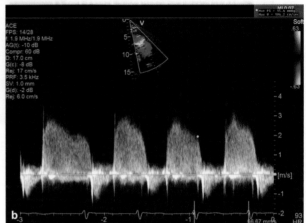
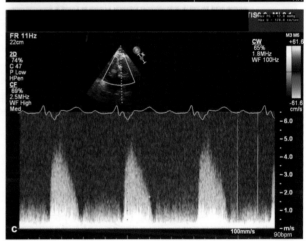

图 1-2-77　肺动脉瓣反流 CW 舒张末期峰速度测量图（刘鹭琛　图、Howard Leong-Poi　影像）

注:a. CW 取样容积放置示意图;b. CW 测量中度肺动脉反流舒张末期 V_{peak}(1.96m/s),RAP 约 5mmHg,计算 $PADP=4×1.96^2+5=15$mmHg;c. CW 测量严重肺动脉反流舒张末期 V_{peak}(1.79m/s),$PADP=4×1.79^2+5=13$mmHg;注意:中度及重度肺动脉瓣反流 CW 血流频谱中,绿色的测量点在舒张末期的位置;V_{peak}:峰速度

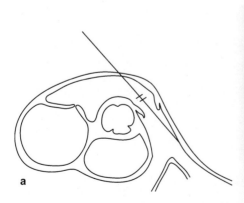
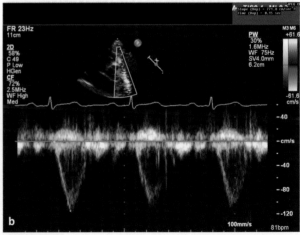

图 1-2-78　RVAT 测量图（刘鹭琛　图、Howard Leong-Poi　影像）

注:a. PW 取样容积放置于肺动脉瓣下;b. 测量右心室流出道 PW 血流频谱 RVAT,RVAT=150ms,mPAP=79-0.45×RVAT,mPAP=12mmHg

（2）右心室射血加速时间（the right ventricular acceleration time，RVAT）估测 mPAP：胸骨旁短轴切面主动脉瓣水平，PW 取样容积置于肺动脉瓣下获得右心室收缩期右室流出道 PW 血流频谱，测从 PW 血流频谱起始到峰速度的时间，即为 RVAT。计算公式：当加速时间 >120ms 时，mPAP=79−0.45×RVAT，（图 1-2-78）；当加速时间 <120ms 时，mPAP = 90−0.62×RVAT。

（3）肺动脉瓣早期反流 CW 峰速度（V_{PR}，m/s）估测 mPAP：胸骨旁短轴主动脉瓣水平，CW 取样容积置于肺动脉瓣下，获得肺动脉瓣反流 CW 频谱，测 V_{PR}（图 1-2-77、图 1-2-79）。简化 Bernoulli 公式计算 mPAP=$4V_{PR}^2$+RAP。

（十一）肺血管阻力（pulmonary vascular resistance，PVR）测量

PVR 又称血管张力（vascular tone）。心脏超声估测 PVR，首先测算 TRV_{max}/VTI_{RVOT}，通常比值 ≤0.15（TRV_{max}：三尖瓣反流峰速度；VTI_{RVOT}：右心室流出道血流速度时间积分）。然后依据公式计算 PVR（wood units，WU）。

1. TRV_{max} 测量 心尖 4 腔切面，CW 取样容积置于三尖瓣尖，获得三尖瓣反流频谱，测量最大反流峰速度（m/s）（见图 1-2-74）。

2. VTI_{RVOT} 测量 胸骨旁短轴，PW 取样容积置于右心室流出道肺动脉瓣下（见图 1-2-78），获得右心室流出道 PW 血流频谱，手动轨迹球包络血

流频谱，输入超声仪，内置软件计算 VTI_{RVOT}（cm）。心房颤动最少测量 5 个心动周期 VTI_{RVOT} 的平均值。

3. PVR 计算 Abbas 等多中心研究显示，不同程度 TRV_{max}/VTI_{RVOT} 比值，需用不同的测算公式，得以获得与肺动脉导管测值较高的一致性。公式 1 和公式 2 参见第二章第四节。

四、QP：QS 比值

（一）QP：QS 测量原理、临床价值和测量部位

1. 测量原理和临床价值 正常心脏，肺循环血流量（pulmonary flow quantity，QP）等于体循环血流量（systemic flow quantity，QS），QP：QS=1。当存在心内异常分流时，QP 与 QS 不相等，心脏一侧的血流量大于另一侧血流量，心脏内缺损部位的血流方向决定了通过左侧或右侧心脏血流量的大小，因此临床将 QP 与 QS 比值用于预示心脏内分流的大小。成年人房间隔缺损多见，动脉导管未闭、室间隔缺损等较少见。然而，临床上右心功能不全并不少见，左、右心输出量不一致也不少见。由于右心室解剖结构等诸多原因，心脏超声评估右心功能依然有挑战。尽管很少用 QP：QS 评估左、右心输出量一致与否，但是利用心脏超声获得上、下腔静脉回心血量（QS）及肺静脉血流量（QP），

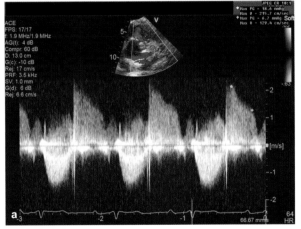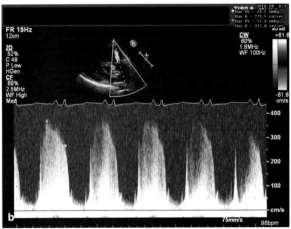

图 1-2-79 肺动脉瓣反流峰速度评估 mPAP 和 PADP 图（Howard Leong-Poi 影像）

注：a. 胸骨旁短轴切面主动脉瓣水平，获得肺动脉瓣反流 CW 血流频谱，图中绿点是肺动脉反流峰值，简化 Bernoulli 公式 mPAP=$4V_{PR}^2$+RAP=19mmHg+RAP（3mmHg）=21mmHg；图中蓝点是肺动脉反流舒张末期峰值，PAEDP=7mmHg+RAP（3mmHg）=10mmHg；b. 图中蓝点是肺动脉反流峰值，mPAP=56mmHg+RAP（3mmHg）=59mmHg；图中绿点是肺动脉反流舒张末期峰值，PAEDP=30mmHg+RAP（3mmHg）=33mmHg

判断左、右心输出量是否一致，或许有临床价值。

2. 监测部位

（1）房间隔缺损：QP 测量部位在右心室流出道。QS 测量部位在左心室流出道（LVOT）或二尖瓣流入道。

（2）室间隔缺损：QP 测量部位在右心室流出道或二尖瓣流入道。QS 测量部位在 LVOT。

（3）动脉导管未闭：QP 测量部位在二尖瓣流入道或 LVOT。QS 测量部位在三尖瓣流入道或肺动脉瓣下。

局限性：LVOT 和 RVOT 是假设心脏流出道或流入道为圆形管道，但是血管内血流速度并不均匀，以及血管的弹性变化等因素，均可影响 LVOT 和 RVOT 的 CSA 及 VTI 测量参数的准确性。此外，瓣膜反流增加每搏容量，影响每搏容量的准确性。

（二）房间隔缺损和室间隔缺损 QS 与 QP 测量

1. 右心室流出道（RVOT）估测肺动脉每搏容量（$SV_{pulmonary}$）

（1）测算 RVOT 横截面积（CSA_{RVOT}）：CSA_{RVOT}= πr^2，或 $CSA_{RVOT}=D^2\times0.785$（D：RVOT 内径）。

（2）测右心室流出道 VTI：PW 取样容积置于肺动脉瓣下 LVOT 中部，获得右心室 PW 血流频谱，测量轨迹球包络血流并输入超声仪获得 VTI_{RVOT}。依据公式获得右心室 $SV(ml)=CSA(cm^2)\times VTI(cm)$。右心室每搏量等于肺动脉 SV。

2. 左心室流出道（LVOT）估测左心室每搏容量（$SV_{systemic}$）　测量 CSA_{LVOT} 和 VTI_{LVOT}（详见上文），然后计算左心室 SV。

3. 计算 QP：QS 比值　QP：QS=$SV_{pulmonary}$/$SV_{systemic}$。

五、M 型心脏超声测量

M 型超声脉冲频率高，有极佳的时间分辨率识别心内膜，更精于心脏测量细节，但应谨慎用于评价左心室整体功能。因此，M 型超声通常用于测量心腔内径、观察心室壁运动幅度、瓣膜活动、心内膜缘、临近心脏后壁肌小梁、室间隔左心室面假腱索、瓣膜装置或接近右心室室间隔心内膜面的调节束等。影响测值准确性的主要因素是操作者技能及测量的统一标准，以及 M 型超声取样线是否与左心室长轴垂直等。目前有可任意调整 M

型超声取样线的超声仪供临床应用。在心腔内膜面与内膜面之间测心腔内径。

（一）M 型心脏超声标准分区

二维超声图像转换 M 型超声图像（参见第一章第一节及上文），胸骨旁第 3~4 肋间左心室长轴或短轴切面，在二维超声引导下，由心尖向心底作弧形扫描可获得 5 个 M 型超声标准曲线（图 1-2-80）。

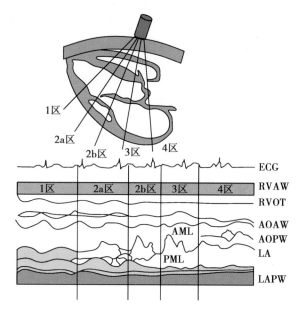

图 1-2-80　M 型超声 5 个标准区示意图（刘鹭琛　图）
注：图上部是描述二维超声探头获取 M 型超声监测心脏不同部位的取样线；ECG：心电图；RVAW：右心室前壁；RVOT：右心室流出道；AOAW：主动脉前壁；AOPW：主动脉后壁；LA：左心房；LAPW：左心房后壁；AML：二尖瓣前叶；PML：二尖瓣后叶

1. 心尖波群（1 区）　曲线从上至下依次代表右心室前壁、右心室腔、室间隔、左心室腔、左心室后壁。1 区通常不作为测量部位。

2. 腱索水平波群（2a 区）　由上而下依次为右心室前壁、右心室腔、室间隔、左心室腔及左心室后壁。是测量左心室内径、室间隔、左心室后壁厚度与运动幅度的标准测量区。

3. 二尖瓣前后叶波群（2b 区）　声束穿过左心室内二尖瓣前、后叶，主要观察测量右心室内径和二尖瓣前、后叶。

4. 二尖瓣前叶波群（3 区）　声束依次通过右心室前壁、右心室腔、室间隔、左心室流出道、二尖瓣前叶与左心房后壁。主要观察测量二尖瓣前叶及左心室流出道的宽度。

5. 心底波群(4区)　声束依次通过右心室流出道、主动脉根部和左心房。测量主动脉瓣搏幅，测量右心室流出道、主动脉和左心房的宽度。

(二)M 型心脏超声测量技术(图 1-2-81)

(三)各区测量(ASE 推荐)

1. 4区(心底波群)测量

(1)目测右心室流出道、主动脉和左心房的宽度:正常情况下,右心室流出道、主动脉及左心房比例为 1:1:1。

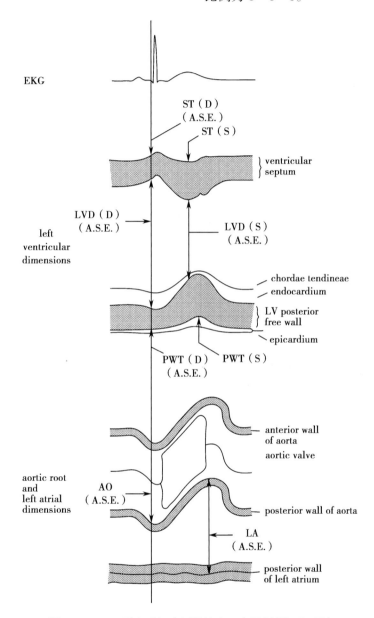

图 1-2-81　M 型心脏超声测量技术示意图(刘鹭琛　图)

注:ST(D):在舒张末期心电图 QRS 起始测量室间隔厚度;ST(S):收缩末期测量室间隔最大厚度;left ventricular dimensions:左心室内径;LVD(D):在心电图 QRS 起始心室舒张末期测量左心室舒张末期内径;LVD(S):在室间隔向后最高峰收缩末期测量左心室收缩末期内径,或可测左心室最小内径;chordae tendineae:腱索;endocardium:心内膜;LV posterior free wall:左心室后游离壁;epicardium:心外膜;PWT(D):在舒张末期或心电图 QRS 波起始或心房收缩前测量左心室后游离壁舒张末期厚度;PWT(S):在收缩末期室壁最厚处测量左心室游离壁收缩期厚度;anterior wall of aorta:主动脉前壁;aortic root and left atrial dimensions:主动脉根部和左心房内径;aorteic valve:主动脉瓣;posterior wall of aorta:主动脉后壁;posterior wall of left atrium:左心房后壁;AO:舒张末期心电图 QRS 波起始测量主动脉根部内径;LA:在收缩末期或左心房最大内径测量左心房内径,注意调整增益识别左心房后壁主要线

(引自:ASE 推荐测量标准方法)

（2）主动脉内径及根部运动测量：①主动脉内径测量：从主动脉内膜面至主动脉外膜面测量主动脉内径；②主动脉根部运动测量：主动脉根部运动曲线呈收缩期向前，舒张期向后，正常人可见重搏波，动脉硬化者消失。主动脉根部运动幅度正常 <1cm（见图 1-2-81）。

（3）主动脉瓣开放最大内径（maximum aortic cusp separation，MACS）：主动脉根部前后两线间，是主动脉右冠瓣和无冠瓣，心脏收缩期两瓣分开形成六边形盒样结构，舒张期瓣膜闭合成一直线。测量收缩期主动脉瓣开放最大内径（MACS），正常值 1.5~2.6cm，平均 1.9cm。MACS 减少提示主动脉瓣狭窄，轻微狭窄者 >1cm。主动脉瓣开放幅度受左心室每搏量影响，心输出量降低开放直径减少（图 1-2-82）。

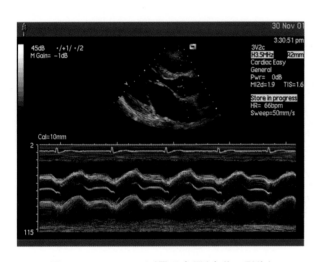

图 1-2-82 MACS 测量示意图（李苗 影像）

（4）左心房内径：是超声测量左心房内径的标准方法。左心房后壁一般较平直，有时可见小波及凹陷。

（5）左心室收缩时间间隙（systolic time intervals，STI）：评估左心室功能。

1）左心室射血前期（left ventricular pre-ejection，LVPEP）：又称等容收缩时间（IVCT），心电图 QRS 波起始至主动脉瓣开放之前的时间，正常值：131ms±13ms。LVPEP 评估左心室收缩功能，延长提示收缩功能受损。LVPEP 随心率变化，回归公式可纠正：LVPEPc=LVPEP+0.4（心率）。

2）左心室射血时间（left ventricular ejection time，LVET）：主动脉瓣开放至关闭的时间，正常值为 395ms±13ms（男性），415ms±11ms（女性）。LVET 反映心室收缩功能，心脏收缩功能受损或二

尖瓣反流，LVET 缩短。LVET 随心率而变化，回归公式可纠正：LVETc=LVET+1.6（心率）。

3）LVPEP/LVET：正常参考值 0.35。不受心率影响。左心室功能受损时，LVPEP/LVET 比值增加（图 1-2-83）。

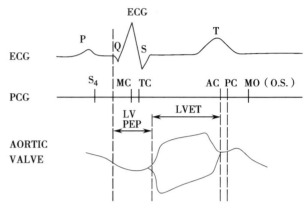

图 1-2-83 左心室 STI 测量示意图（刘鹭琛 图）
注：ECG：心电图；PCG：心音图；AORTIC VALVE：主动脉瓣；S_4：第四心音；MC：二尖瓣关闭；TC：三尖瓣关闭音；AC：主动脉瓣关闭；PC：肺动脉瓣关闭；LVPEP：左心室射血前期；LVET：左心室射血时间
（引自：Feigenbaum H. Echocardiography. 5th ed. Philadelphia（PA）：Lea & Febiger，1994.）

2. 3区（二尖瓣前叶波群）测量

（1）E 峰：左心室舒张期第一峰，是舒张期二尖瓣前叶快速开放使左心室快速充盈。E 峰最高值与二尖瓣环 e′ 比值评估左心室舒张功能。

（2）EF 段：左心室快速充盈期流入左心室内血流反冲二尖瓣前叶所致，正常值：40~104mm/s，平均 70mm/s。

（3）FG 段（E-F slope）：舒张期二尖瓣前叶半关闭状态。

（4）A 峰：左心室舒张期第二峰，左心房收缩二尖瓣再次开放所致。

（5）B 点：二尖瓣恢复原位半关闭状态。

（6）C 点：左心室收缩二尖瓣关闭所致。

（7）CD 段：收缩期二尖瓣略向前斜的关闭线。

（8）DE 段：二尖瓣前叶 D 点到 E 点的距离，正常值 14~22mm，平均 17mm，D-E 降低见于心输出量减低、左心室顺应性受限及二尖瓣狭窄的特征性改变。

（9）EPSS（E point-septal separation）：二尖瓣前叶 E 峰顶点至室间隔左心室面之间距离，正常值 2~7mm，平均 5mm（图 1-2-84）。

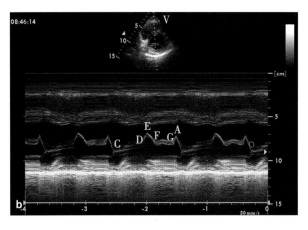

图 1-2-84　M 型超声二尖瓣前后叶曲线图（刘鹭琛　图、李苗　影像）

注：ECG：心电图；RV ant. wall：右心室前壁；septum：室间隔；EPSS：二尖瓣前叶 E 点与室间隔之间距离；AMVL：二尖瓣前叶；PMVL：二尖瓣后叶；post. LV wall：左心室后壁；pericardium：心包

（引自：Otto CM，Pearlman AS. Textbook of Clinical Echocardiography. Philadelphia（PA）：Saunders，1995.）

3. 2b 区（二尖瓣前后叶波群）测量　监测二尖瓣前后叶，前叶曲线呈"M"形，后叶与前叶镜向运动似"W"形。与前叶相对应的后叶第一峰称 E′峰。E-E′ 最大距离反映左心室输出量及心室顺应性（见图 1-2-84）。

4. 2a 区（腱索水平波群）测量　是左心室内径、室间隔与左心室后壁厚度及搏幅的标准测量区。

（1）左心室舒张末期内径（LVEDD）：测量左心室舒张末期最大内径，正常值为 37~56mm。

（2）左心室收缩末期内径（LVEDS）：测量左心室收缩末期最小内径。正常值为 26~36mm。

（3）室间隔厚度（ST）：舒张末期室间隔厚度（STD）正常值为 7~11mm；收缩期室间隔增厚率（IVS，%）为 27%~70%。

（4）舒张期左心室后壁厚度（PWTD）：正常值为 7~11mm。

（5）收缩期左心室后壁增厚率 25%~80%。（见图 1-2-81，图 1-2-85）。

（四）M 型超声测量左心室容积（ml）及收缩功能

超声将左心室假设为类长椭圆形（prolate ellipse）测算左心室容积（ml）。然而，左心室在舒张期更像球形，Teicholz 等用回归公式纠正左心室舒张期形态改变，即矫正公式法（Teicholz'method）：Volume（ml）=$[7/2.4+d（mm）]×d^3（mm）$。据此公式，左心室容积用左心室短径即公式中"d"计算获得。

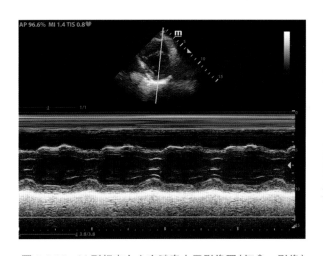

图 1-2-85　M 型超声左心室腱索水平影像图（何鑫　影像）

使用径线计算容积、用几何假定转换容积，准确性差。2010 年 ASE 不建议 M 型超声用 Teichholz 公式评估左心室容量、FS 及 LVEF。

Tips：

二维超声与 M 型超声测量左心室腔内径线参数有差异。二维超声测量短轴径线值比 M 型超声测值偏小，如 LVIDd 正常上限，二维超声测值为 5.2cm，M 型超声测值为 5.5cm。

（五）肺动脉测量

1. 肺动脉瓣测量

（1）肺动脉瓣 a 波波幅：心房收缩后立即能观

察到肺动脉瓣 a 波,肺动脉瓣狭窄时波幅深度增加,肺动脉高压则减少或消失。肺动脉瓣 a 波波幅正常值为 2~7mm(图 1-2-86)。

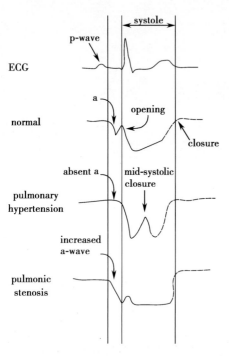

图 1-2-86　肺动脉瓣曲线图(刘鹭琛　图)

注:normal:正常;pulmonary hypertension:肺高压;pulmonic stenosis:肺动脉狭窄;systole:收缩期;opening:开;closure:关;absent a:缺 a;mid-systolic closure:收缩中期关闭;increased a-wave:增加 a 波

(引自:Otto CM, Pearlman AS. Textbook of Clinical Echocardiography. Philadelphia(PA):Saunders, 1995.)

(2) 肺动脉瓣 e-f 斜坡度(e-f slope):肺动脉瓣舒张期,肺动脉瓣从最大关闭点到前面的 a 波的斜坡度,e-f slope 正常值为 6~115mm/s。

2. 右心室 STI 测量(图 1-2-87)

(1) 右心室射血前期(right ventricular pre-ejection period,RVPEP):测量心电图 QRS 波起始至肺动脉瓣开放起始的距离。随心率变异,回归公式纠正心率影响:RVPEPc=RVPEP+0.37(心率),公式中 c 指修正心率。正常值为 109ms±11ms,肺动脉高压延长。

(2) 右心室射血时间(right ventricular ejection time,RVET):即为肺动脉瓣持续开放的时间。随心率而变异,回归公式可以纠正心率的影响:RVETc=RVET+1.09(心率)-2.59(年龄),公式中的 c 是指修正心率。正常值为 373ms±21ms,存在肺动脉高压时 RVET 缩短。

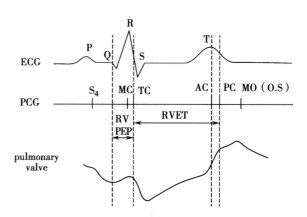

图 1-2-87　M 型超声评估 RVPEP、RVET 示意图(刘鹭琛　图)

注:ECG:心电图;PCG:心音图;pulmonary valve:肺动脉瓣;RVPEP:右室射血前期;RVET:右心室射血期;S₄:第四心音;MC:二尖瓣关闭音;TC:三尖瓣关闭音;AC:主动脉瓣关闭音;PC:肺动脉瓣关闭音

(引自:Feigenbaum H. Echocardiography. 5th ed. Philadelphia(PA):Lea & Febiger, 1994.)

(3) RVPEP/RVET:正常值为 0.17~0.33。肺动脉高压时比值增加。

六、彩色多普勒超声心动图

彩色多普勒(color doppler)被誉为超声血流造影,能显示心脏及血管内血流的影像,判断心腔内异常通道血流如室间隔缺损等,判断正常、湍流及反流的血流,帮助定位 PW 和 CW 取样容积定位。

(一) 彩色多普勒概念

1. 何谓彩色多普勒　彩色血流多普勒是 PW 添加彩色、显示彩色血流方向和血流平均速度,是二维超声添加彩色提供空间方位,是 M 型超声添加彩色提供时空分辨。彩色多普勒提供血流的方向、时间及速度,区别心腔和大血管腔内血流是层流或是湍流。

2. 彩色多普勒与血流方向　识别血流方向是彩色多普勒的基本用途。血流迎着超声探头,展示红色、或橘黄色、或黄色血流。血流方向背对着探头,展示各种蓝色血流。简言之,血流与探头是"红迎蓝离"。血流迎向探头则血流影像展示在基线以上,血流背离探头则展示在基线以下。

3. 彩色多普勒与血流速度　彩色多普勒反映血流平均流速,PW 和 CW 反映瞬间峰速度。

4. 彩色多普勒与速度标尺和 Nyquist 限制 基于光谱多普勒原理,彩色血流显像有速度标尺。在彩色速度标尺带,零基线提示没有探测到血流,以黑色表示。在彩色速度标尺带的两端,代表测得的最大平均血流速度的度数,又称平均 Nyquist 界限。因此,低速血流最靠近彩色基底线,且被用暗色或深色显示;而高速血流在标尺的上部以亮色显示。因为彩色血流显影是 PW 的一种形式,所以当迎向探头的血流速度超过 Nyquist 界限时,彩色血流图像易于变异,由红色变为黄色;当血流背离探头且速度超过 Nyquist 界限时,彩色血流由蓝色变为青色。正常情况 PW 得到的血流速度极少导致这种变化。应注意区别这种变异对彩色多普勒血流图像作用与心血管内血流方向突然改变所产生的血流图像变化。这种变化通常见于左心室流出道,因为血流在此处突然加速通过主动脉瓣。

5. 彩色血流多普勒层流与湍流

(1) 层流:正常情况下,血细胞在血管内以相似的速度、同一方向移动,被称为层流。彩色多普勒展示为平滑统一的彩色影像。

(2) 湍流:当瓣膜或血管壁结构等发生改变时,血管内的血细胞移动方向和速度紊乱,被称为湍流。彩色多普勒展示的湍流影像,是杂乱、多彩或拼凑镶嵌形成的影像。

(二) 心脏彩色多普勒监测

1. 左心室流出道(LVOT)彩色多普勒影像 心脏收缩期,血流从左心室经过左心室流出道进入主动脉。二维超声最佳切面是心尖 5 腔切面或心尖左心室长轴,也可在胸骨旁左心室长轴切面。彩色多普勒取样框置于主动脉瓣口,血流背离超声探头,左心室流出道及主动脉瓣口血流束显示为蓝色为主。由于血流背离探头,血流频谱展示在基线下。操作时有以下几种情况:①胸骨旁左心室长轴切面超声束与血流方向垂直,左心室流出道可能没有血流影像;②将超声探头向前微调改变超声束与左心室流出道的角度,探头迎向左心室流出道的血流,将出现红色;③将探头调整使左心室流出道向后,血流背向探头则变为蓝色(图 1-2-88)。

2. 二尖瓣口彩色多普勒影像 最佳超声切面是心尖 4 腔切面,也可在心尖 2 腔切面、胸骨旁左心室长轴切面以及剑突下心脏 4 腔切面进行监

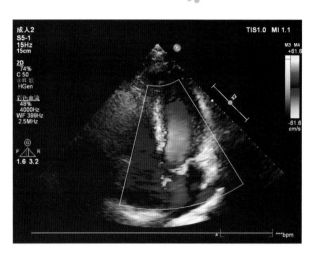

图 1-2-88 左心室流出道彩色多普勒影像(王荣荣、何鑫 影像)

注:正常左心室流出道血流背离超声探头,呈蓝色血流束

测。彩色多普勒取样框置于二尖瓣口,舒张期血流从左心房通过二尖瓣进入左心室,血流迎向超声探头为红色,延伸至心尖部。在血流中间可见从红色到黄色的过渡,是较高的血流速度所致。有时可见来自肺静脉的血流直接通过二尖瓣进入左心室。

局限性:左心房压力、左心室功能、探头位置和频率,以及超声仪的彩色增益、滤波等影响反流大小。偏心性二尖瓣反流束可能低估反流程度(图 1-2-89)。

3. 三尖瓣彩色多普勒影像 二维超声胸骨旁长轴右心室流入道切面、胸骨旁短轴主动脉瓣左心房水平、心尖 4 腔切面、剑突下心脏 4 腔切面、

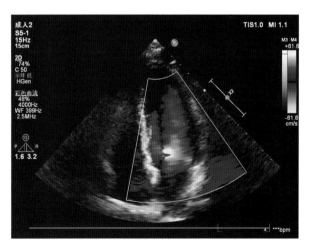

图 1-2-89 二尖瓣彩色多普勒影像(王荣荣、何鑫 影像)

注:正常二尖瓣流入道彩色多普勒血流,血流迎向超声探头,呈红色

剑突下短轴右心室切面。通常选心尖 4 腔或胸骨旁右心室流出道切面,彩色多普勒取样框置于三尖瓣。在心脏舒张期,血流从右心房通过三尖瓣进入右心室,进入右心室的血流迎向探头而呈红色。进入右心室的血流速度比流入左心室的血流速度低,所以呈深暗红色(图 1-2-90)。

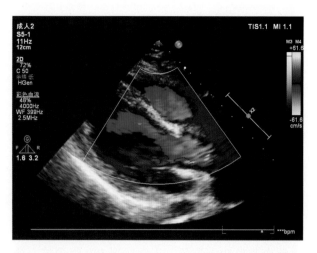

图 1-2-91　右心室流出道彩色多普勒影像(王荣荣、何鑫　影像)
注:右心室流出道彩色多普勒,血流背离探头,呈蓝色

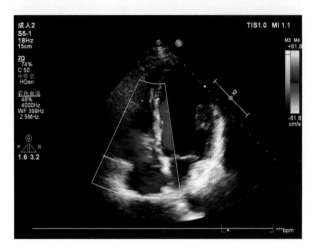

图 1-2-90　三尖瓣彩色多普勒影像(王荣荣、何鑫　影像)
注:三尖瓣流入道彩色多普勒血流,血流迎向超声探头,呈红色

4. 右心室流出道彩色多普勒影像　二维超声胸骨旁长轴右心室流出道切面、胸骨旁短轴主动脉瓣和左心房水平、心尖 4 腔切面向前旋转、剑突下短轴右心室切面。心脏收缩期,血流从右心室进入右心室流出道。上述所有切面中流出右心室的血流均背向探头,呈蓝色(图 1-2-91)。

5. 肺动脉血流彩色多普勒影像　二维超声胸骨旁长轴右心室流出道切面、胸骨旁短轴主动脉瓣和左心房水平、胸骨旁短轴切面肺动脉开叉水平、剑突下短轴右心室流出道切面。通常在胸骨旁短轴切面或剑突下短轴切面,将彩色多普勒取样框置于肺动脉瓣,在心脏收缩期,从右心室流出道流向肺动脉的血流背离探头,获得收缩期蓝色血流。肺动脉血流速度较主动脉血流速度低,所以色彩较暗,当超过 Nyquist 界限时,肺动脉主干中心部位可能发生彩色变异(图 1-2-92)。

6. 左心房流入道(肺静脉)彩色多普勒影像　二维超声心尖 4 腔切面是探测左心房流入道

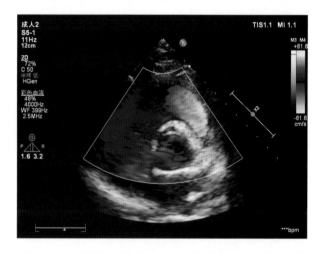

图 1-2-92　肺动脉瓣彩色多普勒影像(王荣荣、何鑫　影像)
注:肺动脉瓣彩色多普勒,血流背离超声探头,呈蓝色

最佳切面,4 支肺静脉均可在此切面探及,其中右上肺静脉最容易识别。胸骨旁长轴可探及左上肺静脉和左下肺静脉。胸骨旁短轴主动脉和左心房水平可探及右上肺静脉。胸骨上短轴切面可见所有 4 条肺静脉,俗称螃蟹图。彩色多普勒取样容积置于肺静脉入口,血流持续进入左心房,肺静脉血流迎向探头,血流呈红色。但是,在心尖 4 腔切面,左下肺静脉流入左心房的血流是背向探头,从而血流呈蓝色。肺静脉血流相对流速低,所以呈深红色或深蓝色(图 1-2-93)。

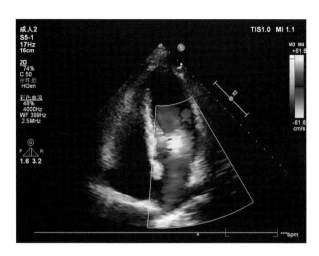

图 1-2-93 左心房流入道(肺静脉)彩色多普勒影像(王荣荣、何鑫 影像)

注:肺静脉彩色多普勒,血流迎向超声探头,呈红色

七、组织多普勒成像

(一) 组织多普勒成像(tissue Doppler imaging,TDI)概述

1. TDI 何谓 TDI ? TDI 与脉冲(PW)及连续多普勒(CW)有何区别? TDI 又称组织速度成像(tissue velocity imaging,TVI),或称多普勒心肌显像(Doppler myocardial imaging,DMI)。在心动周期,血液流动和心肌运动产生多普勒效应,但二者产生的多普勒效应不同。PW 或 CW 监测血流反射回来的是高频低振幅频移信号;TDI 则滤除了血流反射回来的频移信号,仅获取心室壁心肌收缩和舒张反射回来的低频高振幅频移信号,通过数模转换器,实时将心室壁运动信息展示。从临床实用角度,TDI 与 PW、CW 的区别:TDI 评价心脏功能较少受心脏前负荷的影响;而 PW 或 CW 则通过测量血流速度评估心室功能,存在容量依赖性,如二尖瓣严重反流或左心室压力升高,PW 或 CW 以及任何依靠容量获得的心功能指标的准确性都下降。TDI 主要用于监测心脏功能、缺血性心脏病、特发性心肌病、心脏负荷试验、心肌电生理研究等。

2. TDI 分类 TDI 成像模式分实时成像和非实时成像。

(1) TDI 实时成像:包括彩色二维组织速度图、多普勒组织能量图、多普勒组织加速度图、变应率成像、彩色 M 型组织多普勒成像、脉冲组织多普勒超声(PW-TDI)。

(2) TDI 非实时成像:有解剖 M 型、曲线化解剖 M 型技术、组织多普勒三维成像。

PW-TDI 又称频谱多普勒组织显像,目前临床应用较多。

(二) PW-TDI 测量

PW-TDI 可以进行定量评估左心室局部收缩及舒张功能。反映局部心肌功能的指标有:速度峰值、加减速度、时间间期、跨壁速度阶差(MVG)。

1. 心肌速度峰值测量

(1) 左心室收缩和舒张功能:二维超声心尖 4 腔切面和心尖 2 腔切面,依据临床需要,取样容积置于左心室间隔、侧壁、前壁、下壁基底位置,测量二尖瓣环 6 个节段(二尖瓣环后间隔、侧壁、下壁、前壁、前间隔、后壁)S'。通常,PW-TDI 取样容积置于二尖瓣环与室间隔附着处 0.5~1cm 范围内,或置于二尖瓣环与左心室侧壁附着处 0.5~1cm 范围内,调整取样容积,速度标尺设置为 15~20cm/s,扫描速度在 50~100mm/s,声束和瓣环面的夹角应 <20°。在呼气末记录 3 个或以上连续心动周期的数据。记录二尖瓣环收缩期和舒张期的心肌长轴运动幅度。ASE 指南建议,应获得二尖瓣环在侧壁及室间隔两处的 TDI 信号并测量其平均值。

(2) 右心室收缩和舒张功能测量:二维超声心尖 4 腔切面,取样容积置于右心室侧壁与三尖瓣前瓣交界处 5~10mm 范围内,速度标尺设置为 15~20cm/s,声束和三尖瓣环面的夹角保持在 20° 以内,扫描速度 50~100mm/s,呼气末记录 3 个或 3 个以上连续心动周期的数据取其平均值(详见第二章第四节)。

2. PW-TDI 波形 横坐标表示时间,纵坐标表示频移或速度。朝向探头用正值表示,背离分别用负值表示。在 TTE 监测时,TDI 波形随心动周期而变化。

(1) 心肌收缩期是正向波 S 波:S1 波是等容收缩期心肌收缩波;S2 波是心肌射血期波。

(2) 心肌舒张期是负向波:①第一波是等容舒张波 IVR,有时不明显;②第二波是快速充盈期舒张波 E';③第三波是心房收缩波 A'。正常情况下,E'>A'(图 1-2-94)。

3. PW-TDI 局限性 TDI 测量结果有角度依赖性,当曲线出现多个峰值,不易识别真正的收缩和舒张主峰。

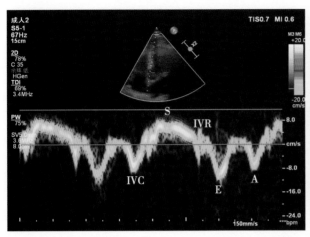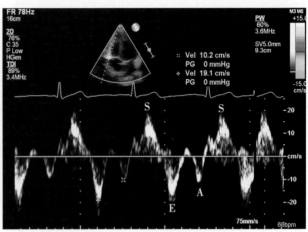

图 1-2-94　PW-TDI 影像图（李苗、何鑫　影像）

注：IVC：等容收缩波，IVR：等容舒张波

（三）彩色 M 型超声血流传播速度（colour M-mode velocity of propagation，CMM Vp）测量

选取心尖 4 腔切面或 2 腔切面进行如下操作：①用彩色多普勒扇形扫描窗显示左心室舒张期血流，将彩色 M 型多普勒取样线置于二尖瓣舒张早期充盈血流的中心；②将 M 型取样线调整与 B 型彩色多普勒观察到的血流方向平行；③在充盈早期，从二尖瓣水平向左心室腔内延伸 4cm 的位置，测量血流第一次混叠的斜率。第一次混叠的斜率血流即 Vp。呼气末连续测量 3 次（图 1-2-95、图 1-2-96、图 1-2-97）。

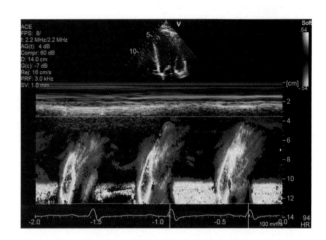

图 1-2-96　限制性心肌病（HFpEF）的 CMM Vp（Howard Leong-Poi　影像）

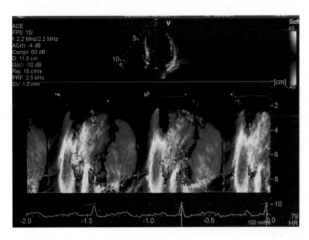

图 1-2-95　正常 CMM Vp（Howard Leong-Poi　影像）

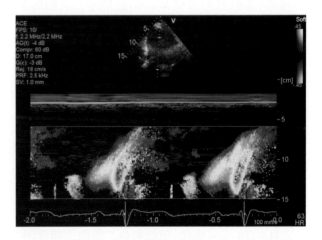

图 1-2-97　扩张性心肌病（HFrEF）的 CMM Vp 减少（Howard Leong-Poi　影像）

附：随着超声技术的进步和床旁超声的普及和发展，未来，超声多普勒的各项检测模式将可能常规应用于临床床旁监测。

1. 斑点追踪成像（speckle tracking echocardiography，STE）　将心肌组织看作许多声学斑点，通过区域配对的计算机原理，连续追踪一个影像区域的声学斑点在相邻两帧图像间的位移，从而描记心肌的变形运动，具有非角度依赖、测量重复性好、同时分析心肌长轴、短轴、环向运动等特点。

2. 彩色编码组织多普勒离线分析在当前仍然作为一个研究工具。

八、中国人，以及 ASE 和 ESC 正常人群心脏超声监测参数参考值

种族、体重、身高及临床状况等均可影响超声参数值。所谓"参考值"或"正常值"，应结合人种及临床判断。迄今，尚无人类统一的、绝对的心脏超声的正常参数。关于中国人群心脏超声正常测值参考范围，本书采纳了 2016 年中华医学会超声医学分会超声心动图学组《中国成人超声心动图检查测量指南》中的参考范围；本书也选择了部分美国和欧洲超声心动图协会的超声正常参数，供临床参考（表 1-2-2~ 表 1-2-15）。

表 1-2-2　中国人群一般体征（根据性别及年龄分层）

参数	男性							P 值
	总数 (n=678)	18~29 岁 (n=128)	30~39 岁 (n=118)	40~49 岁 (n=138)	50~59 岁 (n=106)	60~69 岁 (n=105)	70~79 岁 (n=83)	
年龄（岁）	47.1±16.2	25.1±2.4	34.5±2.8[b]	44.5±3.1[b]	54.5±3.0[b]	63.4±2.9[b]	73.5±2.7[b]	<0.001
身高（cm）	171±6	173±6	173±6	172±5	170±5[b]	170±6[b]	169±7[b]	<0.001
体重（kg）	67.6±7.9	67.0±7.7	69.7±7.8[b]	69.5±7.1[b]	67.2±8.1	67.0±7.6	63.8±8.0	<0.001
BMI（kg/m²）	23.0±2.1	22.3±2.1	23.2±2.0[b]	23.5±1.9[b]	23.3±2.2[b]	23.2±2.0[b]	22.4±2.0	<0.001
BSA（m²）	1.82±0.13	1.83±0.12	1.86±0.10[a]	1.85±0.11	1.80±0.13	1.80±0.13	1.75±0.10[b]	<0.001
SBP（mmHg）	121±9	118±9	119±9	119±8	122±9[b]	123±10[b]	126±9[b]	<0.001
DBP（mmHg）	77±7	75±6	76±6	77±7	78±7[a]	77±6[a]	78±8[b]	<0.001
HR（次/分）	72.2±8.5	73.6±8.6	72.6±8.5	72.6±8.7	70.1±8.7[a]	72.2±8.2	70.6±7.8[a]	>0.05
参数	女性							P 值
	总数 (n=716)	18~29 岁 (n=116)	30~39 岁 (n=139)	40~49 岁 (n=135)	50~59 岁 (n=141)	60~69 岁 (n=97)	70~79 岁 (n=88)	
年龄（岁）	47.5±15.8	24.6±2.7	35.0±2.9[b]	44.6±3.0[b]	54.4±2.8[b]	63.4±3.1[b]	73.2±2.8[b]	<0.001
身高（cm）	160±5[c]	162±5	161±5	160±5[a]	159±5	158±6	157±6[b]	<0.001
体重（kg）	56.1±6.6[c]	54.0±5.6	56.0±6.2[a]	57.5±6.8[b]	56.8±6.5[b]	56.4±7.1[b]	54.9±7.2	<0.001
BMI（kg/m²）	22.0±2.3[c]	20.6±1.9	21.5±2.2[b]	22.5±2.2[b]	22.4±2.2[b]	22.6±1.9[b]	22.3±2.4[b]	<0.001
BSA（m²）	1.60±0.11[c]	1.59±0.09	1.61±0.10	1.62±0.11[b]	1.60±0.10	1.59±0.12	1.56±0.12	<0.001
SBP（mmHg）	116±11[c]	111±11	112±10	116±10[b]	117±11[b]	122±9[b]	122±11[b]	<0.001
DBP（mmHg）	74±8[c]	72±7	72±8	75±8[b]	75±7[b]	77±8[b]	74±8[a]	<0.001
HR（次/分）	72.9±8.1	73.7±7.7	73.3±7.7	71.5±7.5[a]	71.8±8.5	72.9±9.0	75.1±7.7	>0.05

注 1. 与 18~29 岁组相比，[a]P<0.05，[b]P<0.01；与整体男性相比，[c]P<0.001；2. BMI:体质指数；BSA:体表面积；SBP:收缩压；DBP:舒张压；HR:心率；1mmHg=0.133kPa

表 1-2-3 中国人群左心房测值参考范围(根据性别及年龄分层)

参数	男性													
	总数 (*n*=678)		18~29 岁 (*n*=128)		30~39 岁 (*n*=118)		40~49 岁 (*n*=138)		50~59 岁 (*n*=106)		60~69 岁 (*n*=105)		70~79 岁 (*n*=83)	
	下限	上限	下限	上限	下限	上限	下限	上限	下限	上限	下限	上限	下限	上限
LA-ap(mm)	23.5	38.7	21.9	36.7	23.8	37.2	24.2	38.8	23.7	39.3	24.6	39.2	25.5	40.3
LA-l(mm)	35.2	58.4	33.2	56.4	34.7	57.1	35.0	57.0	36.9	58.9	37.5	58.7	37.1	61.7
LA-t(mm)	26.7	44.7	26.0	44.0	26.0	45.6	26.9	44.1	27.3	44.5	26.2	44.6	28.6	45.8
LAA(cm²)	8.4	21.0	8.3	19.7	8.4	20.2	8.8	19.4	8.6	22.0	8.5	21.9	9.9	22.9
LAV(ml)	15.3	60.7	14.9	57.7	15.6	57.2	18.3	54.7	13.5	64.1	13.1	65.7	19.5	65.3

参数	女性													
	总数 (*n*=716)		18~29 岁 (*n*=116)		30~39 岁 (*n*=139)		40~49 岁 (*n*=135)		50~59 岁 (*n*=141)		60~69 岁 (*n*=97)		70~79 岁 (*n*=88)	
	下限	上限	下限	上限	下限	上限	下限	上限	下限	上限	下限	上限	下限	上限
LA-ap(mm)	22.0	36.8	21.0	34.4	21.3	34.7	22.1	37.3	22.7	36.5	23.5	38.3	24.0	38.6
LA-l(mm)	33.7	56.5	31.9	53.9	33.1	54.7	33.4	57.0	35.4	55.8	36.8	57.2	34.9	59.3
LA-t(mm)	26.2	43.0	26.1	42.1	25.5	41.1	26.5	44.1	25.9	43.1	26.3	43.1	27.7	44.1
LAA(cm²)	8.4	19.4	8.0	17.8	7.7	18.3	8.4	19.4	8.6	20.0	9.6	19.8	9.1	21.3
LAV(ml)	13.8	55.8	12.9	49.3	10.7	53.1	16.3	54.3	15.4	55.8	17.3	57.3	15.1	62.9

注:LA-ap:左心房前后径;LA-l:左心房长径;LA-t:左心房横径;LAA:左心房面积;LAV:左心房容积

表 1-2-4 左心房径线/容量参考限值和临界值(2005 年 ASE 建议)

	女性				男性			
	参考 范围	轻度 异常	中度 异常	重度 异常	参考 范围	轻度 异常	中度 异常	重度 异常
心房径线								
LA 直径(cm)	2.7~3.8	3.9~4.2	4.3~4.6	≥4.7	3.0~4.0	4.1~4.6	4.7~5.2	≥5.2
LA 直径/BSA(cm/m²)	1.5~2.3	2.4~2.6	2.7~2.9	≥3.0	1.5~2.3	2.4~2.6	2.7~2.9	≥3.0
RA 短轴径线(cm)	2.9~4.5	4.6~4.9	5.0~5.4	≥5.5	2.9~4.5	4.6~4.9	5.0~5.4	≥5.5
RA 短轴径线/BSA(cm/m²)	1.7~2.5	2.6~2.8	2.9~3.1	≥3.2	1.7~2.5	2.6~2.8	2.9~3.1	≥3.2
心房面积								
LA 面积(cm²)	≤20	20~30	30~40	>40	≤20	20~30	30~40	>40
心房容量								
LA 容量(ml)	22~52	53~62	63~72	≥73	18~58	59~68	69~78	≥79
LA 容量/BSA(ml/m²)	*22±6*	*29~33*	*34~39*	*≥40*	*22±6*	*29~33*	*34~39*	*≥40*

注:BSA:体表面积;LA:左心房;RA:右心房;粗斜体数值:已经过充分验证并建议应用

表 1-2-5 中国人群左心室测值参考范围(根据性别及年龄分层)

参数	总数 (n=678)		18~29 岁 (n=128)		30~39 岁 (n=118)		40~49 岁 (n=138)		50~59 岁 (n=106)		60~69 岁 (n=105)		70~79 岁 (n=83)	
男性														
	下限	上限	下限	上限	下限	上限	下限	上限	下限	上限	下限	上限	下限	上限
LVOT(mm)	13.6	25.0	13.9	25.3	12.8	25.4	13.9	24.9	14.1	24.7	13.4	24.8	13.3	24.3
IVSd(mm)	6.4	11.4	6.3	10.7	6.2	11.2	6.4	11.4	6.6	11.4	6.8	11.6	7.0	11.8
IVSs(mm)	9.0	16.0	8.7	14.9	8.8	15.4	9.0	15.6	9.6	16.2	9.0	16.8	10.1	16.3
LVPWd(mm)	6.3	11.1	5.9	10.7	6.2	10.6	6.3	11.1	6.2	11.2	6.5	11.3	6.7	11.7
LVPWs(mm)	8.8	16.2	8.7	15.7	8.5	15.9	8.9	15.5	9.4	16.4	8.9	16.7	9.6	17.0
LVEDD(mm)	38.4	54.0	38.9	54.1	39.4	54.0	38.4	53.6	38.9	54.5	37.9	53.9	36.9	53.3
LVESD(mm)	22.6	38.6	24.0	38.8	24.1	38.7	23.5	38.3	21.8	39.4	21.7	37.7	20.2	37.8
LVEDV(ml)	45.9	127.5	50.9	133.7	49.2	133.0	50.7	127.5	41.6	126.2	42.8	118.0	43.7	116.3
LVESV(ml)	12.4	50.0	16.2	52.6	15.6	50.8	14.8	49.2	7.8	54.0	12.1	43.5	11.0	42.8
LVEF(%)	52.6	76.2	51.2	74.4	52.1	74.5	53.0	75.8	52.8	77.4	54.6	76.2	53.0	79.2
LVM(g)	77.6	194.0	75.1	183.7	85.3	178.3	75.7	192.9	73.4	206.6	79.7	201.7	81.4	201.4

参数	总数 (n=716)		18~29 岁 (n=116)		30~39 岁 (n=139)		40~49 岁 (n=135)		50~59 岁 (n=141)		60~69 岁 (n=97)		70~79 岁 (n=88)	
女性														
	下限	上限	下限	上限	下限	上限	下限	上限	下限	上限	下限	上限	下限	上限
LVOT(mm)	12.0	23.0	11.2	23.4	12.1	23.1	12.4	23.0	12.2	22.8	12.1	23.1	12.1	23.1
IVSd(mm)	5.6	10.6	5.3	9.3	5.4	10.2	7.7	8.5	5.6	11.0	6.2	11.2	6.6	11.0
IVSs(mm)	8.0	15.0	7.5	13.7	7.9	14.1	8.3	14.5	8.7	14.9	8.9	15.5	8.8	15.8
LVPWd(mm)	5.5	10.3	5.4	9.0	5.5	9.5	5.5	10.3	5.4	10.4	6.2	10.6	6.2	11.0
LVPWs(mm)	8.2	15.2	7.5	14.5	7.7	14.7	8.5	14.7	8.5	15.1	8.6	15.6	9.1	16.1
LVEDD(mm)	36.7	49.7	36.7	48.5	37.6	49.4	37.0	50.8	36.6	50.4	36.8	49.4	35.0	49.6
LVESD(mm)	20.8	35.4	21.6	33.8	21.7	35.5	21.1	35.9	21.1	35.3	20.8	35.4	18.1	36.5
LVEDV(ml)	37.7	106.7	41.0	106.4	42.0	103.2	40.9	111.5	38.0	104.2	37.4	104.0	25.6	109.0
LVESV(ml)	8.4	43.6	7.6	45.6	9.7	43.1	10.2	45.0	9.9	40.9	8.6	41.6	3.1	45.9
LVEF(%)	52.8	77.2	52.5	77.1	52.3	76.9	53.1	75.9	52.2	77.6	54.5	78.1	53.5	77.1
LVM(g)	57.1	157.5	55.9	127.7	59.5	145.3	61.2	158.0	55.4	167.2	68.3	165.1	62.8	168.2

注:LVOT:左心室流出道内径;IVSd:室间隔舒张末期厚度;IVSs:室间隔收缩末期厚度;LVPWd:舒张末期左心室后壁厚度;LVPWs:收缩末期左心室后壁厚度;LVEDD:舒张末期左心室内径;LVESD:收缩末期左心室内径;LVEDV:舒张末期左心室容积;LVESV:收缩末期左心室容积;LVEF:左心室射血分数;LVM:左心室质量

表 1-2-6 左心室（LV）直径和容量临界值表（2005 年 ASE 建议）

	女性				男性			
	参考范围	轻度异常	中度异常	重度异常	参考范围	轻度异常	中度异常	重度异常
LV 大小								
LV 舒张末期直径（cm）	3.9~5.3	5.4~5.7	5.8~6.1	≥6.2	4.2~5.9	6.0~6.3	6.4~6.8	≥6.9
LV 舒张末期直径/BSA（cm/m²）	2.4~3.2	3.3~3.4	3.5~3.7	≥3.8	2.2~3.1	3.2~3.4	3.5~3.6	≥3.7
LV 舒张末期直径/身高（cm/m）	2.5~3.2	3.3~3.4	3.5~3.6	≥3.7	2.4~3.3	3.4~3.5	3.6~3.7	≥3.8
LV 容量								
LV 舒张末期容量（ml）	56~104	105~117	118~130	≥131	67~155	156~178	179~201	≥201
LV 舒张末容量/BSA（ml/m²）	*35~75*	*76~86*	*87~96*	*≥97*	*35~75*	*76~86*	*87~96*	*≥97*
LV 收缩末期容量（ml）	19~49	50~59	60~69	≥70	22~58	59~70	71~82	≥83
LV 收缩末期容量/BSA（ml/m²）	*12~30*	*31~36*	*37~42*	*≥43*	*12~30*	*31~36*	*37~42*	*≥43*

注：BSA：体表面积；LV：左心室；粗斜体数值：已经过充分验证并建议应用

表 1-2-7 左心室（LV）质量和几何形状的参考限值与临界值（2005 年 ASE 建议）

	女性				男性			
	参考范围	轻度异常	中度异常	重度异常	参考范围	轻度异常	中度异常	重度异常
线性方法								
LV 质量（g）	67~162	163~186	187~210	≥211	88~224	225~258	259~292	≥293
LV 质量/BSA（g/m²）	*43~95*	*96~108*	*109~121*	*≥122*	*49~115*	*116~131*	*132~148*	*≥149*
LV 质量/高度（g/m）	41~99	100~115	116~128	≥129	52~126	127~144	145~162	≥163
LV 质量/高度²·⁷（g/m²·⁷）	18~44	45~51	52~58	≥59	20~48	49~55	56~63	≥64
相对室壁厚度（cm）	0.22~0.42	0.43~0.47	0.48~0.52	≥0.53	0.24~0.42	0.43~0.46	0.47~0.51	≥0.52
室隔厚度（cm）	*0.6~0.9*	*1.0~1.2*	*1.3~1.5*	*≥1.6*	*0.6~1.0*	*1.1~1.3*	*1.4~1.6*	*≥1.7*
后壁厚度（cm）	*0.6~0.9*	*1.0~1.2*	*1.3~1.5*	*≥1.6*	*0.6~1.0*	*1.1~1.3*	*1.4~1.6*	*≥1.7*
二维方法								
LV 质量（g）	66~150	151~171	172~182	≥182	96~200	201~227	228~254	≥255
LV 质量/BSA（g/m²）	*44~88*	*89~100*	*101~112*	*≥113*	*50~102*	*103~116*	*117~130*	*≥131*

注：BSA：体表面积；LV：左心室；粗斜体数值：已经过充分验证并建议应用

表 1-2-8 LV 功能的参考限值与临界值（2005 年 ASE 建议）

	女性				男性			
	参考范围	轻度异常	中度异常	重度异常	参考范围	轻度异常	中度异常	重度异常
线性方法								
心内膜缩短分数（%）	27~45	22~26	17~21	≤16	25~43	20~24	15~19	≤14
室壁中层心肌缩短分数（%）	15~23	13~14	11~12	≤10	14~22	12~13	10~11	≤10
二维法								
射血分数（%）	*≥55*	*45~54*	*30~44*	*≤30*	*≥55*	*45~54*	*30~44*	*<30*

注：粗斜体数值：已经过充分验证并建议采用

表 1-2-9　左心室定量分析方法:用途、优点和缺点(2005 年 ASE 建议)

径线 / 容量	应用 / 优点	缺点
径线测量		
M 型	—可重复性 —高帧率 —已积累大量数据 —对形态正常的心室最具代表性	—声束方向经常偏离轴线 —对变形的心室,M 型心动图可能没有代表性
2D 引导	—确保方向垂直于心室长轴	—比 M 型的帧率低 —仅一维
容量测量		
双平面 Simpsons 法	—矫正形变 —尽量减少数学假定	—心尖经常出现透视缩短 —心内膜信息丢失 —仅靠双平面 —对于正常人群积累的数据很少
面积长度法	—部分矫正形变	—基于数学假定 —积累的数据很少
质量		
M 型或二维引导	—已积累大量数据	—对心室有节段性活动异常者测量不准确 —声束方位(M 模式) —微小的差错可被放大 —过高估计左心室质量
面积长度法 去顶的椭圆形体	—考虑到乳头肌的作用 —对变形心室更为敏感	—对心室变形不敏感 —基于单项数值或数学假定 —正常数据很少

注:LV:左心室

表 1-2-10　中国人群右心房、右心室测值参考范围(根据性别及年龄分层)

参数	男性													
	总数 (n=678)		18~29 岁 (n=128)		30~39 岁 (n=118)		40~49 岁 (n=138)		50~59 岁 (n=106)		60~69 岁 (n=105)		70~79 岁 (n=83)	
	下限	上限	下限	上限	下限	上限	下限	上限	下限	上限	下限	上限	下限	上限
RA-l(mm)	35.2	53.6	34.5	50.9	34.4	52.4	35.8	52.2	35.5	54.7	35.7	55.7	37.6	54.8
RA-t(mm)	26.4	44.4	27.0	44.6	26.4	45.2	26.9	44.1	25.2	44.8	25.7	43.7	26.6	43.8
RV-awt(mm)	2.1	6.1	2.3	5.5	2.2	5.8	2.3	5.9	2.3	5.9	2.2	6.6	2.6	6.2
RV-fwt(mm)	2.2	6.6	2.2	6.6	2.2	6.6	2.5	6.5	2.3	6.7	2.3	6.7	2.2	6.6
RVOT(mm)	15.0	31.8	14.4	30.8	15.9	31.1	15.0	31.4	15.2	32.0	14.2	32.6	16.0	32.8
RV-ap(mm)	14.7	29.9	14.1	28.9	14.2	28.8	15.0	29.8	14.9	30.9	15.0	30.2	14.9	31.3
RV-l(mm)	37.1	75.1	37.5	77.5	38.3	79.5	37.7	73.7	37.5	73.1	36.9	72.1	35.3	72.1
RV-m(mm)	16.5	36.9	16.4	38.4	17.1	37.1	17.7	36.1	16.8	35.2	15.6	37.6	15.3	36.5
RV-b(mm)	22.2	42.2	21.6	42.4	21.4	42.6	22.6	41.0	21.9	42.7	22.4	42.4	23.5	42.3

续表

参数	女性												
	总数 (*n*=716)		18~29 岁 (*n*=116)		30~39 岁 (*n*=139)		40~49 岁 (*n*=135)		50~59 岁 (*n*=141)		60~69 岁 (*n*=97)		70~79 岁 (*n*=88)	
	下限	上限	下限	上限	下限	上限	下限	上限	下限	上限	下限	上限	下限	上限
RA-l(mm)	32.3	50.7	29.7	48.9	32.0	48.8	31.3	51.3	34.2	50.6	35.3	50.5	34.4	52.4
RA-t(mm)	23.9	40.7	23.8	39.4	23.5	39.9	23.7	41.3	25.3	40.5	23.8	41.0	23.8	41.8
RV-awt(mm)	2.2	5.8	2.1	5.3	2.0	5.6	2.0	6.0	2.1	6.1	2.6	5.8	2.5	6.5
RV-fwt(mm)	2.2	6.2	2.0	6.0	2.1	6.1	2.1	6.1	2.1	6.5	2.3	6.7	2.1	6.5
RVOT(mm)	14.6	29.8	14.2	28.8	15.0	29.6	14.9	29.7	14.3	31.1	13.4	30.2	14.7	30.7
RV-ap(mm)	14.0	28.2	13.5	26.1	13.6	27.4	14.2	29.0	15.4	28.0	14.8	28.6	13.7	29.3
RV-l(mm)	34.8	68.6	36.1	68.3	35.1	68.5	34.9	70.5	34.1	70.1	34.1	67.1	34.8	65.4
RV-m(mm)	14.8	33.6	14.8	34.0	15.3	34.1	14.8	34.0	13.6	34.0	14.9	32.5	15.3	32.5
RV-b(mm)	19.6	39.2	18.2	38.2	18.6	40.2	19.7	39.3	20.0	39.2	21.8	37.8	20.9	39.7

注:RA-l:右心房长径;RA-t:右心房横径;RV-awt:右心室前壁厚度;RV-fwt:右心室游离壁厚度;RVOT:右心室流出道内径;RV-ap:右心室前后径;RV-l:右心室长径;RV-m:右心室中份横径;RV-b:右心室基底横径

表 1-2-11　中国人群大动脉测值参考范围(根据性别及年龄分层)

参数	男性												
	总数 (*n*=678)		18~29 岁 (*n*=128)		30~39 岁 (*n*=118)		40~49 岁 (*n*=138)		50~59 岁 (*n*=106)		60~69 岁 (*n*=105)		70~79 岁 (*n*=83)	
	下限	上限	下限	上限	下限	上限	下限	上限	下限	上限	下限	上限	下限	上限
Ao-a(mm)	16.4	26.2	16.7	25.3	16.6	26.0	16.6	26.4	16.6	26.8	16.7	26.5	16.9	26.7
Ao-s(mm)	23.8	36.4	22.9	34.3	23.3	34.7	24.5	36.3	24.2	37.6	25.0	36.8	24.2	38.0
Ao-asc(mm)	20.4	35.0	19.9	31.3	20.5	32.7	21.0	35.2	21.3	35.5	21.9	36.1	22.7	36.5
Ao-ar(mm)	17.1	31.7	15.8	29.2	17.5	29.7	17.6	31.0	17.7	32.5	18.8	32.6	18.7	32.9
Ao-d(mm)	12.8	27.0	12.1	25.1	12.7	25.7	12.5	27.1	12.3	28.3	14.3	28.1	13.9	27.7
PV-a(mm)	13.8	26.4	13.5	25.3	14.3	25.3	13.5	26.5	13.7	26.7	13.8	26.8	14.3	27.7
MPA(mm)	15.2	26.2	15.2	25.4	15.3	25.1	15.4	26.0	15.1	27.3	14.8	27.4	15.6	27.8
RPA(mm)	7.6	17.4	7.7	16.3	7.4	16.0	7.9	16.9	7.4	18.4	7.5	18.1	7.8	20.0
LPA(mm)	8.0	17.4	8.0	16.2	8.1	16.7	7.7	17.5	7.9	17.7	8.5	17.5	8.8	19.4
参数	女性												
	总数 (*n*=716)		18~29 岁 (*n*=116)		30~39 岁 (*n*=139)		40~49 岁 (*n*=135)		50~59 岁 (*n*=141)		60~69 岁 (*n*=97)		70~79 岁 (*n*=88)	
	下限	上限	下限	上限	下限	上限	下限	上限	下限	上限	下限	上限	下限	上限
Ao-a(mm)	15.1	24.1	14.5	23.5	15.2	23.4	14.8	24.6	15.5	24.1	15.5	24.9	15.4	24.8
Ao-s(mm)	21.3	33.5	19.7	31.5	20.6	32.8	21.1	34.5	22.7	33.3	22.9	33.9	22.0	35.4
Ao-asc(mm)	19.0	32.8	16.5	30.3	18.9	30.7	19.3	33.1	20.2	32.8	21.2	33.8	21.1	34.1
Ao-ar(mm)	16.4	29.8	15.9	26.5	16.5	28.3	16.7	29.7	17.2	30.2	18.0	31.4	18.1	31.1

参数	女性												
	总数 (*n*=716)		18~29 岁 (*n*=116)		30~39 岁 (*n*=139)		40~49 岁 (*n*=135)		50~59 岁 (*n*=141)		60~69 岁 (*n*=97)		70~79 岁 (*n*=88)	
	下限	上限	下限	上限	下限	上限	下限	上限	下限	上限	下限	上限	下限	上限
Ao-d(mm)	12.4	25.0	11.5	22.5	12.0	23.8	13.0	24.4	12.9	25.5	14.1	25.9	14.0	26.2
PV-a(mm)	13.1	25.3	12.6	24.8	13.1	24.5	13.7	25.9	13.2	25.4	13.6	25.8	13.7	25.9
MPA(mm)	14.3	26.1	14.2	24.8	14.1	24.7	14.6	26.4	14.2	26.4	14.5	27.1	15.5	26.9
RPA(mm)	7.0	16.8	6.8	15.4	7.0	15.6	7.1	16.5	7.4	16.8	6.8	18.2	7.6	18.6
LPA(mm)	7.6	16.9	6.8	15.8	7.6	15.8	7.5	16.9	8.1	16.7	8.0	17.4	8.5	18.3

注:Ao-a:主动脉瓣环径;Ao-s:主动脉窦部内径;Ao-asc:近端升主动脉内径;Ao-ar:主动脉弓内径;Ao-d:降主动脉内径;PV-a:肺动脉瓣环径;MPA:肺动脉主干内径;RPA:右肺动脉主干内径;LPA:左肺动脉主干内径

表 1-2-12　中国人群二尖瓣和右上肺静脉多普勒测值参考范围(根据性别及年龄分层)

参数	男性												
	总数 (*n*=678)		18~29 岁 (*n*=128)		30~39 岁 (*n*=118)		40~49 岁 (*n*=138)		50~59 岁 (*n*=106)		60~69 岁 (*n*=105)		70~79 岁 (*n*=83)	
	下限	上限	下限	上限	下限	上限	下限	上限	下限	上限	下限	上限	下限	上限
E(m/s)	0.44	1.18	0.52	1.26	0.54	1.20	0.42	1.16	0.41	1.15	0.42	1.12	0.42	1.08
A(m/s)	0.28	1.06	0.28	0.82	0.33	0.83	0.29	0.95	0.32	1.06	0.40	1.18	0.51	1.25
E/A	0.42	2.22	0.81	2.57	0.85	2.23	0.59	2.07	0.48	1.90	0.33	1.75	0.29	1.51
DT(ms)	79	264	71	257	75	261	80	256	86	265	92	256	73	290
A-d(ms)	61	240	66	224	60	239	39	271	73	238	74	230	74	221
Ar-d(ms)	60	163	51	164	−51	76	60	158	74	154	68	158	66	164
Ar-a(ms)	−131	52	−124	46	−132	56	−158	65	−121	40	−117	43	−114	50

参数	女性												
	总数 (*n*=716)		18~29 岁 (*n*=116)		30~39 岁 (*n*=139)		40~49 岁 (*n*=135)		50~59 岁 (*n*=141)		60~69 岁 (*n*=97)		70~79 岁 (*n*=88)	
	下限	上限	下限	上限	下限	上限	下限	上限	下限	上限	下限	上限	下限	上限
E(m/s)	0.48	1.30	0.63	1.33	0.55	1.33	0.56	1.30	0.47	1.25	0.44	1.18	0.34	1.24
A(m/s)	0.27	1.17	0.22	0.92	0.28	0.94	0.37	0.99	0.34	1.16	0.43	1.33	0.43	1.45
E/A	0.36	2.36	0.88	2.76	0.80	2.40	0.61	2.25	0.44	2.00	0.30	1.64	0.24	1.54
DT(ms)	81	254	72	247	82	240	86	241	85	254	90	258	82	286
A-d(ms)	49	262	65	219	27	296	44	285	48	271	73	227	79	226
Ar-d(ms)	64	160	49	159	57	165	67	160	72	155	76	153	68	165
Ar-a(ms)	−151	63	−116	43	−183	80	−179	73	−145	53	−120	48	−118	48

注:E:舒张早期二尖瓣 E 峰速度;A:舒张晚期二尖瓣 A 峰速度;DT:E 峰减速时间;A-d:A 峰持续时间;Ar-d:右上肺静脉收缩期反向血流 Ar 持续时间;Ar-a:Ar 持续时间与 A 峰持续时间的差值

表 1-2-13　中国人群大动脉收缩期峰值流速测值参考范围（根据性别及年龄分层）

参数	男性													
	总数 (n=678)		18~29 岁 (n=128)		30~39 岁 (n=118)		40~49 岁 (n=138)		50~59 岁 (n=106)		60~69 岁 (n=105)		70~79 岁 (n=83)	
	下限	上限	下限	上限	下限	上限	下限	上限	下限	上限	下限	上限	下限	上限
LVOT-v(m/s)	0.56	1.42	0.59	1.33	0.59	1.37	0.55	1.37	0.50	1.40	0.58	1.52	0.57	1.55
AV-v(m/s)	0.79	1.65	0.82	1.60	0.80	1.58	0.78	1.60	0.73	1.67	0.81	1.79	0.83	1.73
RVOT-v(m/s)	0.41	1.07	0.46	1.08	0.43	1.09	0.38	1.08	0.43	0.97	0.36	1.18	0.39	1.01
PV-v(m/s)	0.63	1.37	0.67	1.37	0.65	1.35	0.59	1.33	0.57	1.35	0.63	1.45	0.64	1.34
参数	女性													
	总数 (n=716)		18~29 岁 (n=116)		30~39 岁 (n=139)		40~49 岁 (n=135)		50~59 岁 (n=141)		60~69 岁 (n=97)		70~79 岁 (n=88)	
	下限	上限	下限	上限	下限	上限	下限	上限	下限	上限	下限	上限	下限	上限
LVOT-v(m/s)	0.57	1.43	0.55	1.33	0.57	1.39	0.55	1.37	0.59	1.45	0.54	1.52	0.6	1.54
AV-v(m/s)	0.84	1.74	0.86	1.60	0.78	1.76	0.86	1.68	0.84	1.70	0.90	1.84	0.80	1.90
RVOT-v(m/s)	0.43	1.05	0.46	1.08	0.43	1.05	0.46	0.96	0.43	1.05	0.41	1.11	0.40	1.02
PV-v(m/s)	0.62	1.32	0.66	1.28	0.64	1.30	0.64	1.26	0.59	1.33	0.59	1.41	0.64	1.34

注：LVOT-v:左心室流出道收缩期峰值流速;AV-v:主动脉瓣收缩期峰值流速;RVOT-v:右心室流出道收缩期峰值流速;PV-v:肺动脉瓣收缩期峰值流速

表 1-2-14　中国人群三尖瓣血流和三尖瓣环组织多普勒测值参考范围（根据性别及年龄分层）

参数	男性													
	总数 (n=678)		18~29 岁 (n=128)		30~39 岁 (n=118)		40~49 岁 (n=138)		50~59 岁 (n=106)		60~69 岁 (n=105)		70~79 岁 (n=83)	
	下限	上限	下限	上限	下限	上限	下限	上限	下限	上限	下限	上限	下限	上限
E-tv(m/s)	0.31	0.81	0.38	0.88	0.35	0.85	0.33	0.77	0.29	0.79	0.29	0.73	0.28	0.72
A-tv(m/s)	0.20	0.64	0.18	0.58	0.22	0.58	0.19	0.63	0.19	0.67	0.19	0.73	0.22	0.66
E/A-tv	0.6	2.2	0.9	2.5	0.8	2.4	0.8	2.0	0.5	2.1	0.4	2.0	0.4	2.0
S'-tv(cm/s)	8.1	17.9	8.6	18.0	8.7	17.3	8.5	17.1	8.1	17.5	7.9	18.9	8.2	19.6
E'-tv(cm/s)	5.4	18.4	7.9	20.1	7.0	19.2	6.2	17.2	4.4	18.2	5.2	16.2	3.7	16.3
A'-tv(cm/s)	5.3	20.5	5.1	15.7	5.3	17.9	5.8	18.8	5.9	22.3	7.1	22.7	7.2	23.2
E'/a'-tv	0	2.0	0.5	2.5	0.6	1.8	0.4	1.6	0.1	1.7	0.2	1.4	0.1	1.3
E/e'-tv	1.9	8.1	2.0	7.4	1.7	7.9	2.0	7.8	1.5	8.9	2.0	8.2	1.8	9.2
参数	女性													
	总数 (n=716)		18~29 岁 (n=116)		30~39 岁 (n=139)		40~49 岁 (n=135)		50~59 岁 (n=141)		60~69 岁 (n=97)		70~79 岁 (n=88)	
	下限	上限	下限	上限	下限	上限	下限	上限	下限	上限	下限	上限	下限	上限
E-tv(m/s)	0.32	0.86	0.45	0.95	0.37	0.87	0.34	0.84	0.34	0.78	0.33	0.77	0.27	0.75
A-tv(m/s)	0.19	0.67	0.17	0.65	0.16	0.66	0.20	0.60	0.20	0.68	0.19	0.73	0.22	0.72
E/A-tv	0.5	2.5	0.8	2.8	0.8	2.4	0.7	2.3	0.6	2.2	0.7	1.9	0.4	2.0

续表

参数	女性											
	总数 (n=716)		18~29 岁 (n=116)		30~39 岁 (n=139)		40~49 岁 (n=135)		50~59 岁 (n=141)		60~69 岁 (n=97)		70~79 岁 (n=88)	
	下限	上限	下限	上限	下限	上限	下限	上限	下限	上限	下限	上限	下限	上限
S'-tv(cm/s)	8.1	17.5	8.7	17.7	8.2	17.6	8.7	16.9	8.0	17.0	7.2	17.4	8.3	17.7
E'-tv(cm/s)	5.4	20.0	8.7	22.1	8.3	20.5	6.3	19.3	5.6	18.6	4.5	15.5	3.8	16.8
A'-tv(cm/s)	5.7	20.3	5.0	15.2	5.8	16.8	6.5	19.1	7.0	21.2	8.4	21.8	8.3	22.9
E'/a'-tv	0.1	2.1	0.6	2.6	0.5	2.1	0.3	1.9	0.3	1.5	0.1	1.3	0.1	1.3
E/e'-tv	1.9	8.1	2.4	7.2	2.0	7.0	2.2	7.6	1.9	8.1	2.2	9.6	1.8	8.8

注：E-tv：三尖瓣舒张早期峰值流速；A-tv：三尖瓣舒张晚期峰值流速；E/A-tv：三尖瓣 E/A 比值；S'-tv：三尖瓣侧壁瓣环收缩期速度；E'-tv：三尖瓣侧壁瓣环舒张早期速度；A'-tv：三尖瓣侧壁瓣环舒张晚期速度；E'/a'-tv：E'-tv 与 a'-tv 比值；E/e'-tv：E-tv 与 e'-tv 比值

表 1-2-15　中国人群二尖瓣环组织多普勒测值参考范围（根据性别及年龄分层）

参数	男性											
	总数 (n=678)		18~29 岁 (n=128)		30~39 岁 (n=118)		40~49 岁 (n=138)		50~59 岁 (n=106)		60~69 岁 (n=105)		70~79 岁 (n=83)	
	下限	上限	下限	上限	下限	上限	下限	上限	下限	上限	下限	上限	下限	上限
S'-s(cm/s)	5.5	12.1	6.4	11.8	5.6	12.6	5.1	12.5	5.3	11.9	5.2	12.2	5.0	11.6
e'-s(cm/s)	4.0	15.8	8.3	16.9	6.5	15.9	4.4	15.4	3.5	14.9	4.0	11.8	2.2	12.8
a'-s(cm/s)	5.3	13.5	4.9	11.5	5.1	12.5	5.8	12.8	5.8	14.0	6.2	14.0	6.2	14.4
e'/a'-s	0.1	2.1	0.8	2.4	0.5	2.1	0.5	1.7	0.4	1.6	0.2	1.4	0	1.6
E/e'-s	3.2	14.2	3.9	10.5	4.1	11.9	3.5	13.3	3.3	14.7	4.3	16.1	4.5	17.1
s'-l(cm/s)	5.7	15.9	6.7	16.9	6.4	16.6	6.0	15.4	5.9	14.9	4.7	15.7	4.9	14.7
e'-l(cm/s)	5.4	20.6	10.3	22.9	7.4	21.6	6.9	18.7	5.8	18.4	5.4	16.0	3.2	16.2

参数	女性											
	总数 (n=716)		18~29 岁 (n=116)		30~39 岁 (n=139)		40~49 岁 (n=135)		50~59 岁 (n=141)		60~69 岁 (n=97)		70~79 岁 (n=88)	
	下限	上限	下限	上限	下限	上限	下限	上限	下限	上限	下限	上限	下限	上限
s'-s(cm/s)	5.1	11.7	5.4	12.0	5.4	12.0	5.6	11.8	5.2	11.4	4.9	11.1	4.3	11.3
e'-s(cm/s)	3.8	16.4	7.9	18.1	6.6	16.8	5.3	15.9	4.3	14.5	2.4	12.6	2.7	11.7
a'-s(cm/s)	4.8	13.0	4.3	10.5	4.2	12.0	5.0	13.2	5.3	13.5	6.6	13.2	5.7	13.9
e'/a'-s	0.2	2.2	0.8	2.8	0.7	2.3	0.4	2.0	0.4	1.6	0.2	1.4	0.2	1.4
E/e'-s	3.2	15.8	3.8	12.0	3.7	13.1	3.7	14.7	4.1	15.5	4.5	18.3	4.3	19.1
s'-l(cm/s)	5.5	15.3	5.7	17.5	6.5	15.9	5.9	14.5	5.9	14.5	4.9	13.9	5.1	12.9
e'-l(cm/s)	5.2	21.2	9.4	25.0	9.2	21.4	7.5	19.7	6.4	17.4	4.4	15.8	3.8	14.4

注：s'-s：二尖瓣间隔瓣环收缩期速度；e'-s：二尖瓣间隔瓣环舒张早期速度；a'-s：二尖瓣间隔瓣环舒张晚期速度；e'/a'-s：e'-s 与 a'-s 比值；E/e'-s：E 与 e'-s 比值；s'-l：二尖瓣侧壁瓣环收缩期速度；e'-l：二尖瓣侧壁瓣环舒张早期速度

Tips:

临床连续、动态测量获得参数、对比先后参数变化,比固定参数更有价值。

要　点

1. 经胸心脏超声(TTE)测量要点

(1) 通常选择相控阵探头。

(2) 常用模式:二维超声、M 型超声、多普勒超声(PW、CW、TDI 彩色多普勒)。

(3) TTE 的 4 个常用探头放置部位:胸骨旁左缘、心尖、剑突下及胸骨上窝。

(4) 二维超声有 6 个标准切面:胸骨旁长轴和短轴切面、心尖 4 腔和 2 腔切面、剑突下横向和纵向切面。

(5) 心脏超声测量时间:舒张末期或收缩末期测量。①舒张末期:心电图 QRS 波起点,窦性心律是在舒张末期心房收缩之后测量,或二尖瓣关闭后测量,或心动周期中心室内径最大那一帧图;②收缩末期:心电图 T 波末端,最好选取二尖瓣开放之前的那一帧图,或心动周期中心室内径最小的一帧图;③通常情况下,选择呼气末测量心腔容积。

2. 左心系统测量要点

(1) 左心腔径线:左心室长径又称左心室主轴;左心室短径又称左心室前后径。左心房长径及左心房短径(前后径)。

(2) 左心室泵血功能测量:①改良辛普森法检测 EF;②二维超声测量 CSA_{LVOT},PW 测量 VTI_{LVOT},CSA 与 VTI 乘积为 LVSV。VTI_{LVOT} 可评估左心室每搏容量。

(3) 左心室舒张末压(LVEDP)测量:CW 取样容积置于主动脉瓣下,测量主动脉瓣反流血流速度值,代入改良 Bernoulli 公式,$LVEDP=BPD-4[V_{AR(end-diastolic)}]^2$。

(4) 二尖瓣测量:二尖瓣狭窄或关闭不全产生左心房压增加,影响肺循环。血流动力学则影响二尖瓣血流多普勒频谱的变化。①二维超声提供二尖瓣正常影像;②超声多普勒评估二尖瓣面积、二尖瓣反流量、左心室舒张功能等。

3. 右心系统测量要点

(1) 右心系统的二维超声切面:心脏超声监测右心系统有 14 个切面。

(2) 腔静脉:TTE 主要检测下腔静脉;TEE 用于上腔静脉检测。

(3) 右心腔径线、容积及游离壁厚度测量:右心室测量分 2 部分,右心室和右心室流出道。容积参数比径线参数准确。右心室游离壁厚度反映右心室后负荷,最佳测量切面是剑突下心脏 4 腔切面。

(4) 右心室收缩功能测量:右心室解剖结构不规则,右心室射血分数难以准确地反映右心室收缩功能。临床目前推荐的右心室收缩功能的指标:FAC、TAPSE、Tei 指数。

4. M 型超声测量

M 型超声有较好的时间分辨率,因此更精于心脏超声测量的细节,但应谨慎评价左心室整体功能。

5. 彩色多普勒

显示心脏及血管内血流图像,判断心腔内异常通道血流如室缺等,判断心腔内通道的正常、湍流及反流血流量,帮助 PW 和 CW 取样容积定位。

6. PW-TDI

PW-TDI 是评估左心室和右心室收缩和舒张功能的重要超声指标,临床应用较多,其他模式尚处于研究阶段。

Tips:

临床医师掌握心脏超声测量技术并不难,真正的挑战是如何用所测参数分析血流动力学、推断疾病的病理生理变化。例如,临床有引起低血容量的病因,床旁超声监测发现下腔静脉内径测值超过正常值,而左心室有乳头接吻征,如何判断病理生理变化?再如,ARDS 实施正压机械通气,如何用床旁心脏超声参数推断病理生理变化?

(李丽君)

参考文献

1. 中华医学会超声医学分会超声心动图学组. 中国成年人超声心动图检查测量指南[J]. 中华超声影像学杂志, 2016, 25(8):645-666.

2. Lang RM, Bierig M, Devereux RB, et al. Recommendations for chamber quantification:a report from the American Society of Echocardiography's Guidelines and Standards Committee and the Chamber Quantification Writing Group,

developed in conjunction with the European Association of Echocardiography, a branch of the European Society of Cardiology [J]. J Am Soc Echocardiogr, 2005, 18 (12): 1440-1463.

3. Rudski LG, Lai WW, Afilalo J, et al. Guideline for the echocardiographic assessment of the right heart in Adults: a report from the American Society of Echocardiography endorsed by the European Association of Echocardiography,

a registered branch of the European Society of Cardiology, and the Canadian Society of Echocardiography [J]. J Am Soc Echocardiogr, 2010, 23 (7): 685-713.

4. Abbas AE, Franey LM, Marwick T, et al. Noninvasive assessment of pulmonary vascular resistance by Doppler echocardiography [J]. J Am Sco Echocardiogr, 2013, 26 (10): 1170-1177.

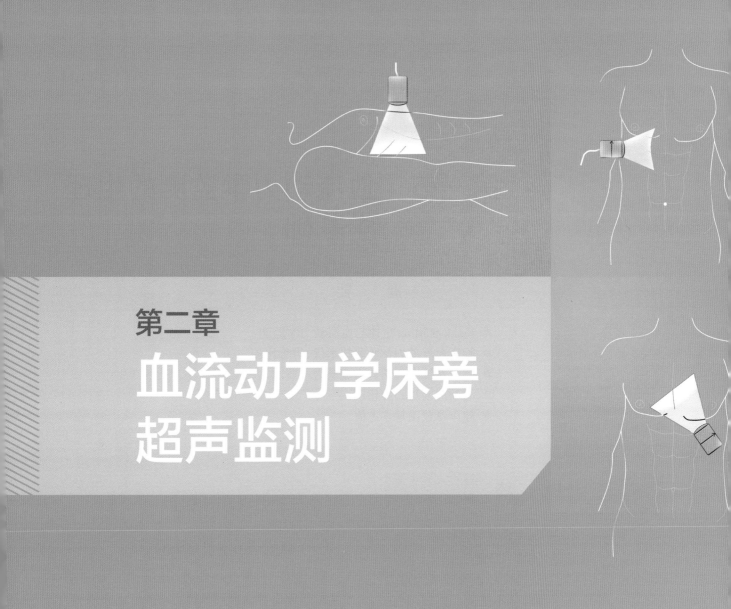

第二章
血流动力学床旁超声监测

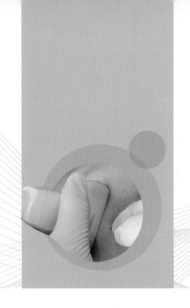

第一节　血流动力学监测的生理学基础

提　要

▸ Frank-Starling 定律与血流动力学监测
▸ 临床血流动力学监测技术优、劣势比较
▸ 呼吸系统生理学与血流动力学监测
▸ 心动周期与心脏超声
▸ 超声参数正常参考值

概　述

Frank-Starling 定律是逻辑判断血流动力学的"脉络"

血流动力学监测是近代心血管领域的重大成就之一,是临床医师的基本技能。然而,真正挑战临床医师的不是血流动力学测量技术或如何获得参数,而是如何逻辑判断血流动力学监测参数所隐藏的病理生理变化。心血管生理学特别是 Frank-Starling 定律,是临床血流动力学监测的主要理论基础和"脉络",即"所以然"。心血管与胸肺是"毗邻",血流动力学与胸肺及机械通气相互影响。本节将生理学与临床血流动力学监测技术结合论述,"知其然、更要知其所以然"。

随着现代科学技术的发展,临床不断涌现新的血流动力学监测技术。然而,迄今没有任何血流动力学监测技术有绝对的优势。临床医师知晓不同的血流动力学监测技术,比较各项监测技术指标的优劣势,才能合理的选择,使不同的监测技术取长补短。本节比较了各种血流动力学监测技术的优劣。

一、血流动力学监测概述

(一)血流动力学及监测的概念

1. 血流动力学(hemodynamics) 血流动力学是研究血液在循环系统运动的特点和规律,即研究心脏、体循环、肺循环及各器官血液灌注的特点和规律的科学。心脏是推动血液全身流动的"泵"。

2. 血流动力学监测 血流动力学监测是指依据物理学定律、生理学和病理生理学,对循环系统血液运动的规律进行定量、动态及连续测量和分析,鉴别血流动力学异常的病因及病理生理变化,观察治疗效果,指导临床治疗。血流动力学监测包括大循环功能监测和微循环功能监测。

(1)大循环功能监测:大循环功能监测包括监测循环血容量、心脏功能、体循环及肺循环。可分为:①有创性监测技术:中心静脉导管、肺动脉导管(PAC)、脉搏指示持续心输出量技术(PiCCO)、连续动脉压力波形技术(FloTrac/Vigileo);②无创性监测技术:心脏磁共振、放射性核素、床旁超声、全身阻抗法心输出量监测(NICaS)等。主要监测内容:①心脏各腔室压力和容积;②大血管压力或阻力和容积;③心排血量包括心脏收缩舒张功能、每搏输出量、每分输出量等。心脏是推动血液全身流动的"泵"。因此,心脏泵功能是监测、逻辑判断血流动力学变化的"切入点"和"核心"。然而,在人体,心脏前负荷和后负荷影响甚至决定心脏泵功能。简言之,监测大循环功能或逻辑判断血流动力学变化,实质上是分析心脏泵血功能与其前后负荷的关系。

(2) 微循环功能监测:微循环功能监测是微观脏器的微循环,是血流动力学监测的重要内容。然而,迄今没有评估微循环的所谓"金标准"。临床间接评估微循环灌注状况:观察患者的皮肤颜色、温度、毛细血管充盈状态以及尿量等;监测血pH、血乳酸、混合静脉氧饱和度(SvO$_2$),中心静脉血氧饱和度(ScvO$_2$)等。临床直接评估微循环的技术:活体显微镜用于评估眼、皮肤和甲皱的微循环,激光多普勒血流仪评估皮肤、肌肉、胃黏膜及直肠的微循环;光纤暗视野成像技术(FDF)是直接评估微循环的新技术,用于舌下微循环成像监测微循环血流灌注;超声造影能直观心肌、肝脏、肾脏等重要脏器的微循环血流灌注。

(二)血流动力学监测的临床应用

1. 血流动力学监测的临床价值和临床应用

(1) 血流动力学监测的临床价值:血流动力学改变不仅构成临床表现而且是临床表现的纵深延长,常早于临床症状。监测急危重症的血流动力学,能实时掌握血容量、心脏功能、体循环及肺循环状况,及时揭示早期、甚至临床表征不明显的病理生理变化,准确地选择救治的"切入点"。我国慢性疾病如高血压、糖尿病等的发病率及并发症快速增加,床旁超声能早于临床表现发现高血压伴发的心肌肥厚、舒张功能受损、容量超负荷,以及肺血管阻力增高等并发症。再如严重主动脉瓣狭窄,超半数无症状患者常伴有潜在的不可逆性肺动脉高压或早期隐性心力衰竭,一旦出现严重心力衰竭等临床症状则预后差,心脏超声监测能为临床提供恰当的手术治疗时机。

血流动力学监测的主要临床价值是尽早地揭示疾病的病理生理。许多疾病的病理生理变化伴随着血流动力学改变,常早于临床表现。许多疾病有相同的病理生理变化,但血流动力学变化却不同,如呼吸衰竭是一种病理生理学诊断,肺部疾病或左心疾病都能引起呼吸衰竭,但血流动力学变化却有别。有些疾病的血流动力学相似,但病理生理变化则截然不同。因此,依据监测参数揭示血流动力学变化,进而逻辑推理疾病的病理生理,是血流动力学监测的主要临床价值。故,掌握血流动力学监测技术是"知其然",而深知生理学和病理生理学,是临床监测血流动力学的"所以然"。

(2) 以临床问题为导向的血流动力学监测:需要监测血流动力学的临床问题主要有①心脏功能,心包疾病及心脏压塞、心脏骤停;②心脏前后负荷,液体管理;③鉴别心源性与肺源性肺水肿;④鉴别诊断急性和慢性胸痛,如急性冠脉综合征、肺栓塞、动脉夹层以及气胸、肺炎、急性呼吸窘迫综合征、胸腔积液等;⑤诊断低血压、各型休克的血流动力学,识别休克病因;⑥鉴别诊断呼吸困难或呼吸衰竭,气道管理、呼吸机模式选择及脱机等;⑦腹痛的诊断和鉴别诊断,创伤(eFAST)诊断,腹腔脏器病变的鉴别诊断;⑧评估外周血管受损,血栓栓塞性疾病的鉴别诊断;⑨慢性疾病的血流动力学变化,如高血压、瓣膜病、慢性肾脏病、肺部疾病、风湿免疫性疾病及全身其他疾病,评估颅内压等;⑩评价药物的血流动力学反应,穿刺引导,外科手术麻醉及术后监护等。

2. 血流动力学治疗(hemodynamic therapy)
血流动力学治疗包括管理病因、评估治疗目标、调控治疗程度、治疗方案的影响等多方面的内容,超出了传统监测的内涵。①急重症血流动力学治疗的特点:连续和动态地监测血流动力学,根据机体的实时状态和反应进行治疗,是目标导向的定量治疗过程;②连续性:是时间概念,指在连续的过程中被不同的时间点分成多个时间段,每个时间点上的指标可以自成目标,对相应时间段中的治疗方法进行界定,多个时间段的治疗连续进行,形成整体治疗策略,实现最终治疗目的;③动态性:是干预的概念,指在不同目标引导下,主动调整治疗方法,不断接近最终目的的过程,强调了对不断变化目标的正确认识与应用。血流动力学治疗超出了传统监测内涵,而以临床问题为目标导向的床旁超声焦点评估形成治疗新路径,已经在冲击传统的血流动力学监测模式。床旁超声监测是实施血流动力学治疗的重要保障。

二、心血管生理学

心血管生理学的"脉络"-"前负荷-心脏收缩

功能／泵血功能－后负荷"，是血流动力学监测的理论基础。近百年来，心血管生理学研究的进展推动了临床血流动力学监测的发展，临床血流动力学监测又不断地完善心血管生理学的理论。

心血管生理参数是血流动力学监测的最基本指标和治疗目标。正常生理血流动力学参数包括：①有效循环血量（包括大循环和微循环）：人体的全身血量称总血量，相当于体重的 7%~8%，是由循环血量（占大部分）和储存血量（占小部分，在肝脏、腹腔静脉、皮下等器官缓慢流动）组成。成人循环血量约 5000ml，其中循环血量约 60% 在全身静脉系统，全身动脉系统占 13%，肺循环占 9%，心脏占 7%，毛细血管占 7%。②每搏量（SV）和心输出量（CO）：当左心室舒张末期容积约 150ml 时，SV 是 75~105ml，左心室射血分数 53%~70%，CO 与身高体重有关，正常心脏指数（CI）2.8~4.2L/（min·m²）。③心腔和大血管压力参数。收缩期外周血管阻力 900~1400dyn/（sec·cm⁵），肺血管阻力 40~120dyn/（sec·cm⁵）。

人体是一个整体，心脏与血管系统协同提供全身组织器官血液供应，心脏功能与血管功能互为因果，即如心脏前后负荷对心功能的影响。临床监测血流动力学，即监测心脏功能和血管功能、判断心脏与血管的协同作用。如果仅仅判断心脏功能如射血分数，是片面的。心脏前后负荷影响心脏功能，并无绝对的心脏功能正常值。临床常可遇到①射血分数正常而外周阻力快速升高超过左心室代偿能力，导致左心输出量减低，产生肺水肿；②当左心室收缩功能减低时，增加的心室舒张期末容积在 Frank-Starling 定律等调节下，心输出量代偿性正常；③肺动脉压力或阻力升高超过右心室代偿能力，可致右心室扩张或衰竭。心脏前后负荷调节心脏泵血功能，心脏生理学理论"心脏前负荷－心肌收缩力／心脏泵血功能－心脏后负荷"特别是 Frank-Starling 定律，是血流动力学监测的心脏生理学基础，是分析血流动力学的"脉络"，是逻辑判断病理生理变化的思路。临床有创及无创监测技术能获得心肌收缩性／泵血功能监测指标、心脏前负荷监测指标、心脏后负荷监测指标，临床借助监测指标，分析血流动力学变化。

（一）心脏前负荷（cardiac preload）及其监测

依据 Frank-Starling 定律：心脏收缩功能正常

时，心脏前负荷决定心脏搏出量。

生理学将心室舒张末容积（VEDV）和（或）心室舒张末压（VEDP）作为心脏前负荷的指标。临床传统上，由于难以常规测量 VEDV 或 VEDP，通常用肺动脉嵌压（PAWP）替代 VEDP 监测左心前负荷。右心前负荷或心脏前负荷经典的常用监测指标是中心静脉压（CVP）。

1. 心脏前负荷生理学

（1）Frank-Starling 定律：19 世纪末，德国工程师 Otto Frank 和英国生理学家 Ernest Starling 提出，"心肌收缩产生的能量是心肌纤维初长度的函数"，谓之 Frank-Starling 定律。通俗地讲，Frank-Starling 定律是：心肌收缩前，心肌纤维的初长与心肌收缩力呈正相关。在生理范围内，舒张末期心肌纤维的长度越长、心室容积越大、心室压力越高、心肌收缩力越强、心室搏出量越多。但是，当心室容积增大到一定限度时，即使是正常心脏生理状况，心室收缩力也不再增强，心搏出量并非呈线性增加。

（2）心脏前负荷解析：心脏前负荷是心室在收缩前所承受的容量（容积）负荷。从 3 个层面释义心脏前负荷：①组织细胞水平，心脏前负荷是心肌纤维在舒张末期的长度，Starling 称其为心肌收缩前的初长度。②器官生理学水平，心脏前负荷是指舒张末期心室容量（ventricular end diastolic volume，VEDV），收缩前心肌纤维初长度越长，舒张末期心室容量越大，心肌收缩力越强，SV 越多。Frank-Starling 曲线诠释了心脏前负荷与心脏每搏容量之间的关系。Frank-Starling 定律的每搏量与心室舒张末容积之间的关系所构成的曲线，称 Frank-Starling 曲线，或称每搏容量－心室舒张末容积曲线（SV－VEDV 曲线），又称心室功能曲线，诠释了心室容积（心脏前负荷）与每搏量之间的关系。心肌的收缩特性符合 Frank-Starling 定律。Frank-Starling 定律是临床监测心脏前负荷和心输出量的基础理论。由于压力与容积之间的影响，心室舒张期末压力－容积曲线图（VEDP-VEDV 曲线图）或心室压力－容积环，诠释了心室压力与容积之间、心室压力与每搏输出量的关系，同样是临床分析心脏前负荷监测参数的重要生理学基础。③临床评估心脏前负荷，目前，临床尚无技术测量在体心肌纤维的长度和张力评估心脏前负荷。临床在心脏生理学理论指导下，利用有创和无创监测技术，利用心腔及大血管的压力或容积监测参数，判断心脏前负荷。

（3）Frank-Starling 曲线、心输出量与临床应用：Frank-Starling 曲线（图 2-1-1），反映心脏前负荷与心室每搏量间的关系。

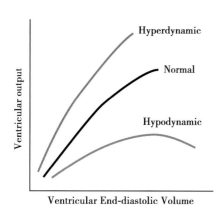

图 2-1-1 SV-VEDV 曲线图

注：SV-VEDV 曲线图是由纵轴和横轴组成，纵轴代表每搏容积（SV），横轴代表心室舒张期末容积（VEDV）；黑色曲线"Normal"（正常）表示，在心功能正常时，VEDV 增加则 SV 相应增加，VEDV 与 SV 呈正相关；灰色曲线"Hyperdynamic"（高血流动力，心肌收缩力增强）表示：正常生理状况下，心室初长度储备较大，因此泵血储备能力较大，舒张期末容积少许增加即可到 SV 明显增加；蓝色曲线"Hypodynamic"（血流动力衰竭，心肌收缩力降低）表示：与正常心功能比较，心肌泵血功能受损，即使心室舒张期末容积明显增加，SV 增加少甚至不增加，心功能曲线平坦甚至向下倾斜

（引自：王义明．实用外科重症临床指引：经验·实证·准则，基础篇［M］．台湾：时新出版有限公司，2008.）

在正常生理状况下，VEDV 与 SV 呈正相关。心输出量随机体代谢需要而增加，生理学称之为"心泵血功能储备"。健康成年人安静时 CO 约 5~6L，剧烈运动时 CO 可达 25~30L，是安静时的 5~6 倍。但是，即使正常心脏，当心室容积增加到一定程度，心输出量也不再成比例增加，此时 Frank-Starling 曲线趋于平坦。在心肌受损时，容量增加而心输出量增加较少甚至降低，视为心脏储备减少或丧失。临床所谓"容量反应性"是指心脏泵血功能处于 Frank-Starling 曲线的上升段，反映心脏储备功能好，心输出量依赖前负荷，输液扩容能增加心输出量。Frank-Starling 曲线处于平坦段，反映心脏储备功能受损，扩容治疗不能增加心输出量甚至有害，临床谓之无容量反应性或容量反应性差。

Frank-Starling 曲线是血流动力学"ABC"理论

的基础。血流动力学的"ABC"理论是临床血流动力学治疗的基础理论，其实质是心脏每搏量减少的原因可能是前负荷过多或不足，临床使用正性肌力药物前应先评估及调整前负荷。

心室舒张期末容积（VEDV）是理想的心脏前负荷监测指标，测量技术有左心室造影、放射性核素、磁共振心室造影以及心脏超声等。然而，唯有心脏超声是临床床旁无创监测 VEDV 的常规技术。

（4）VEDP-VEDV 曲线、心输出量与临床应用：尽管理想的心脏前负荷监测指标是容积指标，但是压力指标仍然是临床评估心脏前负荷的指标。传统上，临床常用压力指标替代容积指标评估心脏前负荷进而判断对心输出量的影响，如中心静脉压等。心室压力与容积之间的关系，是临床理解压力指标替代容积指标评估心脏前负荷的理论。左心室压力-容积曲线（VEDP-VEDV 曲线）又称心室顺应性曲线，诠释了心室充盈压与心室容积之间的关系。正常生理状况，心室压力与容积呈线性正相关（图 2-1-2）。

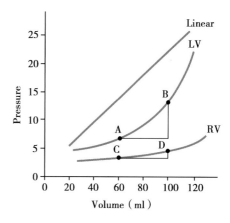

图 2-1-2 心室压力-容积曲线图

注：纵坐标：压力；横坐标：容积；LV：左心室；RV：右心室；LV、RV 的压力与容积呈线性正相关，当增加心室容量，左心室压力升高明显大于右心室，提示右心室舒张期顺应性更好

（引自：王义明．实用外科重症临床指引：经验·实证·准则，基础篇［M］．台湾：时新出版有限公司，2008.）

但是，心室压力与容积之间并非总是呈线性正相关。因此，临床用压力指标替代容积指标评估心输出量，需注意压力与容积之间复杂的关系。

1）心室充盈压与心输出量的临床应用

① 左心室舒张末压（left ventricular end diastolic pressure，LVEDP）与心输出量：左心导管测左心室

舒张末压力代替左心室舒张末容积(left ventricular end diastolic volume,LVEDV)评估左心前负荷进而评估心输出量。研究显示,依据 Frank-Starling 定律,LVEDP 为 5~15mmHg 时,心功能曲线在左侧上升陡坡段,心搏出量最高;LVEDP 为 15~20mmHg 时,心功能曲线在平坦段,此时尽管左心室充盈压明显升高,但是心搏量增加不明显;当 LVEDP 超过 20mmHg 时,心功能曲线在右侧平坦段或轻度下斜,心室舒张期末容积增大、心腔内压力升高,然而心脏每搏量并不增加甚至降低,临床常见于严重心肌损伤、心功能不全。但是,左心导管测 LVEDP 技术复杂,临床难以常规实施。Swan 和 Ganz 发明了肺动脉漂浮导管即 Swan-Ganz 导管,其所测肺动脉楔压(pulmonary artery wedge pressure,PAWP)相当于肺毛细血管压,PAWP 与肺静脉压、左心房压(LAP)及 LVEDP 大致相等,即 PAWP≈LVEDP,PAWP 成为临床评估左心室前负荷的"金标准"。当今,心脏超声可估测 LVEDP、LAP 以及 PAWP,也能评估左心前负荷。

②右心室压与右心输出量:肺动脉漂浮导管测中心静脉压(central venous pressure,CVP)、右房压(right atria pressure,RAP)、右心室压。CVP 是临床评估右心前负荷最常用的指标。

2)心室压力与容积间线性和非线性关系的临床意义

①左心室压力与容积的关系:在生理状况下,心室容积增加,压力相应增加,LVEDP 与 LVEDV 呈线性正相关;当 LVEDV 超过 100ml 时,容积与压力之间呈非线性关系,左心室容积少量增加即可使左心室压力明显增加(见图 2-1-2)。在病理状况下,压力与容积之间呈非线性关系,压力指标可能高估或低估心室容积。如二尖瓣狭窄,左心房与左心室之间的压力阶差增大,PAWP>LVEDV。再如心肌舒张性受损致心室充盈受阻时,心室需要增加压力以获得正常的充盈容积,PAWP>LVEDV。心肌外因素如胸膜腔内压增加、右心扩大及心包疾病也可使左心室心腔内压力大于实际容积。此外,低氧血症如肺部疾病、呼吸衰竭、休克等导致肺小静脉收缩,所测 PAWP 大于实际 LVEDP。

②右心室压力与容积的关系:在右心室压力和容积呈线性正相关的前提下,用 VEDP 判断 VEDV(见图 2-1-2)。在正常生理状况下,CVP≈右心室舒张末期容积(RVEDV),临床通常用 CVP 替代 RVEDV 评估心脏前负荷。但是,病理状况

下如严重三尖瓣反流、右心室功能异常、胸腹腔压力增加以及心包病变等,影响 CVP 判断心脏前负荷。如右室心肌梗死右心功能不全,尽管右心房室及下腔静脉容积或压力指标增加,并非是真正的容量超负荷,仍需输液增加右心前负荷来增加右心输出量,而忌利尿扩血管减轻前负荷。心脏超声测量下腔静脉内径及其变化,受到这些因素的影响。

3)左心室前负荷和右心室前负荷监测的临床意义:从心室舒张末期压力-容积曲线可见(见图 2-1-2),在左、右心室容量负荷相同状况下,左心室 A 与 B 的压力上升速度明显快于右心室的 C 与 D。换言之,左心室耐受后负荷而对容量负荷耐受性差;右心室耐受容量负荷,但对后负荷耐受差。在正常生理状况下,增加前负荷,仅使右心室压力轻微升高,右心输出量增加。为了维持肺循环和体循环血流量的平衡,左心室相应地提高心输出量,使左右心输出量相等,但是左房压或左心室充盈压却比右心压力提高更多。急性左心室心肌梗死致左心室功能受损而右心功能正常,左心前负荷压力指标 PAWP、LVEDP 或 LAP 增加,当 PAWP 或肺毛细血管内压超过血浆胶体渗透压即可发生肺水肿,而右心前负荷压力指标如 RAP 或 CVP 仍可正常,右心前负荷指标不能反映左心前负荷。在肺栓塞、严重三尖瓣反流、右心室心肌梗死致右心室功能衰竭等病理状况下,右心前负荷监测指标如下腔静脉内径、CVP、RAP、RVEDV 及 RVEDP 等增加,而左心前负荷指标如 PAWP、LAP、LVEDV 等可在正常范围甚至降低。右室心肌梗死需要维持较高的前负荷才能维持正常心输出量,尽管此时右心容积指标显示超负荷,但仍应避免利尿和扩张血管治疗。提醒,临床往往需分别监测左心室和右心室前负荷。

Tips:

在正常生理状况,左右心室前负荷是一致的,因此右心室前负荷可视为心脏总前负荷,CVP 是临床最常用的心脏前负荷监测指标。但是,左右心室病变或肺血管病变能导致左右心室的前负荷不一致,常常需分别评估。

附:等长调节:Frank-Starling 定律是异长调节,

即心输出量与心肌初长相关。人体是复杂的,等长调节是心脏每搏输出量与心肌初长无关的一种心脏功能的调节,是心肌收缩力接受神经体液因素调节的一种调节机制。等长调节是在相同的心室舒张末期容积的条件下,儿茶酚胺可加强心室肌的收缩力,使心室每搏量或做功增大。机制:儿茶酚胺与心肌细胞膜上的β受体结合,导致腺苷酸环化酶活性增加而cAMP生成增多,使蛋白激酶活化,催化细胞内蛋白质磷酸化,提高肌膜和肌浆网膜上的钙离子通道开放,产生细胞内钙离子浓度增加,心肌收缩力增强。儿茶酚胺也可使舒张速度增快。应注意等长调节对直流动力学的影响。

2. 心脏前负荷临床监测指标概况(图 2-1-3)

3. 心脏前负荷的影响因素及临床意义　许多因素影响心脏前负荷及其监测指标,包括:有效血容量或静脉回心血量、心室舒张性、胸膜腔内压以及心率(图 2-1-4)。其中,心室舒张功能及胸或肺内压对心脏前负荷的影响作用容易被临床忽视或误诊。

(1)心室舒张功能影响心脏前负荷的临床意义:心室舒张功能影响心室充盈(详见第二章第三

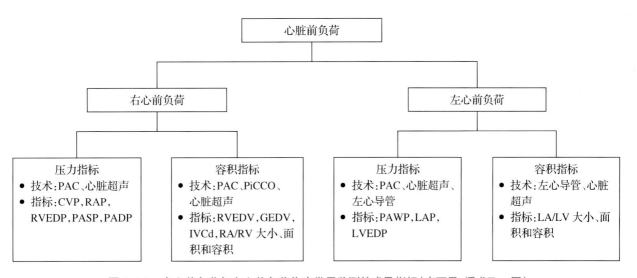

图 2-1-3　右心前负荷与左心前负荷临床常用监测技术及指标(李丽君、潘龙飞　图)

注:PAC:肺动脉导管;CVP:中心静脉压;RAP:右房压;RVEDP:右室舒张末压;PASP:肺动脉收缩压;PADP:肺动脉舒张压;PiCCO:脉搏指示连续心排血量监测;RVEDV:右室舒张末期容积;GEDV:全心舒张末期容积;IVCd:下腔静脉直径;RA/RV:右房/右室;PAWP:肺动脉楔压;LAP:左房压;LVEDP:左室舒张末压;LA/LV:左房/左室

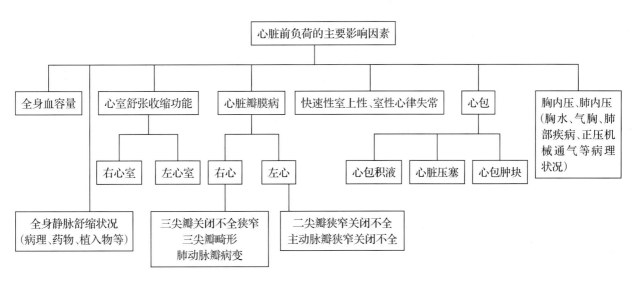

图 2-1-4　心脏前负荷主要影响因素一览图(李丽君、潘龙飞　图)

节）。心室舒张功能 =ΔVEDV/VEDP。心室舒张功能受损时，舒张期末容积与压力呈非正相关性，压力增加而容积增加少或没有增加，这也是压力指标反映实际容量状况的局限性。

（2）心肺相互作用与心脏前负荷：胸膜腔内压变化影响静脉血回流及心脏前负荷，甚至心输出量，称为心肺相互作用。容量反应性指标与心肺相互作用有关。

1）正常自主呼吸时心肺相互作用的临床意义：正常平静自主呼吸时，胸膜腔内呈负压。胸膜腔内负压使上、下腔静脉和胸导管的跨壁压增加，血管和淋巴管扩张，有利于静脉血和淋巴液回流。吸气相胸膜腔内负压增加，肺泡内压低于大气压，空气进入肺泡；呼气相时，肺及胸廓回位，胸膜腔内负压减少，肺泡内压高于大气压，气体被呼出肺外。在吸气相时，胸膜腔内负压较呼气相低，右房压降低，同时膈肌下降致腹内压增加，腹腔内大静脉压增加，静脉回流增加，静脉回流血量增多，右心室前负荷增加，右心室每搏量增加。同时，吸气相时，肺血管扩张致较多血量容纳于肺循环中，肺静脉流入左心房的血量减少；胸膜腔内负压增加室壁跨壁压。在呼气相时，胸膜腔内压较吸气相高，右房压增加，膈肌上抬致腹内压及腹腔内大静脉压不变，静脉回流较吸气相减少。在正常生理状况下，尽管呼吸影响静脉回流及前负荷，但每搏输出量变化不明显。但有研究发现，深呼吸可产生胸膜腔内压明显变化而影响下腔静脉回流，可评估容量反应性，然而危重患者往往不能配合进行深呼吸。

2）机械正压通气时心肺相互作用的临床意义：机械正压通气产生持续的胸膜腔内正压而致胸膜腔内负压减少或消失。持续的胸膜腔内正压对血流动力学影响是复杂的，依据血容量正常或减少而不同。有效循环血容量正常时，机械正压通气主要是降低左心后负荷，增加心输出量。血容量不足时，机械正压通气的主要效应是减少右心前负荷进而致左心输出量降低引起血压降低，其机制是：胸膜腔内正压致右房压增加，静脉流入胸内的压力阶差降低，静脉回流减少；胸膜腔内正压作用于心脏外部，阻碍心脏舒张期扩大充盈；胸膜腔内正压压迫肺血管，肺血管阻力增加，右心室每搏容量减少；肺血管阻力增加致右心室扩张，使室间隔向左心室移位，左心室充盈减少。

3）心肺相互作用与容量反应性监测：液体管理是临床经常遇到的问题，容量反应性是预测输液扩容是否有效的血流动力学监测指标（参见第二章第七节）。容量反应性指标是基于机械通气时每搏心输出量、心腔及大血管内径随呼吸周期的变化。机械正压通气期间，当血容量不足时，伴随吸气与呼气，心脏血管内压和每搏量的变化更明显。容量反应性的心肺相互作用机制仍然不明，可能的机制是：右心室的Frank-Starling曲线处于陡升段，在机械正压通气时，正压吸气增加右房压而阻止上、下腔静脉血回流，导致右心室前负荷和每搏量减少，约经2~4次右心搏入肺循环血量的积累后充盈左心室，减少的右心室每搏量终致左心室充盈呈延迟性减少，引起吸气末期或呼气期左心室每搏量、收缩压及脉压减小。当左心室Frank-Starling曲线也处于陡升段，右心室每搏量随呼吸周期的变异终致左心室每搏容量出现较大的变异。如果左、右心室都处于前负荷依赖即左、右心室都处于Frank-Starling曲线的上升段，正压机械通气能引起左心室每搏容量大幅度变异。但是，如果左或右心室任何一个心室处于非前负荷依赖或处于Frank-Starling曲线的平坦段，左心室每搏容量随呼吸周期的变异降低或消失。提醒临床，实施容量反应性监测时，右心室功能应在正常。机械正压通气时，尽管气道压力、PEEP、心脏功能、缺氧、酸中毒等也影响心输出量，但循环血容量对心脏每搏量变异的影响更大。

（3）心脏瓣膜病及心包疾病影响心脏前负荷：二尖瓣狭窄导致心房压力增高阻止静脉回流使左心室充盈不足。主动脉瓣关闭不全，主动脉反流血致二尖瓣提前关闭，实际LVEDP大于所测PAWP。肺动脉瓣狭窄或关闭不全致右心室压力增加继而影响右心室充盈。心包疾病如心包积液等,导致心房心室充盈受阻甚至心脏压塞。

(4)血管跨壁压与心脏前负荷监测:影响心脏前负荷的压力是跨壁压。

1)影响血管跨壁压的因素:在胸腔内,血管腔内的血液对血管壁的压力(血压)与血管腔外对管壁压力之差为跨壁压,跨壁压=血压-血管外压力。跨壁压是使血管扩张及水肿形成的压力,具有真正临床意义。静脉充盈程度受跨壁压的影响较大,跨壁压大则静脉充盈度大,当跨壁压减小到一定程度,静脉不能保持膨胀而塌陷。影响胸腔内的血管腔外压力有胸膜腔内压、机械正压通气、外源性和内源性PEEP、呼吸窘迫以及腹腔内压等病理状况。中心静脉置管所测CVP是血管内压,与大气压(零)有关。只有当血管外压力等于大气压(零)时,血管内压力才能反映跨壁压。

2)血管跨壁压的临床意义:①健康人在正常呼吸频率呼气末,胸膜腔内压(血管外压)从负压回升到接近大气压(零),此时所测CVP或PAP等尽管是血管内压,但能反映跨壁压。因此,自主呼吸状况,导管或床旁超声测量应选择在呼气末,以呼气末测量的血管压力读数为准。②当胸腔内呈正压时,血管内外压力将有差别。有两种情况使呼气末胸腔内压力高于大气压:其一是防止肺泡塌陷而使用PEEP的机械正压通气,称为外源性PEEP,其二是由于气道阻塞肺泡不能完全排空,导致肺泡内压不能在呼气末降至大气压水平,称内源性PEEP。当存在外源性PEEP时,理论上应暂停呼吸机并在呼气末测量CVP,以求获得跨壁压。但是,终止PEEP可能导致肺泡塌陷和低氧血症等,因此不应为了测量CVP而终止PEEP。存在内源性PEEP时,用中心静脉导管难以获得跨壁压。临床上,PEEP等病理因素致中心静脉或肺动脉承受血管外压力的影响时,CVP或PAWP并非是跨壁压,不能反映真实的容量状态。当胸膜腔内压是正压或机械正压通气等病理状况时,为了矫正血管外压力的影响,临床将导管所测血管内压力指标进行相应的调整,如高水平PEEP时,将中心静脉导管所测CVP值减去1/3PEEP值;再如,脓毒症休克机械正压通气时,CVP目标值通常设置为12~15mmHg,高于正常值2~3倍。同理,血流动力学超声参数应注意影响血管跨壁压的因素。

(5)影响左心室前负荷的疾病:

1)增加左心室前负荷的疾病:输液扩容治疗、左心功能减低[收缩和(或)舒张功能]、心源性休克、急性二尖瓣关闭不全等。

2)降低左心室前负荷的疾病:败血症、脱水、右心室梗死等。

3)不影响左心室前负荷的疾病:主动脉瓣狭窄、高血压等。

(6)影响右心前负荷的疾病:

1)增加右心室前负荷的疾病:输液扩容治疗、右心功能降低、三尖瓣关闭不全、左向右分流先天性心脏病、肺动脉高压及肺动脉反流等。

2)降低右心前负荷的疾病:有效循环容血量不足、利尿扩血管药物作用、腔静脉回流受阻等。

4. 心脏前负荷临床监测指标分类 由于应用目的及机制不同,心脏前负荷监测指标分2类。

(1)静态指标(static indices):或称容量状态指标,包括压力指标和容积指标,是指在静态单次测量的容量参数,相对于动态指标,反映容量状态或绝对容量状态。在2个或多个时间点测单次静态指标,反映静态指标的变化趋势,好于单次测量参数,可称为连续指标。静态指标评估心脏前负荷,不能评估容量反应性。

(2)容量反应性指标:或称前负荷依赖性指标,又称液体反应性(fluid responsiveness)指标,判断心输出量是否心脏前负荷依赖,包括动态指标和容量负荷试验。监测容量反应性是基于心肺相互作用机制(参见上文及第二章第七节)。通常认为,输液扩容后心脏每搏量增加≥10%~15%,谓之有容量反应性。由此不难理解,容量反应性指标与静态指标的实质区别是:容量反应性指标评估心泵血功能/心输出量,或谓之评估心功能曲线;而静态指标依据容积或压力参数评估心脏前后负荷并间接评估心功能,如静态压力参数CVP增加可推测右心室功能降低。但许多因素可使CVP增加。在评估心输出量诸多技术指标中,唯有床旁心脏超声具有优势,将静态参数与心功能参数结合判断容量反应性。如心脏超声检测有心功能减低、心房室压力或容积增加,可以推测无容量反应性。

临床通过有创、微创及无创技术获得心脏前负荷指标(图2-1-5)。

5. 心脏前负荷临床监测指标的优劣势比较

(1)静态压力指标评估心脏前负荷:右心前负荷压力指标有CVP、RAP、RVEDP、PASP、PADP等。左心前负荷压力指标有PAWP、LAP、LVEDP等(图2-1-6)。

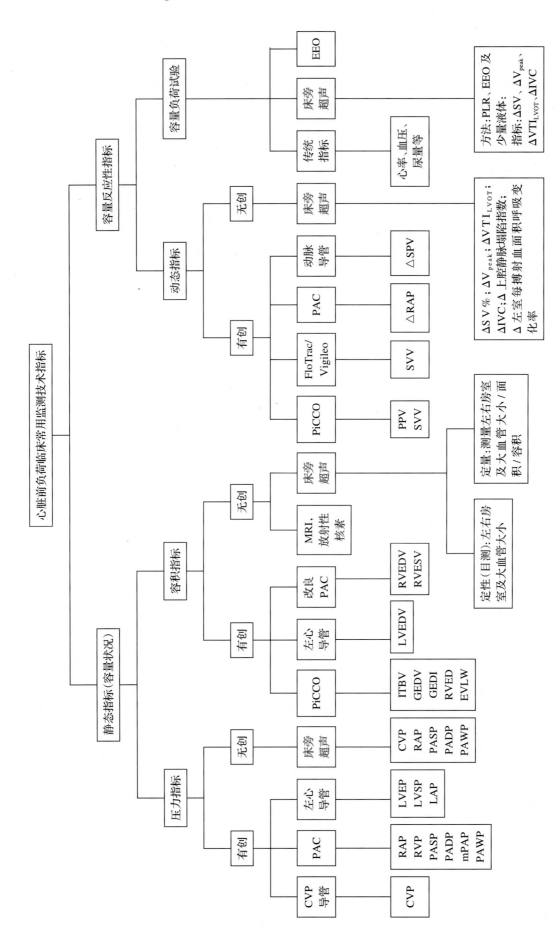

图 2-1-5　心脏前负荷临床常用监测技术指标一览图（李丽君、潘龙飞　图）

注：FloTrac/Vigileo：连续动脉压力波形技术；ΔRAP：右房压变异度

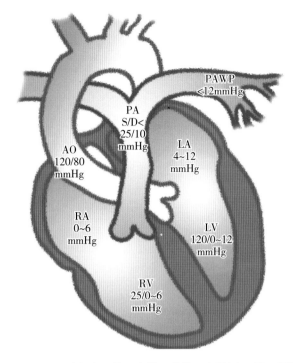

图 2-1-6 心腔和大血管压力的正常值示意图(李丽君 图)
注:RA:右心房;RV:右心室;LA:左心房;LV:左心室;AO:主动脉;PA:肺动脉;PAWP:肺动脉楔压

1) 肺动脉漂浮导管(PAC)测压力指标:PAC又称右心导管,或称 Swan-Ganz 导管,监测 CVP、RAP、RVP、肺动脉压及 PAWP,是临床监测右心系统压力的"金标准"。

① CVP 或 RAP:经皮穿刺导管进入上腔静脉或下腔静脉入右心房处所测压力为 CVP,正常值 -1~+6mmHg,平均 4mmHg。如无三尖瓣病变,CVP约等于 RAP 及 RVEDP。CVP 临床价值:1929 年德国人 Forssmann 首次报道了中心静脉导管技术,CVP 历经近百年沿用至今。CVP 是胸腔内大静脉内压力,反映血容量、静脉回心血量及右心功能,是临床判断补液量及速度的常用指标,是临床经典的、最常用的判断右心前负荷或容量状态的压力指标。通常,CVP 升高多见于循环血容量增加或右心衰竭。CVP 降低多见于低血容量或其他原因致静脉回流减少。当左、右心排血量一致时,CVP 反映左、右心室前负荷。脓毒症休克早期目标导向治疗的目标之一即 CVP 达到 8~12mmHg。然而,CVP 的临床价值越来越多地被质疑,甚至有人认为,无论是自主呼吸还是机械通气,CVP 都不能作为心脏前负荷的监测指标,不能反映容量反应性,更不能准确地反映左心室舒张末容量,不能作为 ICU、手术室、外科等常规评估血容量的指标。

影响 CVP 的有 4 类因素:A. 心脏病变:左心室或右心室收缩 / 舒张功能不全、三尖瓣狭窄或严重关闭不全、肺动脉瓣病变、肺血管阻力 / 肺动脉压升高、心包病变等导致 CVP 升高。举例:右心室心肌梗死,右心室功能异常导致上、下腔静脉血回流受阻,右心搏出减少,CVP 升高;右心室肥厚、右心室缺血缺氧、肺部疾病及肺动脉压力增高等都能引起右心室顺应性降低,产生 CVP 增高;慢性左心衰竭通过肺毛细血管后压力增高进而肺动脉压增高、右心衰竭而致 CVP 增高。相反,急性左心衰竭肺水肿,CVP 通常来不及升高。B. 外周血管:神经体液调节或血管活性药物等产生血管张力增加或降低均影响 CVP,如脓毒症休克内环境改变,不仅使右心室僵硬、心肌收缩减低,而且外周血管分布性变化或血管活性药等,都可致 CVP 升高。C. 呼吸系统:肺部疾病、ARDS、正压机械通气、胸腔积液、气胸、腹压增高等产生 CVP 升高。全身疾病如风湿免疫性疾病伴肺部受损引起肺血管阻力增高致 CVP 增加。D. 测量技术:CVP 操作错误,如导管置入右心室、接头松动、导管扭曲、血块半堵塞、零点位置不准、传感器设定,以及患者体位、呼吸相的选择等。

② 右心室舒张末压(right ventricular end diastolic pressure,RVEDP)和右心室收缩压(right ventricular systolic pressure,RVSP):RVEDP 反映右心室充盈状况,正常值为 0~6mmHg,>10mmHg 为过高,常见于右心衰竭及心脏压塞。RVSP 正常值为 15~25mmHg,>30mmHg 为过高。

③ 肺动脉压:肺动脉收缩压(pulmonary artery systolic pressure,PASP):如无右心室流出道梗阻或肺动脉瓣狭窄,PASP 与 RVSP 相等。肺动脉舒张压(pulmonary artery diastolic pressure,PADP):是右心室收缩前肺动脉压最低值。正常值为 5~12mmHg,通常 <10mmHg。PADP 与 RVEDP 并不相等。肺动脉平均压(pulmonary artery mean pressure,mPAP):是临床判断肺动脉高压的主要指标,正常值为 10~20mmHg。

④ PAWP:当 PAC 插入肺动脉小分支,气囊充气后阻塞肺动脉细小分支的血流,导管顶端与肺微血管静脉之间形成自由通道,所测压力即 PAWP,是前向性肺毛细血管压。PAWP 的临床价值:近半世纪来,PAWP 是评估左心前负荷的"金标准"。正常人心室舒张时,左心室、左心房、肺血管与漂浮导管尖端间形成"连通管",压力基本相

等,PAWP 与 LAP 平均压相似,一般 PAWP 比 LAP 高不超过 1~2mmHg,因此设 PAWP≈LVEDP,反映左心室前负荷。PAWP 正常参考值为 6~12mmHg,平均值约为 7mmHg。通常,当 PAWP 大于 18mmHg 即发生肺水肿。如无肺血管梗阻、无肺血管阻力升高,PADP≈PAWP,因此临床也可用 PADP 替代 PAWP 评估左心前负荷。但是,有严重低氧血症、心率 >125 次 / 分、肺动脉高压、肺动脉栓塞、肺部疾病以及 ARDS 等肺部病变时,PADP 不能反映 PAWP 的真实情况。当 PADP 比 PAWP 大,>6mmHg 以上,表明肺部有血管阻塞性病变,如大面积肺梗死、慢性阻塞性肺疾病、肺纤维化等。总之,PAWP 增高的病因有容量负荷过多、左心收缩和(或)舒张功能受损、心脏压塞、二尖瓣狭窄和关闭不全等。PAWP 减少的病因有容量负荷不足、血管扩张等。然而,近年 PAWP 的临床价值也受到质疑,有研究认为监测 PAWP 不能降低脓毒症休克的病死率,评估左心室前负荷甚至不优于 CVP。影响 PAWP 判断左心前负荷的因素有:①肺 3 区与 LAP/PAWP:根据肺泡压与肺循环血管的压力,将肺从上部到下部依次划分为 1 区、2 区及 3 区。3 区的解剖部位在左心房以下的肺区域,此区域肺泡毛细血管压力 > 肺泡压。只有肺动脉导管尖端放置在肺 3 区,PAWP 才能反映肺静脉压或左房压。如果肺泡周围压 > 肺毛细血管压(肺静脉压),肺动脉导管尖端所测得压力反映的是肺泡压而不是左房压。由于肺相关区域的高血流,多数肺动脉导管能置于左心房水平以下的肺 3 区。但是,仍然有约 30% 肺动脉导管尖端被置于左心房水平以上,即肺 1 区或 2 区。尽管 X 射线侧位胸片有助于识别导管与左心房的位置,但是仍有近 1/3 的导管置入错位可导致近 1/3 的 PAWP 参数的错误解读。②PAWP 大于 LVEDV:心室肥厚、心肌缺血、感染性休克等使心肌松弛性及顺应性受损,心室壁僵硬,心房收缩后僵硬的 LVEDP 快速升高,二尖瓣提前关闭,心室舒张期末容积减少,LVEDP 常 >LVEDV,进而高估容量负荷。③PAWP 小于 LVEDV:主动脉瓣反流、肺动脉分支减少(肺栓塞、全肺切除等)使 PAWP<LVEDV。置入导管属有创操作,留置动脉导管有风险,并且容易感染。

2)左心导管测压力指标:经皮穿刺通过外周动脉逆行或经右心房穿刺房间隔进入左心,测肺静脉压或左房平均压(LAPm)、LVESP、LVEDP、主动脉压,以及左心室压力曲线。肺静脉压≈LAP,

正常值为 4~12mmHg。左心室收缩压 ≈ 外周动脉收缩压。主动脉压正常值与正常肱动脉压相似(见图 2-1-6)。显然,左心导管并不适合临床常规应用。

3)床旁超声测压力指标:有人将心脏超声喻为"超声右心导管",能获得左心系统和右心系统的大多数压力指标包括 PAWP。①优势:能同时发现影响压力和容积指标的许多病因,如心脏舒张收缩功能异常、心包积液、心脏瓣膜病变或血容量超负荷等;②劣势:多普勒图像的质量和测量技术影响测压准确性。

<table>
<tr><td>Tips:</td></tr>
</table>

CVP 和 PAWP 是用压力指标判断心脏前负荷的"金标准",但受到越来越多的质疑。近年相关专家共识不推荐常规留置肺动脉导管。心脏超声不仅能监测静态容量及压力参数,而且能监测影响压力参数的因素如心室功能、瓣膜病变、心包积液等,目前被相关指南推荐为休克的首选血流动力学监测技术。

(2)静态容积指标评估心脏前负荷(见图 2-1-5)

1)左心导管心室造影测容积指标:测左心室舒张期末容积(LVEDV),反映左心前负荷。设备要求高、有创检查、技术复杂,临床难以常规床旁实施。

2)PAC 测容积指标:热稀释法单次测参数。①RVEDV,正常值 100~160ml;②右心室收缩期末容积(RVESV)=RVEDV−SV,正常值 50~100ml;③右心室舒张期末容积指数(RVEDVI)。属于有创监测。

3)FloTrac/Vigileo 测容积指标:连续监测 RVEDV、RVEDVI。是有创监测。

4)PiCCO 测容积指标:经肺热稀释法。①胸腔内总血量(ITBV)和胸腔内血容量指数(ITBVI):ITBV 是心脏舒张期胸腔内的总血量,由舒张末期总血量(GEDV)和肺血容量(PBV)组成。ITBVI=ITBV/BSA,正常值为 850~1000ml/m²。评估心脏前负荷,指导补液或利尿。②全心舒张期末容积(GEDV)和全心舒张期末容积指数(GEDVI):评估容量状况;③血管外肺水(EVLW)及血管外肺水指数(EVWI):EVLW 是指分布于肺血管外的液体,由血管滤出进入组织间隙的液体量,由肺毛细血管内静水压、肺间质静水压、肺毛细血管内胶体渗透压和肺间质胶体渗透压决定,反映容量超负荷及肺水肿程度。EVLWI（EVLWI=EVLW/BSA）的正常值为 3.0~7.0ml/kg，>10ml/kg 提示可能发生肺水肿，是急性左心衰竭的警告信号。PiCCO 局限性：①有创监测。②心腔扩大、顺应性减低的左心衰竭，当伴有中度容量不足需要补液时，ITBV 和 GEDV 的敏感性低于 PAWP。③ITBV、EVLW 等参数的准确性受多种因素的影响，如体重、外源性液体、指示剂注射不规范、心内分流、主动脉及其瓣膜病变等。难以分辨渗透性或压力性肺水肿。④PiCCO 经肺热稀释法不能测量 PAP、PAWP，不能代替 Swan-Ganz 导管。依靠单一温度稀释技术测量 CVP。⑤需要动脉和静脉置管，股动脉导管耗材费用较高，需频繁校正。⑥禁用于 IABP、主动脉造影等。迄今，美国 FDA 未批准监测肺水模型的注册。

5）心血管磁共振成像和放射性核素技术测容积指标：①心血管磁共振成像的组织分辨率高，对人体无害，是评估心脏结构和功能的"金标准"，被喻为"无创病理学检查"；②放射性核素技术，放射性示踪原子测血容量等。劣势：技术复杂、耗时、费用高，难以常规床旁监测血流动力学。

6）床旁超声测容积指标：心脏超声测容积指标包括心腔及大血管腔的直径、面积、容积。无创、实时、可重复。三维超声测容积更准确。由于右心房和右心室结构不规则，超声测容积或面积准确性差。

Tips:

临床传统上用压力指标评估心脏前负荷。然而，评估心脏前负荷或容量状态的理想指标是容积指标而不是压力指标。从血流动力学监测的发展史可知，早期尚无左心室造影、核素及超声等技术测容积指标。即使导管测压技术曾经历了艰难的发展过程，20 世纪 70 年代 Swan-Ganz 导管的发明开启了临床用压力指标评估心脏前负荷的时代，被誉为血流动力学监测的"鼻祖"。未来，随着心脏三维超声等技术的普及，超声监测容积指标将更准确，超声无创常规评估容量状态或许将取代压力指标。

（3）动态指标评估前负荷："动态"是指相对于"绝对"或"静态"。动态指标基于心肺相互作用（heart-lung interaction）机制，通常需要在完全机械通气、容量控制、潮气量恒定（8~12ml/kg）的正压通气状况下获得的参数，用于预测容量反应性即输液扩容是否能增加心输出量、改善循环。目前尚无公认的在自主呼吸状况下测量容量反应性的指标。

1）PiCCO：测动态心输出量。①SVV：胸膜腔内压力变化影响回心血量，致 SV 变异，相当于周期性的容量负荷试验，预测容量反应性，正常值≤10%。SVV 波动的差值百分比越大，提示血容量越不足；SVV 波动的差值百分比越小，提示血容量越充足。SVV 降低提示左心室衰竭。②PPV（脉压变异）：正常值≤13%，是 30 秒内脉压最大与最小值间的变异程度，意义同 SVV。③PiCCO：是连续脉搏轮廓心输出量，显示过去 12 秒内的平均值（L/min）。④dp_{max}（最大压力升高速度，mmHg/s）：能较早发现心输出量下降。PiCCO 优势：与肺动脉导管、染料稀释及超声多普勒比较，PiCCO 心输出量数据的准确度、敏感度、重复性高度相关。局限性：为有创操作。主动脉内球囊反搏（IABP）治疗及主动脉造影患者禁用。测量结果需要间断地进行经肺热稀释法校正。SVV 和 PPV 仅限于无自主呼吸、容量控制机械通气、稳定的潮气量（8~10ml/kg）、深度镇静或肌松、无心律失常、无右心功能衰竭等。心脏左向右分流可能低估 CO，右向左分流则高估 CO。呼吸频率 >30 次 / 分时，PPV 减小且与容量状态无关。此外，瓣膜病或置入人工瓣膜、高频率通气、气道驱动压 <20cmH$_2$O、肺动脉高压、肺源性心脏病、心肌顺应性差（如用血管活性药物）等，预测容量反应性的准确性差。窦清理等比较 PiCCO 与心脏超声测量脓毒症休克心排血量，结果提示，PiCCO 热稀释技术测出的心输出量值与心脏超声测值的一致性好，但是 PiCCO 脉搏轮廓技术测值的一致性差并低估心输出量。脉搏轮廓有变异而肺热稀释法繁琐则是 PiCCO 的劣势。

2）FloTrac-Vigileo：SVV 正常值≤13%，临床价值及局限性同 PiCCO。该指标需要精确的脉搏波形，而临床许多因素影响脉搏波形。

3）PAC：测 RAP 或 CVP 呼吸变异性（ΔRAP%/ΔCVP%）。自主呼吸，吸气相产生足够大的胸膜腔内压降低时，RAP 下降 >1mmHg，提示有容量反应性；RAP 或 CVP 无下降，提示心功能曲线处于平台段。局限性：RAP 需要主动吸气使胸膜腔内压明显下降，有意识障碍、胸部损伤、腹压增加等情况的患者受限。

4）桡或肱或股动脉导管：机械通气时，呼吸周期中最高和最低动脉收缩压差即收缩压变异率

（ΔSPV）。以呼气末为参考值，连续3次机械通气计算ΔSPV，需避免非呼吸性波动波干扰。低血容量预测值：>12~15mmHg。局限性：受SV、胸肺顺应性、潮气量及外周血管活性药等影响，潮气量增加则ΔSPV增加。

5）床旁超声：基于心肺相互作用，机械正压通气产生足以改变下腔静脉直径和每搏心输出量的胸膜腔内压。监测指标有下腔静脉呼吸变异性（respiratory variability of the inferior vena cava，ΔIVC%）、每搏输出量呼吸变化率（ΔSV%）、主或肺动脉峰流速变异率（ΔV_{peak}）、左心室流出道血流速度时间积分变异率（ΔVTI_{LVOT}）、上腔静脉塌陷指数，以及左心室每搏射血面积呼吸变化率。

Tips:

　　动态指标基于心肺相互作用机制，能预测容量反应性，敏感性和特异性较高，但是须在完全机械正压通气等状况下测量。静态指标是在静息状态下测量，反映前负荷基础状态，不应被忽视，不同时间点连续更有价值。但是，单次测值预测容量反应性的敏感性和特异性差，不推荐用静态指标预测容量反应性。

（4）容量负荷试验：无机械正压通气、心律失常等条件的限制，几乎适用于所有患者（详见第二章第七节，详见图2-1-5）。

（二）心肌收缩性／心脏泵血功能及监测

　　Frank-Starling定律：心脏前负荷正常时，心肌收缩力决定心输出量。

1. 心肌收缩性／心脏泵血功能生理学　心肌收缩推动血液在循环系统内流动，心脏是与体循环、肺循环相连的肌性泵，又称"心脏泵"。左心室收缩是保障全身脏器持续血液灌注的基础（详见第二章第二节）。右心室收缩是保障全身静脉血泵入肺循环进行氧合、保障左心室充盈的基础（详见第二章第四节）。心脏泵血功能的监测指标包括心输出量、每搏量及心肌收缩性。

（1）心输出血量（cardiac output，CO）：指每分钟左心室或右心室射入主动脉或肺动脉的血量，是心室每搏容量与心率（heart rate，HR）的乘积，CO=SV×HR，成人正常值4~6L/min。

（2）每搏容量（stroke volume，SV）：舒张末期心室充盈血量被称为舒张末期容积（VEDV，参考值108ml±24ml），心室射血末期最小容积称为收缩末期容积（VESV，参考值45ml±16ml），VEDV与VESV之差是SV。正常成年人SV约60~80ml。SV由心室充盈（前负荷）、左右心室收缩力及后负荷决定，是衡量心脏泵血功能的一个基本指标，是决定血液循环流动的主要决定因素。临床用有创或无创技术测量静态、动态SV以及替代指标。

（3）心肌收缩性（contractility）：指心肌纤维收缩的固有属性，不依赖心肌纤维长度和前负荷的变化，是心脏泵血的原动力。换言之，心肌收缩性是在心脏零负荷时，心肌收缩的力与速度的变化、心肌纤维缩短的最大速率（V_{max}）。但是，在活体上评价心肌收缩性，几乎不可能去除心脏前后负荷的影响。因此，临床将心肌收缩时心肌纤维的长度缩短，克服前后负荷的特性，谓之心肌收缩力。迄今，临床尚无直接检测心肌收缩性的技术，通常用左心导管或超声多普勒测量心室收缩压变化速率曲线（压力／速率，dp/dt），二维心脏超声测心肌收缩幅度和增厚程度评估心肌整体和局部收缩力等。

（4）射血分数（ejection fraction，EF）：心室每搏量（SV）占心室舒张期末容积的百分比为EF。EF是临床最常用的评估心室整体收缩功能的监测指标。动脉导管心室造影是检测LVEF的"鼻祖"。磁共振显像检测EF准确且无创，但难以床旁常规实时监测。PiCCO测全心射血分数，临床价值有限。心脏超声几乎是临床常规监测左心室射血分数（LVEF）、评估左心室整体收缩功能的唯一技术指标，成人正常值为60%±7.0%。右心室射血分数（RVEF）正常值为48%±6.0%，临床通常不用RVEF评估右心室收缩功能（详见第一章第二节、第二章第二节、第四节）。

2. 心肌收缩力／泵血功能临床常用监测技术指标的优劣势

（1）有创监测技术指标

1）PAC：用标准热稀释法，将冰水由PAC近端孔注入右心房，冰水与血液混合，经右心室泵入肺动脉，肺动脉内导管尖端的温度感受器感知温度变化，计算SV、CO、心输出量指数（CI）、每搏量指数（SVI）、右心室每搏心功指数（RVSWI）及左心室每搏心功指数（LVSWI），是评估心排出量的"金标准"。用于休克、急性心肌梗死伴心力衰竭、心脏病围手术期、心脏病或高龄者接受手术、了解心血管药物对心功能的影响等。PAC劣势：

PAC是有创监测,并发症有心律失常、导管气囊破裂、感染和血栓性静脉炎、导管阻塞或肺动脉血栓形成、肺动脉破裂、导管在心腔内扭曲打结等。影响PAC参数准确性的因素有:呼吸模式、三尖瓣反流、心内和心外分流、静脉内快速输液、温度指示剂的温度和容量、温度指示剂的注射方式和速度、需多次注射大量冷液体以及不同时间测量有误差等。近年相关休克诊治专家达成共识:不推荐常规留置PAC;仅难治性休克合并右心功能不全和(或)ARDS推荐留置PAC,但推荐级别及证据级别都低(Ⅱ级推荐、C级证据)。

2) FloTrac/Vigileo:经外周动脉连续心排量监测。机械通气时,经桡动脉穿刺,与Vigileo监护仪连接FloTrac传感器,测每搏心输出量变异(stroke volume variation,SVV)、连续心排量(CCO)、连续右心室射血分数(RVEF)。FloTrac/Vigileo的优势是用血管活性药后不需重新校正,同时能测中心静脉氧饱和度($S_{cv}O_2$),较长时间观察心输出量的趋势变化。但是有创监测。

3) PiCCO:脉搏指示持续心排出量监测,是"经肺热稀释技术"(the transpulmonary thermodilution technique)与"脉搏轮廓分析法"(the pulse contour analysis)的结合体。评估心脏前负荷和后负荷、心肌收缩性等。静态指标:根据每搏量与主动脉压力曲线下的收缩面积成正比的理论,经肺热稀释描记脉搏轮廓波型曲线下面积,指标有:①CO及心输出量指数(CI):正常值为3.0~5.0L/(min·m²)。②SV及每搏量指数(SVI):正常值为40~60ml/m²。③心功能指数(cardiac function index,CFI):心输出量/全心舒张末容积获得。④全心射血分数(global ejection fraction,GEF):GEF=4×SV/全心舒张末容积。动态指标:基于心肺相互作用机制,热稀释技术和连续脉搏轮廓分析法测连续心输出量,判断容量反应性,包括SVV和PPV。需置入中心静脉和一条相对较大的动脉如股动脉或肱动脉导管,属有创监测,动态指标受呼吸等影响。

4) 左心导管:测dp/dt和LVEF。操作复杂、费用高,不适合临床常规监测。

(2) 无创性监测技术指标

1) 床旁超声心输出量及心肌收缩性监测:床旁超声定性(目测)、半定量及定量评估心脏泵血功能及心肌收缩力。①目测指标有:心肌收缩性、EF及节段性室壁收缩性;②定量和半定量指标有:SV、EF、CO、TAPSE、Tei指数、IVCT、LVET及dp/dt

等。由于无创、可重复等,是目前临床最常应用的监测左心室收缩功能的方法。

2) 全身阻抗技术(innovative whole-body bioimpedance technology):通过贴放专用传感器,向人体发送高频低伏的电流,电流沿阻抗最小路径传到血管内血液,监测基线值和心脏射血引起的血管内血流增多和减少产生的变化值计算血流动力学参数。心脏功能参数:SV、SI、CO、CI、心脏做功指数(cardiac power index,CPI)、SVV;全身外周血管阻力(total peripheral resistance,TPR)和全身外周血管阻力指数(TPRI);全身液体水平(total body water,TBW)。全身阻抗技术所测参数与Swan-Ganz导管所测参数相关性可达97%。笔者临床应用体会,难以判断SV或CO减低是由于心脏收缩功能减低还是舒张功能抑或心脏前负荷不足所致,与床旁超声监测结合应用,有互补性。

3) NICO系统:用部分CO_2重复吸入和改良Fick方程计算心输出量(CO)。将监测装置接在气管插管与呼吸机Y形管之间,适用于机械通气患者。

以图形式列出临床常用的心脏泵血功能监测技术指标,方便比较各项监测技术指标(图2-1-7)。

Tips:

在人体中,心脏泵血功能及其监测指标,不仅受制于心脏前负荷和后负荷,同时受呼吸周期、胸膜腔内压、肺内压及跨肺压等胸肺功能的影响。因此,临床应综合心脏前负荷、后负荷以及其他影响因素判断心脏泵血功能的监测指标。

(三) 心脏后负荷(cardiac afterload)生理学及监测

心室舒张期末容积恒定时,心肌收缩性与后负荷之间的匹配决定心脏每搏输出量。

何谓心脏后负荷? 心肌等张收缩开始后作用于心肌纤维的张力或室壁压力谓之心脏后负荷。换言之,心室射血时必须克服的阻力称为心脏后负荷。心脏后负荷与心室泵血功能呈反比关系,但是,人体有自我调节功能,平均动脉压在100mmHg生理范围内的波动,通常不影响心脏每搏量和心输出量。心脏后负荷的主要影响因素有血管阻力或动脉压力、胸膜腔内压/肺容积及心室

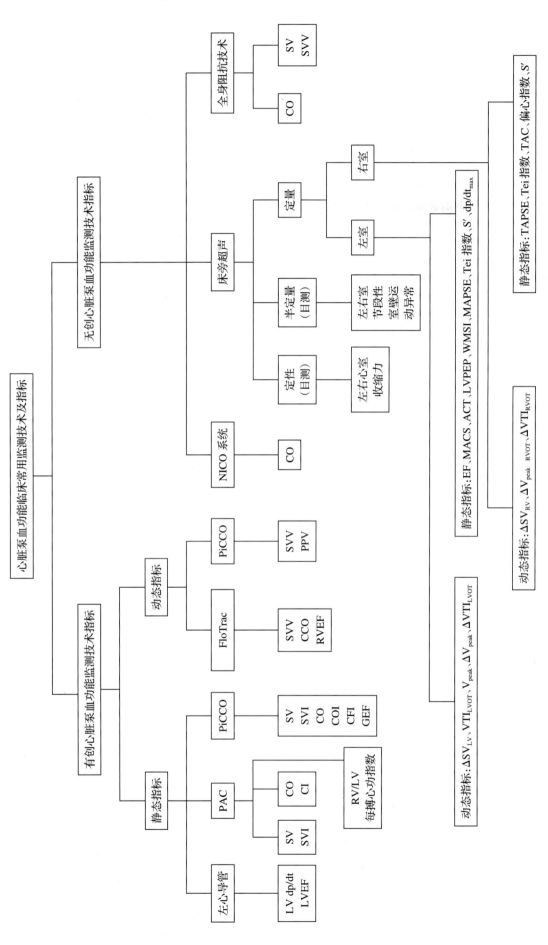

图 2-1-7　心脏泵血功能临床常用监测技术指标一览图（李丽君、潘龙飞　图）

注：LV dp/dt：左心室收缩压上升速率；RV/LV：右心室与左心室直径比值；ΔSV$_{LV}$：左心室每搏量呼吸变异度；ΔSV$_{RV}$：右心室每搏量呼吸变异度；S'：等容收缩期心肌收缩波；dp/dt$_{max}$：左心室收缩压最大上升速率

舒张期末压,其他影响因素是血液黏度、循环血量等。右心后负荷主要是肺动脉压及肺血管阻力,以及肺动脉瓣狭窄。左心后负荷主要是动脉压,是心输出量的主要决定因素,以及主动脉瓣狭窄或主动脉缩窄。

何谓血管阻力?　表达后负荷最敏感的指标是血管阻力。右心后负荷是肺血管阻力(pulmonary vascular resistance,PVR),左心后负荷是外周血管阻力(systemic vascular resistance,SVR)。通过计算循环压差(ΔP)和流量(Q)的关系获得血管阻力(R),R=ΔP/Q。阻力参数的单位 mmHg/(L·min)被80所乘,转换为 dynes/($s·cm^5$)。理论上,血管阻力增加则心输出量减少。但是,正常生理状况,心输出量减少使心脏舒张期末残留血液增加,VEDV 增加,依据 Frank-Starling 定律,心肌收缩力增强,最终使心输出量增加而起到代偿作用。因此,心脏功能正常时,血管阻力对心输出量影响不大。当心脏功能受损,或动脉阻力增加超过了心脏代偿能力时,心输出量减少。

1. 左心后负荷生理学

(1)外周动脉压和SVR:外周动脉血压是左心室射血期间必须克服的阻力。SVR 包括主动脉顺应性、外周小动脉直径、血容量及血液黏稠度等。

(2)胸膜腔内压与左心后负荷:生理状况下,平静呼吸时胸膜腔内压及肺容积变化不大,对左心室后负荷影响有限。机械正压通气时胸膜腔内压增加,致使左心跨壁压降低、左心后负荷降低。但是,机械正压通气对心输出量的净效益却取决于血容量。①血容量正常时:正压通气的主要作用是减少左心室跨壁压、降低左心室后负荷,增加心脏每搏量,吸气时血压短暂升高而呼气时降低,这种现象称为反向奇脉,也是心搏骤停胸外按压增加心输出量的机制。而且,正压通气减少LVEDV、降低左心前负荷,降低氧耗。因此,血容量正常时,胸内正压提供心脏支持,也是治疗心力衰竭、心源性休克的一种方法。②低血容量时:胸内正压压迫上、下腔静脉使回心血量减少,肺血管阻力增加、右心室后负荷增加,右心室扩大、室间隔移位、左心室充盈下降每搏输出量减少,胸内正压的净效应是左心前负荷降低、心输出量减少(参见上文"心肺相互作用")。

(3)左心室跨壁压(transmural pressure,TMP)与左心后负荷:TMP 是心腔内和心腔外压力之差。心腔外压力指心包内压、胸膜腔内压。左心室跨壁压 = 左心室内压 – 心包内压或胸膜腔内压。心脏收缩期,左心室内压≈主动脉压,因此,左心室跨壁压 = 主动脉压 – 胸膜腔内压。通常,胸膜腔内压是相对固定值,所以主动脉压即跨壁压。(详见第二章第六节)

胸膜腔内压增加可致左心室跨壁压降低,左心室后负荷降低;胸膜腔内压降低或胸膜腔负压可致左心室跨壁压增加,左心室后负荷增加。例如呼吸窘迫产生胸膜腔内压下降甚至达 –20mmHg以上,如果外周动脉压是 120mmHg,依据跨壁压公式左心室 TMP=120–(–20)=140,胸膜腔负压导致左心室跨壁压增加,左心室后负荷增加。机械正压通气致胸膜腔内压增加,使左心室跨壁压降低,左心室后负荷降低。如果外周动脉血压是120mmHg,机械通气使呼吸窘迫产生的胸膜腔负压由 –20mmHg 上升为 –2mmHg,依据跨壁压公式,左室跨壁压 =120–(–2)=122,机械正压通气降低了左心室跨壁压及左心室后负荷。

(4)左心室流出道、主动脉瓣狭窄与左心后负荷:详见第二章第二、五节。

2. 右心后负荷生理学

(1)肺动脉压:是右心室后负荷重要的监测指标。右心导管及床旁超声能测肺动脉压。右心室心肌比左心室心肌薄,顺应性好却抗衡肺动脉高压差,一旦肺动脉压力急剧升高超过右心室抗衡能力,初始扩张终致衰竭,如急性大面积肺栓塞。慢性肺动脉高压常致右心室心肌增厚、右心室扩大(参见第二章第四节)。

(2)PVR:PVR=mPAP(平均肺动脉压)–mLAP(平均左心房压),或 PVR=PAWP/CO×80。PVR 正常值:20~120dynes/($s·cm^5$)。PVR 影响因素:肺血管半径、肺血容量、肺容积、胸膜腔内压、肺栓塞,以及肺泡低氧分压、高二氧化碳分压等。

(3)胸膜腔内压 / 肺容积与右心后负荷:正常生理平静呼吸时胸膜腔内压及肺容积变化不大,对右心后负荷的影响不大。机械正压通气增加右心室后负荷,可能机制:①肺血管壁较薄、阻力低,肺血管内径容易受到胸膜腔内压的压迫而被动变化。机械正压通气使胸内持续正压,压迫肺血管致阻力增加。②机械正压通气期间,肺容积增大,当肺泡压大于肺毛细血管的静水压时,肺循环的血管压缩非常显著。此时,驱动血液流经肺循环的压力差,不再是肺动脉与左心房的压差,代之是肺动脉压与肺泡压差。哮喘、慢性阻塞性肺疾病致肺过度膨胀肺气肿、内源性 PEEP 合并肺动脉高压等,通常已伴发肺血管病变,尽管机械通气使肺容积仅少量变化,也可能产生 PVR 急剧升高,导致右心后负荷增加。

(4) 缺氧和酸中毒与右心后负荷:肺泡缺氧可致低氧性肺血管收缩,以毛细血管前小动脉收缩为主。酸中毒可致肺血管收缩,有研究发现,动脉血 pH<7.30、氧分压 <50mmHg,导致 PVR 急剧升高。高二氧化碳分压则通过碳酸引起的酸血症间接增加 PVR。

(5) 心室舒张期末压或容积:心室舒张期末容积或压力影响心脏后负荷。

(6) 肺动脉瓣狭窄少见。

Tips:

心与肺关系密切、相互影响。胸肺部疾病、呼吸窘迫、机械正压通气、PEEP 等影响胸膜腔内压、肺容积及肺血管,产生肺动脉压和(或)PVR 增高,进而影响右心室泵血功能等血流动力学。临床应关注胸肺功能对血流动力学及其监测参数的影响。

3. 心脏后负荷监测指标及其优劣势(图 2-1-8)。

(1) 左心后负荷监测指标

1) 外周动脉血压:有收缩压、舒张压、平均压和脉压。平均动脉压更准确地反映中心动脉压。分无创性外周动脉血压和有创性外周血压监测,动脉导管所测动脉血压是"金标准"。研究发现,快速的外周动脉压升高,一旦超过左心室代偿能力即可诱发急性左心衰竭。

2) SVR:用动脉导管测。SVR= 平均外周动脉血压(MAP)– 平均右心房压或 CVP/CO × 80,正常值 800~1300dynes/$(s \cdot cm^5)$,反映动脉和静脉血管的总阻力。不推荐用 SVR 监测左心后负荷。无创全身阻抗法心输出量(NICaS)监测技术能监测全身外周血管阻力(TPR)和全身外周血管阻力指数(TPRI)。

3) 左心室流出道、主动脉瓣狭窄:心脏超声有优势(详见第二章第二、五节)。

(2) 右心后负荷监测指标:肺动脉压及 PVR。肺动脉压不完全等同于 PVR。

1) 肺动脉压:PAC 所测肺动脉压和 PVR 是评估右心后负荷的"金标准"(见图 2-1-6)。

2) PVR:肺动脉导管测量 mPAP 和 PAWP,PVR=mPAP–PAWP/CO × 80,正常值范围 37~250dynes/$(s \cdot cm^5)$。为有创操作,操作失败、放射辐射及血管异常等仍会困扰临床医生。

3) 床旁超声:被喻为"超声右心导管",能估测 RVSP、PASP、PADP、mPAP 及 PVR,评估右心室后负荷。二维超声目测和测量肺动脉、右心室、右心房及下腔静脉大小,间接反映肺血管压力和阻

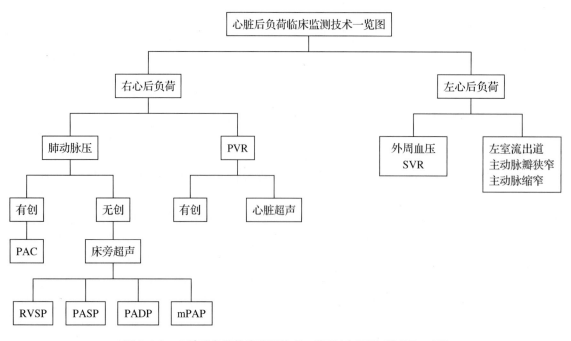

图 2-1-8　心脏后负荷临床监测技术一览图(李丽君、潘龙飞　图)

力,发现肺动脉瓣狭窄(详见第二章第四、五节)。

三、呼吸系统生理学

呼吸系统生理及病理与血流动力学密切相关。

临床各种血流动力学监测技术及其参数,几乎都受呼吸周期、肺容积、胸膜腔内压等影响,包括床旁超声及其监测参数,如利用胸肺相互作用机制实施容量反应性监测。为了方便临床医师分析血流动力学和病理生理学变化,简要论述与血流动力学及其监测指标相关的呼吸生理学。

(一)肺容积(pulmonary volume)

肺容积是指肺所容纳的气体量,随呼吸变化,包括:潮气量、补吸气量、补呼气量和余气量的相加总量。吸气时,肺容积增加;呼气时,肺容积减少。用力或气道阻塞以及机械正压通气时,都可致肺容积增加。肺泡血管和肺泡外/肺间质血管的张力直接受肺容积变化的影响。肺容积病理性地过度减少或膨胀,都可致肺血管阻力增加。肺容积过度膨胀或萎缩都可致 PVR 增高。当肺容积>功能残气量时,肺泡膨胀,肺泡壁血管受压,致使 PVR 增加。当肺容积<功能残气量时,肺泡外血管进行性扭曲进而萎缩,同时末端气道萎缩,肺泡低氧血症,氧张力<60mmHg 时,出现低氧性肺血管收缩,最终导致 PVR 增加。此外,肺过度膨胀产生肺泡-毛细血管通透性增加、肺水肿;肺塌陷可致肺水肿及其他病变。

(二)肺内压(alveolar pressure, or intrapulmonary pressure)

肺内压又称肺泡压,是呼吸过程中肺泡内气体的压力。肺内压的变化取决于胸廓的扩张与缩小。人体在生理、病理或机械正压通气等不同的状况下,肺内压也不同。

1. 生理平静呼吸时　吸气时,肺内压降低,最大降低 $-1\sim-2$mmHg,随着气体吸入肺内,肺内压逐渐增加,吸气末与大气压相等,气体停止进入肺。呼气时,肺内压增加,高于大气压,最高可达 $+1\sim+2$mmHg,气体顺势呼出肺泡,至呼气末,肺内压降低至约与大气压相等,呼气即终止。正常平静呼吸肺内压变化小。

2. 用力或呼吸道受阻时　肺内压波动大,吸气时肺内压低于大气压约 $-30\sim-100$mmHg,呼气时高于大气压约 $+60\sim+140$mmHg。病理状况如气道受阻等,生理状况如吹小号等。

3. 机械正压通气时　无自主呼吸机械通气时,肺内压和气道内压均增加为正压。在机械正压通气时,吸气末气流为零时所测得的气道压,被称为平台压。临床通常将气道压视为肺内压。

(三)胸膜腔内压(pleural pressure, or intrapleural pressure)

胸膜腔内压简称胸内压。生理平静呼吸、闭气用力呼吸以及病理或机械通气时的胸膜腔内压不同。胸膜腔内压影响血流动力学。

1. 胸膜腔负压的生理学意义　维持肺和小气道扩张,避免肺因回缩力而致肺塌陷。胸膜腔负压作用于胸腔内腔静脉和胸导管,使其被动扩张,管内压下降,有利于静脉血和淋巴液回流。

2. 不同呼吸状况对胸膜腔内压的影响

(1)正常生理平静呼吸时胸膜腔内压:在正常平静呼吸时,在吸气相,胸廓扩展,胸腔内负压增加,此时肺泡内压低于大气压,空气得以进入肺内,以大气压为"零"计,吸气末胸膜腔内压较大气压低约 $5\sim10$mmHg;在呼气相,胸廓回缩,胸内负压减少,肺泡内压高于大气压,气体得以排出肺,呼气末,胸膜腔内压较大气压低约 $3\sim5$mmHg,接近大气压"零"。在正常生理状况下,无论呼气相还是吸气相,胸膜腔内压始终低于大气压,故为胸膜腔内负压。总之,在正常生理平静呼吸期间,胸膜腔内负压虽然随呼吸有波动,但波动幅度较小,因此,自主呼吸周期对血流动力学及心脏前后负荷的影响不大。但是,有研究发现,自主呼吸在深吸气时,胸膜腔内压波动幅度增大,影响胸腔内大血管压力,PAWP 明显低于呼气时。

(2)肺阻力增加或闭声门用力(如乏氏动作)吸气时胸膜腔内压:胸膜腔内压波动明显,吸气时可明显低于大气压甚至达 -90mmHg,呼气时可高于大气压达 $+110$mmHg。

(3)机械正压通气时胸膜腔内压:机械正压通气时,呼吸机施加正压将气体压入肺内,不仅增加气道和肺泡内压,而且增加胸膜腔内压,胸膜腔内压由 -5cmH$_2$O 增加至 $+3$cmH$_2$O。低水平的辅助通气、同步性好的正压通气模式对胸膜腔内压影响较小。完全正压控制通气模式或高潮气量(高平台压)或高水平 PEEP 通气时,胸膜腔内压增加较大。

（四）跨肺压（transpulmonary pressure，Ptp）

跨肺压是扩张肺泡的压力，是肺泡壁内外的压力差。当气流为零时（如呼气末或吸气末），维持肺泡充气的压力是跨肺压。跨肺压与肺容积及胸膜腔内压密切相关。用公式表示跨肺压：Ptp= 肺泡压（Palv）− 胸内压（Ppl）。跨肺压或者平台压帮助判断肺泡通气状态，了解肺和胸壁的呼吸力学，预测可能发生肺过度扩张或塌陷的危险。

跨肺压与肺循环有关，涉及床旁超声血流动力学监测。通常，当跨肺压 >0 时，提示肺泡处于开放状态。尤其在机械通气治疗时，应注意：①在吸气末，应保持跨肺压 <25cmH₂O，防止肺泡过度扩张。肺泡膨胀或肺容积过高时，可致肺泡破裂。②在呼气末，应保持跨肺压在 0~10cmH₂O，防止肺泡塌陷。临床许多病理状况都能产生跨肺压增高或减低，继而发生肺泡过度膨胀或萎陷。评估跨肺压有助于判断肺泡扩张和塌陷。当肺泡过度膨胀可使包绕肺泡的毛细血管受压而发生肺循环阻力增加；肺泡 - 毛细血管通透性增加；血管周围及肺泡水肿。当肺泡萎陷时，又可牵拉扭曲肺间质血管导致肺循环阻力增加。

（1）正常人自主呼吸的吸气末：$Ptp=0cmH_2O-(-8cmH_2O)=+8cmH_2O$。在自主呼吸者，胸膜腔内压通常是负压，即使较小的气道压力也能形成较大的跨肺压，甚至出现肺泡过度膨胀。

（2）正常人全身麻醉，给予与正常人相同潮气量的正压通气吸气末：$Ptp=9cmH_2O-1cmH_2O=+8cmH_2O$。麻醉后，呼吸肌麻痹，尽管胸膜腔内压较正常人增加为正压 +1cmH₂O，但是由于正压通气而致肺泡压也增高，结果跨肺压为 +8cmH₂O，与正常人自主呼吸的吸气末 Ptp 没有差别。

（3）胸壁顺应性减小时，实施正压通气吸气末：$Ptp=30cmH_2O-25cmH_2O=+5cmH_2O$。当各种病变如严重肥胖、大量腹腔积液、胸腔积液或胸壁僵硬导致胸壁顺应性减小时，胸膜腔内压增高呈正压 +25cmH₂O。这种状况，呼吸机给予的压力大部分用于扩张胸壁，即使较高的气道压力或平台压，发生跨肺压升高导致肺膨胀的可能性也小。

（4）用力闭声门吸气末：$Ptp=150cmH_2O-140cmH_2O=+10cmH_2O$。如乐师吹号或法氏动作时，气道压力达 150cmH₂O，但是呼吸肌用力产生胸膜

腔内压升高呈正压 +140cmH₂O，气道压对抗胸膜腔内压，使跨肺压没有超过正常值，通常不会发生气胸及肺过度膨胀。

（5）显著呼吸困难接受无创通气患者吸气末：$Ptp=10cmH_2O-(-25cmH_2O)=+25cmH_2O$。如 ARDS 用无创或有创压力支持的机械通气患者，尽管气道压或肺泡压较低为 10cmH₂O，但是胸膜腔内压产生比较大的负压 −25cmH₂O，尽管气道压较小，也能形成较大的跨肺压，肺泡过度膨胀。

▶▶▶

附： 临床通常用呼吸机的平台压或气道压（Paw）代替肺泡压。在没有自主呼吸的患者中，吸气末气流停止时所测气道压为平台压。食管内压与胸膜腔内压相似，临床通过测量食管内压（Pes）估算胸膜腔内压。食管内压测量的最佳位置是食管的中、下 1/3 交界处，食管测压管到达位置后，与呼吸机相连接，通过呼吸机的吸气屏气和呼气屏气功能，可测得吸气末和呼气末跨肺压。尽管食管内压值被用于代替胸膜腔内压，但是不易测量，而且结果是粗略估计。因此，临床通常用平台压值作为肺过度膨胀的常用指标。有研究发现，在不同临床状况下，测得肺泡压和胸膜腔内压，依据公式 Ptp= 肺泡压（Palv）− 胸内压（Ppl），可获得不同的 Ptp。不同的 Ptp 或平台压，因临床状况有别而具有不同的临床意义，高跨肺压或高平台压可产生肺膨胀，低平台压可产生肺萎陷。

四、心动周期与心脏超声

（一）心动周期

心脏有规律地收缩和舒张，驱动血液在心脏和血管内循环，由此产生周期性变化称为心动周期。心动周期通常指心室的心动周期，分心室收缩期和心室舒张期。

1. 心室收缩期　分 4 期。①等容收缩期：心室开始收缩，从房室瓣关闭至主动脉瓣开放所经历的时间；②快速射血期：半月瓣开放至左心室压力上升到最高点；③慢速射血期：在快速射血期后，心室射血速度减慢；④收缩末期：心室肌仍处于收缩状态，但心室内压已经低于动脉压。

2. 心室舒张期　分 4 期。①等容舒张期：心

室开始舒张,半月瓣关闭,房室瓣尚未开放,又称压力下降期,此期左心室腔内只有压力下降而无容量改变;②快速充盈期:房室瓣开放,心室迅速充盈;③慢速充盈期:随着心室内血液的充盈,血液流入心室内的速度减慢;④心房收缩期:心房开始收缩。心房收缩结束后不久,心室又开始收缩,进入下一心动周期。

(二)心动周期与心脏超声的关系

心脏超声监测与心动周期的心肌收缩和舒张、瓣膜开放和关闭、血液流入与流出、心腔内压力和容积变化有关(图 2-1-9)。

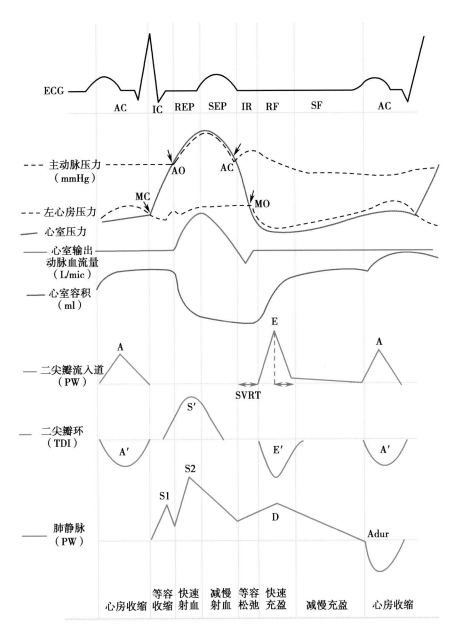

图 2-1-9 心动周期与心电图、主动脉/左房/左室压、心脏超声的关系(李丽君 图)
注:ECG:心电图;AC:心房收缩期;IC:心室等容收缩期;REP:心室快速射血期;SEP:心室减慢射血期;IR:等容松弛期;RF:快速充盈期;SF:减慢充盈期;AO:主动脉;AC:主动脉瓣关闭;MC:二尖瓣关闭;MO:二尖瓣开放;PW:脉冲多普勒;TDI:组织多普勒;SVRT:超声测等容松弛时间;与心电图 R 波顶点垂直时心室等容收缩及左心室内压开始升高、随即二尖瓣关闭。图中二尖瓣流入道 PW、二尖瓣环 TDI 以及肺静脉 PW 超声图像标识详见第一章第二节

血流动力学超声评估要点、基本思路和实施步骤

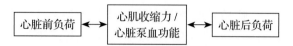

心脏前负荷 ⟷ 心肌收缩力 / 心脏泵血功能 ⟷ 心脏后负荷

1. 心血管生理学——"心脏前负荷 - 心脏泵血功能 - 心脏后负荷" 是逻辑分析血流动力学及病理生理变化的生理学基础及"脉络"。"左心室收缩力 / 泵血功能"是保障全身脏器血液灌注的"泵"，是分析血流动力学的"核心"。心脏前负荷：狭义的心脏前负荷指左心前负荷和右心前负荷(见图 2-1-3)。心脏前负荷监测指标分静态指标和容量反应性指标。静态指标有压力指标和容量指标，判断绝对容量状态。容量反应性指标有动态指标和容量负荷试验，评估输液是否能改善心输出量。心脏后负荷：左心室后负荷主要指动脉血压，是左心输出量的主要决定因素，以及主动脉瓣狭窄或左心室流出道狭窄等。右心室后负荷指肺循环压力和容量负荷。心脏超声被喻为"超声肺动脉导管"。许多因素影响心脏前负荷。

2. 右心系统(右心室及其前后负荷)(详见第二章第四节) 是血流动力学的主要组成部分，保障左心室充盈，可视为广义的左心室前负荷。评估左心室前负荷，需考虑右心系统结构和功能。临床评估容量反应性，需是右心系统功能正常状况下。推荐心血管医师纵览心脏超声图像：

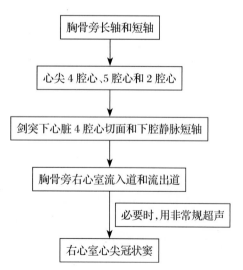

胸骨旁长轴和短轴

↓

心尖 4 腔心、5 腔心和 2 腔心

↓

剑突下心脏 4 腔心切面和下腔静脉短轴

↓

胸骨旁右心室流入道和流出道

↓

必要时，用非常规超声

↓

右心室心尖冠状窦

3. 经胸心脏超声焦点评估(focused assessment of transthoracic echocardiography, FATE) FATE 适用于非心脏专科医师如急诊科、重症医学科监测血流动力学或循环系统。FATE 流程：二维心脏超声切面依次是剑突下切面(短轴和长轴切面)、心尖切面(4 腔和 5 腔切面)、胸骨旁切面(左心室长轴和短轴切面)和胸肺超声四个基本部位。

4. 目标导向床旁超声检查(goal-directed ultrasonographic examinations，或 goal-directed point of care echocardiography) 是以临床问题或患者症状为目标导向，进行床旁 FATE。逻辑分析血流动力学监测参数所隐藏的病理生理变化，是临床医师的真正挑战。作为可视听诊器，目标导向床旁超声检查及焦点评估，是临床逻辑思维的重要步骤。

5. 床旁超声监测血流动力学的流程或步骤 以临床问题为导向，以生理学为理论基础和"脉络"，床旁超声焦点评估。

举例 1 以低血压或休克临床问题为导向，床旁超声焦点评估休克病因和休克的血流动力学分型。步骤：①从血压形成的生理学已知，在有效循环血容量充足的前提下，血压形成于心输出量(CO)和外周循环阻力，每搏容量(SV)和心率决定 CO，SV 取决于心肌收缩力、受制于心脏前负荷及后负荷。②由血压形成的生理学为"脉络"，最初的床旁超声评估焦点包括有效循环血量是否充足(心脏前负荷)、心肌收缩力或泵血功能、后负荷(图 2-1-5、图 2-1-7、图 2-1-8)。③在最初复苏治疗后的临床问题，如继续扩容是否导致肺水肿等临床问题，再次进行床旁超声评估的焦点是容量反应性。

举例 2 以急性肺水肿为临床问题导向，床旁超声焦点评估呼吸困难的病因。步骤：①寻找急性肺水肿的评估焦点，肺水肿主要病因分为心源性和肺源性。床旁超声评估的焦点是肺和心脏。②焦点评估，焦点 1，肺源性呼吸困难需评估气道、肺和胸膜，如气胸、肺炎、胸腔积液等(参见第三章)；焦点 2，心源性呼吸困难需评估左右心功能(收缩和舒张功能)、前后负荷、心包及瓣膜等(参见第二章相关节)。

(李丽君　赵晓静)

参考文献

1. 朱大年, 王庭槐. 生理学[M]. 8 版. 北京：人民卫生出版社, 2013.

2. 黄子通,于学忠.急诊医学[M].2版.北京:人民卫生出版社,2014.

3. 刘大为,王小亭,张宏民,等.重症血流动力学治疗——北京共识[J].中华内科杂志,2015,54(3):248-271.

4. 王义明.实用外科重症临床指引:经验·实证·准则,基础篇[M].台湾:时新出版有限公司,2008.

5. Bonow RO. Exercise hemodynamics and risk assessment in asymptomatic aortic stenosis[J]. Circulation,2012,126(7):803-805.

6. 刘大为.临床血流动力学[M].北京:人民卫生出版社,2013.

7. Diepenbrock NH. 重症监护速查手册[M].4版.朱力,王小亭,孙红,等,译.北京:科学出版社,2013.

8. Monnet X,Teboul JL. Assessment of volume responsiveness during mechanical ventilation:recent advances [J]. Crit Care,2013,17(2):217.

9. Marik PE,Monnet X,Teboul JL. Hemodynamic parameters to guide fluid therapy[J]. Ann Intensive Care,2011,1(1):1.

10. Feissel M,Michard F,Faller JP,et al. The respiratory variation in inferior vena cava diameter as a guide to fluid therapy [J]. Intensive Care Med,2004,30(9):1834-1837.

11. Muller L,Toumi M,Bousquet PJ,et al. An increase in aortic blood flow after an infusion of 100ml colloid over 1 minute can predict fluid responsiveness:the mini-fluid challenge study [J]. Anesthesiology,2011,115(3):541-547.

12. Nagueh SF,Middleton KJ,Kopelen HA,et al. Doppler tissue imaging:a aoninvasive technique for evaluation of left ventricular relaxation and estimation of filling pressures [J]. J Am Coll Cardiol,1997,30(6):1527-1533.

13. Monnet X,Osman D,Ridel C,et al. Predicting volume responsiveness by using the end-expiratory occlusion in mechanically ventilated intensive care unit patients [J]. Crit Care Med,2009,37(3):951-956.

14. Durairaj L,Schmidt GA. Fluid therapy in resuscitated sepsis:less is more [J]. Chest,2008,133(1):252-263.

15. Bigatello LM,Allain RM,Haspel KL,et al. 麻省总医院危重病医学手册[M].4版.杜斌,译.北京:人民卫生出版社,2009.

16. 刘大为.血流动力学治疗:从病因到过程的管理[J].中华重症医学电子杂志,2016,2(2):73-74.

17. Slutsky AS,Ranieri VM. Ventilator-induced lung injury [J]. N Engl J Med,2013,369(22):2126-2136.

18. Cecconi M,De Backer D,Antonelli M,et al. Consensus on circulatory shock and hemodynamic monitoring. Task force of the European Society of Intensive Care Medicine [J]. Intensive Care Med,2014,40(12):1795-1815.

19. Murphy JG. Mayo Clinic 心脏病学[M].2版.王海昌,贾国良,译.西安:第四军医大学出版社,2003.

20. Goldman L,Bennett JC. 西氏内科学[M].21版.王贤才,译.西安:世界图书出版西安公司,2002.

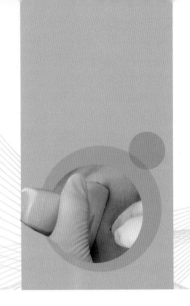

第二节　左心室泵血功能与左心系统监测

提　要

▸ 左心室/左心系统与床旁心脏超声相关的解剖及生理学
▸ 心脏超声监测左心室整体收缩功能和室壁节段性运动异常
▸ 心脏超声监测左心室前负荷的影响因素
▸ 心脏超声监测左心室后负荷的影响因素

概　述

左室心肌收缩是维持全身血液循环的肌性"泵"

左心室收缩性及其泵血功能：维持正常的血流动力学需要整个心血管系统（静脉、右心、肺血管、左心及动脉）的协调。然而，传统上，由于左心室是维持全身血液循环的"泵"，因此临床判断心功能依然主要是评估左心室收缩性及其泵血功能，"心脏泵衰竭"通常指左心室收缩力降低或丧失。临床上，不仅心脏病导致左心室功能衰竭，许多全身性疾病如脓毒血症、内分泌疾病等常并发左心功能衰竭。心力衰竭的死亡率和致残率高，尤其是重症心力衰竭（包括急性心力衰竭、难治性心力衰竭、心源性休克及合并肺、肝和肾功能损害的心力衰竭）。实施精准治疗需要明确心脏功能的变化、监测治疗反应。确定左心室功能及其程度是临床需要解决的问题。早在 1999 年 Senni 等研究提示，心脏超声连续监测能改善心衰患者的生存率。Walton-Shirly 总结心衰管理的十大误区之一，医生不能理解心脏超声检查结果的具体临床含义。迄今，尚无在人体直接测量心肌收缩性的技术指标。心脏超声能定性、半定量及定量评估左心室心肌整体及局部收缩功能、评估横向心肌纤维及纵向心肌纤维的收缩性，几乎是临床唯一的无创床旁实时影像评估技术。

左心室前负荷与后负荷：心肌的基本收缩特性符合 Frank-Starling 定律。依据 Frank-Starling 定律，左心室泵血功能取决于左心室收缩性，但受制于左心室前负荷及后负荷。在活的人体上评估左心室泵血功能，没有所谓的绝对值，而是心脏、前后负荷、神经体液等协调的结果。心脏前负荷和后负荷的监测参数也是评估左心室泵血功能的指标。（图 2-2-1）

"左心系统"：左心室泵血功能与"毗邻"（肺毛细血管、肺静脉、左心房、二尖瓣及主动脉瓣）相互影响，如二尖瓣反流或狭窄可致左心房容积增加、PAWP 值增加；同样，左心室泵血功能影响其"毗邻"，如左心功能减低致使左心房容积增加。因此，将左心室及其"毗邻"归为"左心系统"。以左心室收缩性/泵血功能作为临床监测血流动力学的"核心"，兼顾左心室前后负荷及"毗邻"的结构和功能，契合临床判断血流动力学的逻辑思维。

基于心血管生理学，床旁心脏超声评估左心室功能包括：定性、定量评估左心室收缩功能，左心室大小、形态，以及影响左心室功能的瓣膜、大血管及心包等。本节论述心脏超声监测左心室收缩性/泵血功能及左心室前后负荷。左心室前负荷和后负荷的主要影响因素如左心室舒张功能、右心系统、瓣膜及心包，将在本章其他节论述。

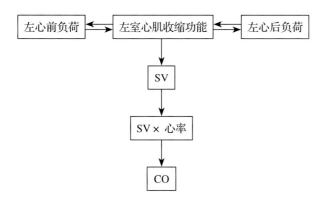

图 2-2-1　左心室每搏量(SV)及心输出量(CO)形成(李丽君、潘龙飞　图)

病例

男性,45 岁,胸痛 30 分钟急诊,既往体健,吸烟 20 余年。心电图:胸前导联 T 波增高(图 2-2-2),心肌酶正常。初诊医生未能依据心电图诊断前壁心肌梗死。床旁心脏超声示心室间隔下段及心尖段心肌收缩明显减低。结合临床症状及心电图,确诊急性前壁心肌梗死,及时溶栓治

疗。3 小时后复查心肌酶增高,1 周后冠脉造影前降支近端狭窄 80%。评价:床旁心脏超声监测节段性室壁运动异常是诊断急性心肌梗死的标准之一。床旁超声为及时确诊急性心肌梗死并迅速开通堵塞的冠脉血管增添了信心。

一、左心系统解剖特性与左心室泵血功能

(一)左心房

左心房包括左心耳和固有心房(见图 1-2-1、图 1-2-2)。左心房收缩能提供左心室约 15%~30% 的充盈血量。左心室及二尖瓣病变影响左心房大小及压力。

1. 左心耳　是妊娠第 3 周形成的左心房原始胚胎芽的残余物,是左心房向右前下方延伸的突出部。左心耳形态分鸡翼形、仙人掌形、风向袋形和菜花形。研究发现,鸡翼形者卒中发生较少。左心耳形态与卒中发生有关,是卒中的预测

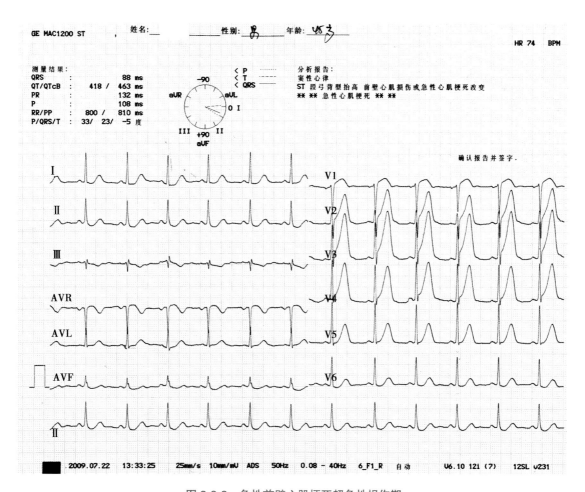

图 2-2-2　急性前壁心肌梗死超急性损伤期

因素。左心耳呈分叶状,内部梳状肌凹凸不平厚约1~2mm,有收缩舒张功能,对缓解左房压力和容积有重要作用。房颤时左房压力增大导致左心耳增大,收缩功能下降,失去有效的规律收缩。经食管超声证实,房颤患者90%以上的栓子来源于左心耳。心耳内血栓通常经食管超声检测,有时需左心耳声学造影确诊。

2. 固有心房　游离壁光滑,房间隔的左心房面较右心房面平坦。固有心房大部分结构源于静脉。心房后壁左右两侧各有一对肺静脉开口,开口处无静脉瓣,心房肌围绕肺静脉延伸约10~20mm,有括约肌作用,左心房前下部是房室口。

(二) 左心室

1. 左心室形态与心脏超声监测心功能　左心室比右心室规则,在二维超声心尖4腔切面从心尖扫描至心底部(见图1-2-16、图1-2-18),近心尖侧的左心室心腔几何形态似半椭圆形,近心底部的左心室流出道似圆柱形。与左心室长轴垂直相交的是左心室短轴切面,左心室短轴切面呈圆形(见图1-2-9、图1-2-12)。左心室较规则的解剖几何形态是超声测量左心室容积的解剖基础。有3种方法估测左心室容积:①左心室心腔假设为长椭圆形(prolate ellipsoid),左心室被视为沿着其长轴旋转的球。根据长椭圆形的长径和短径,衍生计算公式,如立方公式、Teichholz公式、长度-直径公式、长度-短轴面积公式等,计算体积(容积)。②假设左心室解剖为复合几何形态,圆柱形-半椭圆形组合为左心室体积,是左心室容积较可靠的计算方法。③Simpson法,又称圆盘相加法,由若干相似的小几何体组成一个较大的几何体,临床通常用改良双平面Simpson公式,评估左心室容量更准确,被心力衰竭指南推荐。然而,当左心室扩大或变形,以及心肌缺血室壁节段性运动异常时,依据几何假设测量左心室容积参数判断射血分数等评估左心室功能,其准确性受到影响。

2. 左心室心肌与心脏超声监测心功能　左心室壁厚9~12mm,比右心室壁厚约3倍,心尖部心肌最薄。左心室肉柱较右心室细小,在左心室壁与乳头肌之间常有一些游离于心室腔的细条索状组织,通常称假腱索,可能与室性期前收缩有关。左心室泵血需克服主动脉的高压力,而右心室面对低压肺循环,从而形成心脏心肌"左厚"而

"右薄"的现象。

左心室心肌纤维由内层(心内膜下)、表层及中间心肌纤维组成。表层心肌纤维呈斜行方向,心内膜下心肌纤维呈纵向,中间心肌纤维呈环形排列。三层心肌纤维产生不同的收缩运动矢量,即向心圆周形、纵向形、扭转形、旋转形及增厚等矢量,导致复杂的左心室收缩运动。《西氏内科学》将左心室收缩模式总结为TARTT:T(translate),侧向平移;A(accordion),心底部和心尖部相向移动;R(rotates),沿左心室长轴旋转;T(tilts),与长轴垂直方向的侧向移动;T(thickens),厚度改变。

左心室心外膜下心肌纤维呈螺旋样从心室基底部环绕至心尖,而后转入深层形成乳头肌,收缩时呈螺旋状扭转运动,从心尖部向心底部看,心尖部心肌呈逆时针旋转,而心底部心肌呈顺时针旋转,左心室底部心肌与心尖部的方向相反的螺旋状扭转收缩,类似拧挤毛巾,将左心室腔内血液挤压射入主动脉。左心室心内膜下纵向心肌纤维延伸到心尖部,收缩时纵向心肌纤维沿着左心室长轴收缩致左心室底部至心尖缩短,可在心脏二维超声心尖4腔和2腔切面测量二尖瓣环的运动幅度,判断心内膜下纵向心肌纤维收缩性。大量呈环形肌纤维的中间心肌纤维收缩时,向内拉伸使心腔横径缩短产生向心性收缩,挤压心腔射出血液,二维超声胸骨旁短轴切面可目测心肌向心性收缩,呈现左心室心腔呈英文字母"O"形。左心室壁中层环形心肌纤维的收缩性比心内膜下心肌纤维收缩性强,左心室收缩时横径缩短多而纵轴缩短少,纵轴仅缩短约10%,横径缩短约25%,约80%~90%心搏出量源于此,适应体循环高阻力泵血。由于心尖部心肌纤维方向突然转变,因此心尖部的心肌较薄仅几毫米,心尖4腔切面心尖显影不清晰,难以观察心肌收缩性,但是在胸骨旁短轴心尖水平能较好地观察心肌向心性收缩状况。左心室3层心肌的收缩特性,是目测及半定量左心室壁收缩性的解剖基础。此外,心尖部心肌薄,或许是应激性心肌病的解剖基础(图2-2-3)。

3. 室间隔与心脏超声监测　室间隔位于左、右心室之间,由心尖斜形肌纤维的升束和降束,以及包绕斜形肌纤维外的基底环横向纤维右心段组成,约占心室肌质量的40%。心尖斜形肌纤维的升束和降束交叉重叠在心尖形成一个"8"字形旋涡,室间隔与游离壁形成较规则椭圆形的左心室(图2-2-4)。构成右心室的室间隔与左心室

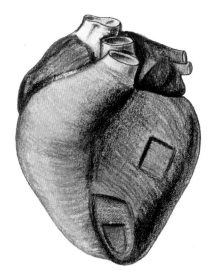

图 2-2-3 三层心肌模式图（刘鹭琛 图）

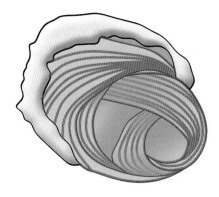

图 2-2-4 室间隔心肌示意图（刘鹭琛 图）

（引自：Saleh S，Liakopoulos OJ，Buckberg GD. The septal motor of biventricular function. Eur J Cardiothorac Surg，2006，29 Suppl 1（Supplement 1）：S126-138..）

相同，但右心室游离壁则主要由基底环横行肌右段包绕形成。心肌束在心尖部折叠的螺旋结构是室间隔结构与功能的解剖基础，室间隔的主要运动是扭转射血和交替扭转快速充盈，有人将室间隔喻为双心室功能的发动机（the septal motor of biventricular function）。

室间隔形态及运动改变，反映左、右心室压力或容量负荷变化。在正常生理状况下，左心室压力高于右心室，因此在心脏二维超声胸骨旁短轴切面可见整个心动周期，室间隔凸向右心室，使左心室形似字母"O"形，右心室形似"新月"状（详见第二章第四节）。当右心室压力和（或）容量超负荷、右心室扩张，迫使室间隔凸向左心室，致使室间隔平坦甚至在收缩期凸向左心室，右心室失去"新月"状形态，而左心室由形似英文字母"O"变

成"D"（详见第二章第四节）。随着左、右心室压力及容积的变化，室间隔呈现不同运动。左心室增大影响右心室功能，如心室阻塞 - 衰竭综合征（Bernheim's syndrome），由于左心室肥厚和扩张，室间隔向右心室膨出，右心室心腔减小，造成右心房流入右心室血流受阻，右心室充盈受限，临床在左心衰竭尚未发生前出现了右心衰竭（体循环淤血、中心静脉压增加、右心房压增加等），但继发于左心衰竭的右心衰竭不属于本综合征。

4. 左心室流入道与心脏超声监测 以二尖瓣前叶为界，二尖瓣前叶的左后方是左心室流入道，右前方是左心室流出道。"左心室流入道"是心脏超声常用术语，其入口是左房室口，口周围是致密的结缔组织环称二尖瓣环。二尖瓣基底部附着二尖瓣环，游离缘垂入室腔。二尖瓣有 2 个深陷的切迹分为前瓣和后瓣。前瓣呈半卵圆形，位于左房室口与主动脉口之间，在纤维层面上，与主动脉瓣连续。二尖瓣的解剖位置，是心脏超声甄别左心室解剖特征之一，后瓣略似长条形位于后外侧。二尖瓣前、后瓣尖借助腱索与心室乳头肌相连。左心室乳头肌分为前后二组，前乳头肌 1~5 个，位于左心室前外侧壁的中部，常为单个粗大的锥状肌束。后乳头肌 1~5 个，位于左心室后壁内侧。左心室乳头肌比右心室乳头肌粗大而容易识别。

5. 左心室流出道（LVOT）与心脏超声监测 又称主动脉圆锥。LVOT 上界是主动脉口，位于房室口的右前方，流出道下界是二尖瓣前叶下缘平面，此处室间隔凸起，凸起上方的室间隔向右侧凹陷形成半月瓣小窝，室间隔膜部即位于此。室间隔上部构成流出道的前内侧壁，二尖瓣前叶构成后外侧壁。LVOT 类似圆柱形，没有肉柱，壁光滑，无伸展性及收缩性，直径不随射血量变化。LVOT 的解剖特性是超声测量每搏输出量或心输出量的解剖基础，如超声参数 CSA_{LVOT}（参见第一章第二节）。

6. 主动脉瓣与心脏超声监测 主动脉口周围的纤维环附有 3 个半月形的瓣膜，称为主动脉瓣。主动脉瓣毗邻左心室，其病变如主动脉狭窄是影响左心室泵血功能的后负荷（详见第一章第二节、第二章第五节）。

二、左心室收缩功能

肺静脉毗邻左心房和左心室，是肺循环的组

成部分,是左心室前负荷的主要组成部分。心尖4腔切面可探测右肺下静脉,超声肺静脉频谱参数用于评估左心前负荷及左心室舒张功能(详见第二章第三节)。

左心泵血功能主要取决于左心室收缩性。心脏超声定性、半定量和定量评估左心室收缩功能(见图2-1-7)。

(一)定性(目测)评估左心室整体收缩功能

早在20世纪90年代,临床已经在急危重症实施床旁心脏超声"目测"(eyeball)左心室收缩功能。研究发现,目测轻、中及重度左心室收缩功能异常,与心脏造影所测射血分数有良好的相关性(r=0.89,SE 7.3%),与心脏超声Simpson法所测射血分数的相关性良好。目测的最大优势是能快速观察心室收缩功能,及时调整救治措施。笔者在临床教学中发现,临床医师经过短期心脏超声培训,即可辨认心肌收缩性异常与否。然而,目测评估左心室收缩功能与目测者经验有关,不能用于研究,应在报告单上注明目测。

1. 目测左心室整体收缩功能

(1)目测左心室向心圆周形收缩功能:选取胸骨旁短轴及长轴、心尖4腔及剑突下4腔等切面进行观测。左心室3层心肌的中间层心肌中,其中间层心肌是大量环形肌纤维,主要担负左心室向心圆周形收缩。①心肌收缩力正常时:心室壁呈向心圆周形收缩,收缩幅度大,心肌厚度增加,心肌密度增强,心腔变小。②中间层环形心肌收缩受损:左心室向心圆周形收缩异常,收缩时向心性移动减弱或不动,甚至呈相反方向运动。如室壁瘤,心肌收缩时无增厚,收缩期左心室心腔缩小甚微或几乎无变化。③左心室中间层心肌受损衰竭时:左心室心腔扩大、心肌变薄、收缩幅度减小。

(2)目测左心室纵向收缩功能:选取胸骨旁长轴、心尖4腔及剑下心脏4腔切面,目测收缩期二尖瓣环向心尖纵向移动,舒张期返回。左心室心内膜下心肌受损时,纵向心肌收缩功能异常,二尖瓣环纵向移动幅度减低。

(3)目测主动脉瓣最大开放(maximum aortic cusp separation,MACS):M型超声4区(心底波群),收缩期主动脉右冠瓣与无冠瓣打开,目测二者之间的距离(见图1-2-82)。主动脉瓣无狭窄时,MACS减少提示心输出量减少。连续或动态监测

MACS临床价值大。

(4)目测二尖瓣开放幅度:可选二维超声心尖4腔切面及胸骨旁左心室长轴切面和M型超声。二尖瓣开放幅度减小提示左心室收缩功能及舒张功能受损。

(5)目测对比左、右心室收缩性:在一侧心室收缩性正常的前提下,在心尖4腔或剑突下4腔切面,目测对比左心室和右心室收缩性。①正常的右心室收缩功能映衬了左心室收缩乏力状态;②左心室收缩力正常而右心室受损如右心室心肌梗死或急性肺源性心脏病,映衬了右心室横向和(或)纵向收缩幅度减低。

2. 目测左心室节段性室壁运动异常

(二)定量评估左心室整体收缩功能

1. 左心室心肌向心圆周形收缩性 反映左心室壁中层环形心肌纤维的收缩性。不同人种左心室收缩性/泵血功能正常参考值(见表1-2-5和表1-2-8)。

(1)左心室射血分数(left ventricular ejection fraction,LVEF)

1)LVEF临床意义:超声参数LVEF是临床最常用的评估左心室整体收缩功能的定量指标,是评估左心室壁中间心肌纤维向心圆周形收缩性的指标。当心肌收缩力降低时,代偿性心室扩大、前负荷增加,依据Frank-Starling定律心输出量可维持不变,而EF却明显减低。因此,与CO、SV比较,EF受心脏前负荷的影响较少,能更准确地评估心室整体收缩功能。临床常以LVEF为标识,将左心室功能不全进行分类和分级。

① 左心室功能不全分类:射血分数减低心衰(heart failure with reduced EF,HFrEF),LVEF<40%;射血分数保留心衰(heart failure with preserved EF,HFpEF),LVEF>50%;射血分数轻微减低心衰(heart failure with mid-range reduce EF,HFmrEF),LVEF为40%~49%。

② 左心室收缩功能不全分级:LVEF是判断收缩功能不全程度的标尺,正常参考值范围60%±7.0%,轻度异常45%~54%,中度异常30%~44%,重度异常<30%。

2)LVEF局限性:尽管EF评估左心室的收缩功能好于SV和CO,LVEF源于容积测算,仍然受左心室前后负荷、容积及压力的影响。心脏射血与前、后负荷处于动态平衡,当左心室前负荷或后

负荷与心肌泵血功能失去平衡,左心室不能将回心血泵入主动脉时,射血分数则出现异常。但是,如果左心室收缩功能减低与后负荷或前负荷达成平衡时,射血分数可以正常。心脏前负荷或外周阻力增加时,心脏通过异长调节(Frank-Starling定律)和(或)等长调节,增加左心室做功,维持SV正常(参见第二章第一节)。在心脏前、后负荷改变的初期,由于心脏等长调节机制,最初EF可以"正常"。LVEF并不是完美地反映心脏收缩功能的监测指标。因此,判断左心室收缩功能时,除了射血分数,需兼顾其他的收缩指标。

3)LVEF测量方法与准确性:改良辛普森法准确性较高,受相关指南推荐,Teichholz公式测量LVEF测量简单但准确性差而不再被临床指南推荐。超声参数依据左心室舒张末容积(LVEDV)和左心室收缩末容积(LVESV)计算LVEF,无疑超声估测LVEF与左心室收缩和舒张末期容积有关。心内膜显示不清影响左心室容积测量,左心室超声造影能改善心内膜边界的识别。心尖4腔切面容易产生左心室心腔缩短,致低估左心室容积而高估左心室整体收缩功能,所以应选多切面监测,避免心尖4腔切面缩短的假象。规范娴熟的操作技能及经验与超声测量LVEF的准确性有关。(LVEF测量方法详见第二章第二节)

(2)左心室短轴缩短率(fraction shortening,FS%,ΔD%):又称心内膜缩短分数(见表1-2-8)。心室收缩协调时,FS%评估整体左心室收缩功能,但准确性差,新近指南不推荐其用于评估心功能不全。

(3)节段性室壁运动异常(regional wall motion abnormalities,RWMAs)。

2. 左心室心肌纵向收缩性 收缩期左心室心底二尖瓣环纵向心尖部移动距离,称二尖瓣环收缩移位(mitral annular plane systolic excursion,MAPSE),又称收缩期左心室心底位移,反映左心室心肌纤维纵向缩短程度,是左心室整体功能评估指标。MAPSE不需要高质量超声图像和复杂的计算软件,特别是评估急危重症或超声影像差的患者。但是,束支传导阻滞可使MAPSE异常。二维心脏超声心尖4腔切面,M型超声取样线置于二尖瓣环与左心室侧壁或室间隔交界点,测量侧壁及室间隔的二尖瓣环运动。在心尖2腔切面,M型超声取样线置于二尖瓣环与左心室后壁交界点,测量后壁的二尖瓣环运动。测量收缩期

左心室底部向心尖移动与舒张期返回之间的距离参数。MAPSE正常值(mm):侧壁15~20;室间隔12~17;后壁15~20。有报道,通常MAPSE>8mm(12mm ± 2mm),若MAPSE<8mm预示EF<50%,敏感性98%,特异性82%。

3. 超声多普勒评估左心室心肌收缩性及每搏输出量 常用指标有左心室流出道血流速度时间积分(VTI$_{LVOT}$,velocity time integral,VTI)、左心室流出道截面积(CSA$_{LVOT}$)与SV$_{LV}$,是采用多普勒而非容积指标针对左心室心肌收缩性及泵血功能进行评估的方法。通常,VTI$_{LVOT}$和CSA$_{LVOT}$(见图1-2-35)的乘积是SV$_{LV}$,进而获得CO及CI(见表1-2-1)。VTI$_{LVOT}$增高提示心肌收缩性好,连续监测比LVEF、SV$_{LV}$和CO$_{LV}$更便捷。心率增快可代偿左心室SV$_{LV}$减少,维持CO在正常水平。中重度二尖瓣反流或室间隔缺损常低估CO。目前,重症医学常常将该技术监测每搏量变异,用于预测容量反应性(详见第二章第七节)。

4. 升主动脉多普勒参数评估左心室收缩性/泵血功能

(1)升主动脉血流峰速度(V$_{peak}$):反映左心室收缩性和每搏量,左心室收缩性正常时,血流速度增快,V$_{peak}$较高;左心室收缩力减低时,血流速度减慢,V$_{peak}$幅度降低。(见图1-2-49、图1-2-50、图1-2-51)。临床连续监测、对比前后V$_{peak}$值的临床价值更大。

Tips:

左心室扩大变形时,VTI$_{LVOT}$与CSA$_{LVOT}$乘积所测得SV$_{LV}$及CO,比容积所测SV$_{LV}$及CO准确。由于测SV$_{LV}$耗费时间,监测急危重症的血流动力学时,常用VTI$_{LVOT}$或V$_{peak}$替代SV$_{LV}$,评估左心室泵血功能、每搏容量变异,预测容量反应性。

(2)左心室射血前期(left ventricular pre-ejection period,LVPEP)和左心室射血时间(left ventricular ejection time,LVET):LVPEP又称左心室等容收缩时间(IVCT)。LVPEP和LVET评估左心室收缩力和每搏量。①LVPEP测量:选取心尖5腔切面,PW取样容积置于二尖瓣与左心室流出道之间,屏幕同时显示二尖瓣和左心室流出道血流多普勒频谱,测二尖瓣A波末端至VTI$_{LVOT}$起始之间的距离。正常值为131ms ± 13ms。左心室收缩力减低时,

LVPEP 延长。②LVET 测量：超声切面和多普勒选择同 LVPEP。测量左心室流出道 VTI 起始至结束的时间。正常值为 265~325ms。心肌收缩功能受损或二尖瓣反流患者的 LVET 缩短。连续或动态监测更有价值。许多因素影响 PW 测量参数，个体之间有差异（图 2-1-9、图 2-2-5、图 2-2-6）。

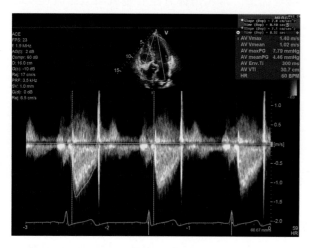

图 2-2-5　LVPEP 和 LVET 测量（Howard Leong-Poi　影像）
注：LVPEP=100ms，LVET=320ms

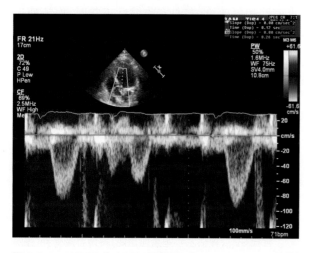

图 2-2-6　LVPEP 和 LVET 测量（Howard Leong-Poi　影像）
注：LVPEP=120ms，LVET=260ms，左心室收缩功能受损

5. 左心室 Tei 指数　又称心肌做功指数（myocardial performance index，MPI），评估左心室整体收缩性和舒张功能。但是由于受心脏前、后负荷的影响，仍有待大量临床验证及经验的积累。新近心力衰竭指南不推荐 Tei 指数评估左心室功能，而被推荐评估右心室收缩功能。左心室 Tei 指数 =（TCO-ET）/ET。（TCO：二尖瓣关闭至开放的时间，包括 IRT+ICT+ET；ET：左心室流出道射血时间；IRT：等容舒张时间；ICT：等容收缩时间）。

（1）PW-TDI 测量 Tei 指数：PW-TDI 测量 TCO 和 ET 应同在二尖瓣环位置、在单一心动周期内测量。左心室 Tei 指数 =（ICT+IRT）/ET，正常值 <0.55。PW-TDI 取样容积置于室间隔基底部获得频谱。ICT：从 A′波结束至收缩期或 S′波开始之间的时间；IRT：从 S′终点测至 E′起始点。ET：S′波开始至结束的时间（图 2-2-7）。

（2）PW 测量 Tei 指数：测算方法类同右心室 Tei 指数，PW 获得二尖瓣流入道血流频谱，CW 获得左心室流出道血流频谱（图 1-2-69、图 1-2-70）。

6. 左心室收缩压最大上升速率（dp/dt$_{max}$）　当心脏前后负荷保持不变时，心肌收缩的力与速度反映心肌收缩状态（见图 1-2-37）。二尖瓣反流 CW 血流频谱 dp/dt$_{max}$ 反映二尖瓣反流压差，反映左心室收缩压上升速率，反映等容收缩期左心室压力变化的速度，评估左心室整体收缩性。左心室 dp/dt$_{max}$ 正常 >1200mmHg/s。dp/dt$_{max}$ 越大，心肌收缩力越强。左心室收缩功能轻度至中度受损时，dp/dt$_{max}$ 为 800~1200mmHg/s，重度受损时 <800mmHg/s。dp/dt 测值的影响因素：①受心脏前负荷影响但程度小，不受心脏后负荷影响；②左心房顺应性差如乳头肌梗死致急性二尖瓣反流，左心房压力不稳定；③高血压合并心肌收缩功能受损，dp/dt$_{max}$ 值仍正常（图 2-2-8）。

7. 射血期 S′ 峰值　PW-TDI 测量射血期 S′峰值，反映左心室局部收缩功能，消除了心脏空间位移的影响。二尖瓣环有 6 个节段可供 PW-TDI 测量 S′峰值。常用心尖 4 腔切面，取样容积置于二尖瓣环与左心室侧壁交汇部位以评估左心室局部收缩功能。正常值范围 9~16cm/s。二尖瓣环 S′ 平均值与 Simpson 法测量 LVEF 高度相关。当 S′≥5.4cm/s 时，预测射血分数 EF≥50% 的特异性为 97%，敏感性为 88%。鉴于射血期 S′峰值与 LVEF 的高度相关性，将其归于评估左心室整体收缩功能。健康肥胖者、女性、老年人及吸烟者 S′峰值较低（见图 2-1-9）。

8. 主动脉瓣开放最大内径（MACS）　MACS 反映左心室每搏量，正常值范围 1.5~2.6cm（见图 1-2-82）。

9. 室壁运动计分指数（wall motion score index，WMSI）　半定量评估左心室整体收缩功能。

10. 整体径向应变（global longitudinal

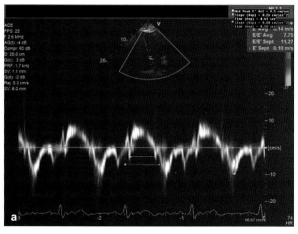
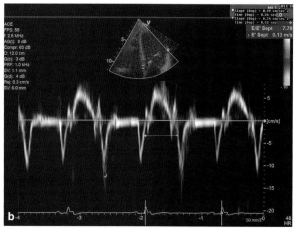
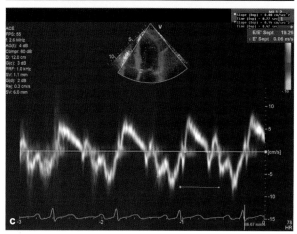

图 2-2-7　PW-TDI 测量左心室 Tei 指数（Howard Leong-Poi　影像）

注：a. Tei 指数 =（410−300）/300=0.37，正常值 <0.55

　　b. Tei 指数 =（530−340）/340=0.56，正常值 <0.55，此为轻度异常

　　c. Tei 指数 =（470−270）/270=0.74，左心室收缩功能受损

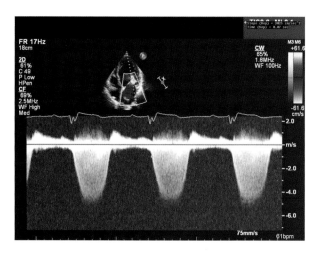

图 2-2-8　左心室射血分数减低的 dp/dt（Howard Leong-Poi　影像）

注：射血分数减少患者的二尖瓣反流连续多普勒测 dp/dt。dp/dt=32/T，T 是等容收缩期二尖瓣反流血流速度 1~3m/s 之间的时间间隙，T=0.07s，dp/dt=457mmHg/s。正常 dp/dt > 1200mmHg/s，属于左心室收缩功能重度受损

atrain，GLS）　在 3 个标准心尖切面（心尖 4 腔、2 腔及长轴切面），通过斑点跟踪评估整体心肌收

缩功能。正常峰值依据不同的超声诊断仪厂商及其软件而不同。通常，GLS 峰值是 −20%，绝对值越小，应变越异常。有人研究发现，GLS 大于 −12%，相当于 EF 小于 35%。但是，应变测量需有特定的软件、高度依赖二维图像质量。

（三）冠脉相关左心室节段性室壁运动异常（regional wall motion abnormalities）

研究证实，冠脉堵塞后，心肌最早的变化是受累心肌运动失调，其次是心电生理变化，最后才是心肌生物标记物升高。尽管心肌酶是心肌梗死的主要诊断标准，但通常在冠脉阻塞后 2~4 小时才升高，不利于及早诊断。心电图是早期诊断急性心肌梗死的主要手段，但几近 2/3 心电图不典型或貌似正常心电图。"时间就是心肌"，超早期缺血心肌的运动失调，是心脏超声诊断的基础。

心脏超声诊断局部心肌运动异常，是急性心肌梗死诊断标准之一。1982 年 ASE 将左心室划分 16 节段，采用计分法进行半定量评估左心室壁各节段和水平面心肌局部收缩功能。局限性：

需要心内膜清晰可辨。由于超声造影剂改善了心尖部显影,2002 年美国心脏协会心肌分段与心脏图像注册起草小组推荐增加第 17 节段即心尖帽。

左心室壁节段划分的基础是:①各心肌节段之间通过解剖标记而易于识别;②各心肌节段与冠脉血流分布有关;③室壁节段性收缩功能异常有统一的计分,分 5 级计分,计分指数(wall motion score index,WMSI)将心肌局部收缩功能进行了半定量的量化评估。左心室 16 节段或 17 节段划分,临床都很实用,其精细程度足以进行半定量分析。17 节段主要用于研究心肌灌注或在不同成像方法之间进行比较。因为正常人心尖帽(第 17 节段)并不移动,16 节段划分更适合临床急诊床旁评估室壁局部运动异常。

1. 冠状动脉与左心室壁节段供血 尽管冠状动脉向心肌各节段供血存在个体差异,但主要由右冠状动脉(RCA)、左前降支(LAD)和回旋支(CX)3 支冠状动脉提供左心室心肌各节段血供(图 2-2-9、图 2-2-10、图 2-2-11)。

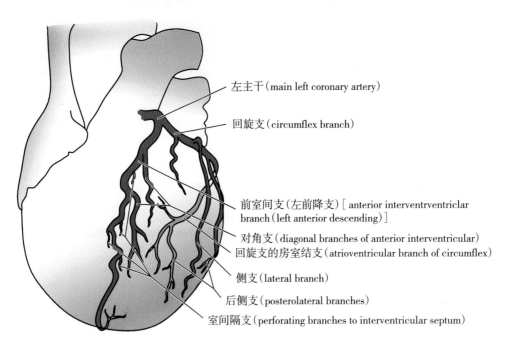

左主干(main left coronary artery)

回旋支(circumflex branch)

前室间支(左前降支)[anterior interventrventriclar branch(left anterior descending)]

对角支(diagonal branches of anterior interventricular)

回旋支的房室结支(atrioventricular branch of circumflex)

侧支(lateral branch)

后侧支(posterolateral branches)

室间隔支(perforating branches to interventricular septum)

图 2-2-9 左前斜位左冠状动脉及其分支(刘鹭琛 图)

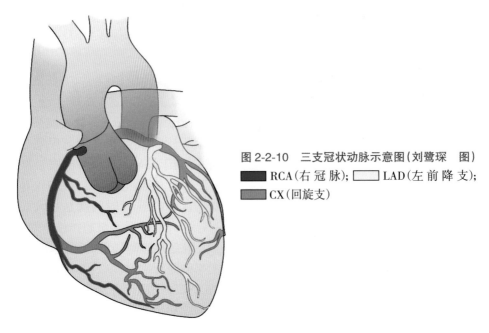

图 2-2-10 三支冠状动脉示意图(刘鹭琛 图)
■ RCA(右冠脉);□ LAD(左前降支);
▨ CX(回旋支)

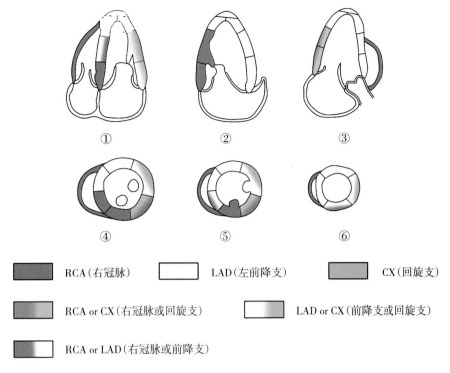

①　　　　　②　　　　　③

④　　　　　⑤　　　　　⑥

RCA（右冠脉）　　　LAD（左前降支）　　　CX（回旋支）

RCA or CX（右冠脉或回旋支）　　　LAD or CX（前降支或回旋支）

RCA or LAD（右冠脉或前降支）

图 2-2-11　冠状动脉左心室壁节段分布示意图（刘鹭琛　图）

注：①心尖 4 腔切面；②心尖 2 腔切面；③胸骨旁左心室长轴切面；④胸骨旁短轴切面左心室基底水平；⑤胸骨旁短轴切面左心室乳头肌水平；⑥胸骨旁短轴切面左心室心尖水平

（引自：Lang RM，Bierig M，Devereux RB，et al.Recommendations for chamber quantification：a report from the American Society of Echocardiography's Guidelines and Standards Committee and the Chamber Quantification Writing Group，developed in conjunction with the European Association of Echocardiography，a branch of the European Society of Cardiology. J Am Soc Echocardiogr，2005，18（12）：1440-1463.）

2. 左心室 3 个水平 16 节段划分　1989 年 ASE 推荐，分别在胸骨旁短轴、胸骨旁长轴、心尖 4 腔、心尖 2 腔切面，将左心室划分为基底部（BASAL）、中部（MID）及心尖部（APICAL）3 个水平，共 16 节段（segments）。

（1）左心室 3 个水平：心尖 4 腔切面和胸骨旁左心室长轴切面划分了 3 个水平（图 2-2-12）。

1）基底部水平（又称二尖瓣口水平）：从二尖瓣口到乳头肌顶部的范围。

2）中部水平（又称乳头肌水平）：从乳头肌顶部到乳头肌底部的范围。

3）心尖部水平（又称心尖水平）：从乳头肌底部到左心室心尖范围。

（2）左心室 16 节段：在左心室心肌基底部、中部及心尖部 3 个水平基础上，将左心室分为 16 个节段（图 2-2-13、表 2-2-1）。

1）基底部（二尖瓣口水平）：有 6 个节段。①前壁（anterior）；②前侧壁（anterolateral）；③下侧壁（inferolateral）；④下壁（inferior）；⑤基底部下间隔（inferoseptal）；⑥前间隔（anteroseptal）。

2）中部（乳头肌水平）：有 6 个节段。⑦前壁；⑧前侧壁；⑨下侧壁；⑩下壁；⑪中部下间隔；⑫前间隔。

3）心尖部（心尖水平）：有 4 个节段。⑬前壁；⑭侧壁（lateral）；⑮下壁；⑯心尖部室间隔（apical septal）。

3. 左心室 17 节段划分　在心尖 4 腔、心尖 2 腔或心尖 3 腔切面，超声学造影能清楚地显示左心室心尖室壁运动状态。

4. 左心室壁节段心肌运动计分　ASE 推荐，根据各节段心肌运动产生心内膜向心性运动和心肌收缩增厚状况，将节段性心肌收缩力分为 5 级，并分别计分，单独监测分析左心室各节段心肌的收缩功能。

（1）运动正常或亢进（hyperkinesis）：1 分，从舒张期到收缩期，左心室游离壁厚度增加 >50%。室

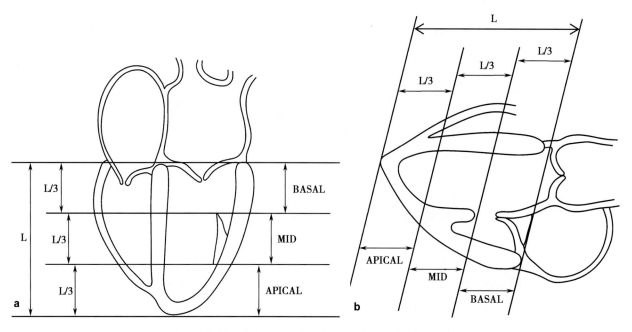

图 2-2-12 左心室三个水平划分示意图（刘鹭琛 图）

注：a. 心尖 4 腔切面左心室心肌 3 个水平划分图；b. 胸骨旁长轴切面左心室心肌 3 个水平划分图；L 表示从二尖瓣环至左心室心尖心外膜之间的左心室长径，将左心室长径分为 BASAL（基底部）、MID（中部）及 APICAL（心尖）3 个水平。

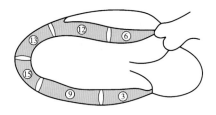

心尖左室长轴切面心肌节段示意图

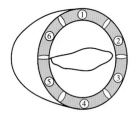

胸骨旁短轴二尖瓣水平面心肌节段示意图

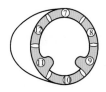

胸骨旁短轴乳头肌水平面心肌节段示意图

胸骨旁短轴心尖水平面心肌节段示意图

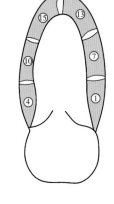

心尖 2 腔切面心肌节段示意图

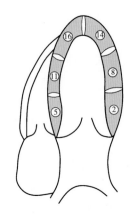

心尖 4 腔切面心肌节段示意图

图 2-2-13 左心室 16 节段示意图（刘鹭琛 图）

102

表 2-2-1 左心室 3 个水平、16 节段划分表

级别 （level）	节段序号 （segment number）	节段（segment）
基底部 （BASAL）	1	前壁（anterior）
	2	前侧壁（anterolateral）
	3	下侧壁（inferolateral）
	4	下壁（inferior）
	5	基底部下间隔（inferoseptal）
	6	前间隔（anteroseptal）
中部 （MID）	7	前壁（anterior）
	8	前侧壁（anterolateral）
	9	下侧壁（inferolateral）
	10	下壁（inferior）
	11	中部下间隔（inferoseptal）
	12	前间隔（anteroseptal）
心尖部 （APICAL）	13	前壁（anterior）
	14	侧壁（lateral）
	15	下壁（inferior）
	16	心尖部室间隔（apical septal）

壁运动亢进多见于肾上腺素能张力和（或）后负荷减低。

（2）运动减弱（hypokinesis）：2 分。

（3）无运动（akinesia）：3 分，收缩期室壁无增厚。

（4）运动反向（dyskinesia）：4 分，收缩期矛盾运动。

（5）室壁瘤（aneurysmal）：5 分，室壁变薄，收缩期向外膨出。

5. 室壁运动计分指数（wall motion score index，WMSI） 用各节段得分之和除以被计分的心肌节段总数即为 WMSI。正常 WMSI 是 1。通常，WMSI>1.4 提示心功能不全。WMSI=2 时，左心室射血分数多在 30%~39%。

（四）非冠状动脉病变相关的左心室节段性室壁运动异常

非冠状动脉病变相关的左心室节段性室壁运动异常多见于脓毒血症或应激状况，称应激性心肌病，又称 Takotsubo 心肌病，或称心尖球形心肌病（参见第五章第三节"Takotsubo 心肌病"段）。

附：左心室收缩性的其他测量技术（临床非常规应用）：

1. 左心室壁中层心肌缩短分数（MWFS，%）心肌向心性肥厚，计算左心室壁中层心肌，是基于数学模型的舒张期和收缩期室腔和室壁厚度的径线测值，按照公式计算 MWFS。MWFS 能更好地体现心肌收缩性。

2. 二维应变（two-dimensional strain） 又称斑点追踪，是基于灰阶显像技术，通过逐帧跟踪心肌斑点评估心肌组织的形变，是半自动定量技术，从纵向、环向及旋转等多方面评估左心室心肌的收缩功能。无角度依赖性，测量方便，但是需要特定的软件，高度依赖二维超声图像的质量。

3. 三维超声 评估容量状况比二维超声更准确。

三、左心室前负荷监测

Frank-Starling 定律：心脏收缩功能正常时，心脏每搏输出量取决于心脏前负荷。

左心室前负荷和心室"毗邻"的结构及功能是评估左心室泵血功能的重要参数。（图 2-2-14），（参见第一章第二节"左心系统测量"、第二章第一节"心脏前负荷生理学与监测"段、第七节、图 2-1-5）。

狭义的左心室前负荷超声评估指标有 PAWP、左心房压力和容积、LVEDP 或 LVEDV。然而，右心是接纳全身静脉血、将静脉血泵入肺循环、保障左心室氧合血充盈的"加油站"。因此，广义的左心室前负荷，理应将"右心系统"（腔静脉、右心房室及肺循环）纳入左心室前负荷全面评估（见图 2-1-3、图 2-1-4，详见第二章第四节）。因此，评估左心室前负荷时，临床不仅要监测狭义的左心前负荷指标，同时应顾及右心前负荷指标。

（一）肺动脉楔压（PAWP）

基于生理学 PAWP≈LAP≈LVEDP，PAWP 用于评估左心室前负荷。心脏超声主要是通过测二尖瓣血流多普勒估测 PAWP，前提是二尖瓣结构正常。PAWP 正常值 4~12mmHg，增加反映左心室容量超负荷，肺静水压增加，预示肺水肿发生。PAWP 减低反映左心前负荷减少。引起 PAWP 增

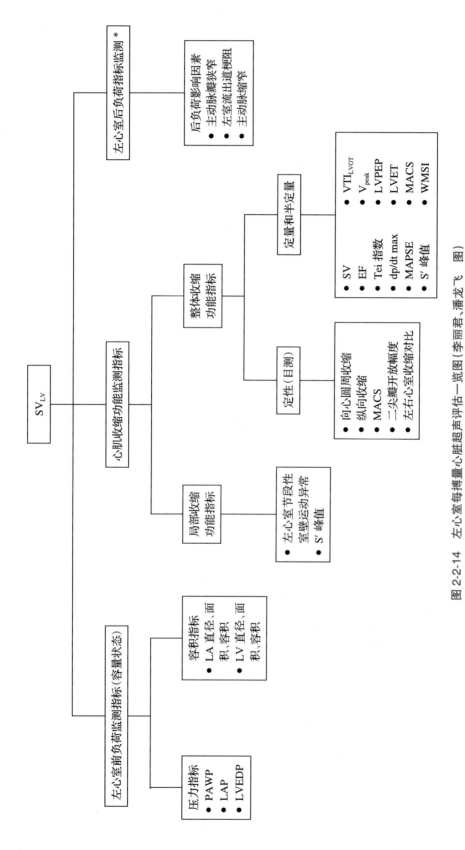

图 2-2-14 左心室每搏量心脏超声评估一览图（李丽君，潘龙飞 图）

注：* 左心室后负荷监测指标主要是动脉压和全身血管阻力（SVR）；PAWP：肺动脉楔压；LAP：左心房压；LVEDP：左心室舒张期末压；LA：左心房；LV：左心室；MACS：主动脉瓣开放最大内径；VTI_LVOT：左心室流出道血流速度时间积分；LVPEP：左心室射血前期；LVET：左心室射血时间；WMSI：室壁运动计分指数；V_peak：左心室流出道血流速度峰值；MAPSE：二尖瓣环收缩移位

加的最常见病因是左心室收缩和舒张功能受损，以及二尖瓣狭窄和关闭不全、左心室后负荷增加等，其中左心室舒张功能是最易被临床忽视的病因，循环血容量超负荷也是原因之一。与导管比较，鉴别影响 PAWP 因素如左心室功能、二尖瓣病变等，是心脏超声的优势(参见第一章第二节，第二章第一节"心脏前负荷临床监测指标优劣势比较"段、第四节)。

1. **E/A 比值估测 PAWP**　二尖瓣流入道 PW 血流速度频谱，E/A 比值 >2，预测 PAWP>18mmHg。阳性预测值可达 100%。E/A 比值 >1.6，PAWP>15mmHg，敏感性 50%，特异性 94%，阳性预测值 75%，阴性预测值 84%。

2. **E/E′ 比值估测 PAWP**　PW-TDI 测量舒张早期左心室侧壁二尖瓣环运动速度峰值 E′，PW 测量舒张早期二尖瓣流入道血流速度峰值 E。PAWP=1.97+(1.24 × E/E′)，r=0.87。E/E′<8，预测 PAWP≤15mmHg；E/E′≥15，估测 PAWP>15mmHg。E/E′ 比值与导管测量 PAWP 有良好的相关性。

3. **肺静脉流入血量和速度估测 PAWP**　PW 测肺静脉血流(见图 1-2-52、图 1-2-53)。当肺静脉反向血流 AR 波持续时间大于二尖瓣流入道 A 波时间，提示 PAWP>15mmHg。阳性预测值为 83%。肺静脉血流收缩期前向 S 波速度：收缩期和舒张期 VTI 比值 <45% 时，提示 PAWP>12mmHg。

4. **E/Vp(彩色 M 型超声血流传播速度)评估 PAWP**　E/Vp>2.6，PAWP>15mmHg。

5. **IVRT(左心室等容松弛时间)**　IVRT<60ms，PAWP>15mmHg。①公式 1：PAWP=1000/(2 × IVRT+Vp)>5.5，PAWP>15mmHg；②公式 2：PAWP=1000/(2 × IVRT+E′)>7.25，PAWP>15mmHg。

6. **DT(E 峰减速时间)**　DT<140ms，PAWP>15mmHg。

(二) 左心房压力指标和容积指标

1. **左心房压(LAP)**　用左心房的压力指标替代容积指标评估左心容量状态或左心室前负荷(图 2-2-15，见图 1-2-42)。LAP 正常值 4~12mmHg。①LAP 升高原因：左心室容量超负荷、左心室功能障碍、二尖瓣狭窄和关闭不全、心脏压塞等。高血压、糖尿病及冠心病，常伴左心室收缩和(或)舒张功能不全，是临床不容忽视的左心房压力和容积增加的主要原因。②LAP 降低原因：容积不足，外

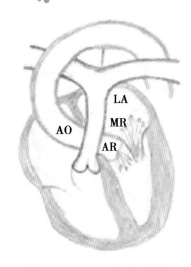

图 2-2-15　二尖瓣反流和主动脉瓣反流测量 LAP 及 LVEDP (李丽君　图)
注：AO：主动脉；LA：左心房；AR：主动脉瓣反流；MR：二尖瓣反流

周动脉扩张、左心室后负荷降低。心脏超声监测 LAP 的优劣势：床旁超声不仅能测量 LAP 压力判断左心容量，而且能获得其他 LAP 的影响因素如左心室功能、二尖瓣狭窄 / 反流等，有助于准确判断病理生理变化。左心室流出道梗阻、主动脉瓣狭窄、外周血管病等可低估 LAP。改良 Bernoulli 公式计算需外周动脉血压值，袖带血压计测量血压有 5~10mmHg 误差。二尖瓣反流多普勒血流速度估测压力，可能低估左心充盈压。

2. **左心房容量(LAV)**　心脏超声测量左心房容量相关参数包括左心房径线、面积和容积参数。评估左心容量状况，容积参数优于径线参数(见图 1-2-41)。左心房超声容积参数增大与导管测量 LAP 增高极度相关。左心房容量相关参数与 LAP 病因及临床意义相同。此外，左心房增大与心房颤动、脑卒中、心肌梗死和扩张性心肌病的死亡率有关。

(三) 左心室压力和容积指标

1. **左心室舒张末压(LVEDP)**　正常值 0~12mmHg。床旁心脏超声有 2 种技术测算 LVEDP(详见第一章第二节)：①CW 测主动脉瓣反流速度估测 LVEDP(见图 2-2-15、图 1-2-38)，有可能低估左心压力；②E/E′ 比值：PW 测二尖瓣流入道血流频谱 E 峰，PW-TDI 测量 E′(参见第二章第三节)，E/E′>15，估测 LVEDP>15mmHg。E/E′<8，估测 LVEDP<15mmHg。E/E′ 比值在 8~15 之间则较难

解释。此外,E/Vp 与 LVEDP 和 LAP 呈比例关系。

2. 肺动脉收缩压(PASP)、肺动脉舒张压(PADP)　当无肺、肺血管及二尖瓣病变时,PASP 和(或)PADP 可作为 LVEDV 的替代指标,评估左心室充盈压。PASP 和(或)PADP 增加提示左心室充盈压增加。无右心室流出道梗阻或无肺动脉瓣狭窄,RVSP 等于 SPAP,临床用 CW 测三尖瓣反流血流速度估测 RVSP(见图 1-2-74)。临床用 CW 测肺动脉瓣反流舒张末期血流速度估测 PADP(见图 1-2-77)。研究发现,CW 所测 PADP 与侵入性导管测量平均 PAWP 有良好的相关性,是侵入性肺动脉导管的替代指标,PADP 正常值 <10mmHg。但是,如果肺血管阻力 >200dynes/(s·cm⁵),或平均肺动脉压 >40mmHg,PADP 则高于平均 PAWP 约 5mmHg。局限性:计算肺动脉收缩压需准确地测量右心房收缩压,如果患者置入了中心静脉导管,可用 CVP 替代右心房压。多普勒所测肺动脉反流速度估测的肺动脉压有可能低估肺动脉压。仅约 60% 患者能获得较好的肺动脉反流多普勒频谱。超声造影剂能增强肺动脉反流血多普勒信号,有望提高其准确性。

3. 左心室容量　超声参数有左心室径线、面积、左心室舒张末期容积(LVEDV,ml)及左心室舒张末期容积指数(LVEDV/BSA,ml/m²),正常值约为 57ml/m²。男性、肥胖及运动员的左心室内径和容积测值较正常值大,应按体重指数(BSA)校正。心脏超声测量左心室前后径线常常难以与左心长轴垂直,可致其偏大。改良辛普森法是较准确地测量 LVEDV 的方法,临床最常用。左心室径线、

面积及容积参数超过正常值上限,提示左心室容量超负荷,多与左心室泵血功能受损有关,如充血性心力衰竭、扩张性心肌病等。严重心衰者,目测可见左心室心腔明显扩大、EPSS 增大,左心室与二尖瓣口呈"大腔小口"(图 2-2-16)。

(四) 左心前负荷的影响因素

许多病变影响左心前负荷(见图 2-1-4)。心脏超声能提供大多数影响左心前负荷的病变或因素。

Tips:

　　许多因素或病变引起压力和容积指标增加或减少。心脏超声监测压力和容积指标,首先应依据所测参数判断容量或心脏前负荷增加或减少,然后判断容积增加或减少的诸多原因。

四、左心室后负荷

"外周血管阻力(SVR)永远和心输出量(CO)呈反向变化"。

临床通过有创和无创监测动脉血压和外周血管阻力评估左心室后负荷(见图 2-1-8)。左心室流出道狭窄、主动脉瓣狭窄/关闭不全以及主动脉缩窄等病变影响左心室后负荷,不易从听诊等查体作出正确的诊断,特别是左心室流出道动态狭窄容易被漏诊,而心脏超声是唯一床旁无创监测的

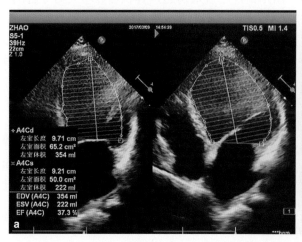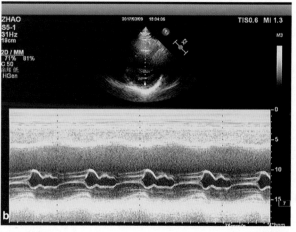

图 2-2-16　扩张性心肌病左心室心腔扩大、EPSS 增大、EF 斜率减低,左心室呈"大腔小口"影像(李苗、韩东刚　影像)
注:a. 二维超声显示左心室扩大,改良辛普森法测左心室舒张末期容积 354ml,收缩末期容积 222ml,射血分数 37.3%,评价为减低;b. M 型超声显示 EPSS 增大,EF 斜率减低,左心室呈"大腔小口"。

影像技术(详见第二章第五节)。

左心系统血流动力学超声焦点评估和评估思路

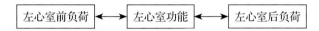

- 判断左心功能应综合判断"心肌收缩性、前负荷、后负荷"及其影响因素。
- 左心室收缩性/泵血功能是血流动力学监测的"切入点"和"核心"。
- 定性(目测)评估左心室收缩性:左心室轻、中及重度收缩功能分级;左心室整体收缩功能(左心室向心圆周形收缩功能、左心室纵向收缩功能)。依据冠状动脉心肌供血,评估左心室节段性室壁运动异常(见图2-2-14)
- 定量评估左心室收缩性:左心室中层环形心肌收缩功能指标(LVEF、RWMAs);纵向心肌收缩功能指标(MAPSE);VTI_{LVOT}、SV_{LV} 及升主动脉 V_{peak}。临床依据左心室射血分数将心功能不全分为轻、中及重度;依据射血分数又将心功能分为射血分数保留、轻微减少及减少3种类型。

- 左心室前负荷:狭义的左心室前负荷包括左心室舒张功能、PAWP、LAP、LVEDP 及 LVEDV 等指标。广义的左心室前负荷还应包括右心系统。
- 左心室后负荷:超声能提供评估左心室后负荷的影响因素的信息:左心室流出道、主动脉瓣及主动脉根部。
- 监测左心功能的临床常用指标:射血分数,左心室形态,左心容积或压力,二尖瓣流入道多普勒参数,肺动脉压力,以及节段性室壁运动异常。

(李丽君)

参考文献

1. Saleh S, Liakopoulos OJ, Buckberg GD. The septal motor of biventricular function [J]. Eur J Cardiothorac Surg, 2006, 29 Suppl 1 (Supplement 1):S126-38.
2. Matos J, Kronzon I, Panagopoulos G, et al. Mitral annular plane systolic excursion as a surrogate for left ventricular ejection fraction [J]. J Am Soc Echocardiogr, 2012, 25 (9): 969-974.
3. Ponikowski P, Voors AA, Anker SD, et al. 2016 ESC Guidelines for the diagnosis and treatment of acute and chronic heart failure:The Task Force for the diagnosis and treatment of acute and chronic heart failure of the European Society of Cardiology (ESC). Developed with the special contribution of the Heart Failure Association (HFA) of the ESC [J]. European Journal of Heart Failure, 2016, 18 (8): 891-975.

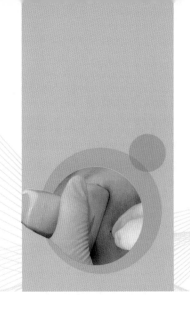

第三节　左心室舒张功能监测

提　要

▶ 左心室舒张功能生理学及病理生理变化
▶ 心脏超声监测左心室舒张功能指征
▶ 定性（目测）评估左心室舒张功能
▶ 定量评估左心室松弛性和顺应性
▶ LVEDP、LAP、PAP 及左心室壁厚度 / 质量与左心室舒张功能

概　述

左心室舒张功能是影响左心室充盈或左心室前负荷的重要因素

心室有两个相互依存、同等重要的功能——收缩期泵血功能和舒张期充盈功能。心肌收缩性正常时，心输出量取决于心室充盈功能即心室前负荷。影响左心室充盈或左心室前负荷的主要因素是左心室舒张功能（见图 2-1-4）。故，左心室舒张功能又可视为心脏前负荷或心功能重要的监测指标。

心室舒张功能受损发病率高，而且可能有与左心室收缩功能不同的流行病学和病因。美国心肺血液病研究院公布，心力衰竭 52% 是舒张性心力衰竭，急性左心衰竭约半数是射血分数保留心衰（HFpEF），在年龄 >65 岁、因劳力性气短而就诊的人群中，1/6 未识别的心力衰竭是 HFpEF 或称舒张性心力衰竭。然而，舒张功能不全缺乏特异性症状和体征，诊断技术少，临床容易误诊或漏诊。

心室舒张功能不全的病理生理变化是左心室充盈压增高。增高的左心室充盈压不仅影响心室充盈进而引起心输出量减少，而且致肺循环淤血发生肺水肿。然而，容量超负荷、瓣膜病变等也能发生心室充盈压增高，临床需与左心室舒张功能不全引起的左心室充盈压增高鉴别。心脏超声几乎是临床唯一在床旁实时评估心室舒张功能不全的影像技术。心脏超声监测左心室舒张功能的原理是舒张功能不全的病理生理变化——左心室充盈压增高。舒张功能不全的病因，可作为"左心室舒张功能为导向床旁心脏超声评估"的指征。

病例

女，70 岁，呼吸困难 2 小时就诊。高血压 20 年，间断服硝苯地平缓释片。查体：血压 160/100mmHg，氧饱和度 90%，端坐呼吸，双肺满布中小水泡音，心率 140 次 / 分，律齐，未闻及杂音。肝脾不大。双下肢无水肿。心电图：窦性心动过速，左心室肥厚劳损。血气分析：pH 7.46，二氧化碳分压稍低，氧分压 67mmHg。诊断急性左心衰，静脉注射呋塞米（速尿）40mg、毛花苷丙（西地兰）0.2mg、静脉持续泵入硝酸甘油。1 小时后症状明显好转，氧饱和度 93%，双肺水泡音减少，心率减慢至 110~120 次 / 分。12 小时后依照长期医嘱予静脉注射呋塞米 40mg，半小时后气短加重、烦躁，血压 82/50mmHg，血氧饱和度 88%。床旁超声：右心房右心室不大，左心房增大，左心室壁增厚，左心腔呈"乳头肌接吻征"，目测射血分数 60% 以上，二尖瓣脉冲多普勒血流频谱呈"假性正常"，下腔静脉直径 1.2cm、吸气塌陷超过 50%。诊断：高血压性心脏病，急性左心衰竭(HFpEF),低血容量。

分析:利尿与扩管是急性左心衰竭首选的经典治疗,但是对于单纯HFpEF,利尿扩血管减轻前负荷治疗则需谨慎。因为HFpEF患者,左心室舒张末压或容积增高是维持心搏量的重要代偿机制,过度利尿及扩张静脉血管致静脉回心血量减少,左心室充盈及心输出量进一步降低,心衰加重。床旁心脏超声监测提供了左心室舒张功能受损和容量负荷不足的信息。床旁超声不仅及时诊断HFpEF,而且指导调整治疗方案。

一、左心室舒张概念、生理学及病理生理变化

(一)左心室舒张功能概念及生理学

1. 心室舒张概念 心脏舒张(diastole)一词源于希腊词"扩张"。心脏舒张期分4期(参见第二章第一节)(图2-1-9)。快速和缓慢充盈期流入心室的血量占心室总充盈量70%。之后,心房收缩迫入心室的血量占舒张期总充盈量25%。

2. 何谓左心室舒张功能 又称左心室充盈功能,在平均左心房压力不升高的情况下,能维持正常的左心室舒张期末容积,谓之正常的左心室舒张功能。临床监测左心室舒张功能的"金标准"是左心导管测LVEDP及LAP。LVEDP正常<16mmHg,休息时左心房平均压(LAP$_{mean}$)<12mmHg,运动后LAP$_{mean}$≤15mmHg,反映左心室充盈压。在健康人群,运动很少改变左心室充盈压。临床难以常规实施左心室导管,传统指标是肺动脉漂浮导管测PAWP替代LVEDP评估左心室舒张功能,正常平均PAWP<12mmHg。

3. 何谓心肌舒张性 静脉回流正常、心室收缩后,心室恢复到原来容量或压力的能力称心肌舒张性。从三个层面诠释心肌舒张性。

(1)分子水平诠释心肌舒张性:心肌的收缩和舒张属于同一分子过程,是去收缩和去耦联的过程,舒张是Ca^{2+}被肌质网再摄取和被排出心肌细胞的过程。

(2)组织细胞学诠释心肌舒张性:依据心肌纤维横桥滑动学说,心肌舒张是心肌横桥与肌动蛋白结合后又被解离的过程。

(3)生理学诠释心肌舒张性:心肌舒张的生理性包括心肌松弛性和顺应性。

4. 心肌舒张性的生理学特性

(1)左心室心肌松弛性(relaxation):心室的主动松弛始于心室收缩期的射血后期,终止在心室的快速充盈期末,是能量依赖性的。心肌松弛的过程包括心肌纤维缩短的结束、主动脉瓣关闭、等容松弛以及快速充盈阶段。心肌松弛在主动脉瓣关闭、二尖瓣尚未打开时发生(见图2-1-9)。正常心脏且负荷正常者,在心脏舒张期,心室肌几乎完全松弛。Brutsaert等提出,决定心脏充盈的重要因素是松弛性(relaxation)。在心室快速充盈期,持续的心肌松弛仍然对血流快速进入左心室起着调整作用。任何影响心脏负荷、能量依赖性钙泵活动的因素以及心肌非同步松弛都能影响心室松弛性。当后负荷增加,特别是同时伴前负荷增加时,心肌松弛延迟、左心室充盈压增加。高龄者舒张功能减退,主要原因是肌质网对Ca^{2+}的重摄入速率减慢。但也有研究发现,高龄者伴舒张功能不全,并没有舒张期心肌松解降低。

"Tau"(心室心肌松弛时间常数,T)与左心室心肌松弛性:"Tau"是心肌松弛时间常数(the time constant of relaxation),即左心室等容舒张期左心室压力下降的单元指数方程。"Tau"是经导管测量心腔内压力,用数学方式描述左心室压力下降率来评估左心室松弛性,"Tau"的计算方法尚有争议。但是,与测量左心室压力最大下降速率(−dp/dt$_{max}$)及左心室等容松弛时间(IVRT)比较(参见图2-1-9),"Tau"较少受到主动脉血流速度峰值和左心房压的影响,是被临床广泛接受的评估左心室主动松弛性的指标,但临床应用少。研究显示,组织多普勒(TDI)二尖瓣环信号受前负荷影响较小,E′峰峰值与左心室"Tau"呈负相关,E′峰评估心室舒张功能优于二尖瓣和三尖瓣前向血流参数。

床旁心脏超声评估左心室松弛性指标:直接指标有IVRT、左心室心肌松弛时间常数(Tau);间接指标有舒张早期二尖瓣流入道多普勒血流频谱、TDI二尖瓣环频谱、M型彩色多普勒Vp。

Tips:

心肌松弛性受损是绝大多数心脏疾病最早的病理生理改变。床旁心脏超声能早期判断左心室松弛性受损。

(2)左室心肌顺应性(compliance):心室顺应性(又称心肌弹性)是指单位压力的变化引起容

积的改变,是心室在被动充盈扩张过程中反映的性能。心室顺应性开始于快速充盈期末,持续至本次心动周期结束,是被动充盈,是影响心室前负荷的主要因素。用容量的变量"ΔV"与压力的变量"ΔP"之间的关系描述心脏顺应性,C(顺应性)=ΔV/ΔP(见图2-1-2)。心肌顺应性及心房压影响心室被动充盈。心室顺应性(compliance)的反义词是心室僵硬度(stiffness)。导致心室顺应性下降的主要病理变化是僵硬、扩张度小的心室。

左心室肥厚、心肌质量增加、心肌瘢痕等可致心室僵硬、顺应性减低。心肌松弛性异常也使心肌顺应性降低。此外,心肌以外的病变如心包腔内压增加、右心室扩大、胸膜腔内压增加等,限制左心室容量扩大,进而影响心室舒张期被动扩张功能。这种由心肌外原因导致的充盈不足,心脏超声通常使用形容词"压塞(constrictive)",而心肌松弛性/顺应性导致心室舒张功能不全的形容词是"限制(restriction)",二者的床旁超声影像特征不同(参见第二章第六节)。

危重患者的心室顺应性曲线随病情呈动态;血管活性药物、心肌病变、心肌缺血以及心脏周围压力都可以引起心室顺应性曲线发生漂移。

床旁超声评估左心室顺应性指标:包括直接和间接指标。直接指标:左心室僵硬常数(LV chamber stiffness constant),需要同时记录高精确压力和二尖瓣流入道多普勒血流频谱;LVEDV、LVEDP。间接指标:二尖瓣E峰减速时间(DT)及A波持续时间。

(二)左心室舒张功能不全的血流动力学及病理生理变化

1. 左心室舒张功能不全　左心室舒张功能受损导致心室在收缩后容量或压力不能恢复正常,心室充盈受限,称为左心室舒张功能不全或射血分数保留心衰(HFpEF)。

2. 左心室舒张功能的血流动力学及病理生理变化　心肌主动松弛性减低和(或)被动顺应性降低,导致左心室充盈压升高,LVEDP增高。在心房收缩后,心室舒张受限致心肌纤维的初长度不足,僵硬的心室致心室舒张末期压力快速升高,房室瓣提前关闭,心室舒张末容积减少。LVEDP增加致肺静脉与左心的压差减小,阻碍肺静脉血回流入左心,从而导致前向和后向影响。①后向影响:肺静脉淤血、肺静脉压力升高,肺毛细血管

淤血,当肺血管压力迅速高于血浆渗透压即发生肺水肿。慢性左心舒张功能不全产生肺循环阻力增高和肺动脉高压,进而致右心室舒张期末压、右心房及腔静脉压升高,甚至右心衰竭。临床通常将PAWP>12mmHg和(或)LVEDP>16mmHg,视为左心室充盈压升高。②前向影响:尽管LVEDP增加,但实际充盈受限,LVEDV减少。左心室充盈不足,每搏量减少,心输出量降低。临床研究发现,HFpEF或HFrEF都有LVEDP升高但是机制不同,前者的LVEDP比后者更高,但临床表现相同,鉴别较难。不应单独将LVEDP作为鉴别舒张性与收缩性心力衰竭的指标。左心室射血分数正常而LVEDP增加,提示舒张功能不全。

> **Tips:**
>
> 心脏超声评估左心室舒张功能及充盈状况的主要指标:PAWP、LAP、LVEDP,二尖瓣流入道舒张早期和舒张晚期多普勒或组织多普勒血流速度。左心室舒张功能不全时,PAWP或LAP等压力指标可高估左室舒张末容积。判断心脏前负荷或容量状态,应注意心室舒张性对容积指标的影响。心脏超声能定性或定量左心室舒张末期容积,较导管测压力判断左心室前负荷有无创、便捷及可重复等优势。

(三)左心室舒张功能病因可视为心脏超声指征

左心室舒张功能不全的临床表现无特异性,心脏超声几乎是唯一的床旁监测技术。因此,临床需要时,左心室舒张功能不全病因可视为心脏超声指征。

1. 左心室舒张功能不全病因

(1) 单纯舒张功能不全病因:老龄、女性、伴或不伴左心室肥厚高血压、室上性快速心律失常(窦性或异位性)、房颤特别是伴快速室率、肥胖、缺血性心肌病、肥厚型心肌病、浸润和限制型心肌病、心包疾病、瓣膜病(二尖瓣反流、主动脉狭窄、主动脉瓣反流)、类癌、辐射、心内膜疾病、硬皮病、心脏移植后炎症、肾功能不全、贫血等。

(2) 舒张功能与收缩功能不全并存的病因:缺血性心肌病、高血压心肌病、收缩功能不全心肌病、毒物(乙醇、可卡因等)所致心肌病、心动过速导致心肌病、病毒性心肌病(包括HIV感染)、围

产期心肌病、肥厚性心肌病、淀粉样变性心肌病、限制性心肌病、肥胖症等。严重感染、脓毒血症及脓毒症休克等急重症导致心室收缩和舒张功能受损,严重创伤产生肾上腺素应激状态,进而影响心肌舒张功能。

2. 与左心室舒张功能不全相鉴别的疾病　有左心室舒张功能不全超声影像时,应除外以下病变:原发性瓣膜病、限制性心肌病、偶发或可逆左心室收缩功能不全、高代谢或高心输出、贫血、甲状腺功能亢进、动静脉分流、伴右心衰竭的慢性肺部疾病、伴肺血管疾病的肺高压、心房黏液瘤,以及射血分数测量是否准确。

从临床实用、便捷的角度,可将病因分心肌及心肌外病变。心肌本身的病因是心肌受损导致松弛性及顺应性异常。心肌外病因有心包、胸膜腔内压及右心扩大压迫等。

二、床旁心脏超声评估左心室舒张功能

"LVEDP 增加致左心房流入左心室血流受阻、二尖瓣环和二尖瓣处血流速度改变"是心脏超声监测左心室舒张功能指标的病理生理基础。床旁超声监测左心室舒张功能指标及正常参考值(图 2-3-1)。

(一) 目测(定性)左心室舒张功能

目测评估左心室舒张功能的前提:二尖瓣膜正常,纤细、回声无增强、活动度好,无增厚、粘连、钙化等病变。风湿性心脏瓣膜病、退行性二尖瓣病变等不宜进行目测评估舒张功能。

1. 二维超声目测左心室舒张功能　胸骨旁长轴或心尖 4 腔切面。左心室舒张功能正常者,心肌松弛性及顺应性好,左心室舒张期压力低,左心房与左心室压差大。在心室快速充盈期,二尖瓣迅速打开幅度大,前叶瓣尖甚至可触及室间隔,左心房血液得以快速通过二尖瓣进入左心室。左心室舒张功能不全时,左心室舒张末压增高,舒张期二尖瓣开放受限而速度减慢、幅度减小,前叶瓣尖与室间隔间距离增大(EPSS 增大),常伴左心室收缩功能减低。

2. M 型超声目测左心室舒张功能　M 型超声 2b 区及 3 区(图 1-2-80)。①EPSS:左心室舒张功能正常者心肌松弛性好,舒张期心腔充盈压低,EPSS 小,左心室无扩大(见图 1-2-84)。舒张功能

不全者,EPSS 增大,二尖瓣前后叶开放小,与扩大的左室心腔之间形成了"大腔小口",是心脏超声常用词,反映左心室扩大,左心室收缩和舒张功能严重受损,临床多见于扩张性心肌病、充血性心力衰竭。②E-F 斜率:EF 斜率是左心室快速充盈期流入左心室内的血流反冲二尖瓣前叶所致。正常值 40~104mm/s,平均 70mm/s。EF 斜率陡,反映心肌松弛性好。左心室舒张顺应性差时,LVEDP 增高使 E-F 斜率减低。但是,左心输出量减低、主动脉瓣反流、风湿性二尖瓣狭窄都可使 EF 斜率降低。风湿性二尖瓣狭窄所致 EF 斜率明显减低,呈"城垛样"特异性改变,伴有瓣膜增厚无弹性等,临床不难鉴别(见图 2-2-16)。

3. 目测 LVEDP、LAP 评估左心室舒张功能

(1) 目测二尖瓣反流连续多普勒(CW)频谱形态估测 LAP:二尖瓣反流 CW 血流速度升高较早、达峰速度后陡峭下降,呈"V"形,提示左心房平均压升高;缓慢上升和下降呈圆形波,提示收缩和松弛性受损。

(2) 目测主动脉血流脉冲多普勒(PW)频谱形态估测 LVEDP:无主动脉瓣病变,主动脉血流从峰速度快速降低,提示左心室僵硬度增加,LVEDP 增加。

(二) 定量评估左心室舒张功能

左心室舒张功能常用超声评估技术:PW(见图 1-2-43)、脉冲 - 组织多普勒(PW-TDI)、肺静脉血流频谱及 CMM-Vp(图 2-3-2)。(详见第一章第二节)

1. 二尖瓣流入道 PW 血流频谱

(1) 二尖瓣流入道 PW 血流频谱评估左心室舒张功能:左心室舒张功能受损致 LVEDP 升高,房室间压差减小。二尖瓣流入道 PW 血流速度变化反映房室之间压差变化。

1) E 峰速度(peak E velocity,EV):E 峰反映舒张早期流经二尖瓣口的最大血流速度。心肌松弛性好,等容舒张期左心室内压迅速降低,房室间压差大,二尖瓣开放后血流充盈左心室速度快。当左心室心肌松弛受损,房室间压差减小,E 峰流速降低。但是,E 峰速也受左心室前负荷即血流量的影响。年龄 <40 岁的正常人,E 峰速诊断舒张功能异常的准确性降低。(见表 1-2-12)

2) A 峰速度(peak A velocity,AV):心室舒张晚期,心房收缩致二尖瓣血流流速增大产生 A 峰,

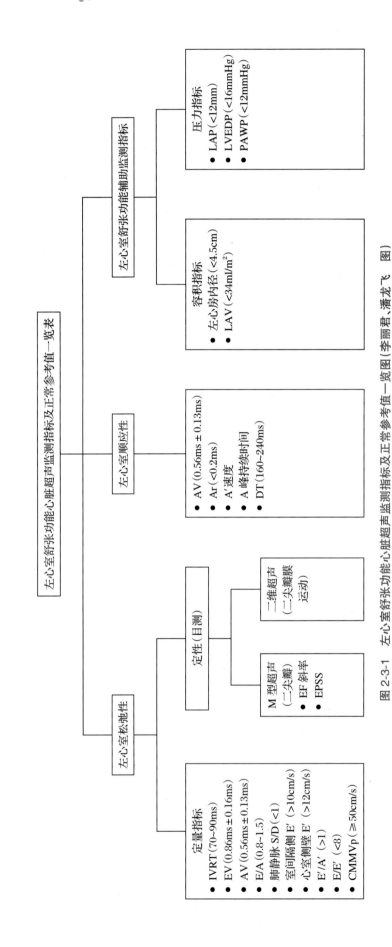

图 2-3-1　左心室舒张功能心脏超声监测指标及正常参考值一览图（李丽君,潘龙飞　图）

注：AV：A峰速度；EV：E峰速度

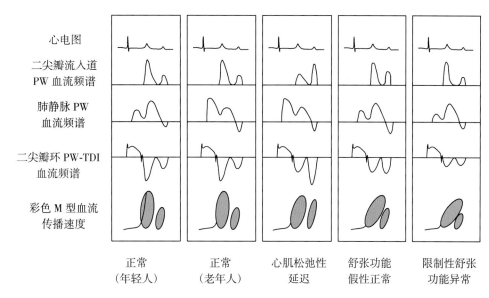

心电图

二尖瓣流入道
PW 血流频谱

肺静脉 PW
血流频谱

二尖瓣环 PW-TDI
血流频谱

彩色 M 型血流
传播速度

| 正常
(年轻人) | 正常
(老年人) | 心肌松弛性
延迟 | 舒张功能
假性正常 | 限制性舒张
功能异常 |

图 2-3-2　心脏超声评估左心室舒张功能影像汇总(刘鹭琛　图)

又称心房波。AV 反映舒张晚期的房室压差,反映舒张晚期左心室顺应性。AV 增高,反映左心室顺应性降低、LVEDP 及 LAP 升高,增高的 LAP 得以维持跨二尖瓣压力阶差、维持左心室适当的充盈。正常人随着年龄增加,左心室顺应性减低,AV 增加。此外,AV 也与左心房收缩力有关。

3) E 峰减速时间(deceleration time,DT):DT(见图 1-2-39)是评估心肌松弛性的指标。DT 随年龄增加而增加,见表 1-2-12。通常,DT>240ms 谓之延长,提示心肌松弛功能减退。

4) E 峰与 A 峰流速比值(E/A):是临床最常用的评估左心室松弛性的指标。左心室松弛性正常时,E 峰比 A 峰大 50%~100%,E/A 是 0.8~1.5。随年龄增加,E 峰减低、A 峰增加,E/A 比值降低,每 10 年降低 0.15~0.30。当心肌松弛明显延迟时,E/A<1。但是,左心室充盈压增加可以掩盖 E 峰的变化。因此,临床习惯将 E 峰变化与 DT 指标等结合分析。当 E/A<1、DT>240ms 时,诊断左心室松弛性受损有很高的特异性。然而,E/A<1 与 DT>240ms 也可在正常人出现。

5) E 峰与 A 峰的血流速度时间积分(velocity time integral,VTI) 比值:正常人 E 峰 VTI 与 A 峰 VTI 比值是 1.71 ± 0.43(见图 1-2-35)。

6) A 峰持续时间(A-wave transit time):左心房收缩产生压力,迫使血流经过二尖瓣进入心室,血流从心尖部转向主动脉瓣方向,这个过程所用的时间称为 A 峰持续时间,是评估左心室顺应性的指标。该指标与高保真导管测得 LVEDP 及舒张

晚期心肌顺应性的相关性良好。但是,PW 取样容积的位置及左心室心腔扩大变形等,影响准确地评估左心室顺应性。临床较少用 A 峰持续时间评估左心室顺应性。参见图 1-2-39。

Tips:

二尖瓣流入道的血流速度不仅受舒张功能影响,也受心率、心律及前负荷血容量的影响。严重二尖瓣反流能产生假性正常化,心动过速或一度房室传导阻滞使 E 峰和 A 峰融合而不易分辨,心房颤动及心房扑动时 A 峰消失。

(2)依据二尖瓣流入道 PW 血流频谱分级左心室舒张功能不全程度:依据二尖瓣 E 峰、A 峰及 E/A 峰比值,结合 IVRT,左心室舒张功能不全分为轻、中、重 3 级(图 2-3-3)。

1) Ⅰ级左心室舒张功能异常:轻度舒张功能异常。E 峰峰值降低、A 峰峰值增高、E/A 比值减小、IVRT 延长。

2) Ⅱ级左心室舒张功能异常:中度舒张功能

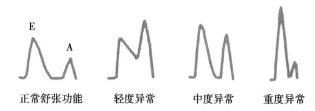

| 正常舒张功能 | 轻度异常 | 中度异常 | 重度异常 |

图 2-3-3　依据二尖瓣 PW 血流的左心室舒张功能分级(刘鹭琛　图)

异常。由于与正常舒张功能的 E 峰、A 峰及 E/A 比值相似,故又称"假性正常化"。心脏超声特征:E 峰降低、A 峰升高,E/A 比值 0.8~1.5,DT 时间变短在 160~220ms,IVRT 缩短 <90ms。"假性正常化"形成机制:左心室舒张功能异常致 LVEDP 增加,为了维持跨二尖瓣压力阶差,LAP 相应增加,结果 PW 血流频谱呈"假性正常化"。通常仅 LVEDP 升高而 LAP 不升高,或二者都升高。但是,与 I 级左心室舒张功能不全比较,II 级舒张功能不全者的 LVEDP 及 LAP 更高。

3)III 级左心室舒张功能异常:重度舒张功能异常。PW 血流频谱呈限制性(restriction)充盈模式,E 峰高、A 峰低,E/A 比值 >2,E 峰与 A 峰之间有较高的未分离速度约 20cm/s。DT 时间缩短 <160ms,IVRT 缩短常 <60ms。二尖瓣流入道限制性充盈模式常伴 LVEDP 和 LA 显著升高,提示预后不良,特别是心脏前负荷降低后,仍保持该模式者。

Tips:

左心室舒张功能受损的"限制性"(restriction)模式与心包病变的"压塞性"(constriction)模式的超声特性有区别(参见第二章第六节心包疾病)。肺静脉 PW 血流频谱、二尖瓣 PW-TDI 有助于鉴别二尖瓣流入道 PW 血流频谱的"假性正常化"。

(3)二尖瓣流入道 PW 血流影响因素

1)心脏前负荷:有效循环血容量减低或静脉血管扩张药等产生左心前负荷降低,左心房压力减低、房室间压差减小,E 峰降低。单纯前负荷减低但左心房收缩功能正常者,左心室舒张末压仍保持低水平,A 峰绝对值不受影响甚或增高。当血容量增加时,左心室舒张早期快速充盈,致 E 峰增高、DT 下降斜率大、IVRT 缩短,由于舒张早期左心室快速充盈,使舒张晚期房室间压差减小,可产生较低 A 峰。

2)二尖瓣反流:跨二尖瓣血流速度增大可产生 E 峰增高。

3)心房颤动及心房收缩功能:心房收缩功能减低,A 峰减小。心房颤动细小的颤动波代替心房收缩,A 峰减小、消失,心室每搏充盈量减少约 25%~30%。

4)心率:心率增快,舒张期缩短尤其是舒张晚期缩短。E 峰和 A 峰融合。

Tips:

左心室前负荷容量、二尖瓣反流、心率增快、心房颤动等影响二尖瓣流入道 PW 血流频谱,进而影响左心室舒张功能评估的准确性。

2. 肺静脉 PW 血流频谱(pulmonary venous flow profile)

(1)肺静脉 PW 血流频谱评估左心室舒张功能:左心室舒张功能受损,心室僵硬度增高、顺应性减低,左心房收缩需要对抗左心室高压力,致使肺静脉反流速度增大(见图 1-2-52、图 1-2-53)。

1)肺静脉收缩峰值速度(S 峰):收缩期左心室底部二尖瓣环向心尖移动,产生肺静脉 S_1 及 S_2。通常,S_1 峰较少出现,常在一度房室传导阻滞发生,主要受舒张期左心房压力和左心房收缩的影响。S_2 峰值常 >S_1,与肺静脉 - 左心房压力梯度及左心室前负荷有关。

2)舒张峰值速度(D 峰)及 S/D 比值:D 峰与二尖瓣流入道 E 峰的意义相同,主要受左心室松弛性影响。

3)心房反向峰(Ar):Ar 波是舒张晚期心房收缩,左心房血液逆流进入肺静脉产生的负向峰。Ar 波受左心室舒张晚期左心室顺应性、左心室压力、心房前负荷及左心房收缩功能的影响。正常情况下,左心房收缩时仅少量血反流入肺静脉,流速较低,正常值 <0.2m/s,比 S 波、D 波小。Ar 峰与二尖瓣流入道血流 PW 频谱 A 峰对应。正常时,Ar 持续时间 <A 峰,振幅比二尖瓣 A 峰低。正常人随年龄增加 Ar 峰速也相应地增加,但是通常不应 >35cm/s。Ar-A 是肺静脉心房反向峰减去二尖瓣 A 峰持续时间,正常 <30ms,能更早期识别左心室松弛性受损,此时 LVEDP 增高而 LAP 尚未增高。Ar-A 不受年龄影响,是 LVEDP 增加的标志。射血分数正常或二尖瓣病变、肥厚性心肌病,Ar-A 差值仍能准确地估测左心室舒张功能。

局限性:高质量的肺静脉血流多普勒频谱对测量 Ar 速度尤为重要。临床约 1/3 患者不易获得高质量的肺静脉血流频谱。二尖瓣反流、心脏前负荷增加、窦性心动过速、一度房室传导阻滞、心房颤动等影响肺静脉血流。

(2)依据肺静脉 PW 血流分级左心室舒张功能不全程度:左心室舒张功能不全分为轻、中、重三级(见图 2-3-2)。

1) 轻度舒张功能异常:又称左心室松弛异常。左心室舒张功能轻度受损,LAP 正常。S 峰增高,D 峰较小,S/D>1,Ar 峰值增高、持续时间延长。但是少部分患者,尽管 LVEDP 增加,S/D 却仍然 <1。

2) 中度舒张功能异常:又称"假性正常化"。随着 LVEDP 增加,LAP 升高。S 峰值减低、D 峰值增加,致 S/D<1,D 峰减速时间 <150ms。Ar 峰值和持续时间相应增加。Ar 峰值增高提示 LVEDP 增高。

3) 重度舒张功能异常:又称限制性肺静脉血流模式。LVEDP 和 LAP 显著增高。除了中度舒张功能异常的超声特征外,Ar 峰值 >35cm/s,Ar 峰持续时间 > 二尖瓣 A 峰,Ar-A>30ms。

3. 脉冲组织多普勒(PW-TDI)评估左心室舒张功能　是评估左心室松弛性的重要指标(见图 1-2-94、表 1-2-15)。

(1) E′:二尖瓣环 E′ 对应二尖瓣 PW 血流频谱 E 波,反映左心室舒张早期松弛性,是评价左心室舒张功能的独立指标。二尖瓣环室间隔侧,E′ 峰正常值 >10cm/s。二尖瓣环心室侧壁,E′ 峰正常值 >12cm/s。当二尖瓣环室间隔侧 E′<8.0cm/s,评估左心室舒张功能异常的敏感性 88%,特异性 67%。心脏移植后 E′>135mm/s,预测心脏移植成功的敏感性 93%,特异性 71%。研究显示,E′ 与 -dp/dt 及左心室等容舒张期心肌松弛时间常数(Tau)呈负相关,与左心室充盈早期心肌纤维伸长变化率呈正相关。E′ 较少受前负荷变化的影响,E′ 峰评估左心室松弛性优于二尖瓣流入道 E 峰,且更敏感。在舒张功能中等程度异常者,二尖瓣流入道 PW 血流频谱呈"假正常化",E′ 峰则不受影响。

影响 E′ 的其他因素:左心室收缩性、左心室低压、二尖瓣环严重钙化、二尖瓣机械瓣,中至重度二尖瓣反流,非心脏原因引起的肺动脉高压致二尖瓣环室间隔侧 E′ 峰值降低。此外,E′ 峰峰值随年龄增长及心肌肥厚而降低。

(2) QRS 波与 E′ 起始之间的时间:时间延长,提示左心室松弛性受损。

(3) A′:心室舒张晚期速度波,对应二尖瓣流入道 PW 血流的 A 波。A′ 的影响因素有左心房收缩功能、LVEDP。左心房收缩功能增强及 LVEDP 增加都能导致 A′ 速度增加。

(4) $T_{E-E'}$:$T_{E-E'}$ 是 E 波与 E′ 波之间的时间,与左

心室松弛时间和左心室最低压力有关。当 E′ 波测量受到限制时,$T_{E-E'}$ 非常有价值。

(5) E′/A′ 比值:E′/A′ 较 E/A 能更早地反映左心室舒张功能异常。E′/A′ 比值正常 >1。E′/A′<1 提示 LV 松弛异常,诊断缺血性心肌病的特异性为 71.6%,敏感性为 61.9%。

(6) E/E′ 比值:E/E′ 与左心室充盈压高度相关。二尖瓣环与室间隔间所测 E′,E/E′<8,提示 LVEDP 和 LAP 正常。二尖瓣环室间隔侧所测 E′ 值通常比二尖瓣环心室侧壁测量 E′ 低。当 E/E′(二尖瓣环室间隔侧)≥15,E/E′(二尖瓣环侧壁)≥12,或二者的平均 E/E′≥13,高度提示 LVEDP 和(或) LAP 升高,而不依赖 LVEF。当存在二尖瓣病变、限制性心包炎时,甚至正常人中,E/E′ 比值作为左心室充盈压指标并不准确。(图 2-3-4)

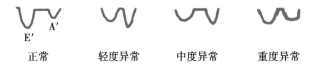

图 2-3-4　依据 PW-TDI E′ 和 A′ 的左心室舒张功能分级

局限性:节段性室壁运动异常影响评估左心室松弛性。此外,在实际操作时,床旁超声往往难以精确地保持声束与心肌运动方向的夹角 <20°,特别是在二尖瓣环与左心室侧壁之间放置取样容积时,影响测值的准确性。

4. 左心室等容松弛时间(isovolumic relaxation time,IVRT)　左心室 IVRT 是主动脉瓣关闭至二尖瓣开放需要的时间,是左心室腔内压力开始下降至低于左心房压力所需的时间。在 IVRT 期间,心肌由收缩转换为松弛致使左心室压力迅速下降,当左心室内压低于左心房压时,房室间的压差迫使二尖瓣开放。IVRT 反映左心室等容舒张期心肌主动松弛性,是评估左心室松弛性的定量指标。心脏超声有 2 种方法测量 IVRT:①PW 测量(见图 1-2-39);②TDI 测量 S′ 波结束至舒张早期 E′ 波起始所需时间。IVRT 正常值 <86ms。正常人 50 岁后,由于心肌松弛功能减退,IVRT 可以延长。正常人年龄矫正后 IVRT 值:①<30 岁:72ms±12ms;②30~50 岁:80ms±12ms;③>50 岁:84ms±12ms。左心室松弛功能受损,使等容舒张期左心室内压下降缓慢,左心室压降低至低于左心房压所需的时间延长,二尖瓣开放因此延迟。

5. 彩色 M 型血流传播速度(colour M-mode Vp,CMM Vp) 是监测心肌松弛性的间接指标。左心室基底部和心尖部的压力阶差决定了舒张早期血流向心尖快速充盈的速度即 CMM Vp,与心肌松弛有关。正常人 CMM Vp≥50cm/s,一般为 55~100cm/s。Vp 减低提示心肌松弛功能异常。Vp 不受前负荷影响。但是,当 LVEF 正常时,Vp、E/Vp(二尖瓣 E 峰峰值和 Vp 比值)与左心室充盈压的相关性低。换言之,在 LVEF 减低及左心室扩大的患者中,Vp 是最有价值的评估左心室松弛性指标,不建议 Vp 评估 LVEF 正常的左心室松弛性。

附:左心室心肌松弛时间常数(Tau,T)是心脏超声评估左心室松弛性的定量指标。心脏超声获得 IVRT、LVESP 及 LAP 后,计算 T=IVRT/(LVESP−LAP)。此外,利用主动脉瓣反流、二尖瓣反流 CW 血流频谱及简化 Bernoulli 公式计算获得 T,与导管测得压力指标有良好的相关性。心脏超声测算 T 较复杂,而有其他简单易行的技术指标评估心肌松弛性,目前 T 多用于临床研究。

(三) 压力和容积指标评估左心室舒张功能

左心室充盈压升高是左心室舒张功能受损的基本病理生理变化。PAWP、LVEDP 及 LAP 等是判断左心室充盈压的重要指标(见图 2-3-1)。

1. LVEDP、LAP 和 PAWP LVEDP(见图 1-2-38、图 2-1-2),LAP(见图 1-2-42),PAWP〔见第二章第二节"肺动脉楔压(PAWP)"段〕。在排除产生 LVEDP 和 LAP 升高的其他原因后如二尖瓣狭窄关闭不全等,LVEDP 和(或)LAP 升高反映左心室舒张功能异常。

2. 肺动脉压推测 LVEDP 不伴肺部疾病或无肺血管疾病时,肺动脉高压能推测左心室充盈压增加(参见第二章第四节)。超声 CW 所测 PASP 与非侵入性获得的左心室充盈压有明显的相关性,超声 CW 所测 PADP 与侵入性所测平均 PAWP 有良好的相关性,是 PAWP 的替代指标。2009 年 ASE 相关指南指出,当肺血管阻力 >200dynes/(s·cm^5)或平均肺动脉压 >40mmHg 时,肺动脉舒张压比平均 PAWP 高约 5mmHg。

3. 左心房内径、容积及其指数评估左心室舒张功能 左心房既有容纳储存肺静脉血及房室通道功能,而且有收缩性。舒张末期左心房收缩克服 LVEDP,将血泵入左心室。因此,左心房面积(见图 1-2-41)、容积或压力增加是左心室充盈压增加并随时间累积的结果。左心房内径 >4.5cm,左心房容积指数增高≥34ml/m^2,通常有左心室舒张功能异常,是死亡、心力衰竭、心房颤动、缺血性卒中独立的预示因素。30 多年前,张爱宏等撰文,高血压患者即使心脏超声未发现左心室变化,左心房已有扩大,提示左心房对左心室舒张末期压增加的敏感性。但是,二尖瓣狭窄或关闭不全等,影响左心房大小 / 容积对左心室舒张末压的判断。

Tips:

LAP、LAV 及左心房大小是评估左心室舒张功能的重要指标。LVEDP 增高是左心室舒张功能异常最早的病理生理改变,此时 LAP 可正常。左心室肥厚推测舒张功能:高血压伴左心室肥厚是临床最常见的左心舒张功能不全的病因。

附:左心室压力最大下降速率 −dp/dt$_{max}$:正常值 1825mmHg/s±292mmHg/s,受主动脉瓣关闭时压力影响及技术的局限性,目前不推荐监测舒张功能。心室形变测量:该项技术耗时,测量需要特殊的设备功能。

要　点

● 心肌松弛性和顺应性是左心室舒张功能监测的生理学基础,是影响左心前负荷的重要因素,且易误诊。床旁心脏超声能提供临床区分心肌松弛性及顺应性的信息。引起左心室舒张功能异常的病因可视为心脏超声监测舒张功能的指征。

● 左心室舒张功能不全的病理生理:心肌主动松弛性减低和(或)被动顺应性降低,致使左心室充盈压升高、LVEDP 增加而实际充盈受限。

● 床旁超声能定性(目测)、定量评估左心室舒张功能不全(见图 2-3-1)。

● 压力和容积指标评估左心室舒张功能不全:LAP、LVEDP、PAWP、左心房大小 / 容积 / 面积。

● 左心室舒张功能不全心脏超声分级与病理生理变化及临床表现：Ⅰ级舒张功能不全：LAP 正常，左心室早期松弛功能异常。患者静息时症状少，但运动受限。因为，运动时心率加快，早期充盈与晚期充盈融合，而 LAP 或舒张末容积未能代偿性增加。Ⅱ级舒张功能不全(假正常化)，LAP 升高、左室顺应性中度减低，掩盖了或抵消了左心室早期充盈功能减低，即，左心房是将血"压"入左心室，而不是被左心室"吸"入。Ⅲ级舒张功能不全(限制型)：左室顺应性严重减低致 LAP 明显增高，舒张早期左心室充盈量增加，而严重减低的顺应性致左心室充盈过早且迅速地终止，但心房收缩所产生的充盈极少；严重的 LAP 升高致 PAWP 增加，患者呼吸困难严重，稍有诱因即可致急性肺水肿。

（李丽君）

参考文献

1. Naguch SF, Appleton CP, Gillebert TC, et al. Recommendations for the evaluation for left ventricular diastolic function by echocardiography [J]. Journal of the American Society of Echocardiography, 2009, 22(2): 107-133.

2. 卡洛斯·A·罗丹(美). 超声心动图全解指南. 2 版. 尹立雪, 译. 天津: 天津科技翻译出版有限公司, 2014.

3. 朱大年, 王庭槐. 生理学 [M]. 8 版. 北京: 人民卫生出版社, 2013.

4. Nishimura RA, Housmans PR, Hatle LK, et al. Assessment of diastolic function of the heart: background and current applications of Doppler echocardiography. Part Ⅰ. Physiologic and pathophysiologic features [J]. Mayo Clin Proc, 1989, 64(1): 71-81.

5. 曹铁生, 段云友. 多普勒超声诊断学 [M]. 北京: 人民卫生出版社, 2004.

6. Burstow DJ, Oh JK, Bailey KR, et al. Cardiac tamponade: characteristic Doppler observations [J]. Mayo Clinic Proceedings, 1989, 64(3): 312-324.

7. Nagueh SF, Appleton CP, Gillebert TC, et al. Recommendations of the evaluation of left ventricular diastolic function by echocardiography [J]. J Am Soc Echocardiogr, 2009, 22: 1107-1129.

8. Murphy JG. Mayo Clinic 心脏病学 [M]. 2 版. 王海昌, 贾国良, 译. 西安: 第四军医大学出版社, 2003.

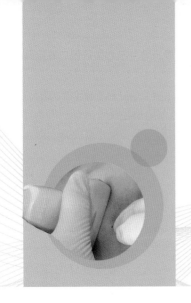

第四节 右心室泵血功能与右心系统监测

提　要

▶ 右心室与右心系统解剖及生理学特性
▶ 右心室泵血功能监测（右心室收缩及舒张功能，右心室壁节段性运动）
▶ 右心室前负荷监测（压力指标和容量指标）
▶ 右心室后负荷监测指标（肺动脉压、肺血管阻力）

概　述

右心室是接纳全身静脉血并泵入肺循环的"泵"，右心系统是保障左心前负荷的重要体系。

右心室与右心系统　右心室与上下腔静脉、右心房、三尖瓣、肺血管毗邻。右心室泵血功能不仅取决于右心室收缩性，更受制于其"毗邻"。将右心室及其"毗邻"视为"右心系统"，符合分析血流动力学及病理生理变化的逻辑。我国学者程显声首次提出"右心体系"概念。2012年美国"右心衰竭高峰论坛"指出，右心衰竭不只是右心室衰竭，而是右心系统任何成分的衰竭，即指从腔静脉到肺毛细血管前整个部分。右心室或右心系统发生病变，"后向"影响全身静脉血回流；"前向"影响静脉血转换为氧合血，进而影响左心室充盈。因此，右心系统是保障左心室前负荷的主要体系。右心室/右心系统的结构和功能是构成血流动力学不可忽视的重要部分，右心衰竭的致残率和死亡率均高于左心衰竭，是左心衰竭独立的预后因素。临床监测既要"厚"左心室功能，更不能"薄"右心室功能。

右心室功能评估　多年来临床较少研究右心室或右心系统。如何早期发现右心室功能障碍、如何保护右心室功能等，右心功能不全指南缺乏大样本、多中心的循证医学证据。右心室没有统一的定量评估方法、不易量化，仅有为数不多的研究提供正常参考值。

肺循环评估　肺循环包括肺动脉、肺毛细血管，是将全身静脉血转变成动脉血的重要"场所"，是右心系统的重要的组成部分，是影响右心室功能的后负荷。肺血管连接右心与左心，既是右心后负荷，也与左心互为影响。肺动脉压及肺血管阻力是引起急性和慢性肺源性心脏病及右心衰竭的主要原因。肺动脉高压的临床表现无特异性且易误诊，常常在临床确诊肺动脉高压时，约半数患者已经发生心力衰竭。

"超声右心导管"（echo right heart catheterization）Kirkpatrick等将床旁心脏超声喻为"超声右心导管"，在有选择的病例，可替代右心导管监测血流动力学，是临床初步筛选肺动脉高压的技术。床旁超声监测右心系统，是临床医师的挑战，然而，挑战就是机遇。

右心系统超声监测指标（图 2-4-1）。

右心系统超声监测指标正常参考值（见表 1-2-10、表 1-2-11、表 1-2-13、表 1-2-14）。

病例

病例1：男，52岁，急性淋巴细胞白血病化疗后1周，气短2天，加重不能平卧3小时。胸部CT：双肺间质性改变。中度贫血外观，血压85/50mmHg，指脉氧饱和度

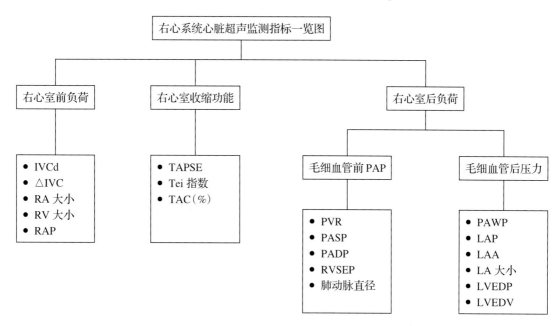

图 2-4-1 右心系统心脏超声监测指标一览图(李丽君、潘龙飞 图)

80%,端坐呼吸,双肺布满啰音,心率 130 次/分,心音有力,未闻及杂音,全身无水肿。血气分析:Ⅱ型呼吸衰竭。血小板低,凝血功能异常。以急性左心衰竭治疗,静脉注射毛花苷丙、呋塞米,静脉滴注多巴胺和间羟胺,气喘加重,咳泡沫样血痰,心率增加至 150 次/分。床旁心脏超声:左心室腔小呈"接吻征",心肌收缩有力,目测 LVEF>60%,室间隔变平,下腔静脉内径增宽,吸气时无变化,右心房右心室腔扩大,三尖瓣环运动幅度小,双肺"B3 线"。推断病理生理变化:①肺水肿及 ARDS 发生机制:左心室收缩功能正常,左心室前负荷不足导致低血压;肺间质改变和肺部感染累及肺小血管及毛细血管,肺血管阻力增加,毛细血管渗透导致肺水肿,而非左心衰竭所致。②急性肺源性心脏病:肺血管阻力增加致右心室扩大、右心每搏量减低产生急性肺源性心脏病。③左心前负荷不足机制:急性右心衰竭,致使右心室泵入肺动脉的血量减少;右心室扩大影响左心室舒张期充盈;肺部病变及血液病本身原因导致肺出血,致肺循环"截留"了部分静脉血,最终导致左心前负荷不足,每搏输出量降低,血压降低。床旁超声及时识别左、右心室功能,为临床医师准确地判断肺水肿病因提供了关键信息。

病例 2:男,46 岁,呼吸困难 6 小时。吸烟 20 年。血压 80/50mmHg,氧饱和度 85%,颈静脉充盈,双肺呼吸音清,心率 138 次/分,律齐,未闻及杂音。肝脾不大。心电图 V1、V2、V3 导联 ST 段轻微抬高(图 2-4-2),心肌酶升高,拟诊急性前间壁心肌梗死,心源性休克。随后床旁心脏超声:目测右心明显扩大,室间隔扁平,三尖瓣环平面收缩位移(TAPSE)减小,肺动脉主干及右肺动脉增宽,下腔静脉

内径增宽,呼吸无变化,左心大小正常,射血分数 50% 以上。心脏超声诊断:肺动脉高压,急性肺源性心脏病,急性右心衰竭。再复习心电图,最初忽略了 S1、QⅢ、TⅢ,只关注了胸导联 ST 段抬高。拟诊为急性大面积肺栓塞,溶栓抗凝治疗,症状改善。次日肺动脉 CT 造影:左、右肺动脉血栓栓塞。最后诊断:急性大面积肺栓塞,急性肺源性心脏病。

一、右心系统解剖和生理特性

(一)下腔静脉、右心房解剖及生理特性

1. 右心房(RA)

(1)RA 解剖特性:右心房位于心脏的右上,分前、后两部分,前部为固有心房,内面是梳状肌呈平行肌隆起;后部为腔静脉窦,内壁光滑,后上是上腔静脉口,后下是下腔静脉口,前下是房室口。下腔静脉口与房室口之间是冠状窦口。在下腔静脉入口的前内侧缘有一镰状皱襞称下腔静脉瓣,超声测下腔静脉内径应避开。右心房后内侧壁,房间隔下部有一浅窝称为卵圆窝(图 2-4-3)。

(2)RA 生理学特性:RA 有 3 个功能。①储存:心室收缩期三尖瓣关闭,右心房接纳并储存由上、下腔静脉及冠状窦流入的静脉血;②通道:心室舒张早期三尖瓣开放时,右心房作为上下腔静脉回流血的通道,充盈右心室;③泵血:舒张末期三尖

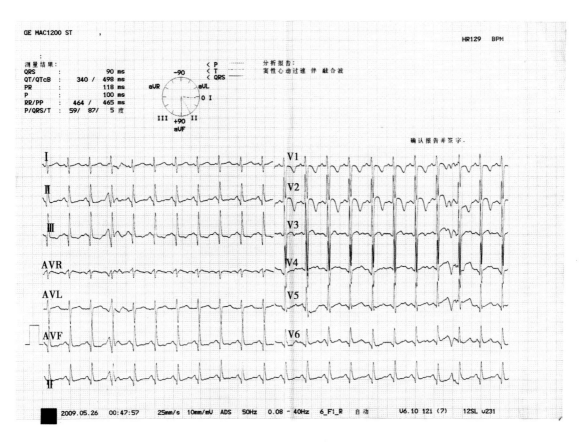

图 2-4-2 急性大块肺栓塞误诊急性前壁心肌梗死心电图

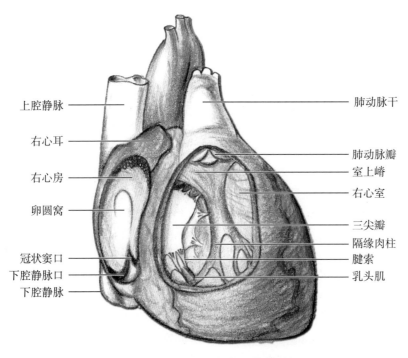

图 2-4-3 右心房和右心室解剖图(刘鹭琛 图)

瓣关闭前,右心房收缩持续约0.1秒主动充盈右心室。循环血容量、三尖瓣病变、右心室功能、肺动脉压、心包内压以及肺内压/胸膜腔内压等都能影响右心房,发生结构、压力及容量变化。

2. 下腔静脉　下腔静脉由左、右髂总静脉汇合而成,经肝静脉沟收集肝静脉后,穿过膈肌腔静脉孔进入胸腔,最后穿心包进入右心房,收集下肢、盆腔和腹部的静脉血。下腔静脉解剖常有变异,如:双下腔静脉、下腔静脉肝后段缺如和左下腔静脉。下腔静脉注入右心房处是心脏超声监测右心前负荷常用部位(见图1-2-55)。

(二)右心室解剖及生理学特性

无论是胚胎起源位点还是解剖、功能及心室前、后负荷,右心室与左心室不同。然而,左、右心室"同居"心包腔内、"共享"室间隔,依然相互影响。

1. 右心室解剖特性　右心室紧靠胸骨后,居于心脏最前方,前胸部外伤"首当其冲"伤及右心室(见图1-2-2)。右心室略呈尖端向下的锥体形,锥底分别是右上方的房室口和左后上方的肺动脉口,锥体尖是右心室心尖。右心室由流入道、流出道和心尖3部分组成,超声测量应包括这3个部分(图2-4-4)。

(1)右心室流入道:右房室口呈卵圆形,其周缘有致密结缔组织构成的三尖瓣环围绕,三尖瓣环较二尖瓣环大,三尖瓣环不连续。三尖瓣有前叶、隔叶及后叶3个瓣叶,隔叶更靠近心尖部并呈线状缠绕。三尖瓣下移偏离瓣环1cm以内,属正常范围,当下移偏离瓣环超过1cm,视为三尖瓣下移畸形(Ebstein畸形)。右心房与右心室之间的压力阶差变化使三尖瓣开放和关闭,三尖瓣血流速度比二尖瓣低,因此多普勒血流速度较低。右心室室上嵴及肺动脉圆锥将三尖瓣与肺动脉瓣分开,而二尖瓣前叶与主动脉瓣在纤维骨架上是连续的。

(2)右心室心尖部:右心室心尖部有丰富的、成行排列的肌小梁隆起,称为小梁心尖心肌(trabeculated apical myocardium)。由室壁突入室腔的锥体状肌束称为乳头肌。前乳头肌较大,位于前壁下部,其根部有一条肌束横过右心室腔至室间隔下部称为调节束(moderator band,MB),又称节制索(内有心脏传导纤维通过)。后乳头肌位于隔壁,多由数个小乳头肌组成。较细小的隔侧乳头肌位于室间隔。右心室有三个重要肌束:壁束(parietal band)、隔缘束(septomarginal band)、调节束。超声测右心室壁厚度时,肌小梁可能被误为心肌肥厚。

(3)右心室流出道(RVOT):RVOT的起源与右心室其他部分不同。RVOT由肺动脉圆锥或称漏斗部(conus or infundibulum)和肺动脉瓣组成。肺动脉圆锥是从室上嵴到肺动脉瓣间平滑的肌性圆

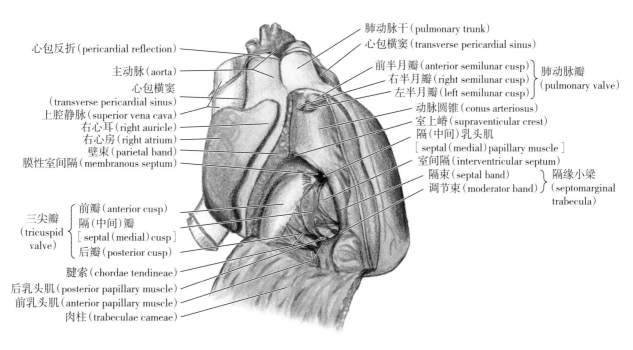

图2-4-4　右心室解剖图(刘鹭琛　图)

柱形组织。室上嵴（crista supraventricularis）是右心室壁束与漏斗部间隔（infundibular septum）构成的皱褶，将三尖瓣与肺动脉瓣分开。右心室流出道分为 RVOT 近端和 RVOT 远端（肺动脉瓣下），超声测量分别测 RVOT 近端及远端直径。类似圆柱形的肺动脉圆锥是心脏超声估测右心室心输出量的解剖基础，但几何构型不如左心室流出道规则。

2. 右心室心肌特性与临床意义

（1）右心室表层和深层心肌：与左心室心肌比较，右心室壁缺乏中间环形肌层，主要由表层和深层组成。表层心肌纤维呈环形，与房室沟平行，斜向上与左心室表层心肌相延续。收缩时，表层环形肌纤维仅产生较弱的向内移动或横向缩短弱，右心室横径缩短明显小于左心室，主要是左心室心肌纤维牵拉致右心室游离壁肌纤维向内移动，因此左心室功能受损影响右心室泵血功能。右心室面对低压力的肺循环，虽然泵出血量与左心室相同，但仅需心肌较小的内向运动。右心室深层心肌纤维呈纵行，收缩时右心室游离壁心肌沿长轴纵向收缩，致使三尖瓣环向心尖移动。与左心室比较，收缩期右心室从心底部到心尖之间缩短所产生的泵血作用更大。心脏超声通常用三尖瓣环平面收缩位移（TAPSE）评估右心室纵向收缩性。右心室收缩始于右心室流入口处，依次心尖心肌，止于肺动脉圆锥。右心室流出道的局部激动延迟形成了右心室蠕动样的收缩模式。与左心室比较，右心室射血时间稍长，舒张期充盈时间稍短。80%右心室心肌由右冠状动脉供血，呈收缩期和舒张期双期供血。

（2）维系左、右心室的螺旋肌纤维：旋转和扭转收缩对右心室泵血功能意义不大。维系左、右心室的螺旋肌纤维使左心室收缩牵拉右心室游离壁。有研究显示，右心室收缩压和心排出量约 20%~40% 是由左心室协助完成。左心室心肌收缩力减低能导致右心室功能受损。

（3）右心室不规则构型：心脏超声通过对心室的几何假设来测算心室容积和射血分数。与左心室心腔较规整的椭圆形比较，右心室心腔呈不规则几何构型，心脏超声难以用几何图形建立数据来测算右心室心腔容积。迄今，右心室功能的临床研究少，量化指标不统一，临床相关指南不推荐用二维超声测量右心室容积和射血分数评估右心室收缩功能，推荐三尖瓣环平面收缩期位移

（tricuspid annular plane systolic excursion，TAPSE）等指标评估右心室收缩功能。

（4）右心室壁较左心室壁心肌薄：右心室心肌厚约 0.3~0.4cm，顺应性好但收缩力弱。正常情况下，收缩期左心室面对的是体循环的高阻力，而右心室则与低阻抗、高扩张性的肺血管相连。右心室内压力曲线呈早期达峰后迅速下降，而左心室内压力曲线则呈圆形轮廓。Frank-Starling 定律的压力-容积曲线图（见图 2-1-2）显示：右心室容量增加，压力仅轻微升高。简言之，右心室对前负荷（容量负荷）增加不敏感，对容量负荷耐受性高；右心室对压力负荷（后负荷）敏感，对肺动脉压或肺血管阻力增高的耐受性差。右心室扩大或肥厚是右心室对肺血管阻力增加或肺动脉高压发生的速度和持续的时间的反应结果。肺血管阻力急速升高可致右心迅速扩大乃至衰竭，如病因可逆，当肺血流动力学改善后，扩大的右心室心腔可以逆转。如急性肺栓塞、急性呼吸窘迫综合征等导致肺血管阻力增加，右心后负荷迅速地增加，致右心扩大。在慢性非血管病变或继发性肺动脉高压患者如 COPD、肺气肿、慢性肺部疾病、睡眠呼吸暂停综合征伴心力衰竭等，早期右心室倾向于肥厚而容积正常，疾病晚期逐渐出现明显的、进行性右心室扩大。右心室壁薄，使右心室对心包内压、肺内压及胸膜腔内压等更敏感，对右心影响更大，右心充盈受阻，心脏二维超声显示舒张期右心房与右心室"跷跷板"样交替凹陷，右心室流出道是心脏压塞舒张期右心室反向运动最先出现的部位。

（5）左、右心室共用的室间隔：左心室扩大迫使室间隔向右移位致右心室充盈受损，右心室扩大迫使室间隔凸向左心室可致左心室充盈受限。心脏二维超声提供了直观室间隔结构和移位的影像技术（见图 2-2-4）。

Tips:

右心室功能是将接纳的全身静脉血泵入肺循环。右心室兼具静脉特性，对前负荷容纳性强，对后负荷耐受性差。成年人右心室后负荷快速升高可致右心迅速扩大。有人将右心室扩大视为肺血管阻力升高的第一个标志。右心室后负荷长期缓慢增高致右心室壁向心性肥厚。右心室扩大或肥厚是右心室容量或压力负荷过重的间接证据。

二、右心室前负荷评估

评估右心室前负荷的指标有压力指标和容积指标。

(一)压力指标评估右心室前负荷

"超声右心导管"评估右心室前负荷常用的压力指标包括右心房压、下腔静脉压。

1. 右心房压(right atrial pressure,RAP) RAP 正常范围为 –1~+7mmHg,平均 0~4mmHg。心脏超声有 3 种方法评估 RAP。

(1)下腔静脉直径(IVCd)及吸气塌陷率估测 RAP:下腔静脉吸气塌陷率又称下腔静脉呼吸变异性。IVCd 及下腔静脉吸气塌陷率有许多影响因素。IVCd 测量参见第一章第二节(见图 1-2-55)。利用 IVCd 和下腔静脉吸气塌陷率估测 RAP 有 3 种方法。

1)ASE 推荐方法评估 RAP:①RAP 正常:IVCd≤21mm,吸气塌陷率 >50%,RAP 为 3mmHg(图 2-4-5)。②RAP 升高:IVCd>21mm,吸气塌陷率 <50%,RAP 为 15mmHg(10~20mmHg)。③RAP 中间值:IVCd 和吸气塌陷率不符合上述时,估测 RAP 为 8mmHg(5~10mmHg),谓之中间值,需要参考心脏超声辅助指标估测 RAP。

心脏超声辅助指标:PW 三尖瓣限制性充盈模式、三尖瓣 E/E'>6,PW 肝静脉舒张期血流占优势(舒张充盈分数 <55%)。如果辅助指标阴性,估测 RAP 可能较低约为 3mmHg。如果吸气时塌陷较小(<35%),辅助指标阳性,RAP 可能高达 15mmHg。如果仍不能确定,RAP 可能是中间值 8mmHg。当患者未能进行鼻式呼吸动作如昏迷、胸部病变、腹部高压等,平静吸气时下腔静脉塌陷率 <20%,提示 RAP 增高。这种判断方法确定右心房压要好于用一个固定假设值(图 2-4-6、图 2-4-7)。

2)Otto CM 和 Pearlman AS 评估 RAP(表 2-4-1)

3)Roldan 等评估 RAP 标准:①IVCd<1cm 且吸气时塌陷,RAP 约 <5mmHg。②IVCd 范围 1~1.5cm,吸气塌陷 >50%,肝静脉内径和血流正常,RAP 约为 5~10mmHg。③IVCd 范围 1.5~2cm,吸气塌陷 <50%,肝静脉轻度扩张,收缩期和舒张期血流比 <1,RAP 约为 10~15mmHg。④IVCd>2cm,吸气塌陷 <25%,肝静脉扩张 >1cm,收缩期无回流,RAP 约为 15~20mmHg。⑤IVCd>2cm,吸气无塌陷,肝静脉扩张,收缩期逆向血流,RAP>20mmHg。

(2)肝静脉血流频谱估测 RAP(见图 1-2-56)

1)RAP 正常或减低:收缩期肝静脉血流占优势,收缩期波峰速度(Vs)比舒张期波峰速度(Vd)高,Vs>Vd。

2)RAP 增加:收缩期肝静脉血流流出的优势丧失,Vs 减低甚至消失,Vd>Vs,Vs/Vd<1。VR 和 AR 速度增加。肝静脉收缩充盈分数[Vs/(Vs+Vd)]正常值 <55%,是 RAP 升高敏感性和特异性最好的指标。当屏住呼吸时,肝静脉内来自心房的反向血流增加 >20%,提示 RAP 增加。局限性:心房颤动、中度以上三尖瓣反流、心脏压塞等,肝静脉血流评估 RAP 缺乏特异性。

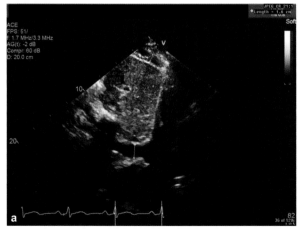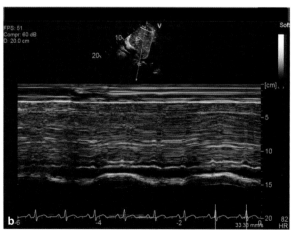

图 2-4-5　IVCd 及吸气塌陷率评估正常 RAP(Howard Leong-Poi　影像)

注:a. 二维超声测 IVCd;b. M 型超声测 IVCd 及其吸气塌陷率。IVCd 16mm,吸气塌陷率 >50%,提示 RAP 正常

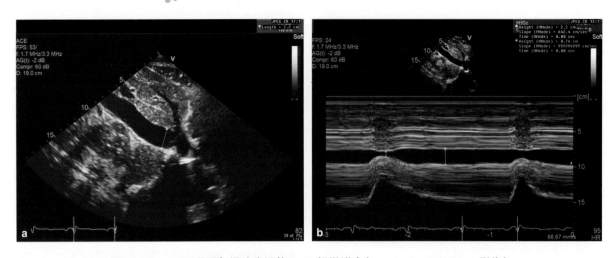

图 2-4-6 IVCd 及吸气塌陷率评估 RAP 轻微增高（Howard Leong-Poi 影像）

注：a. 二维超声测量 IVCd；b. M 型超声测量最大和最小 IVCd，计算吸气塌陷率。IVCd 为 22mm（正常值 <21mm），吸气塌陷率 >50%，提示 RAP 轻微升高

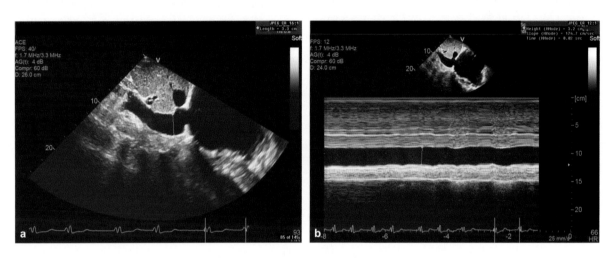

图 2-4-7 IVCd 及吸气塌陷率评估 RAP 严重增高（Howard Leong-Poi 影像）

注：a. 二维超声测 IVCd；b. M 型超声测 IVCd 及吸气塌陷率。IVCd 为 33mm（正常值 <21mm），吸气塌陷率 <50%，提示 RAP 明显升高

表 2-4-1 IVCd 及吸气塌陷率与右心房压表

下腔静脉直径（IVCd,cm）	吸气时塌陷（%）	估测右心房压（mmHg）
<1.5	>50	0~5
1.5~2.5	>50	5~10
1.5~2.5	<50	10~15
>2.5	<50	15~20
IVC 扩张 + 肝静脉扩张	无改变	>20

引自：Otto CM，Pearlman AS. Textbook of Clinical Echocardiography. Philadelphia（PA）：Saunders，1995.

（3）三尖瓣血流多普勒估测 RAP：研究显示，非心脏外科手术 ICU 患者，三尖瓣 E/E' ≥4，预示 RAP≥10mmHg，敏感性和特异性高。心脏移植患者，三尖瓣 E/E' ≥6，预示 RAP≥10mmHg，敏感性 79%，特异性 73%。

（4）房间隔移位估测 RAP：有人建议，在整个心动周期房间隔凸入左心房，提示右心房压增高。目前仍缺乏依据右心房大小定量 RAP 的研究资料。

2. 中心静脉压（CVP） 下腔静脉吸气塌陷率超过 40%，估测 CVP<8mmHg，敏感性 91%，特异性 94%。

3. 超声评估 RAP 及 CVP 的注意事项

（1）IVCd 及吸气塌陷率超声测量：不同体位影响测值。

（2）机械正压通气时，不建议用超声测量 IVCd 及吸气塌陷率估测 RAP：因为机械正压通气时，通常伴下腔静脉增宽而 RAP 正常，或 RAP 正常但是无吸气时塌陷。因此，在机械正压通气时所测得 IVCd 及吸气时塌陷率不能准确地反映 RAP，建议机械正压通气期间用右心导管测量 RAP。但是，有研究认为，机械正压通气时，IVC 内径 <1.2cm，右心房压 <10mmHg，特异性 100%，但敏感性低。

（二）容积指标评估右心室前负荷

心脏前负荷是容积而非压力。理论上，心脏及大血管腔径、面积及容积的超声参数评估容量状态更合理（参见第二章第一节"心脏前负荷"段）。反映右心室容量的指标有 IVCd 及其吸气塌陷率、右心房（RA）和右心室（RV）的径线 / 面积 / 容积。

1. IVCd 及其吸气塌陷 下腔静脉末端是静脉回流心脏的"门槛"，可视为监测右心前负荷的"窗口"。2005 年 ASE 将下腔静脉列入 TTE 常规监测。IVCd 测量方法见第一章第二节（见图 1-2-55）。迄今仍无公认的正常 IVCd 值。通常，国人呼气末 IVCd 正常值≤1.7cm。IVC 内径 <1.2cm 被视为容量不足，>1.7cm 为容量超负荷（图 2-4-8）。

2. RA 径线 / 面积 / 容积评估右心室前负荷 评估右心室前负荷，即测量右心房直径 / 面积或容积来判断右心房大小，进而评估右心室前负荷是否超负荷抑或不足。右心房面积参数的准确性好于径线参数，而容积参数比径线参数更准确。RA 测值是在左侧卧位心尖 4 腔切面图像获得，左侧卧位右心房较其他体位的右心房充盈较少，右心房径线、面积的正常参数通常源于左侧卧位。其他体位如仰卧位或被动体位所测得 RA 内径、面积参数，不能完全等同正常参考值。连续监测先后对比 RA 参数价值更大。

（1）RA 径线：成人右心房径线测量及正常值参见图 1-2-27 和表 1-2-10。肺栓塞专家共识建议，RA 与 LA 横径比值 >1.1（1.42 ± 0.27），提示右心房增大。胸腔和胸椎畸形可致 RA 内径假性扩大。

（2）RA 面积：正常值范围 10~18cm²（图 2-4-9）。RA 面积 >18cm²，为右心房扩大（图 2-4-10）。

（3）RA 容积：临床研究右心房容积的数据有限，没有推荐男女 RA 容积正常值。少量健康人群研究显示，男性 RA 容积指数与 LA 容积指数的正常值接近（21ml/m²），女性略低。有研究认为，成人右心房容积似乎比左心房容积小。与三维超声相比，二维心脏超声可能低估右心房容积（参见第一

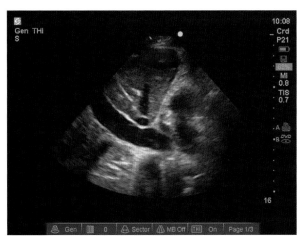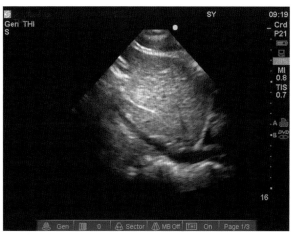

图 2-4-8 IVCd 增宽和减小影像图（尚游 影像）

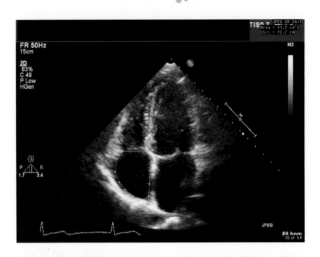

图 2-4-9 二维超声心尖 4 腔切面测量 RA 面积（Howard Leong-Poi 影像）

注：通过测量面积评估 RA 大小，收缩末期 RA 面积 =11.2cm²，在正常范围

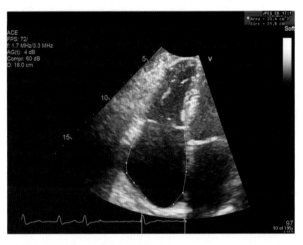

图 2-4-10 RA 扩大影像（Howard Leong-Poi 影像）

注：RA 收缩末期面积 =33.4cm²，右心房扩大

章第二节）。

3. 右心室（RV）形态、径线 / 面积 / 容积评估右心前负荷

目测和（或）定量测量右心室大小，进而评估右心前负荷。

（1）目测（定性）右心室形态及大小，评估右心室前负荷：

1）目测 RV 扩大评估压力及容量超负荷：①二维超声心尖 4 腔切面，避免心尖 5 腔切面，目测 RV 舒张末面积超过左心室舒张末面积的 2/3，提示 RV 明显扩大；②胸骨旁长轴切面，RV 前后径与左心室前后径比例 >0.5，提示 RV 扩大；③M 型超声：正常心脏的右心室流出道近端直径、主动

脉根部和左心房比例各约 1/3，右室流出道超过比例即为扩大。④心尖 4 腔切面：正常心脏的心尖部由左心室构成，当 RV 占据时，提示 RV 至少中等程度扩大；⑤剑突下心脏 4 腔切面常低估右心室大小，一旦该切面显示右心室扩大，可确定为右心室扩大。如病因可逆，急性右心室扩大往往可逆。

2）目测右心室形态改变评估压力及容量超负荷：①正常右心室和左心室形态：正常情况下，在胸骨旁短轴切面，左心室类似"满月"或类似英文字母"O"，右心室似"新月"环绕在左心室右侧。在心动周期，室间隔始终凸向右心室而致左心室心腔维持"O"形（图 2-4-11）。②左、右心室变形：右心室压力和（或）容量超负荷，胸骨旁短轴切面目测可见右心室扩大，室间隔呈扁平状并向左心室偏移，左心室腔受挤压变小，左心室腔形态由英文字母"O"变为"D"（图 2-4-12）。

3）目测室间隔形态和移动：右心室与左心室之间的压差随心脏收缩和舒张而变化，左右心室容积和压差的变化产生室间隔移动。在心尖 4 腔

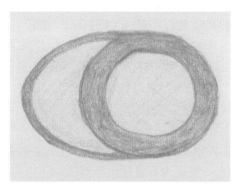

图 2-4-11 胸骨旁短轴切面正常左右心室形态示意图（李丽君 图）

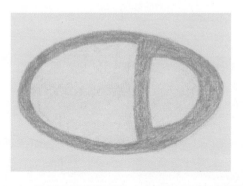

图 2-4-12 胸骨旁短轴切面左心室呈"D"形示意图（李丽君 图）

切面,通常在胸骨旁短轴切面目测室间隔形态及其随着心动周期的变化,判断右心室压力及容积负荷的改变。但是,室间隔的形态和移动并不能完全反映右心室负荷,因此,不应单独用于评估右心室负荷。左束支传导阻滞等不宜行室间隔移动分析。①单纯右心室容量超负荷的室间隔变化:单纯右心室容量负荷过重,多见于三尖瓣严重反流、房间隔缺损等。舒张中晚期室间隔向左偏移,舒张末期更甚,致使室间隔扁平、左心室腔呈"D"形。收缩末期室间隔基本恢复原位。②单纯右心室压力超负荷的室间隔变化:右心室压力超负荷多见于肺高压,收缩期室间隔向左心室偏移,收缩末期偏移更显著,舒张末期基本恢复原位。③继发于左心室充盈压升高的右心室压力超负荷:收缩期右心室压力超负荷、舒张期左心室压力超负荷,左、右心室压力对室间隔形态的影响更复杂,分析室间隔形态及相互作用是困难的。

(2) 定量测量 RV 评估右心室前负荷:超声测舒张末期 RV 径线/面积,评估右心室前负荷。单个所测参数不能反映整体右心室大小,应尽可能选择不同切面获得多个切面测量参数。

1) RV 径线:径线测量多选用右心室聚焦的心尖 4 腔 RV 切面(RV focused apical 4-chamber view)(见图 1-2-54)。左侧卧位测右心室直径最大而仰卧位最小。RV 内径测量包括 3 部分:右心室流入道、右心室心腔及右心室流出道(见图 1-2-58、图 1-2-59、图 1-2-60、图 1-2-61、图 1-2-62)。右房室正常范围参考值见表 1-2-10 和表 2-4-2。

① 右心室流入道:右心室基部短径(D_1)>

4.1cm,右心室扩大。

② 右心室心腔:右心室中部短径(D_2)>3.5cm,长径(D_3)>86mm,右心室扩大。

③ 右心室流出道(RVOT):RVOT 近端直径($RVOT_1$)>2.9cm,RVOT 远端直径($RVOT_2$)>2.3cm,标志右心室扩大。RVOT 是右心室的重要部分,但是,RVOT 大小、形态和运动却易被忽视。先天性心脏病、心律失常、心脏压塞等病变,首先影响 RVOT。心脏压塞时,右心室舒张期反向运动首先波及 RVOT。

M 型超声测量右心室容积不准确,不再赘述。

2) RV 面积:RV 面积正常值上限:收缩末期面积 $16cm^2$,舒张末期面积 $28cm^2$(表 2-4-3)。评估右心室收缩功能的右心室面积及面积变化分数(fractional area change,FAC%)可提供判断右心室面积(图 2-4-13、图 2-4-14、表 2-4-3)。

3) RV 容积:指南不推荐二维超声测右心室容积。三维超声评估右心室容积更为准确。为数不多的研究提出,三维超声测右心室舒张末容积指数 $80ml/m^2$,最高限值是 $89ml/m^2$,收缩末期容积指数 $45ml/m^2$,女性比男性低 10%~15%。

Tips:

由于多种原因,目前尚无公认的右心参数。因此,在床旁急重症监测时,目测对比左、右心室大小评估右心室容积,好于右心室定量测值。超声多个切面和连续或多次先后对比右心室大小或面积,优于单次测量参数。

表 2-4-2　右心室和肺动脉内径正常临界值与异常值(2005 年美国 ASE 建议)

	正常范围	轻度异常	中度异常	重度异常
RV 径线				
右心室基部直径(RVD_1,cm)	2.0~2.8	2.9~3.3	3.4~3.8	≥3.9
右心室中部直径(RVD_2,cm)	2.7~3.3	3.4~3.7	3.8~4.1	≥4.2
基部到心尖长度(RVD_3,cm)	7.1~7.9	8.0~8.5	8.6~9.1	≥9.2
RVOT 直径				
主动脉瓣上方($RVOT_1$,cm)	2.5~2.9	3.0~3.2	3.3~3.5	≥3.6
肺动脉瓣上方($RVOT_2$,cm)	1.7~2.3	2.4~2.7	2.8~3.1	≥3.2
PA 直径				
肺动脉瓣下方(PA_1,cm)	1.5~2.1	2.2~2.5	2.6~2.9	≥3.0

注:RV:右心室;RVOT:右心室流出道;PA:肺动脉

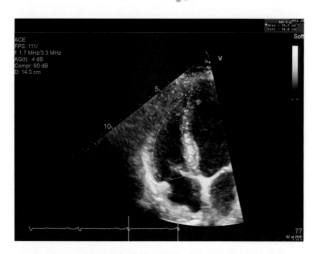

图 2-4-13　心尖 4 腔切面正常 RV 舒张末期面积（Howard Leong-Poi　影像）

注：RV 舒张末期面积 =14.2cm²，在正常范围

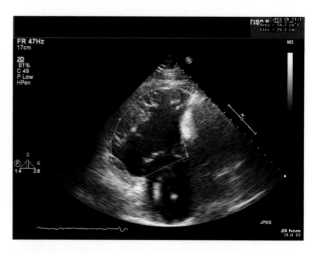

图 2-4-14　心尖 4 腔切面 RV 舒张末期面积扩大（Howard Leong-Poi　影像）

注：测量 RV 面积评估 RV 大小，测量右心室面积不应包络右心室肌小梁。影像源自致心律失常性右心室心肌病（ARVC）患者，心尖 4 腔切面显示，右心室内粗大的肌小梁，测右心室面积不包括乳头肌，RV 明显扩大，舒张末期面积 = 54.7cm²

表 2-4-3　心尖 4 腔切面 RV 面积和面积变化分数（FAC）参考值

	参考范围	轻度异常	中度异常	重度异常
RV 舒张期面积（cm²）	11~28	29~32	33~37	≥38
RV 收缩期面积（cm²）	7.5~16	17~19	20~22	≥23
右心室面积变化分数（%）	32~60	25~31	18~24	≤17

注：RV= 右心室；数据来自 Weyman，2005 年美国 ASE《关于心腔定量分析的建议》

（三）右心室前负荷心脏超声指标的临床意义

1."超声右心导管"测 IVCd 及其衍生的参数 RAP 和 CVP 的临床意义　IVCd、CVP 或 RAP 增加或减少，预示右心室前负荷增加或减少。但是，许多因素致使 IVCd、CVP 及 RAP 增加或减少，而不仅只是预示容量增加或减少。因此，当临床评估容量状况时，应排除影响超声参数的诸多因素。

（1）IVCd 变窄及 RAP 或 CVP 减低：外周静脉压与 CVP 或 RAP 之间的压差决定下腔静脉回心血量，外周静脉压低不利于静脉血回流。引起外周静脉压降低的原因有血容量减少、外周静脉张力降低（扩血管药、镇静药、麻醉等）、上下腔静脉堵塞（血栓、静脉滤网、ECOM 导管）等。理论上，CVP 和 RAP 越低越利于静脉回流，如果临床没有低血容量病因以及其他血流动力学改变，仅有 IVCd 变窄伴吸气塌陷、RAP 减低的超声参数变化，通常不

应视为前负荷不足或低血容量而实施扩容治疗。

（2）IVCd 增宽及 RAP 或 CVP 增高被视为病理状况：通常，临床将 IVCd 增宽及 RAP 或 CVP 增高提示右心室绝对容量超负荷，提示利尿脱水、谨慎补液。但是，许多原因能引起 IVCd 增宽和（或）RAP 或 CVP 增高，最常见原因是右心功能衰竭、三尖瓣中重度反流，以及引起右心功能衰竭的肺动脉高压和肺血管阻力增加。特别值得注意的是右心功能衰竭增加脉压变异性，临床用 IVCd 解释容量反应性时，首先应证实右心室功能正常。此外，自主呼吸、机械正压通气及胸腹腔内压变化影响 IVCd 测值及吸气塌陷率，阻塞性肺病、ARDS 等伴发呼吸窘迫时，尽管右心房压增高，但是深吸气时显著增加的胸腔内负压可致下腔静脉塌陷，导致低估 RAP。机械正压通气加重右心室收缩功能不全，使下腔静脉变异减少。年轻运动员特别是游泳运动员 IVCd 增宽，但 RAP 无增加，更无容量超负荷（图 2-4-15）。

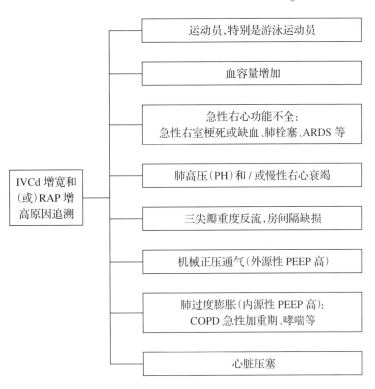

图 2-4-15　IVCd 增宽、RAP 增高原因追溯图(李丽君、潘龙飞　图)

Tips:

IVCd 测值个体差异大,与身高、体重以及诸多影响因素有关,迄今无公认的正常值。"超声右心导管"用 IVCd 及吸气塌陷来评估 CVP 及 RAP,有局限性。

Tips:

导管测 CVP 是临床评估心脏前负荷的传统"金标准",沿用至今,有人甚至认为评估心室前负荷,CVP 优于 PAWP。然而,CVP 的临床价值受到质疑,心力衰竭新指南已不再推荐有创监测 CVP。在有选择的患者中,"超声右心导管"替代有创导管,不仅能评估右心压力和容积指标,而且能监测引起右心室前负荷改变的病变如右心室功能、三尖瓣以及肺动脉压等,弥补了导管的不足。

2. RA 径线/面积或容积的临床意义　RA 扩大提示右心室前负荷增加,即右心室容量及压力超负荷。但是,许多病变引起 RA 扩大(见图 2-4-15)。RA 面积能预示原发性肺动脉高压死亡率。射频消融能逆转心房颤动致心房扩大。

3. RV 径线/面积或容积的临床意义　右

心室扩大提示右心室前负荷增加。许多病因引起右心室超负荷,常见病因有循环血容量增多(回心血量增多)、三尖瓣反流、右心室功能衰竭等,病因与 RA 增大或 RAP 升高相同(见图 2-4-15)。临床确定右心室扩大、右心室超负荷后,应鉴别病因。然而,右心室解剖结构复杂,右心室心腔形态不规则、半包绕左心室、容积随体位改变,致使二维超声每个切面都不能显示完整的右心室,面积-长度法和圆盘求和法等繁杂计算方法,影响心脏超声测量右心室容积的准确性,低估右心室容积。胸廓和胸椎畸形者,右心室内径可能被扭曲而呈假性扩大。在心尖 4 腔切面,如果探头位置偏离心尖,超声束斜切右心室,可使右心室假性增大。剑突下 4 腔切面转换 M 型超声时,超声束扫描的是右心室的后外侧角,可能低估右心室。左心室增大也能低估右心室大小。个体差异以及研究证据少等原因致使右心室正常参数变异较大。心脏超声评估右心室扩大,目测、左右心室比较、连续监测右心室径线或面积参数可能更有价值。右心室超声评估依然期待更多的研究。

三、右心室收缩舒张功能监测

心脏超声监测右心室功能的切面有胸骨旁长

轴和短轴切面,心尖和剑突下心脏 4 腔切面;胸骨旁右心室流入道切面及改良的心尖 4 腔切面(见图 1-2-54,详见第一章第二节"右心系统测量"段)。

(一)右心室功能不全病因

右心室功能易被临床忽视,因此,当有以下病因时,需监测右心室功能。换言之,右心室功能不全的病因可视为"右心室功能为问题导向床旁超声评估"的指征。

1. 常见病因 肺动脉高压和右心室心肌梗死 / 缺血。

2. 其他病因 临床更容易忽视以下列举的病因引起右心室功能受损。①毒品滥用:乙醇、可卡因、合成代谢类固醇等;②重金属:铜、铁、铅等;③药物:细胞增殖抑制药、免疫调节药物、抗抑郁药、非甾体类抗炎药、麻醉药等;④辐射;⑤感染:细菌、真菌、病毒等;⑥自身免疫性疾病:格雷夫斯病(Graves disease)、类风湿性关节炎、系统性红斑狼疮等;⑦浸润性病变:肿瘤相关性直接浸润或转移,非肿瘤相关性淀粉样变性、结节病等;⑧代谢紊乱:甲状腺 / 甲状旁腺疾病、糖尿病、代谢综合征、妊娠和围生期相关疾病等;⑨营养性疾病:维生素 B_1、左旋肉碱及复杂营养缺乏(如恶性肿瘤、AIDS 等)、肥胖等;⑩遗传异常:多种形式心肌病、致心律失常型右心室心肌病等;⑪心血管病变:高血压、三尖瓣和肺动脉瓣病变、房 / 室间隔缺损、缩窄性心包炎、心包积液、快速型及缓慢型心律失常等;⑫高输出量状态:严重贫血、败血症、甲状腺功能亢进、妊娠容量负荷过重、肾衰竭、医源性液体负荷过多。

(二)定量评估右心室收缩功能

心脏超声有多项技术指标定量评估右心室收缩功能,但是目前常用的指标是 FAC、TAPSE 及 Tei 指数。右心室射血分数(RVEF)临床应用少。

1. 右心室面积及面积变化分数(fractional area change,FAC,%) 右心室 FAC 是量化评估右心室收缩功能的主要指标,与 MRI 所测 RVEF 有相关性。FAC 反映右心室长轴和短轴收缩功能,但不包括右室流出道收缩功能。FAC 测量(见图 1-2-66)。右心室面积正常值上限:收缩末期面积 16cm²,舒张末期面积 28cm²。右心室 FAC 正常值 >35%。FAC<35% 提示右心室收缩功能不全(见表 2-4-3,图 2-4-16、图 2-4-17)。

2. 三尖瓣环平面收缩期位移(tricuspid annular plane systolic excursion,TAPSE) 又称三尖瓣环位移(tricuspid annular motion,TAM)(参见第一章第二节)。ASE 指南推荐 TAPSE 是常规评估右心室收缩功能的指标,主要反映右室心肌长轴方向的收缩功能。TAPSE 优势:不需要长时间分析图像,较少依赖图像质量等。TAPSE 局限性:TAPSE 是靠近三尖瓣环局部及右心室游离壁在长轴方向的收缩功能,用单一部位变化评估复杂的三维结构的右心室功能,难以反映整体右心室及右心室流出道收缩功能。由于心脏变化,可能高估或低估右心室功能。目前尚无大规模临

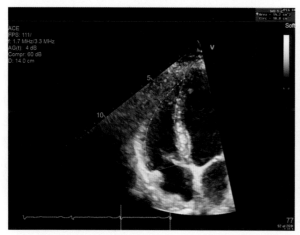
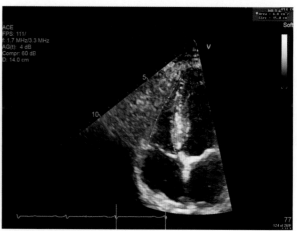

图 2-4-16 RV 正常 FAC 超声影像图(Howard Leong-Poi 影像)

注:RV:右心室;FAC:面积变化分数;RVEDA(右心室舒张末面积)=14.2cm²;RVESA(右心室收缩末面积)=6.8cm²;FAC_{RV}=52%(正常)

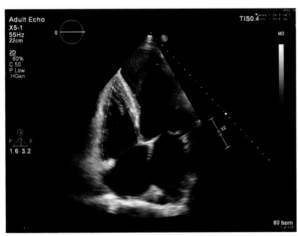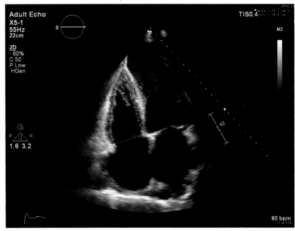

图 2-4-17　RV 的 FAC 减少超声影像图（Howard Leong-Poi　影像）

注：RV：右心室；FAC 面积变化分数；RVEDA（右心室舒张期末面积）=24.9cm^2；RVESA（右心室收缩期末面积）=19.7cm^2；FAC$_{RV}$=21%（减少）

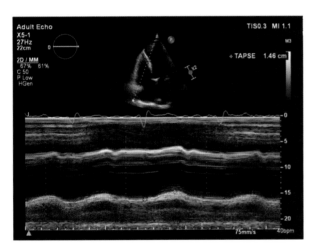

图 2-4-18　TAPSE（M 型超声）评估右心室收缩功能
（Howard Leong-Poi　影像）

注：TAPSE=1.46cm，右心室收缩功能减低

床研究资料。此外，取样时的角度及负荷依赖性等影响准确性。TAPSE 正常值为≥1.6cm。（见图 1-2-67）。TAPSE<1.6cm 提示右心室收缩功能降低（图 2-4-18）。

3. Tei 指数　又称心肌做功指数（myocardial performance index，MPI），是评估右心室整体收缩功能的重要指标，无论有无三尖瓣反流，适合大多数人群，可重复性好，避免了几何假设和复杂的右心室形态的限制。Tei 指数是心脏射血与非射血的时间关系（参见第一章第二节"右心室收缩功能测量"，图 1-2-69、图 1-2-70）。PW 测 Tei 指数正常值 <0.40。PW-TDI 测 Tei 指数正常值 <0.55。PW-TDI 同时可测 S′、E′ 和 A′ 值（参见图 1-2-71）。

右心室 Tei 指数动态评估更好。但是，右心室 Tei 指数不适用于右心房压增高如右心室心肌梗死，可能低估右心功能。获得 Tei 指数的射血期、等容收缩期和等容舒张期都受到心脏负荷的影响，所以曾经认为其不受前负荷影响的优势，已经受到质疑。此外，心律不齐如心房颤动，由于 ET 和 TR 时间从不同的 R-R 间期测量，所测得的右心室 Tei 指数值不可靠。

4. 右心室 dp/dt　评估右心室收缩功能，右心室 dp/dt <400mmHg/s 提示右心室收缩功能受损。右心室 dp/dt 有容量负荷依赖性，重度三尖瓣反流时欠准确。缺少正常人群的数据。2012 年 ASE 不推荐临床常规应用右心室 dp/dt 参数。

5. 右心室 S′ 峰速　心尖 4 腔切面 PW-DTI 取样容积置于三尖瓣环与右心室游离壁基底段之间，测右心室收缩期纵向位移的 S′ 峰速（见图 1-2-71），反映右心室游离壁基底段收缩功能。右心室 S′ 峰速 <10cm/s，提示右心室收缩功能受损。研究发现，S′ 与右心室面积变化显著相关。PW-TDI 测 S′ 方法简单、可重复，不需要附加软件。但是，在开胸手术后、肺动脉血栓动脉内膜切除术后及心脏移植术后，S′ 可能并不准确。同样，测 S′ 有角度依赖性，优化图像方向避免低估测速。缺乏各年龄段和男女正常数据。

6. VTI$_{RVOT}$ 及 SV$_{RV}$　超声多普勒测值反映右心室每搏输出量，右心输出量降低时 VTI$_{RVOT}$ 减低（图 2-4-19），可评估容量反应性。容量负荷增加（如大的房间隔缺损），可使 VTI$_{RVOT}$ 增加

（图 2-4-20）。临床用改良肺动脉导管测 SV_{RV}（参见第二章第一节）。心脏超声测 RVOT 横截面积（CSA_{RVOT}）与 VTI_{RVOT} 乘积获得 SV_{RV}（见图 1-2-68）。

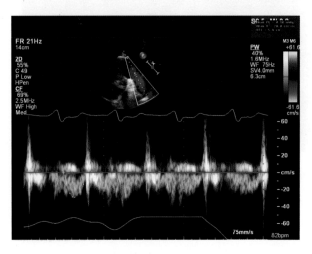

图 2-4-19 VTI_{RVOT} 减低影像图（Howard Leong-Poi 影像）
注：图像取自右心室功能衰竭患者，VTI_{RVOT}=5.4cm，非常低

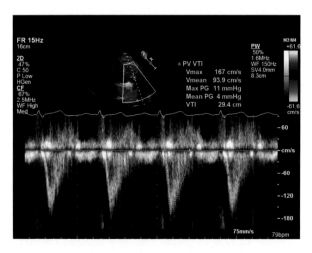

图 2-4-20 VTI_{RVOT} 增加影像图（Howard Leong-Poi 影像）
注：影像来自大的房间隔缺损伴左向右分流，VTI_{RVOT}=29.4cm，VTI_{RVOT} 增加提示右心室每搏容量（SV）增加

7. RVEF RVEF 低限值为 44%。由于右心室不规则几何体，心脏二维超声难以用几何图形建立数据模型获得较准确的右心室容积及衍生指标射血分数，指南不推荐 RVEF 评估右心室收缩功能。三维超声测右心室容积及 EF 不依赖形状假定，准确性与心脏磁共振三维成像相似，目前临床未推荐应用三维超声测右心室容积。

（三）定性（目测）评估右心室收缩功能

1. 目测三尖瓣环与右心室心尖之间的移动

幅度 收缩力减低则移动幅度减小。

2. 室间隔运动和右心室扩大 右心室扩大、室间隔平坦及运动异常是右心室功能异常的主要表象。室间隔的形态和运动是左、右心室的容积、压力及功能在心动周期"博弈"的结果。

3. 右心室心内膜运动 由于右心室和左心室心肌解剖结构的差异，右心室乳头肌水平环状收缩速度低于左心室，而右心室收缩期长轴方向运动速度较左心室相应阶段高。随年龄增长，右心室长轴方向收缩及舒张功能逐渐减低，短轴环状收缩力相对增强。

▶▶▶

附：由于变异度大、可重复性差等原因，目前尚未被指南推荐常规评估右心室心肌收缩性的 2 种方法：①等容收缩期心肌加速度：是等容收缩期心肌速度峰值除以速度达峰时间，通常在右心室侧壁三尖瓣环位置多普勒组织成像测量。②二维应变：通过对序列图像的心肌特征性光点位置进行逐帧追踪，用自相关和绝对差求和算法，评估节段性和全局心肌收缩功能。

（四）右心室舒张功能评估

1. 心脏超声特征（表 2-4-4）

表 2-4-4 右心室舒张功能正常参考值

参数	平均值（范围）
E 峰值速度（cm/s）	54（35~73）
A 峰值速度（cm/s）	40（21~58）
E/A 比值	1.4（0.8~2.1）
E 峰减速时间（ms）	174（120~229）
等容舒张时间	48（23~73）
E′ 峰值速度（cm/s）	14（8~20）
A′ 峰值速度（cm/s）	13（7~20）
E′/A′ 比值	1.2（0.5~1.9）
E/E′ 比值	4（2~6）
肝静脉收缩期血流速度（cm/s）	41±9
肝静脉舒张期血流速度（cm/s）	22±5
肝静脉心房反向血流速度（cm/s）	13±3
肝静脉 S/D 比值	>1

引自：2006 年美国 ASE《关于心腔定量分析的建议》

（1）三尖瓣流入道 PW 血流速度：三尖瓣流入道 PW 血流频谱评估右心室舒张功能的指标有 E 峰、A 峰、E/A 比率、E 峰减速时间（DT）和右心室等容松弛时间（isovolumic relaxation time，IVRT，ms）（见图 1-2-39）。除了心室舒张功能，右心室前负荷减少也能导致 E 峰降低，E/A 比率减低，A 峰影响小。

（2）三尖瓣环-右心室侧壁 PW-TDI 频谱：三尖瓣环舒张早期速度 E′峰，舒张晚期速度 A′峰，E/E′，E′/A′，反映右心室舒张功能（见图 1-2-94）。与三尖瓣口 PW 频谱比较，PW-TDI 较少受前负荷影响，当前负荷降低时，E′和 A′减低幅度相等，而 E′/A′比率无改变，因此用于区别舒张功能正常与假性正常。

（3）RA 面积/容积/压力增加：RA 面积和压力指标间接反映右心室舒张功能。右心室舒张性损伤致右心室舒张期末压（RVEDP）增高，舒张期右心房流入右心室血流受阻，致右心房压力增加、右心房面积、容积和压力增大。

（4）下腔静脉直径和肝静脉舒张期血流频谱：间接反映右心室舒张功能。RVEDP 及右心房压增加，导致下腔静脉及肝静脉血回流受阻，下腔静脉增宽、吸气塌陷率减少、肝静脉舒张期 PW 血流频谱 D 峰大于 S 峰、SR 和 DR 峰速增加。

（5）右心室 Tei 指数：Tei 指数 >0.04，提示右心室舒张功能异常。

（6）肺动脉舒张晚期前向血流：PW 取样容积置于肺动脉瓣和肺动脉分叉之间，测量肺动脉舒张晚期前向血流。法洛四联症修复术后，RVEDP 升高导致肺动脉瓣提前打开，右心房收缩 A 波传入肺动脉引起。是限制性充盈的超声特征。

2. 右心室舒张功能不全严重程度分级

（1）轻度异常：右心室松弛异常，三尖瓣 E/A<0.8。

（2）中度异常：右心室舒张功能假性正常化充盈模式，三尖瓣 E/A 在 0.8~2.1，E/e′>6，或肝静脉血流以舒张血流为主。

（3）重度异常：限制性充盈（restrictive filling），三尖瓣 E/A>2.1，伴 E 峰 DT<120ms。

3. 心脏超声监测右心室舒张功能的局限性　心动过速、一度房室传导阻滞常常使 E 峰和 A 峰融合而不能实施测量。心房颤动或心房扑动使多普勒测量三尖瓣流入道血流速度及肝静脉血流频谱的准确性降低。严重三尖瓣反流能产生假性正常化三尖瓣流入道血流频谱。中重度三尖瓣反流、心脏压塞等也可产生肝静脉 PW 流出血流频谱异常。右心室侧壁与三尖瓣环交汇处 PW-TDI 取样容积需要超声束与心肌运动方向平行，其夹角应 <20°，但常难以达到这一要求。临床和亚临床左心室舒张功能不全几乎占半数。但是，临床少有孤立的右心室舒张功能不全的流行病学研究。

Tips：

右心室舒张功能更容易被忽略。必要时，将可能引起右心室功能不全的病因作为问题导向心脏超声评估右心室舒张功能。

（五）右心室节段性室壁运动评估

右冠状动脉及其分支堵塞，导致动脉供血的心肌发生节段收缩功能障碍。左、右心脏的心肌不仅心肌纤维互相有联系，冠脉供血也互有交叉，如室间隔和心尖心肌的冠脉供血。此外，右心室节段室壁运动异常还与某些非心肌缺血性疾病有关。临床监测右心室壁节段性收缩功能经验不多。

1. 右冠状动脉及分支　窦房结动脉、右圆锥支（conus branch）、缘支（marginal branches）、房室结动脉、后间隔支（图 2-4-21）。

2. 右心室节段性室壁运动监测与二维超声切面　参见图 1-2-54。

（1）胸骨旁右心室流入道切面：观察右心室前壁和部分右心室下壁心肌。

（2）胸骨旁右心室流出道长轴切面：观察右心室前壁心肌。

（3）剑突下短轴右心室基底部：观察右心室流出道和右心室壁心肌。

（4）心尖 5 腔切面：观察右心室侧壁、心尖、室间隔上部心肌。

（5）心尖 4 腔切面：观察右心室侧壁、心尖及室间隔心肌。

（6）心尖 4 腔切面冠状窦水平：观察右心室侧壁、心尖和室间隔心肌。

3. 右心室冠状动脉供血分布与二维超声监测切面　越靠近右冠脉近端堵塞，右心室心肌梗死的面积越大（图 2-4-22）。

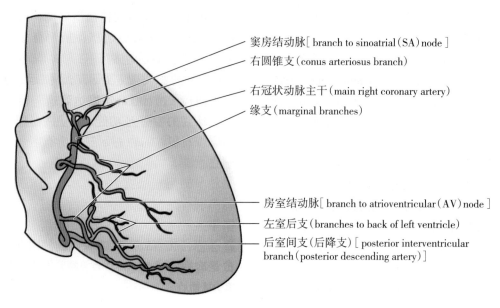

图 2-4-21　右冠状动脉及分支图（刘鹭琛　图）

窦房结动脉［branch to sinoatrial（SA）node］
右圆锥支（conus arteriosus branch）
右冠状动脉主干（main right coronary artery）
缘支（marginal branches）
房室结动脉［branch to atrioventricular（AV）node］
左室后支（branches to back of left ventricle）
后室间支（后降支）［posterior interventricular branch（posterior descending artery）］

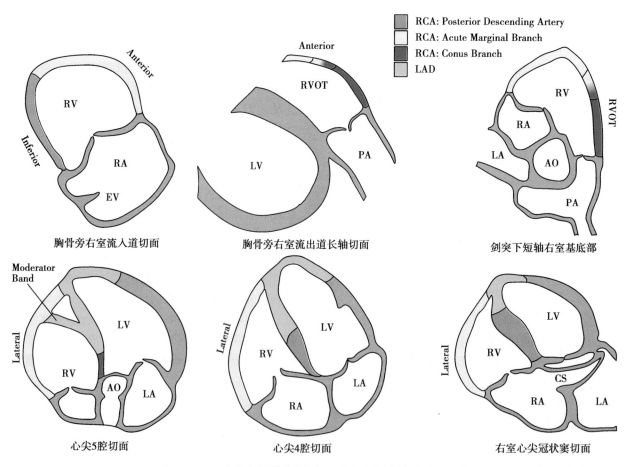

图 2-4-22　右心室壁冠脉供血与二维超声切面（刘鹭琛　图）

注：AO：主动脉；CS：冠状窦；LA：左心房；LAD：冠状动脉左前降支；LV：左心室；PA：肺动脉；RA：右心房；RCA：右冠状动脉；RV：右心室；RVOT：右心室流出道；posterior descending artery：后降支；acute marginal branch：右冠脉锐缘支；conus branch：右冠脉圆锥支；anterior：前壁；inferior：下壁；lateral：侧壁；moderator band：调节束

（引自：2010 Guideline for the Echocardiographic Assessment of the Right Heart in Adults：A Report from the American Society of Echocardiography.）

加的临床少见病因是右心室流出道及肺动脉瓣狭窄(参见第二章第五节)。

(一)肺循环(pulmonary circulation)解剖及生理特性

肺有两套血管系统:肺循环和支气管血管。肺循环又称小循环,包括肺动脉及其分支、毛细血管网和各级肺静脉,主要功能是将静脉血在肺泡氧合为动脉血。肺循环联系左、右心室,既是右心室的后负荷,也负责左心室前负荷。因此,肺循环结构和功能改变既影响右心室功能,也影响左心室功能。支气管血管系统发自主动脉,营养支气管和肺组织,基本不影响血流动力学。

1. 肺循环解剖特性

(1)肺动脉:肺动脉从右心室发出至主动脉弓下方分为左、右肺动脉,分支进入肺叶。在肺动脉干分叉处与主动脉弓下缘之间的动脉韧带是动脉导管闭锁的遗迹,是超声测动脉导管未闭的位点。肺动脉干粗短,与对应的体循环动脉比较,各级肺动脉直径较大,管壁薄平滑肌少,是主动脉管壁厚度的1/3。

(2)肺毛细血管:肺动脉从右心室起源后逐渐分支为肺毛细血管,分为肺泡壁血管和肺泡外/肺间质血管。肺泡壁毛细血管包绕每个肺泡,毛细血管床面积大。肺泡外/间质毛细血管包括肺动脉及其分支、肺静脉及临近肺泡连接角落处的毛细血管。正常人静息时,肺上部的部分毛细血管处于塌陷状态,当肺血管压力或血容量增加时,可使塌陷的毛细血管复张。肺泡充气扩张使肺泡毛细血管受压、阻力增加,同时牵拉肺泡外毛细血管致血管内径增加、阻力降低。

(3)肺静脉:肺毛细血管离开肺泡后,组成肺小静脉,各级静脉汇合成左、右各两条肺静脉主干,分别是左肺上、下静脉和右肺上、下静脉。肺静脉主干出肺门向内注入左心房后部的两侧。肺静脉壁平滑肌含量很低,结构与肺动脉相似。肺静脉与左心房之间无瓣膜,左心房压力容易传到肺静脉系统。右下肺静脉多普勒血流常用来评估左心室舒张期末压。

2. 肺循环生理学特性 高血流量、大容量、低压力、低阻力及高顺应性。

(1)肺血管压力低:肺动脉压是右心室后负荷,肺动脉压显著低于体循环压。肺动脉压力下降阶梯小,肺小动脉调节血流的作用小。生理状

心脏超声监测右冠状动脉病变导致右心室节段性室壁运动异常,只有一个节段异常即可诊断:或心尖2腔切面下壁基底部,或心尖4腔切面室间隔基底部。

---

(1)右冠脉后降支(posterior descending artery)及其分支后间隔支:后降支提供右心室下壁心肌血供。右冠脉后降支堵塞,监测右心室下壁心肌节段性运动异常的最佳部位是右心室流入道切面。右冠脉后降支发出的垂直分支——后间隔支,主要供血室间隔后1/3心肌,室间隔前部分是左前降支供血。室间隔由左右冠脉供血,使心尖4腔或5腔切面监测室间隔节段性室壁运动异常可能不敏感。

(2)右冠脉锐缘支(acute marginal branch or marginal branch):右冠脉锐缘支提供大部分右心室心肌的血供,包括右心室前壁、侧壁、心尖及部分右心室流出道。胸骨旁右心室流入道切面、胸骨旁右心室流出道长轴切面、剑突下短轴右心室基底部、心尖5腔及4腔切面,监测右心室壁节段性室壁运动异常。

(3)右冠脉圆锥支(conus branch):提供右心室流出道或称肺动脉圆锥大部分心肌血供,包括流出道远端、室间隔上部心肌。胸骨旁右心室流出道长轴切面、剑突下短轴右心室基底部监测右心室流出道室壁运动。

(4)左冠脉前降支(left anterior descending artery):提供右心室心尖部心肌血供。左前降支发出的第一间隔支供血右心室调节束(moderator band,MB)。

(5)左冠脉回旋支的后外侧支(posterolateral branch):供血右心室游离壁后部分心肌。

四、右心室后负荷评估——肺循环评估

右心室后负荷(right ventricle afterload)的主要影响因素是肺动脉高血压(pulmonary hypertension,PH)和肺血管阻力(pulmonary vascular resistance,PVR)增高。右心导管测mPAP、PAWP及PVR,是诊断PH及PVR的"金标准"。"超声右心导管"可作为临床初查、或某些状况下替代右心导管,筛查急性和慢性PH,识别PH病因。右心后负荷增

况静息时,从肺小动脉到肺静脉的压力近似。肺动脉压与肺血管阻力有关、与肺血流量有关。

(2) 肺血管阻力(PVR)不完全等同于肺动脉压:肺小动脉阻力、肺毛细血管阻力及肺静脉阻力大致相等。PVR 制约右心室泵血,是判断肺血管病变严重程度的重要指标。肺动脉压不能完全替代肺血管阻力,如先天性心脏病伴大量左至右分流,肺循环血流速度和流量明显增加,肺动脉压有不同程度增高,但 PVR 不高或升高程度远低于肺动脉压。

(3) 肺循环血容量变化范围大:生理状况,肺循环血容量约 450~600ml,约占总血量 9%。肺血容量变化范围大,用力呼气肺血容量减少约 200ml,深吸气肺血容量约增加 1000ml。肺血管有"储血库"之称。肺内压、胸膜腔内压和跨肺压均影响肺血容量。

(4) 肺毛细血管有效滤过率低:正常生理状况,肺毛细血管有效滤过率低,因此仅少量液体进入肺组织间隙而大部分则经肺淋巴管再入血液循环。胶体渗透压(PCOP)和 PAWP 之间的正常差值是 8~17mmHg,当差值 <8~9mmHg 可发生肺水肿。PAWP 过高可导致肺水肿,是临床监测 PAWP 的重要意义。

3. 肺循环与呼吸系统　心与肺、肺血管与肺泡/间质,相互影响。

(1) 肺容积、缺氧、酸中毒对肺血管的影响:生理状况下,肺血管壁平滑肌少而扩张性大,对肺血流的调节作用较小,远端搏动波反射系数较低。病理状况时,呼吸、胸壁、肺组织、机械正压通气等使胸膜腔内压发生变化,位于胸腔的肺血管内径随着胸膜腔内压而被动改变即血管跨壁压改变。临床各种病理因素如缺氧或酸中毒等引起肺血管收缩或扩张,相应地改变肺血管阻力或压力。生理或病理因素通过改变肺容积或肺泡充盈状况,影响包绕肺泡的毛细血管阻力。肺间质改变牵拉肺间质内的血管而影响血管腔内径。肺血管内径也受神经体液因素的调节。

(2) 呼吸周期与肺循环:左心每搏量随呼吸周期变化,吸气时,肺血管扩张,致肺静脉流入左心室的血量减少,左心室搏出量降低。经过几次心动周期后,扩张的肺血管被充盈,肺静脉流入左心的血量增加。呼气时,正好相反。通常在生理状况下,左心每搏量随呼吸周期的变化不明显。但是,在机械通气或低血容量时,左心室每搏量随呼吸周期而明显变化,这种变化应用于超声监测容

量反应性(参见第二章第一节)。

(3) 呼吸衰竭与肺循环:呼吸衰竭是临床最常见的病理生理,主要涉及呼吸"管道"(气管、支气管及肺泡)与血管"管道"(肺循环),二者相互影响、关系密切。①Ⅰ型呼吸衰竭:主要是换气障碍,静脉血氧合差,有低氧血症而无二氧化碳潴留,其病理生理变化主要是肺泡壁增厚和通气-灌注比例失调。肺泡壁增厚的常见病因有肺水肿、左心衰竭、严重肺部感染性疾病、间质性肺疾病等。通气-灌注比例失调的常见病因有急性肺栓塞、肺动-静脉分流,以及硝酸酯等扩张血管药引起的"窃血"。②Ⅱ型呼吸衰竭:主要是通气障碍,二氧化碳潴留及低氧血症,常见于慢性阻塞性肺疾病(COPD)、上呼吸道阻塞、呼吸肌功能障碍等,低氧和高碳酸血症可致肺循环功能异常。当然,临床疾病是复杂的,引起Ⅰ型和Ⅱ型呼吸衰竭的疾病及其病理改变常常有混叠。然而,无论救治何种类型呼吸衰竭,应监测肺循环,而床旁心脏和肺超声是重要的监测手段。

(二)肺动脉压和 PVR 心脏超声评估

1. 肺动脉压　导管所测肺动脉压是"金标准"(见图 2-1-6)。利用三尖瓣反流(TR)、或室间

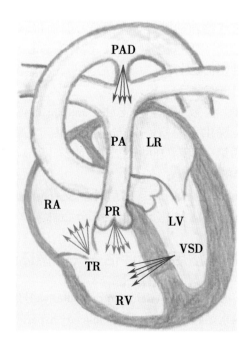

图 2-4-23　多普勒超声利用 TR、VSD、PDA、PR 估测肺动脉压(李丽君　图)

注:PA:肺动脉;RA:右心房;LA:左心房;LV:左心室;TR:三尖瓣反流;VSD:室间隔缺损分流;PAD:动脉导管未闭分流;PR:肺动脉瓣反流

隔缺损（VSD）、或动脉导管未闭（VSD）、或肺动脉瓣反流（PR）（图2-4-23），超声多普勒可估测肺动脉收缩压（PASP）、舒张压（PADP）及平均动脉压（mPAP）（图2-1-8）。

（1）右心室收缩压（right ventricular systolic pressure，RVSP）和肺动脉收缩压（pulmonary arterial systolic pressure，PASP）：当没有肺动脉瓣狭窄或右室流出道梗阻存在时，RVSP约等于PASP。因此，临床通常用RVSP替代PASP。

1）RVSP测量方法：利用三尖瓣反流（TR），连续多普勒测三尖瓣反流峰速（TRVmax）（见图1-2-74，图2-4-24）、或利用室间隔缺损分流（见图1-2-75）、或动脉导管未闭分流（见图1-2-76），用多普勒测的血流峰速度，然后简化Bernoulli公式（$4V_{peak}^2$+RAP）计算RVSP。

2）RVSP临床意义：RVSP>30mmHg视为过高。通常，呼吸困难伴RVSP>40mmHg时，应进一步检查确定PH，并且评估左、右心功能以及血容量等。PASP与心脏搏出量和收缩期血压相关，如果PASP高于系统血压的2/3时，提示重度PH。超声多普勒利用右心房与右心室之间压差估测RVSP是可靠的方法，但是受年龄、体表面积、呼吸、血流等影响。重度三尖瓣反流有可能低估右心房室之间的压差。老年人及肥胖者，PASP可升高。简化Bernoulli方程可能低估右心房与右心室之间的压差。多普勒血流速度测量是角度依赖性，为避免误差，应收集多个超声切面的三尖瓣反流血频谱，选择最大流速。鉴于多普勒测RVSP的

原理和公式，三尖瓣反流速度也可视为RVSP升高的征象。

（2）肺动脉舒张压（pulmonary artery diastolic pressure，PADP）：是右心室收缩前肺动脉压最低值。CW测肺动脉瓣反流舒张末期峰速度（V_{peak}），即舒张末期肺动脉与右心室之间的压差，简化Bernoulli公式计算PADP，PADP=$4V_{peak}^2$+RAP。（见图1-2-77）

（3）肺动脉平均压（mPAP）：mPAP由心输出量和PVR组成。

以下方法评估mPAP：

1）肺动脉收缩压和舒张压计算mPAP：已知肺动脉收缩压和舒张压，mPAP=1/3（PASP）+2/3（PADP）。

2）右心室射血加速时间（RVAT）估测mPAP：用PW获取右心室流出道RVAT（见图1-2-78），依据公式计算mPAP：当射血加速时间（AVAT）大于120ms时，mPAP=79-（0.45×加速时间）；当加速时间（AVAT）小于120ms时，mPAP=90-（0.62×加速时间）。（图2-4-25）。

PW所测右心室射血加速时间（RVAT）评估肺动脉高压的机理是，肺动脉压升高，右心室射向肺动脉的血流阻力增加，RVAT缩短。通常，心率在60~100次/分钟时，RVAT越短，肺血管阻力和肺动脉压越高。有人认为，当RVAT<80ms时，高度提示肺动脉高压，但特异性高而敏感性低。

3）肺动脉瓣早期反流CW峰速度（V_{PR}）估测mPAP：测舒张期肺动脉瓣反流CW峰速度（V_{PR}）。

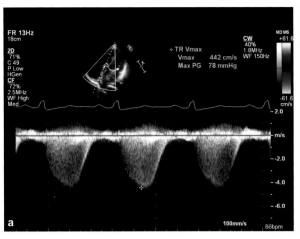
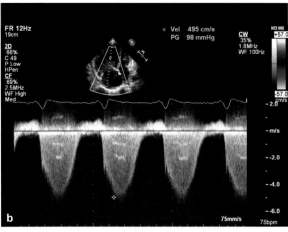

图2-4-24　TRV$_{max}$测量（Howard Leong-Poi　影像）

注：a.TR是三尖瓣反流，V$_{max}$是三尖瓣反流峰速度。CW测TR的V$_{max}$=4.4m/s，右心室与右心房之间的压差=4×4.4^2=77mmHg，估测RAP=5mmHg，RVSP=77+5=82mmHg；b. CW测TR的V$_{max}$=5.0m/s，右心室与右心房之间的压差=4×5^2=100mmHg，估测RAP=5mmHg，RVSP=100+5=105mmHg

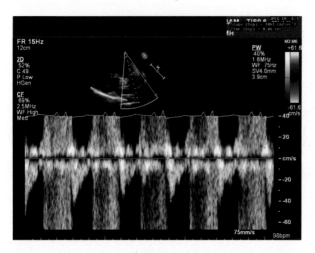

图 2-4-25 RVAT 缩短影像图(Howard Leong-Poi 影像)
注:右心室流出道 PW 血流频谱测 RVAT,RVAT=40ms,当 RVAT<120ms 时,mPAP = 90−(0.62 × RVAT)=65mmHg

简化 Bernoulli 公式:mPAP=4 × V_{PR}+ 右房压。(见图 1-2-79)。

4)三尖瓣反流血流速度时间积分(velocity time integral,VTI)计算 mPAP:mPAP=VTI+ 右心房压。

(4) PAWP:PAWP 反映肺静脉压力(详见第二章第二节和第七节)。

(5) 肺动脉内径:肺动脉内径增宽通常提示肺动脉压增高。肺动脉内径测量方法参见图 1-2-61、图 1-2-72。也可在胸骨旁短轴切面对比主动脉与肺动脉直径,二者相等或肺动脉直径 > 主动脉直径,常提示肺动脉增宽。

(6) 右心室流出道 PW 血流频谱形态:如果肺动脉瓣或右心室流出道 PW 血流频谱出现收缩中期短暂流速下降或切迹,与 M 型超声肺动脉瓣曲线收缩中期短暂关闭相似(参见图 1-2-86 肺动脉瓣曲线图),提示中度到重度肺动脉高压。

多普勒超声检测压力的局限性:多普勒测压受许多因素的影响。①多普勒声束与血流束之间的角度偏差明显影响压力的准确性;②房间隔缺损、室间隔缺损、动脉导管未闭等伴有右心容量增加,所测血流速度可能高估肺动脉压;③右心室收缩功能减低时,所测肺动脉压可能被低估;反之肺血管阻力增加时,右心室收缩功能指标可被低估。估测右心血流加速参数时,心率需在 60~100 次 / 分。

附 1. 运动试验测肺动脉压的临床意义解读:

2010 年 ASE 指南指出:生理状况,运动增加心搏出量,但是 PVR 却降低,PASP 对于没有极限工作负荷的患者使用的上限是 43mmHg。某些疾病如心血管疾病、心力衰竭及肺动脉高压等,运动时所测得的肺动脉压增高更具有临床价值。基于"血流速度 = 压差 ÷ 阻力",运动产生的压力异常升高,归结于超正常心输出量(在运动员人群)或血流增加,但有限的肺血管床容量导致阻力升高,如慢性阻塞性肺疾病、先天性心脏病等。由此,压差(由三尖瓣反流速估算)与血流(由 RVOT 时间 - 速度积分 VTI 估算)的比率,有助于区别压力增加是与血流增加有关还是阻力增加有关。对于无明确病因的呼吸困难患者,静息状态下心脏超声结果正常,且没有冠状动脉疾病证据,有必要进行负荷状态下心脏超声检查以排除应激导致的肺动脉高压。有瓣膜性心脏病的个体,美国心脏病学会及美国心脏联合会推荐的临界值应被用于帮助指导管理。指南未推荐床旁监测危重症运动试验测量肺动脉压。

附 2. M 型超声定性肺动脉高压:目前,临床少有 M 型超声测肺动脉压,但连续监测或许有临床价值。肺动脉瓣 a 波波幅是在心房收缩后立即能观察到的肺动脉瓣向后的波,正常值 2~7mm,肺动脉高压时减少或消失。肺动脉瓣 e-f 斜坡度(e-f slope)是肺动脉瓣舒张期,肺动脉瓣从最大关闭点到前面的 a 波的斜坡度,正常值 6~115mm/s。多年前,用右心室收缩时间间期(systolic time intervals,STI)估测肺动脉高压,敏感性和特异性较低。右心室 STI 包括 RVPEP、RVET 及 PRPEP/PRET。右心室射血前期(right ventricular pre-ejection period,RVPEP):从心电图 QRS 波起始至肺动脉瓣开放起始测量,随心率变异,正常值 109ms ± 11ms,肺动脉高压延长。右心室射血时间(right ventricular ejection time,RVET):肺动脉瓣开放持续的时间,随心率而变异,正常值 373ms ± 21ms。肺动脉高压则缩短。RVPEP/RVET:正常值范围 0.17~0.33。肺动脉高压时比值增加(参见第一章第二节、图 1-2-86、图 1-2-87)。

Tips:

导管测压是判断肺动脉高压的"金标准"。但是,在有选择的患者,需要初查或筛查的患者,"超声右心导管"可替代动脉导管通过测量右心系统容积指标、压力指标及右心室功能等，评估肺动脉高压。

---

2. 肺血管阻力(pulmonary vascular resistance,PVR)或血管张力(vascular tone)

(1) 评估 PVR 的"金标准"：肺动脉导管测 mPAP 和 PAWP，PVR=(mPAP−PAWP)/CO，正常值 <1.5 Wood units〔120 dynes/(s·cm^5)〕。显著 PH 患者，PVR>3Wood units〔240 dynes/(s·cm^5)〕。2015 年欧洲 PH 指南推荐，"Wood units"好于"dynes/(s·cm^5)"。

(2) 超声多普勒评估 PVR：超声测 PVR 基于压力 = 阻力 × 血流。三尖瓣反流 CW 峰速度(TRV$_{max}$,m/s)代替肺动脉压，右心室流出道血流速度时间积分(VTI$_{RVOT}$)代替肺动脉血流量，PVR(wood Units)=TRV$_{max}$/VTI$_{RVOT}$(测量 TRV$_{max}$ 和 VTI$_{RVOT}$ 参见第一章第二节)。依据 ROC 曲线定义，TRV$_{max}$/VTI$_{RVOT}$ 的临界值是 0.175 时，PVR>2Wood units，敏感性 77%，特异性 81%。Abbas 等多中心研究显示，不同程度 TRV$_{max}$/VTI$_{RVOT}$ 比值，需要不同超声测算公式。当 0.175<TRV$_{max}$/VTI$_{RVOT}$<0.275 时，公式 1(TRV$_{max}$/VTI$_{RVOT}$ × 10+0.16)估测的 PVR 较低，2Wood units<PVR<6Wood units，与导管测值有高度一致性。当 TRV$_{max}$/VTI$_{RVOT}$>0.275 时，公式 2(TRV$_{max}^2$/VTI$_{RVOT}$ × 5.19−0.4)预测 PVR>6Wood units，与导管测值有高度一致性。

(3) PVR 临床意义：肺动脉压与肺血管阻力并非完全一致，PASP 不能完全替代 PVR。临床研究发现，肺血管阻力增加可在短时间内引起右心室扩大，而肺动脉压力可以不高，如急性肺源性心脏病，肺血管阻力增加或肺血流量增加，而肺动脉压未增加。由于研究证据仍嫌不足，2010 年 ASE 不建议将 PVR 作为常规检查。但是，当心搏出量增大，肺动脉收缩压可能被高估时，需监测 PVR。或心搏出量减少而低估肺动脉压时，需监测 PVR。如果 PVR 对于指导治疗很重要时，非侵入性监测 PVR 不可代替侵入性监测 PVR。

(三) 肺动脉高压(pulmonary hypertension,PH)诊断标准

肺动脉压升高提示至少 70% 肺血管受损，肺动脉压是影响右心室后负荷的主要因素。

肺动脉高压(PH)的诊断和拟诊标准

(1) 导管诊断 PH 标准：导管测肺动脉压值是确定 PH 的"金标准"，静息状态，mPAP≥25mmHg，或 PASP≥40mmHg。

(2) 心脏超声拟诊或筛查 PH 标准：心脏超声拟诊 PH 主要标准：PASP≥40mmHg，或三尖瓣反流速度 >2.6~3.4m/s。其他指标：右心室、右心房、肝静脉、下腔静脉及肺动脉扩大，右心室肥厚等。严重者有右心室衰竭。

(四) 肺动脉高压(PH) 分类、病因及病理生理

肺动脉高压的病因和病理生理是分析肺循环及血流动力学变化的"所以然"。

临床须区别急性肺动脉高压和慢性肺动脉高压。

1. 慢性肺动脉高压(PH) PH 的病理：肺血管尤其是远端小血管重塑。PH 的病理生理改变是肺动脉压进行性升高，肺血管阻力增大，最终导致右心室衰竭。慢性 PH 的临床表现没有特异性，最常见的首发症状是活动后气促。欧洲心血管协会和呼吸协会(ESC/ERS,2015)建议，依据血流动力学和病因，将慢性 PH 进行分类。

(1) 根据血流动力学对慢性 PH 分类：以肺毛细血管为界，肺动脉导管测压，将 PH 分为毛细血管前 PH 和毛细血管后 PH(表 2-4-5)。

1) 肺毛细血管前肺动脉高压：位于肺泡毛细血管网前的肺动脉压升高，故称毛细血管前肺动脉高压(pre-capillary pulmonary hypertension)，又称动脉型肺动脉高压(pulmonary arterial hypertension,PAH)。肺毛细血管病变产生的肺动脉高压也归于 PAH。PAH 诊断标准：mPAP≥25mmHg，PAWP≤15mmHg，心输出量正常或降低。常见病因：特发性肺动脉高压、先天性心脏病、结缔组织病、药物中毒、人免疫缺陷病毒(HIV)感染、肺部疾病(如 COPD、肺间质病、睡眠呼吸暂停综合征等)、慢性血栓栓塞性 PAH。

2) 肺毛细血管后肺动脉高压：左心疾病发生肺静脉压力升高最终导致肺动脉压升高，归

表 2-4-5　肺动脉高压血流动力学分类表

分类	特征	临床分组
肺动脉高压	PAPm≥25mmHg	所有类型肺动脉高压
毛细血管前肺动脉高压	PAPm≥25mmHg PAWP≤15mmHg	1. 动脉型肺动脉高压 3. 肺部疾病导致的肺动脉高压 4. 慢性血栓栓塞性肺动脉高压 5. 原因不明或多种原因导致的肺动脉高压
毛细血管后肺动脉高压	PAPm≥25mmHg PAWP>15mmHg	2. 左心疾病导致的肺动脉高压 5. 原因不明或多种原因导致的肺动脉高压
① 孤立性毛细血管后肺动脉高压 ② 毛细血管前和后混合性肺动脉高压	DPG<7mmHg 和（或）PVR≤3WU DPG≥7mmHg 和（或）PVR>3WU	

注：PAPm：平均肺动脉压；PAWP：肺动脉楔压；PVR：肺血管阻力；DPG：diastolic pressure gradient，舒张压差，DPG=PADP−mPAWP；WU：伍德单位

（引自：2015 ESC/ERS Guidelines for the diagnosis and treatment of pulmonary hypertension.）

于毛细血管后肺动脉高压，或称静脉型 PH。静脉型肺动脉高压诊断标准：mPAP≥25mmHg，PAWP>15mmHg，心输出量正常或降低。该型又分 2 类：①单纯毛细血管后肺动脉高压（isolated post-capillary pulmonary hypertension，Ipc-PH）：DPG<7mmHg 和（或）PVR≤3WU；②混合性毛细血管前和后肺动脉高压（combined post-capillary and pre-capillary pulmonary hypertension，Cpc-PH）：DPG≥7mmHg 和（或）PVR>3WU。（DPG，diastolic pressure gradient，舒张压力差，DPG= 肺动脉舒张压 –PAWP）。Ipc-PH 是左心疾病累及肺静脉但尚未累及肺毛细血管及肺动脉系统。常见病因：左心室舒张和（或）收缩功能衰竭、心肌病、二尖瓣或主动脉瓣膜病等。

3）机制不明或多因素导致 PH：血流动力学机制不明或多因素导致 PH 的病因：血液病（如慢性溶血性贫血、骨髓增生性疾病等）、全身性疾病（如结节病等）、代谢性疾病（如甲状腺病等）、其他（如脾切除术后、肺肿瘤、慢性肾衰竭等）。

（2）根据病因 PH 分类：分 5 大类。病因不同，病理生理变化有异，血流动力学监测指标也不同。慢性 PH 病因可作为"临床问题"切入点，实施"问题导向心脏超声"筛查 PH。

1）动脉型肺动脉高压（pulmonary arterial hypertension，PAH）：病因：特发性肺动脉高压，遗传性疾病如 BMPR2 突变等，药物、中毒及放射；伴 PH 的疾病：结缔组织病，门静脉高压，先天性心脏病合并 Eisenmenger 综合征，人类免疫缺陷病毒（HIV）感染，血吸虫病。

临床常见但容易忽视的 PAH 病因是门静脉高压相关性 PH 和结缔组织病合并 PH。

① 门静脉高压相关性 PAH（portopulmonary hypertension，POPH）：与门静脉压力升高有关。约 2%~6% 的门静脉高压有肺动脉高压，美国 REVEAL 研究显示，3 年生存率仅为 40%。我国肝炎导致门静脉高压发病率高，监测 POPH 有临床价值。

② 结缔组织病合并 PAH：约占所有 PAH 的 1/3，其中系统性硬化、系统性红斑狼疮（SLE）、干燥综合症是引起 PAH 的主要病因。我国 SLE 患者数量多，合并 PAH 者约占总 SLE 的 5%~10%。SLE 合并 PAH 者预后更差。2015 年《中国成人 SLE 相关 PAH 诊治共识》强调 PAH 早期诊断以期获得早期治疗。

2）左心疾病相关性 PH：临床流行病学资料少，主要来自心脏超声。回顾性分析显示，左心疾病相关 PH 占 35%。约 2/3 慢性左心衰竭合并 PH，舒张性心力衰竭发生率 >70%，收缩性心力衰竭发生率 >60%。无 PH 的心力衰竭患者生存率高于伴 PH 者。引起肺动脉高压的左心疾病有左心室舒张和（或）收缩功能障碍、二尖瓣和（或）主动脉瓣阻塞性病变、先天性或获得性肺静脉狭窄以及心肌病等。病理生理：左心疾病引起左心房压升高，肺静脉压升高，最终导致肺动脉高压。肺血管改变与肺血管收缩、NO 减少、内皮素增加、利钠肽不敏感等有关。肺动脉血管张力增加和（或）肺血管重构使 PVR 增高。血流动力学特性：PAWP 增高，肺动脉压轻度至中度升高，跨肺压差

（TPG=mPAP−PAWP）≤12mmHg。床旁超声有助于识别Ipc-PH、毛细血管后PH及Cpc-PH。

3）呼吸系统疾病或缺氧相关性PH：伴有低氧血症的肺部疾病引起PH。通常肺动脉压力轻微升高，严重PH不多见。常见病因有慢性阻塞性肺疾病（COPD）、间质性肺病、限制和阻塞混合型肺病、睡眠呼吸暂停综合征、肺泡低通气障碍和长期高原居住等。COPD临床最常见，PH是影响COPD病程的独立危险因素。研究发现，在气流受限程度相似的COPD患者中，mPAP>正常值者预期寿命明显缩短，与不伴PH者比较，mPAP>25mmHg者，5年生存率明显降低。COPD急性加重，mPAP>18mmHg，风险明显增加。COPD伴发PH发生率尚不明确，有研究显示，mPAP>26~35mmHg者占COPD的36.7%，mPAP在36~45mmHg者占COPD的9.8%，mPAP>45mmHg者占COPD的3.7%。当存在肺纤维化和肺气肿时，PH患病率几乎达到50%。心输出量正常时，mPAP通常在25~35mmHg。有急性呼吸衰竭病史者，mPAP常>40mmHg。COPD发生mPAP升高、PVR增加的机制主要有：气流严重受限、慢性肺泡性低氧血症及肺气肿。肺气肿致肺血管减少，肺泡低氧致血管收缩和重构，呼吸性酸中毒致血管收缩，红细胞增多致血黏度增加，肺及支气管炎症致肺纤维化及肺血管重构，肺气肿致胸膜腔内压增加。COPD发生肺动脉高压的病理改变是肺动脉壁过度重塑，尤以内膜改变明显。但是少数COPD患者有"不成比例PH"，特征是肺功能无明显损伤（无明显气流受限或仅为轻中度气流受限）、有显著低氧血症、低二氧化碳血症而无高碳酸血症，mPAP>35~40mmHg。晚期COPD无论是否合并PH，临床表现相似，较少有肺动脉瓣区第二心音亢进、三尖瓣反流收缩期杂音，尽管心电图、X线胸片或胸部CT等能提供PH线索，但是敏感性差，而且不能提供肺动脉压具体参数。肺动脉运动负荷试验可使隐性PH显现。

4）慢性血栓栓塞性肺动脉高压和其他肺动脉阻塞：慢性血栓栓塞性肺动脉高压，以及其他肺动脉阻塞，包括：恶性血管皮内细胞瘤、血管内肿瘤、动脉炎、先天性肺动脉狭窄和寄生虫（棘球蚴病）等。

5）未明确的多种因素所致PH：PH病变涉及全身各个系统以及尚未明确的病因，如血液病、系统性疾病、代谢性疾病以及慢性肾衰竭等，容易被忽视。

Tips:

PH没有特异性临床表现，最常见症状是气短、胸闷、心悸、胸痛、咳嗽等，容易误诊。在发达国家，从出现临床症状到诊断的中位时间长达25个月，确定诊断时，约55.6%患者的心功能已恶化。将PH病因和气短等症状作为床旁超声筛查PH的切入点，可能早期发现PH。

2. 急性肺动脉高压

（1）急性肺动脉高压概述：急性肺动脉高压是以肺动脉压突然升高为特征。常见病因是急性肺损伤（acute lung injury，ALI）、急性呼吸窘迫综合征（ARDS）及肺栓塞等急重症。有人将慢性肺动脉高压迅速加重或外科手术相关肺动脉高压归于急性肺动脉高压。迄今，尚无专门对ALI、ARDS及肺栓塞等发生急性肺动脉高压公认的定义。1977年Zapol和Snider在论述ARDS患者在应用机械通气数天后出现肺血管阻力升高、右心室做功指数增加、右心室功能不全导致肺心病和难治性循环衰竭时，提出"肺血管功能不全"（pulmonary vascular dysfunction）概念。急性肺动脉高压常导致难治性外周动脉低血压、严重低氧血症、右心室功能不全或衰竭，最终发生心源性和（或）阻塞性休克而死亡。ARDS、大块肺栓塞等常伴短时间内肺动脉压骤然升高且预后凶险。然而，一旦病因去除后，肺动脉压力常可恢复正常。急性肺动脉高压的临床表现、实验室检查和治疗等，与慢性肺动脉高压有所不同。其中右心室功能不全和机械通气起关键作用。

（2）急性肺动脉高压的发病机制和病理生理变化

1）ALI和ARDS：革兰氏阴性细菌性脓毒血症更常并发ALI和ARDS。ARDS的临床特征之一是PVR增加及急性肺动脉高压。脓毒症或脓毒症休克发生急性肺动脉高压的发病机制和病理生理变化与炎症因子、内毒素、低氧血症、酸中毒、血栓栓塞等有关。不仅ARDS和ALI产生肺动脉高压，脓毒症本身也能引起严重的肺动脉高压。内毒素不仅引起外周动脉低血压，而且产生肺动脉高压，肺顺应性降低。早期，肺血管收缩；稍后，血管内纤维蛋白、细胞碎片堵塞血管形成血栓栓塞、肺间质水肿引起肺动脉高压；晚期，肺血管重塑及平滑肌增生。ARDS患者实施肺动脉导管测压困难且增加并发症和死亡率。2013 年,Boissier 及其同事用心脏超声评估 ARDS 的肺血管功能,提出中度肺血管功能不全的 PASP 临界值是 40mmHg。

影响肺动脉收缩压病理因素:①血管内皮功能不全:炎症、血管内微血栓、纤维蛋白等使肺毛细血管堵塞,导致肺血管阻力增加;②低氧血症增加动脉和静脉血管的张力,致使肺血管阻力增加;③肺不张、肺容量减少、高 PEEP、高二氧化碳分压、酸中毒、左心房压力增加和(或)左心室功能不全,使肺血管收缩,导致肺血管阻力增加、肺毛细血管后肺动脉压升高;④机械通气:PEEP、总容积和平台压都可影响肺动脉压。

2) 肺栓塞:最初血栓机械性堵塞肺动脉致使肺动脉压骤然升高,随后肺血管收缩。

3) 左心疾病:急性血流动力学研究显示,血管紧张性增高是左心疾病伴发的急性肺动脉高压是可逆的,以肺小动脉中膜肥厚和内膜增殖为特点的血管重塑造成的肺动脉压升高是不可逆的。机制不清,可能是左心房和肺静脉的牵张感受器引起血管急性反应升高,肺动脉内皮功能受损,导致严重的血管收缩和管壁增殖。

4) 慢性肺动脉高压急性加重:慢性肺动脉高压在原有肺动脉高压的基础上,肺动脉压更容易迅速升高,甚至死亡。常见病因有特发性肺动脉高压、间质性肺病、COPD 以及睡眠呼吸暂停综合征等。

五、肺源性心脏病

(一)慢性肺源性心脏病

慢性肺源性心脏病常常是由慢性支气管炎等肺组织、胸廓或肺血管病变导致肺血管阻力增加、肺动脉高压,继而出现右心室结构和功能改变的疾病。从广义角度理解,凡是引起 PH 的慢性病因,都可产生慢性肺源性心脏病。

1. 慢性肺源性心脏病心脏超声特征

(1) 右心室肥厚和扩大:通常以肥厚为主,正常右心室游离壁厚度 2~5mm(详见第一章第二节)。舒张期末右心室游离壁 >5mm 是右心室肥厚指标。长期右心室压力负荷过重,可导致右心室壁严重肥厚 >10mm。右心室腔、三尖瓣环、右心室流出道增大。三尖瓣及肺动脉瓣反流。室间隔异常运动。右心室收缩和舒张功能障碍。

(2) 右心房及腔静脉:右心房扩大、压力增加,下腔静脉直径扩大等。

(3) 肺循环:肺动脉压和肺血管阻力增高,肺动脉增大。

2. 慢性肺源性心脏病严重程度心脏超声分级　迄今,尚未建立心脏超声对慢性肺源性心脏病严重程度的分级标准。有学者将肺动脉高压、右心室肥厚和扩大、右心室收缩和舒张功能减低、室间隔运动异常、右心房压力及三尖瓣反流程度结合,评估肺源性心脏病的严重程度。

(1) 轻度肺心病:右心室壁轻度增厚,肺动脉压中度升高,右心室轻度或无扩大,右心室收缩和舒张功能轻度减低或正常,常见室间隔运动异常,右房压轻度升高,轻度三尖瓣反流。

(2) 中度肺心病:右心室壁中度肥厚 6~10mm,肺动脉压中到重度升高,右心室轻度 ~ 中度扩大,右心室收缩和舒张功能轻度 ~ 中度减低,常见室间隔运动异常,右房压中度 ~ 重度升高,轻度 ~ 中度三尖瓣反流。

(3) 重度肺心病:右心室壁重度增厚 >10mm,肺动脉压常重度升高,右心室中度 ~ 重度扩大,右心室收缩和舒张功能中度 ~ 重度减低,存在室间隔运动异常且常见高容量负荷,右房压重度升高 >20mmHg,中度 ~ 重度三尖瓣反流。

(二)急性肺源性心脏病(acute cor pulmonary,ACP)及急性右心衰竭

1. ACP 临床意义　引起急性肺动脉压升高的常见疾病有 ARDS、过高的正压机械通气、大面积肺栓塞等。肺动脉压迅速升高的病理生理影响有:①压力被动向后传导引起右心房和右心室迅速扩张、心室压力增加,上下腔静脉回流受阻、腔静脉压增加;②减少的静脉回流引起左心室前负荷不足、心输出量降低;③交感神经活性增加,不仅使肺动脉压升高,同时使心室壁张力增加而产生心肌缺血。肺动脉高压的最终结局是肺源性心脏病和右心室衰竭。

(1) 脓毒血症和 ARDS 合并 ACP:研究发现,约 30% 脓毒症和脓毒症休克,炎症因子直接损伤右心室,右心室受累的严重程度从右心室功能抑制到衰竭,如果右心室衰竭不可逆转则死亡率极高。脓毒症伴 ARDS 引起 PVR 增加,加重右心室衰竭。相对于大面积肺栓塞,ALI 及 ARDS 并发急性右心衰竭,相对是渐进的,通常发生在呼吸机支

持开始后至少48小时。研究发现,机械正压通气致气道内压力增加,促使右心室功能抑制进展为右心室衰竭。但是,机械正压通气对PVR的影响是有条件的,当肺过度膨胀时,PVR增加引起右心室衰竭;但呼气末正压改善低氧血症却能减轻肺血管收缩而使PVR降低。脓毒症并心肌抑制在14天内逆转者,生存率高;而非生存者则右心室衰竭未能逆转。去甲肾上腺素可用于孤立的右心室衰竭,增加体循环动脉压,获得适当的冠脉灌注。床旁超声有助于急性肺源性心脏病的诊断、监测和及时调整治疗措施。

（2）大面积肺栓塞并ACP:急性大面积肺栓塞常常伴发ACP,约5%心搏骤停是大面积肺栓塞所致。肺栓塞常见的栓子是血栓,其他还有气体及脂肪栓子。羊水栓塞是产后ARDS、ACP及右心衰竭的主要原因。大面积肺栓塞导致肺动脉压突然增加,右心室后负荷增加,右心室压增加,从而引起室壁张力增加、冠脉血管收缩、心肌氧供减少导致心肌缺血。代偿性血管收缩增加主动脉压力,有益于冠脉灌注、静脉回流增加,但右心室前负荷增加则加重了右心室功能损伤。床旁心脏超声能快速监测右心室压力和容积负荷、监测肺动脉压及PVR,协助诊断ACP和急性右心衰竭。有研究认为,如果肺动脉栓塞血流动力学稳定、心脏超声没有右心室功能衰竭,通常不推荐溶栓治疗。（参见第五章第五节）

（3）右心室心肌梗死:供应右心室心肌的冠脉堵塞导致右心室心肌梗死,进而引起急性右心功能受损或衰竭。心脏超声能监测右心室节段性室壁运动异常、评估右心室功能。

此外,心脏手术中的体外循环可引起心肌顿抑,增加右心衰竭的发生率。左心辅助装置(LVAD)在术前右心房压>20mmHg者,容易发生右心衰竭。

2. ACP超声特征(表2-4-6)

（1）右心室扩张与肥厚:ACP常伴右心室急剧扩张,处于同一心包的右心室迅速扩张,限制左心室舒张期充盈,致左心室前负荷降低。通常,在ACP最初,右心室壁厚度正常,借此可与慢性肺源性心脏病区别。但是,有研究发现,右心室能在几天内增厚,甚至在机械正压通气2天后即可发生右心室壁增厚。无论如何,急性右心室后负荷增加,不至于引起右心室壁显著肥厚。遗憾的是,相关临床研究资料太少。

表2-4-6　右心室超声监测正常参数值

右心腔内径	单位	异常
右心室基底部直径	cm	>4.2
右心室剑下室壁厚度	cm	>0.5
PSAX RVOT 远端直径	cm	>2.7
PLAX RVOT 近端直径	cm	>3.3
右心房长径	cm	>5.3
右心房短径	cm	>4.4
右心房收缩期末面积	cm²	>18
右心室收缩功能		
TAPSE	cm	<1.6
三尖瓣环脉冲多普勒峰值	cm/s	<10
脉冲多普勒 MPI	—	>0.40
组织多普勒 MPI	—	>0.55
FAC	%	<35
右心室舒张功能		
E/A	—	<0.8 或者 >2.1
E/E′	—	>6
E 峰下降时间	ms	<120

注:RVOT:右心室流出道;PSAX:胸骨旁短轴切面;PLAX:胸骨旁长轴切面

（引自:2005 年美国 ASE《关于心腔定量分析的建议》）

（2）右心房:右心房扩大,右心房压力甚至超过左心房压而引起未闭卵圆孔开放,出现右向左分流,加重缺氧或产生矛盾栓塞。

（3）肺循环:肺动脉压和肺血管阻力增高,但右心室心肌梗死例外。

（4）右心室功能不全:①McConnell 征:右心室游离壁收缩力中度至重度减低,心尖部心肌收缩力正常,常常是肺栓塞的征象。②右心室 FAC:是大面积肺栓塞心力衰竭和死亡的独立预示指标。FAC 评估右心室心肌梗死的右心室整体功能好于 TAPSE。③TAPSE:在大面积肺动脉栓塞疾病,TAPSE 有可能高估右心室功能,临床较少使用。右心室心肌梗死节段性室壁运动异常时,TAPSE 有可能低估右心室功能。

（5）其他超声征象:右心室扩大致使左心室充盈减少,室间隔运动改变、三尖瓣环扩大及三尖瓣反流。约15% 大面积肺栓塞患者的右心可见栓子。

3. 急性肺源性心脏病严重程度心脏超声分级　Boissier 等用"肺循环系统功能不全"(pulmonary circulatory system dysfunction)评估 ACP

的严重程度,用 PASP、右心室大小及右心功能 3 要素,将 ARDS 的肺循环系统功能不全分为 3 级。

(1) Ⅰ级:无功能不全,PASP≥40mmHg,右心室大小正常,室间隔运动正常。

(2) Ⅱ级:中等程度功能不全,PASP≥40mmHg,或右心室扩大不伴右心功能不全。

(3) Ⅲ级:严重功能不全,PASP≥40mmHg,伴 ACP,右心扩大伴右心功能不全。所谓右心功能不全是指右心舒张和收缩功能不全。

要　点

右心系统血流动力学超声焦点评估和思路

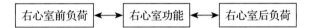

右心室前负荷 ◀▶ 右心室功能 ◀▶ 右心室后负荷

- 评估右心系统血流动力学,首先以右心室功能即右心室收缩和舒张功能为"切入点"和"核心"。然后,评估右心室前负荷和后负荷。

- 右心室整体收缩功能指标:FAC、TAPSE 及 S'。右心室局部收缩功能指标:右心室节段性室壁运动功能。急危重症常目测评估右心室整体和局部收缩功能。右心室舒张功能指标:三尖瓣 PW 血流频谱 E 峰、A 峰、E/A,三尖瓣环 PW-TDI 频谱 E'、E/E'、A'、E'/A'、IVRT。

- 右心室前负荷指标:压力指标包括 RAP、CVP 及 RVEDP;容量指标包括下腔静脉直径、右心房及右心室内径 / 面积 / 体积。

- 右心室后负荷指标:RVSP、PASP、mPAP/ PADP、PAWP 和 PVR。

- 评估右心室"毗邻"如三尖瓣、肺动脉瓣、肺动脉,以及心包、胸内压等对右心系统血流动力学的影响。

- 右心功能是构成左心前负荷主要部分,右心室与左心室共用一个心包和室间隔,右心功能与左心功能密切相关。监测血流动力学,不能忽视右心系统功能监测。

(李丽君)

参考文献

1. Kirkpatrick JN, Vannan MA, Narula J, et al. Echocardiography in heart failure: applications, utility, and new horizons [J]. Journal of the American College of Cardiology, 2007, 50 (5): 381-396.

2. Rudski LG, Lai WW, Afilalo J, et al. Guidelines for the echocardiography assessment of the right heart in adults: a report from the American Society of Echocardiography endorsed by the European Association of Echocardiography, a registered branch of the European Society of Cardiology, and the Canadian Society of Echocardiography [J]. J Am Soc Echocardiogr, 2010, 23 (7): 685-713.

3. Via G, Tavazzi G, Price S. Ten situations where inferior vena ultrasound may fail to accurately predict fluid responsiveness: a physiologically based point of view [J]. Intensive Care Med, 2016, 42 (7): 1164-1167.

4. Tatebe S, Fukumoto Y, Sugimura K, et a1. Clinical significance of reactive post-capillary pulmonary hypertension in patients with left heart disease [J]. Circulation J, 2012, 76 (5): 1235-1244.

5. Hagen PT, Scholz DG, Edwards WD. Incidence and size of patent foramen ovale during the first 10 decades of life: an autopsy study of 965 normal hearts [J]. Mayo Cli. Proc, 1984, 59 (1): 17-20.

6. Lang RM, Bierig M, Devereus RB, et al. 关于心腔定量分析的建议 [J]. 谢峰, 王新房, 译. J Am Soc Echocardiogr, 2005, 18 (12): 1440-1463.

7. 刘大为. 临床血流动力学 [M]. 北京: 人民卫生出版社, 2013.

8. Wang Y, Gutman JM, Heilbron D, et al. Atrial volume in a normal adult population by two-dimensional echocardiography [J]. Chest, 1984, 86 (4): 595-601.

9. Haddad F, Hunt SA, Rosenthal DN, et al. Right ventricular function in cardiovascular disease, Part I : Anatomy, physiology, aging, and functional aAssessment of the right ventricle [J]. Circulation, 2008, 117 (11): 1436-1448.

10. Nagueh SF, Middleton KJ, Kopelen HA, et al. Doppler tissue imaging: a noninvasive technique for evaluation of left ventricular relaxation and estimation of filling pressures [J]. J Am Coll Cardiol, 1997, 30 (6): 1527-1533.

11. Abbas AE, Franey LM, Marwick T, et al. Noninvasive assessment of pulmonary vascular resistance by Doppler echocardiography [J]. J Am Soc Echocardiogr, 2013, 26 (10): 1170-1177.

12. Galiè N, Humbert M, Vachiery JL, et al. 2015 ESC/ERS Guidelines for the diagnosis and treatment of pulmonary hypertension. The Joint Task Force for the Diagnosis and Treatment of Pulmonary Hypertension of the European Society of Cardiology (ESC) and the European Respiratory Society (ERS): Endorsed by: Association for European Paediatric and Congenital Cardiology (AEPC), International Society for Heart and Lung Transplantation (ISHLT) [J]. European Heart Journal, 2016, 37 (1): 67-119.

13. Lazzeri C, Cianchi G, Bonizzoli M, et al. The potential role and limitations of echocardiography in acute respiratory distress syndrome [J]. Ther Adv Respir Dis, 2016, 10 (2): 136-148.

14. Bentzer P, Griesdale DE, Boyd J, et al. Will this hemodynamically unstable patient respond to a bolus of intravenous fluids? [J]. JAMA, 2016, 316 (12): 1298-1309.

15. Brown SM, Blalvas MM, Hirshberg EL, et al. Comprehensive critical care ultrasound [M]. USA: Society of Critical Care Medicine, 2015.

16. Lazzeri C, Cianchi G, Bonizzli M, et al. The potential role and limitations of echocardiography in acute respirtory distress syndrome [J]. Ther Adv Respir Dis, 2016, 10 (2): 126-148.

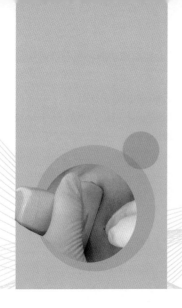

第五节 血流动力学的影响因素——心脏瓣膜病及先天性心脏病

提 要

▶ 心脏超声识别瓣膜狭窄及反流、识别心脏内分流,弥补临床听诊不足
▶ 心脏超声定性、定量或半定量评估瓣膜反流/狭窄或心内分流的程度
▶ 心脏超声评估瓣膜病对血流动力学的影响
▶ 房间隔缺损是成年人最常见的先天性心脏病

概 述

心脏瓣膜病既能单独影响血流动力学,也可与其他病变共同影响血流动力学

心脏瓣膜随心脏舒张和收缩而开放与关闭,维持血流方向。心脏瓣膜病变或先天性心脏病血液反流或分流影响血流动力学。听诊是临床诊断心脏瓣膜病或先天性心脏病基本手段,但不敏感。部分左心室功能不全伴重度二尖瓣反流,听诊不易闻及杂音或仅可闻及轻微杂音。晚期主动脉瓣关闭不全,主动脉压接近左心室舒张末压,主动脉瓣反流杂音减弱而不易闻及。右心系统是低压循环,听诊常常难以识别三尖瓣或肺动脉瓣杂音。面积较小的房间隔缺损,甚至到老年仍难以被发现,常常在体检或诊治其他疾病时被发现。作为"可视听诊器",超声及其多普勒能检出人耳不易识别的心脏杂音和血液反流/分流,判断血流动力学改变,心导管检查已不再是必需。

正常人各瓣膜可以出现少量反流,称生理性反流。Otto 等人研究正常人心脏瓣膜生理性反流的发生率,二尖瓣反流率约 70%~80%,主动脉瓣反流率 <5%,三尖瓣反流率约 80%~90%,肺动脉瓣反流率约 70%~80%。引起瓣膜病变的病因可视为床旁超声监测的"问题导向"或指征。本节仅论述临床常见的成人先天性心脏病——房间隔缺损。

一、二尖瓣与血流动力学监测

二尖瓣功能由瓣叶、瓣环、腱索、乳头肌及左心室共同支撑完成,任何结构受损或各部分不协调都能引起二尖瓣反流或狭窄。因此,判断二尖瓣狭窄或关闭不全,应包括二尖瓣叶及其附属结构的形态和功能。二尖瓣有前、后 2 个瓣叶,柔软、活动度大,附着于轮廓清晰的纤维环形带——二尖瓣环。前叶与主动脉瓣之间以纤维骨架相连。二尖瓣闭合时,沿着对合区有多个折痕而呈曲线样,正常的对合面约数毫米,对合不良时发生二尖瓣反流。二尖瓣环随着心房或心室扩大而扩大,致二尖瓣关闭不全。瓣叶以腱索与乳头肌相连,与三尖瓣不同,二尖瓣没有间隔腱索。如果腱索的两个末端附着在心肌的不同部位,称假腱索,是左心室的正常结构,不影响二尖瓣闭合功能,与室性期前收缩有关。腱索结构复杂,不同腱索有不同的功能,支持二尖瓣闭合功能或支撑瓣膜完整性,并非每个腱索断裂都能引起二尖瓣反流。乳头肌分前外侧和后内侧,左心室短轴切面分别位于 3 点和 6 点位置,心尖 4 腔切面可见前外侧乳头肌,心尖长轴切面可见后内侧乳头肌。

（一）二尖瓣狭窄

1. 二尖瓣狭窄病因　在中国内地，二尖瓣狭窄最常见病因是风湿性二尖瓣狭窄，但发病率已经明显减少。尽管退行性瓣膜病发病率增加，但退行性瓣膜病二尖瓣狭窄少见，常见于老年女性、高血压、动脉粥样硬化以及主动脉狭窄。其他少见病因有生物瓣叶退变、血栓形成及先天性二尖瓣狭窄等。

2. 二尖瓣狭窄血流动力学　临床对风湿性二尖瓣狭窄的血流动力学研究较多，分为早期和晚期改变。

（1）早期血流动力学变化（肺充血期）：二尖瓣口狭窄使舒张期由左心房进入左心室血流受阻，为克服二尖瓣口阻力，左心房压力首先升高，左心房扩大，房室间跨瓣压差显著增加。肺静脉和肺毛细血管压升高、血管扩张、淤血。此期临床症状不明显，或夜间阵发性呼吸困难、劳力性呼吸困难，或急性肺水肿等。PAWP增高，跨肺压差（TPG）<12mmHg。

（2）晚期血流动力学变化（肺动脉高压期）：为了迫使血液通过狭窄的二尖瓣口，肺动脉压力需要上升到足以克服肺血管阻力和二尖瓣障碍，才能充盈左心室。肺动脉压升高的机制：由于肺静脉高压，肺动脉压"被动性"增高，初期肺小动脉痉挛，最终增生硬化并器质性狭窄。二尖瓣狭窄的血流动力学最明显的变化是肺动脉压力升高，当瓣口面积约 $1cm^2$ 时，肺动脉收缩压达 100mmHg、舒张压达 30mmHg、平均压 40~50mmHg。肺动脉

压上升导致肺总动脉扩大及右心室扩大、肥厚终至衰竭。而左心室却因前负荷不足致使左心室没有增大甚至缩小、心输出量减低（正常二尖瓣超声影像参见第一章第二节）。

3. 不同病因的二尖瓣狭窄经胸心脏超声（TTE）影像

（1）风湿性二尖瓣狭窄（rheumatic mitral stenosis，RMS）超声特征

1）二维超声特征：胸骨旁长轴和短轴、心尖4腔和2腔切面。二尖瓣狭窄特征是瓣膜增厚、僵硬、缩短，腱索与乳头肌粘连、缩短，二尖瓣环钙化、扩张等。依据病理特征分2种类型。①二尖瓣联合处融合：胸骨旁短轴二尖瓣"鱼口"切面评估，二尖瓣联合处完全融合，通常提示严重狭窄。严重者二尖瓣口成裂隙样，整个二尖瓣装置呈漏斗状，舒张期呈小"鱼口"。然而，缺乏联合处融合也不能排除有临床意义的二尖瓣退行性病变或者风湿性二尖瓣狭窄。二维超声评估联合处的融合有一定困难，特别是有严重的二尖瓣变形，三维超声能较好地观察联合处的解剖特征。②以二尖瓣尖病变为著：瓣叶增厚、挛缩及钙化，腱索和乳头肌缩短及粘连，瓣叶运动受限。胸骨旁长轴可见二尖瓣叶增厚、僵硬、动度减低，超声回声增强提示钙化，二尖瓣叶挛缩、后叶相对固定而致二尖瓣关闭不全。在胸骨旁长轴切面可见二尖瓣前叶在舒张期开放受限呈圆顶状，称为"曲棍球棍"样图像。EAE/ASE 指南推荐用 Wilkins score 和 Cormier score 评分系统评估二尖瓣及瓣下结构受损的程度（图2-5-1）。

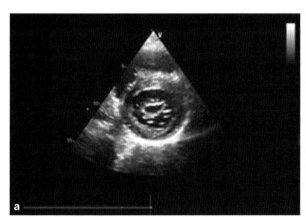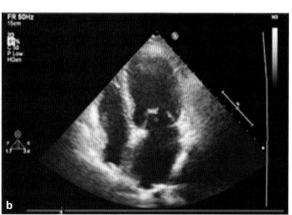

图 2-5-1　二尖瓣狭窄二维超声影像图（李苗　影像）

注：a. 胸骨旁短轴切面二尖瓣尖水平的二尖瓣叶影像；b. 心尖4腔切面二尖瓣叶影像

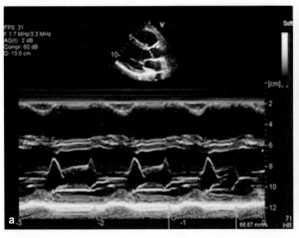
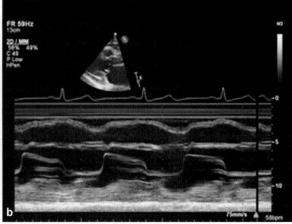

图 2-5-2 M 型超声正常 EF 斜率和风湿性二尖瓣狭窄 EF 斜率"城垛样"影像（Howard Leong-Poi 影像）

注：a. 正常二尖瓣 EF 斜率；b. 风湿性二尖瓣狭窄，EF 斜率减低，二尖瓣前叶呈"城垛样"改变；在二维超声胸骨旁长轴二尖瓣水平获取 M 型超声

2）M 型超声特征：经胸 M 型超声，二尖瓣活动度降低，E 峰斜率减低或消失，前、后瓣叶几乎呈平行移动，构成典型的"城墙样"改变。但是，EF 斜率下降并非是二尖瓣狭窄的特异性图像，左心室功能障碍导致左心室舒张末压增高，或主动脉瓣反流，也能产生 EF 斜率下降（图 2-5-2）。

（2）老年性或退行性瓣膜病超声影像：风湿性与退行性二尖瓣的主要病理区别是二尖瓣联合处是否融合。退行性二尖瓣狭窄没有瓣叶交界部位融合，没有瓣叶弥漫性受损。二尖瓣环钙化蔓延到二尖瓣基底和后叶，通常在二尖瓣后叶基底部，很少累及瓣尖。因此，二维超声可见二尖瓣尖活动尚好，在左心室面靠近后叶根部区域回声增强，瓣环僵硬，伴左心室收缩功能减弱，二尖瓣关闭不全。

（3）感染性心内膜炎二尖瓣狭窄超声影像：二尖瓣尖有局限性软组织回声团，边缘不规则，通常有蒂，可自由运动，收缩期脱入左心房，舒张期进入左心室。

4. 二尖瓣狭窄程度评估 二尖瓣口正常面积 4~6cm²。二尖瓣口狭窄面积程度分 3 级：①轻度狭窄：1.5~2.0cm²；②中度狭窄：1.0~1.5cm²；③重度狭窄：<1.0cm²。通常，二尖瓣口面积狭窄 < 1.5cm² 时，左心房排血受阻可引起血流动力学改变。二尖瓣狭窄程度与血流动力学、心力衰竭、栓塞、死亡率及选择治疗方法相关。超声有 6 种方法评估二尖瓣面积。

（1）目测二尖瓣口面积：胸骨旁长轴切面，舒

张早期二尖瓣前叶开放，常与室间隔平行甚或触及到室间隔；由于二尖瓣后叶短小、附着在二尖瓣环的面积较前叶大，所以活动度较前叶小，但开放时仍与后壁平行。收缩期瓣膜闭合于二尖瓣环水平。胸骨旁长轴切面不能观察到后叶外侧部分。在胸骨旁短轴切面二尖瓣水平显示前、后叶瓣膜，舒张早期，开放的前、后叶贴近左心室壁，致使二尖瓣口呈圆形类似张大的"鱼口"，收缩时"鱼口"闭合，故称"鱼口"，是二维超声测量二尖瓣口面积的常用部位。

（2）二维超声平面法评估二尖瓣狭窄程度：胸骨旁短轴切面二尖瓣尖"鱼口"水平，在舒张中期二尖瓣最大开放时，超声仪轨迹球沿着二尖瓣缘追踪包络打开的联合处（图 2-5-3）。EAE/ASE 指

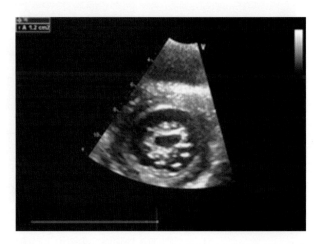

图 2-5-3 胸骨旁短轴测量二尖瓣瓣口面积示意图（李苗影像）

南将平面测量法作为评估二尖瓣狭窄程度的I类推荐。直接测量二尖瓣口的面积,较其他方法更准确,不易受前负荷、二尖瓣反流及左心室顺应性等影响,与二尖瓣解剖学面积相关性最好。局限性:二尖瓣尖密度增厚或钙化时,设置增益过强可能低估二尖瓣面积。严重二尖瓣尖变形、钙化者,即使有经验的医师,也难以获得准确数据。退行性瓣膜病,常伴二尖瓣口几何构型变异和钙化,平面法不适于此类病变。此外,平面测量法仅能获得二尖瓣狭窄的面积,难以确定二尖瓣及腱索等支撑结构的钙化、融合、硬化的严重程度,难以确定球囊成形术后的瓣口面积。三维超声更有价值。

(3) 二尖瓣跨瓣压差评估二尖瓣狭窄程度:正常情况下,左心房与左心室间压力变化驱使二尖瓣开放和关闭,左心室舒张、左心室压力降低于左心房,致二尖瓣开放,左心室快速充盈到缓慢充盈,左心房与左心室之间的压力阶差逐渐降低,直至左心房收缩后左心室收缩,导致左心室压力大于左心房压力,迫使二尖瓣关闭。当血流经二尖瓣受阻时,引起二尖瓣跨瓣压力阶差异常增高。二尖瓣跨瓣压力阶差是二尖瓣狭窄的血流动力学标志性指标,二尖瓣心房与心室间的跨瓣压差越大,二尖瓣狭窄程度越严重。多普勒超声能监测瞬时跨瓣压差和平均跨瓣压差,与侵入性经室间隔导管所测压差有良好的相关性。二尖瓣最大瞬间压差受左心房顺应性和左心室舒张功能影响,平均跨瓣压差更可靠。EAE/ASE指南将二尖瓣压差作为评估二尖瓣狭窄程度I类推荐。局限性:跨瓣压差法评估二尖瓣狭窄程度依赖流经二尖瓣血流量。中度以上二尖瓣反流、容量超负荷、心率增快等,跨瓣压差增加。反之,血容量减少、重度肺动脉高压、中度以上右心室收缩受损、中度以上三尖瓣反流等,二尖瓣跨瓣压差降低。

1) 二尖瓣跨瓣压差监测指标:①跨二尖瓣最大瞬间压力阶差:瞬时跨瓣压差是舒张期二尖瓣口的最大瞬时压力阶差。心尖4腔和2腔切面,CW取样容积置于二尖瓣尖,声束与狭窄处的血流方向尽可能平行,获得舒张期朝向探头的二尖瓣流入左心室的血流频谱。测最大血流速度V,简化Bernoulli公式$\Delta P=4V^2$,计算舒张期跨二尖瓣最大瞬间压力阶差。瓣膜和瓣下结构严重不规则常产生离心性舒张期血流束,彩色多普勒有助于识别最大血流束。②二尖瓣平均跨瓣压力阶差:平均跨瓣压差是整合全舒张期时间速度积分(VTI)

的平均值,是全舒张期二尖瓣心房与心室之间平均压差。测量轨迹球包络二尖瓣口舒张期CW血流频谱,获得二尖瓣血流VTI,超声仪内置软件计算二尖瓣平均跨瓣压差。心房颤动的患者,建议测5个心动周期的平均值。

2) 平均跨瓣压差与二尖瓣狭窄程度:轻度狭窄者平均跨瓣压差 <5mmHg;中度狭窄者平均跨瓣压差为 5~10mmHg;重度狭窄者平均跨瓣压差 >10mmHg。

(4) 压差减半时间(pressure half-time,PHT,或$T_{1/2}$):PHT是CW测二尖瓣跨瓣压差值下降一半的时间,评估二尖瓣狭窄面积和程度。EAE/ASE指南将PHT测量作为评估二尖瓣狭窄程度的I类推荐。PHT原理:流经狭窄的二尖瓣口血流的下降速度与瓣口面积呈反比,即PHT越长,二尖瓣狭窄程度越严重,不受心率的影响。将测得PHT代入经验性公式,即可获得二尖瓣面积(MVA),MVA(cm^2)=220/PHT(ms)(220是常数)。心尖4腔或2腔切面,彩色多普勒定位二尖瓣狭窄血流束,CW获取二尖瓣血流频谱,用轨迹球追踪E峰下降支,超声仪内置软件自动计算PHT(图2-5-4)。EAE/ASE指南建议,当出现双形(bimodal)E峰,即舒张早期二尖瓣血流下降速度比随后的下降速度更快、E峰在早期呈陡坡,应在舒张中期测量,而非早期。心房颤动患者应避免测舒张期短的二尖瓣血流,应平均不同心搏血流频谱值。PHT与二尖瓣狭窄程度:轻度狭窄 PHT<130ms;中度狭窄130~220ms;重度狭窄 >220ms。PHT局限性:在无明显二尖瓣狭窄但伴前负荷容量增加时,左心房与左心室间的压力阶差相应增大,二尖瓣E峰速度增高;当心输出量减低时,左房室之间的压力阶差相应地降低,二尖瓣E峰下降速度降低。急性左心房顺应性降低,左心室舒张功能受损、主动脉瓣反流及房室传导阻滞等,影响PHT评估准确性。少数患者E峰下降支呈凹面形态者,不适合行PHT测量。

(5) 近端等速表面积法(proximal isovelocity surface area,PISA):或称"彩色多普勒血流汇聚法",主要适用于二尖瓣狭窄伴重度二尖瓣反流。EAE/ASE指南将PISA法列为评估二尖瓣面积的Ⅱ类推荐。当存在明显的二尖瓣狭窄时,在心尖4腔切面,彩色多普勒取样框置于二尖瓣口,舒张期在左心房内接近狭窄瓣膜区,有一个起自二尖瓣口、呈半球状五彩混叠的血流汇聚,血流以层状方式等

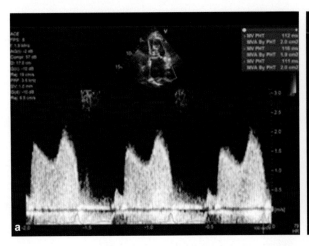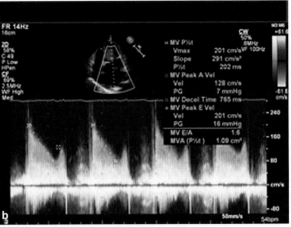

图 2-5-4　二尖瓣狭窄 PHT 测量（Howard Leong-Poi　影像）

注：a. PHT=113ms，计算 MVA=2.0cm²；b. PHT=202ms，计算 MVA=1.1cm²。MVA 是二尖瓣面积

速，即 PISA。基于物质守恒定律，通过已知半球的血流就是通过狭窄口的血流，所以，通过任意的半球的血流速度等于反流血的血流速度（Flow$_{regurgitant}$=Flow$_{hemisphere}$）。那么，有效瓣口面积（EOA）= 血流（Flow）/ 速度（Velocity）。当二尖瓣狭窄伴重度二尖瓣反流时，跨瓣压差法高估了瓣口面积；高血压伴左心室舒张末压升高或伴重度二尖瓣反流时，压差减半法也高估了瓣口面积。测量方法：①在心尖 4 腔切面，将彩色多普勒取样框置于二尖瓣口，获得理想的狭窄口的彩色多普勒血流信号。移动彩色基线调整彩色多普勒速度标尺到 30~40cm/s，使混叠的半径更容易测量。确认第一次彩色混叠处的血流速度（V$_{alias}$）。②测量 PIAS 的半径：从二尖瓣口中心到第一次混叠区的距离。③用连续波多普勒获得完整的狭窄部位的多普勒频谱，测量 E 峰最大速度（V$_E$）。④确定等速半球与二尖瓣叶之间的夹角 a。⑤计算通过狭窄瓣口的血流速度 Flow$_{(MS)}$（cc/s）：Flow$_{(MS)}$=6.28r²×∠a/180°×V$_{alias}$（注：Flow$_{(MS)}$ 是通过狭窄瓣口的血流速度（cc/s）；6.28r² 是五彩半球的面积（cm²）；∠a/180° 是夹角修正因子；V$_{alias}$ 是半径"r"的血流速度）。⑥计算二尖瓣狭窄口面积（EOA$_{MS}$）：EOA$_{MS}$=Flow$_{(MS)}$/V$_E$。局限性：①PISA 模型是基于一个血流混叠的球形模型，而二尖瓣狭窄可呈椭圆形，等速的几何外形随着压力阶差、血流速度及瓣口的大小形态而改变。②测量 r 和∠a 角有难度。③难以在心动周期中 E 峰速度的同一点测量 r。因此，不易获得理想的 PISA。此外，多普勒束必须与血流平行，否则易低估二尖瓣狭窄口面积。

（6）连续方程法（continuity equation）：独立于容量负荷和心输出量的影响。但是，许多测量错误影响计算需要的数据。心房颤动，二尖瓣狭窄并二尖瓣反流或合并主动脉瓣反流者，不推荐用连续方程法测算二尖瓣面积。EAE/ASE 指南将连续方程法列为评估二尖瓣面积的Ⅱ类推荐。二维超声测 CSA$_{LVOT}$，CW 测量 VTI$_{LVOT}$ 及 VTI$_{MV}$，计算二尖瓣面积（MVA）=（D²/4）·（VTI$_{LVOT}$/VTI$_{MV}$）。

（7）二尖瓣狭窄超声辅助参数

1）左心房面积和容量：左心房扩张程度与二尖瓣狭窄的严重程度相关性好。

2）肺静脉多普勒血流。

3）肺动脉压及右房室间压差：二尖瓣狭窄、肺血管重塑导致肺血管压力增高，继之右心房、右心室高压。临床评估二尖瓣病变严重性和治疗决策中，肺动脉压是极其重要的参数。

4）二尖瓣狭窄伴反流：轻度以上二尖瓣反流是二尖瓣球囊扩张术的相对禁忌证。除了连续方程法，二尖瓣反流不影响其他定量方法分析二尖瓣狭窄面积。

5. 二尖瓣狭窄合并其他瓣膜病　风湿性二尖瓣病变通常合并主动脉瓣病变。有严重的主动脉瓣反流者，不用 PHT 评估二尖瓣狭窄程度。风湿性瓣膜病较少累及三尖瓣，通常伴肺动脉高压及功能性三尖瓣关闭不全。尚无较好的定量方法评估三尖瓣。但三尖瓣环直径 >40mm 可预示二尖瓣手术后三尖瓣反流的危险性。

6. 运动超声　症状不明显或症状与严重的二尖瓣狭窄不一致时，运动超声有价值。半卧位运动,每增加运动负荷量时测量压差和肺动脉压。多巴酚丁胺试验有预后价值。

7. Wilkins 评分系统 胸骨旁长轴和短轴切面、心尖 4 腔和 2 腔切面,观察二尖瓣叶厚度、动度及腱索改变,评分。Wilkins 评分系统(表 2-5-1)预测经皮二尖瓣球囊成形术成功与否。评估二尖瓣球囊扩张术指征。分值从小到大,依次代表二尖瓣从轻度到重度狭窄,分值最低 4 分,最高 16 分,分值 <8 分,预示球囊成形术成功。严重腱索纤维化、融合及钙化提示预后不良、不推荐介入手术分离。

Wilkins 评分系统是依据 TTE 二维超声的结果进行评分。三维超声图像能更好地观察瓣下结构且监测者的一致性更好,故提出了新评分系统。一些医学中心用新评分系统取代 Wilkins 评分系统,预测经皮二尖瓣球囊成形术成功与否。新评分系统仍然需要更多的临床研究验证。目前,尚未证实某个评估系统最好。通常,临床评估二尖瓣狭窄程度的超声技术指标是二尖瓣面积测量、二尖瓣跨瓣压差、PHT,连续方程法和 PISA 法不常用。当二尖瓣狭窄伴有中度以上二尖瓣关闭不全时,应多项技术指标结合临床症状综合分析,不能依靠某单项指标决定治疗措施。同时评估左心房面积、肺静脉血流及肺动脉压等。当 TTE 心脏超声不能获得理想图像,或在实施二尖瓣球囊扩张手术前为了证实左心房有无血栓时,实施 TEE。目前,临床已经非常少用经心脏导管评估二尖瓣狭窄,仅仅是在超声不能诊断或与临床发现有矛盾时进行。右心导管用于评估肺动脉高压和肺血管阻力。判断二尖瓣狭窄程度的心脏超声常规技术指标总结(表 2-5-2)。

(二)二尖瓣关闭不全

二尖瓣关闭不全产生二尖瓣反流血量(毫升 / 每搏),<30 为轻度反流,30~39 为中度反流,40~49 为中—重度反流,>60 为重度反流。彩色多普勒容易识别二尖瓣反流,敏感性明显高于临床听诊。二尖瓣微量反流属生理性,通常无临床意义,与收缩期杂音无关。中大量或急性二尖瓣反流,影响血流动力学甚至威胁生命,及时判断具有重要临床价值。

1. 二尖瓣关闭不全病因及血流动力学改变 二尖瓣关闭不全病因可作为床旁超声监测指征。

(1)急性和慢性二尖瓣关闭不全病因

1)急性二尖瓣关闭不全:胸部外伤、急性心肌梗死或感染性心内膜炎可致二尖瓣撕裂、腱索或乳头肌断裂,发生急性二尖瓣关闭不全。急性二尖瓣大量反流常伴急性血流动力学衰竭,预后凶险,应及时手术治疗。

表 2-5-1 二尖瓣狭窄 Wilkins 评分

得分	活动度	厚度	钙化	瓣下结构厚度
1	仅瓣尖活动受限	接近正常(4~5mm)	仅单个区域声束回声增强	在瓣膜下微小增厚
2	中底部活动正常	瓣膜中部正常,边缘增厚明显(5~8mm)	限于瓣膜边缘散在的高回声区	1/3 腱索增厚结构
3	舒张期主要是瓣膜基底部持续向前移动	瓣膜增厚扩展到整个瓣膜(5~8mm)	回声增强扩展到瓣膜中部	腱索增厚扩展到全部
4	舒张期瓣膜没有或仅有轻微移动	所有的瓣膜组织明显增厚(>8~10mm)	回声增强扩展到整个瓣膜组织	全部腱索增厚、缩短,扩展到乳头肌

表 2-5-2 二尖瓣狭窄程度超声评估表

严重度	瓣口面积(cm^2)	平均跨瓣压差(mmHg)	压差减半时间(ms)	肺动脉收缩压(mmHg)
轻度	1.6~2.0	≤5	<130	<30
中度	1.1~1.5	6~10	130~220	30~50
重度	≤1.0	>10	>220	>50

(引自:卡洛斯·A·罗丹(美国).超声心动图全解指南.2 版.尹立雪,译.天津:天津科技翻译出版公司,2014.)

2) 慢性二尖瓣关闭不全:影响二尖瓣叶及其支撑结构(二尖瓣环、腱索、乳头肌、左心室扩大)的原因,都可引起慢性二尖瓣关闭不全。①瓣叶原因:风湿性、感染后心内膜炎、二尖瓣黏液样变、类癌样瓣膜病等。②腱索原因:风湿性及黏液样改变。③瓣环原因:瓣环异常扩张和钙化,特别是老年二尖瓣环钙化。因为二尖瓣环钙化丧失了左心室收缩期的挤压,后叶基底部钙化限制瓣叶活动,均可致二尖瓣关闭不全。二尖瓣环钙化容易引发感染、血栓及栓塞。④乳头肌原因:乳头肌缺血坏死致乳头肌功能失调。临床最常见病因是风湿性二尖瓣瓣叶和瓣膜下支撑结构受累,严重者与狭窄并存。老年退行性瓣膜病呈增加趋势。二尖瓣黏液样变性,通常与年龄有关的老年退行性二尖瓣黏液样变,或与系统性疾病(如马方综合征等疾病)有关,瓣膜脱垂、增厚。二维超声识别二尖瓣脱垂敏感,溯源脱垂病因有瓣膜黏液样变性、肥厚性心肌病、房间隔缺损、缺血性心脏病、胸部创伤等。

(2) 卡朋特二尖瓣反流机制溯源二尖瓣关闭不全病因:卡朋特二尖瓣反流机制分3类。①瓣叶结构及运动正常,但对合不佳(如扩张性心肌病);②过度瓣叶运动引起瓣叶脱垂(如腱索过长、腱索或乳头肌断裂等);③二尖瓣叶活动受限:A. 舒张期二尖瓣叶活动受限,如风湿性心脏瓣膜病;B. 收缩期二尖瓣叶活动受限,如缺血性心脏病。

2. 二尖瓣关闭不全的血流动力学变化

(1) 慢性二尖瓣反流血流动力学改变:多见于风湿性心脏瓣膜病二尖瓣狭窄并关闭不全。据估计,每次心脏收缩时,中重度二尖瓣关闭不全二尖瓣反流血量超过了有效心搏出量。左心房左心室由于接受过多的血量而导致舒张期通过二尖瓣血流量增加,左心房室间跨瓣压差增大,左心室收缩末和舒张末内径增加、舒张末期容积增加。代偿期:代偿性左心房扩张、收缩力增加;代偿性左心室扩张、肥厚;基于 Frank-Starling 机制,左心室适度扩大使左心输出量增加,左心室短轴缩短率甚至在疾病晚期仍维持正常范围。左心房代偿性扩大,容纳反流的血量,使左心房压轻微增加,一定程度上缓解了肺淤血和肺水肿。心脏失代偿期,心输出量降低,肺静脉和毛细血管淤血。

(2) 急性重度二尖瓣反流的血流动力学改变:常见于急性心肌梗死以及胸部钝性外伤致乳头肌或腱索断裂。急性大量二尖瓣反流进入尚未代偿扩大、容积小的左心房,致使左心房容积和左心房压力迅速、显著地增加,肺静脉和肺毛细血管压力急剧升高,发生急性肺淤血、肺水肿。急性肺动脉高压产生右心压增高,右心扩大甚至衰竭。左心室容积变化不明显。

3. 二尖瓣关闭不全程度的超声评估

(1) 彩色多普勒评估二尖瓣关闭不全:彩色多普勒能迅速识别收缩期从左心室经二尖瓣反流左心房的血流,敏感性和特异性高,简单、方便、快捷。局限性:左心房压力、左心室功能、探头位置和频率、彩色增益、滤波等影响反流束大小,偏心性二尖瓣反流束低估反流严重程度。心尖 4 腔切面,彩色多普勒测量框置于二尖瓣口,收缩期自二尖瓣口进入左心房,以蓝色为主的五彩反流束。

1) 生理性反流:正常情况下,当心室收缩二尖瓣关闭时,彩色多普勒频谱不能探及反流。或仅探及起自二尖瓣膜关闭线进入左心房内的生理性反流,反流量小,轮廓小,反流长度约 1.5~2cm,面积 <1.5cm^2,多在收缩早期反流,持续时间短通常 <0.1 秒。由于反流血流背离探头呈以蓝色为主的五彩反流束。

2) 彩色多普勒定量评估:依据彩色反流束长度、面积等,估测二尖瓣反流程度或反流量(图 2-5-5)。

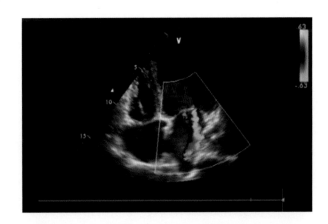

图 2-5-5 二尖瓣反流彩色多普勒影像(李苗 影像)
注:图中蓝色血流是左心室流出道血流;红色血流是肺静脉流入左心房血流;偏于左心房一侧的狭长五彩血流是二尖瓣反流

① 反流束的长度(cm)评估二尖瓣反流程度:a.轻度反流:反流束在二尖瓣附近、没有超过瓣膜对合缘,或中心性流束 <1.5cm;b. 中度反流:反流束深度达左心房中部或超过左心房长度的 1/2,为

1.5~4.0cm;c.重度反流:反流束抵达左心房顶部,或 >4.0cm。

② 反流面积(cm²)及占左心房面积(%)评估二尖瓣反流程度:a.轻度反流:中心性反流束面积 <4cm² 或占 <20% 左心房面积;b.中度反流:反流面积 4~10cm²,或占左心房面积 20%~40%;c.重度反流:中心性流束 >10cm²,或占左心房面积 >40%;反流束碰壁在左心房内涡流。

(2) CW 和 PW 评估二尖瓣反流程度

1) CW 评估二尖瓣反流程度:心尖 4 腔或 2 腔切面,CW 取样容积置于二尖瓣左心房侧,获得收缩期负向反流频谱,圆钝的单峰,上下肢对称,持续整个收缩期及等容舒张期。二尖瓣反流 CW 血流强度与其所测血流束内的红细胞数量相关,因此,CW 频谱强度与反流血量呈正比,即反流量越大,CW 信号越强。①轻度反流:CW 密度微弱或不完整,轮廓呈抛物线状(图 2-5-6);②中度反流:二尖瓣反流 CW 密度较流入血流弱,或与流入血流一致,轮廓通常是抛物线状(图 2-5-7);③重度反流:CW 密度与流入血流相同,轮廓尖锐呈"V"切迹峰或称三角形(图 2-5-8)。CW 评估二尖瓣反流的严重程度并非特异性。

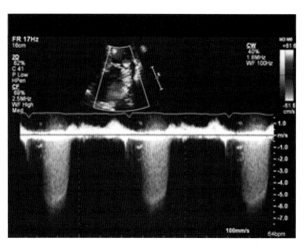

图 2-5-7　CW 评估中度二尖瓣反流影像(Howard Leong-Poi　影像)

注:CW 评估二尖瓣反流的程度。影像自二尖瓣脱垂患者,多普勒轮廓密度较高,多普勒轮廓在开始和收缩中期不规则,是中度二尖瓣反流

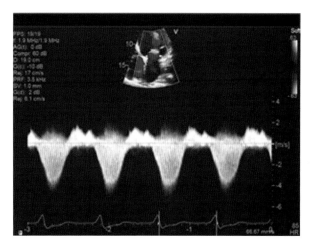

图 2-5-8　CW 评估重度二尖瓣反流影像(Howard Leong-Poi　影像)

注:二尖瓣反流多普勒轮廓密度非常高,轮廓呈三角形,是严重二尖瓣反流

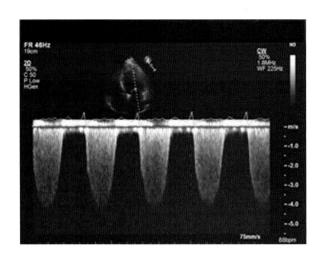

图 2-5-6　CW 评估轻度二尖瓣反流影像(Howard Leong-Poi　影像)

注:多普勒二尖瓣反流密度低,轮廓不完整,是轻度二尖瓣反流

2) PW 评估二尖瓣反流程度:二尖瓣关闭不全使舒张早期 E 峰幅度增高,E/A 增加,等容舒张期缩短。①轻度反流:年龄 >50 岁,或左心室舒张功能受损等引起左心房压增加,导致 A 峰占主导;②中度反流:不定;③重度反流:左心房高压,E 峰 ≥1.2m/s,E 峰减速时间缩短。

(3) PISA 法评估二尖瓣反流程度:PISA 法半定量二尖瓣反流伴狭窄,可靠且重复性好(图 2-5-9、图 2-5-10)。PISA 形态假定为半球形,测量 PISA 半球形半径 r,瓣口的血流极限速度 V。二维超声心尖 4 腔切面,彩色多普勒取样框置于二尖瓣口,中心位于二尖瓣膜水平,移动彩色基线,将彩色多普勒速度标尺调低到 30~40cm/s,使混叠的半

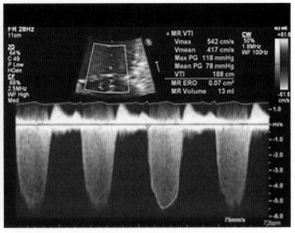

图 2-5-9　PISA 法定量评估二尖瓣反流（轻度反流）（Howard Leong-Poi　影像）

注：彩色混叠区域速度（aliasing velocity）=23.1m/s，半径（radius）=0.5cm，二尖瓣反流 CW 峰速度 =5.4m/s，二尖瓣反流的 VTI=188cm。计算 EROA=7mm²，反流容积 =13ml，是轻度二尖瓣反流

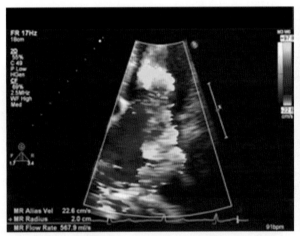

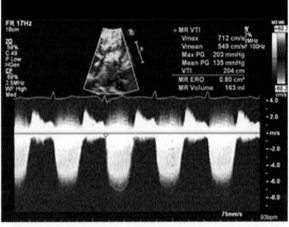

图 2-5-10　PISA 法定量评估二尖瓣反流（重度反流）（Howard Leong-Poi　影像）

注：彩色混叠区域速度（aliasing velocity）=22.6m/s，半径（radius）=2.0cm，二尖瓣反流 CW 峰速度 =7.1m/s，二尖瓣反流的 VTI=204cm。计算 EROA=80mm²，反流容积 =163ml，是重度二尖瓣反流

径更容易测量，记录彩色混叠区域速度（V_{alias}）。测量 r，即从五彩混叠区域开始至二尖瓣口之间的直径（r）。CW 获得完整的二尖瓣反流频谱并测量最大反流速度（V_{MR}，cm/s），用轨迹球描记二尖瓣反流频谱获得 VTI。①计算二尖瓣反流速度（$Flow_{MR}$），$Flow_{MR}$（cc/s）=6.28r²×V_{alias}，（注：6.28r²=2πr²，是半球面积或称 PISA 面积，cm²；V_{alias} 是半径 "r" 的血流速度，cm/s）。②计算二尖瓣反流口面积 ERO_{MR}，ERO_{MR}（cm²）=$Flow_{MR}$/V_{MR}。简化的 PISA 法估算反流口面积（ROA）：ROA=r/2。二尖瓣反流量 =PISA 面积 × 彩色多普勒速度标尺（cm/s），（注：PISA 面积 =2πr²，r 是 PISA 半径）。反流程度：①轻度反流：二尖瓣反流口面积（EROA）<0.2cm²；

②中度反流：0.2cm²≤EROA<0.4cm²；③重度反流：EROA≥0.4cm²。无症状二尖瓣口反流面积大于 0.4cm² 者，心血管事件风险明显增加，应考虑手术治疗。缺血性 EROA≥0.2cm²，死亡率较高。反流束最窄部分又称反流颈，与反流口面积相关性好，偏心性二尖瓣反流时，可以根据血流汇聚加速区末（即 PISA）的宽度评估二尖瓣反流程度：轻度反流者宽度 <3mm，重度反流者宽度≥7mm。当 PISA 的彩色多普勒速度标尺达 50~60m/s 时，提示至少是中度二尖瓣反流。局限性：心尖 2 腔切面超声束与对合线平行而高估反流血量，避免用 PISA 法测量。偏心性反流束精确性低，多个流束无效。测量费时而限制了临床常规使用，更不适用于急

危重症监测。

（4）连续方程估算二尖瓣反流量（RV,ml）和反流分数（RF,%）：①RV（ml）:PW 和二维超声分别获得二尖瓣及主动脉瓣流出道面积（CSA）及 VTI 参数，分别计算二尖瓣每搏容量和主动脉瓣每搏容量，二者之差就是二尖瓣反流量（ml）。公式：二尖瓣反流量（RV,ml）= 二尖瓣每搏量（SV_{MV}）– 主动脉每搏量（SV_{LVOT}）。②RF（%）:RF（%）=SV_{MV}–SV_{LVOT}/SV_{MV}=RV/SV_{MV}（注：MV 是二尖瓣，LVOT 是左心室流出道，SV 是每搏量）。RF 评估二尖瓣反流量参考值：轻度 21%±3%，中度 34%±4%，重度 49%±13%。伴主动脉瓣关闭不全，多普勒血流定量有误差，应换肺动脉瓣血流量进行计算。局限性:PW 评估二尖瓣反流容积和反流分数容易有误差。

（5）肺静脉 PW 或 CW 血流频谱评估二尖瓣反流（定性）：左心房压力随二尖瓣反流程度加重而增加，使收缩期肺静脉波幅降低。正常肺静脉 PW 频谱（见图 1-2-52、图 1-2-53）。①轻度反流：以肺静脉收缩波为主（图 2-5-11）;②中度反流：肺静脉收缩波变钝或消失（图 2-5-12）;③重度反流伴 PAWP 增高：收缩期波消失或呈反向波（图 2-5-13）。

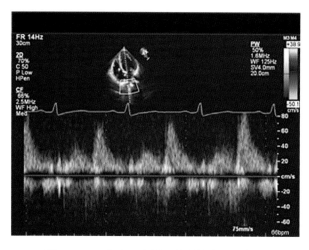

图 2-5-12　中度二尖瓣反流肺静脉 PW 频谱

注：肺静脉 PW 评估二尖瓣反流程度，心电图 QRS 波是收缩期起始，相对应是肺静脉 S 波，S 波后与心电图 T 波结束相对应是 D 波起始。肺静脉收缩期血流速度变钝变低，S∶D<1∶2,是中度二尖瓣反流

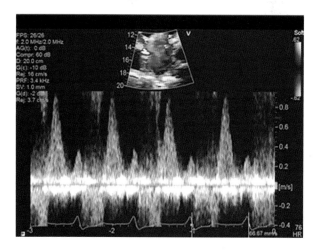

图 2-5-13　重度二尖瓣反流肺静脉 PW 频谱（Howard Leong-Poi　影像）

注：心电图黄色竖线是心脏收缩起始，肺静脉收缩期血流逆流，是重度二尖瓣反流

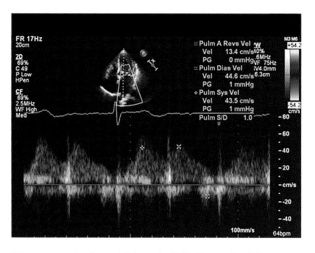

图 2-5-11　轻度二尖瓣反流肺静脉 PW 频谱（Howard Leong-Poi　影像）

注：肺静脉 PW 评估二尖瓣反流程度，心电图 QRS 波是收缩期起始，相对应是肺静脉 S 波，S 波后与心电图 T 波结束相对应是 D 波。肺静脉收缩和舒张期血流速度相等，S∶D 接近 1,是轻度二尖瓣反流

（6）左心房和左心室大小、左心房压及肺动脉压与二尖瓣反流程度

1）左心房和左心室大小与二尖瓣反流程度：①轻度反流：左心房和左心室大小正常;②中度反流：正常或扩大;③重度反流：通常扩大。

2）左心房压、肺动脉压与二尖瓣反流：二尖瓣关闭不全引起左心房压力升高。但是，左心房压过高并非是大量二尖瓣反流的特异性表现，左心室舒张功能障碍、特发性心肌病、二尖瓣狭窄、快速房颤等疾病也能发生左心房压增高。肺动脉高压反映严重二尖瓣反流。

（7）二尖瓣反流指数：二尖瓣反流程度不能依据某一指标进行判断，需要综合多项技术参数进行综合判断。二尖瓣反流指数包括 6 个参数:反流束深度、近端等速表面积、CW 反流信号强度、肺静脉血流模式、左心房大小、肺动脉收缩压。每个变量评分为 0~3,轻度反流 <1.6,重度 >2.1(表 2-5-3)。

表 2-5-3 二尖瓣反流和反流分数表

意义	反流血量(mL)	反流分数(%)
正常	<5	<20
轻度反流	—	20~30
中度反流	—	30~50
重度反流	>60	>50

引自:1. Enriquez-Sarano M,Bailey KR,Seward JB,et al. Quantitative Doppler assessment of valvular regurgitation. Circulation,1993,87(3):841-848.

2. Oh JK,Seward JB,Tajik AJ.The Echo Manual [M]. 2nd edition. Ph/ladelphia:Lippincott Williams & Wilkins,1999.

3. Reynold T. The Echocardiographer's Pocket Reference-Third Edition [M]. Phoenix,USA:Arizona Heart Foundation. 1993:144-145.

(8)二尖瓣关闭不全病因诊断

1)二尖瓣脱垂超声影像特征:胸骨旁长轴切面,收缩中、晚期或全收缩期,二尖瓣叶超过瓣环平面、向左心房方向移动≥2mm。脱垂的严重程度从轻度移位到完全脱垂。脱垂瓣叶的对合可呈对称或不对称。多见于二尖瓣黏液样变性。胸骨旁长轴或短轴引导 M 型超声二尖瓣口水平,二尖瓣关闭时并非呈一条闭合线。M 型超声诊断二尖瓣脱垂敏感性和特异性较高,但是评估二尖瓣形态、瓣膜的赘生物、反流的机制等,特异性和敏感性较差。

2)连枷样二尖瓣叶超声影像特征:收缩期二尖瓣尖自由脱入左心房,常伴重度和偏心性二尖瓣反流。

3)缺血性二尖瓣反流超声影像特征:前壁心肌梗死伴左心室扩大及收缩功能受损,导致前后乳头肌向下和侧面移位,牵拉二尖瓣前、后叶向下,导致二尖瓣对称性关闭不全。在胸骨旁长轴和心尖 4 腔、2 腔切面超声影像显示中心性二尖瓣反流。下壁或侧下壁心肌梗死导致相应心肌壁变薄、运动幅度减低、后内侧乳头肌缺血或梗死,二尖瓣前叶和后叶运动降低并受到牵拉,二尖瓣后叶运动幅度减低更显著,致二尖瓣前叶假性脱垂,与后叶对合不良,超声影像显示二尖瓣偏心性和向后侧方向的反流束。

4. 二尖瓣置换或修复术指征 ①急性重度二尖瓣反流症状(I 级推荐,B 级证据);②有症状(NYHA 心功能Ⅱ~Ⅳ级),EF>30%,左心室收缩期末内径 <55mm(I 级推荐,B 级证据);③无症状,重度二尖瓣反流,左心室 EF>60% 和左心室收缩末内径≥40mm(I 级推荐,B 级证据);④慢性重度无症状二尖瓣反流,左心室 EF>60% 和左心室收缩期末内径 <40mm(Ⅱa 级推荐,C 级证据),瓣膜修复无残余二尖瓣反流的成功率 >90%;;⑤无症状,左心室 EF>60%、新发心房颤动或肺动脉高压(静息时 >50mmHg,或运动时 >60mmHg)(Ⅱa 级推荐,C 级证据);⑥症状严重(NYHA 心功能Ⅲ~Ⅳ级),主要由于二尖瓣器质性异常引起的慢性重度二尖瓣反流的 EF<30% 和(或)左心室收缩期末内径 >55mm(Ⅱa 级推荐,C 级证据)。(引自:Bonow RO,Carabello BA,Chatterjee K,et al. 2008 Focused Update Incorporated Into the ACC/AHA 2006 Guidelines for the Management of Patients With Valvular Heart Disease [J]. Circulation,2008,118(15):e523-e661.)。

Tips:

二尖瓣关闭不全与二尖瓣狭窄的血流动力学不同。二尖瓣关闭不全失代偿性心力衰竭,左心室扩大、收缩力降低,当超过了 Frank-Starling 定律代偿机制时,需用正性肌力药增加心输出量。二尖瓣狭窄失代偿性心力衰竭,左心室扩大不明显,心肌收缩力正常或减低不明显,正性肌力药对肺水肿无益,除非由于肺毛细血管淤血、肺动脉高压致右心室扩大衰竭,挤压室间隔向左移位,导致左心室充盈受损,可用毛花苷丙或联用 β 受体阻滞剂。急性二尖瓣严重反流,手术前过渡治疗的目的是降低肺静脉压、增加心排血量。静脉扩张药或利尿药减少左心室前负荷,动脉扩张药物降低左心室后负荷进而减少二尖瓣反流,缓解左心房压力。无疑,恰当的左心前负荷、保障心输出量,是临床救治的挑战。床旁及时诊断二尖瓣病变及其严重程度、监测心脏功能,鉴别二尖瓣关闭不全失代偿性心力衰竭与二尖瓣狭窄失代偿性心力衰竭的血流动力学,需要借助"可视听诊器"心脏超声。

二、主动脉瓣与血流动力学

主动脉瓣有 3 个半月形瓣膜,附着于左心室流出道与主动脉连接处的纤维环即主动脉环。与每个瓣叶相对应的主动脉壁向外膨出呈"袋"状,为主动脉窦。三个主动脉窦中的两个分别发出左和右冠状动脉,命名为左冠窦、右冠窦和无冠窦,相应的瓣膜称为左冠瓣、右冠瓣和无冠瓣。右冠瓣和无冠瓣与二尖瓣前叶在纤维上相连,感染性心内膜炎容易蔓延。左心室收缩时主动脉瓣被推离主动脉中心。左心室舒张时,瓣膜游离缘向中心互相对合重叠,形成增厚结节——Arantius结节。

(一)主动脉瓣关闭不全

1. 主动脉瓣关闭不全病因　主动脉瓣关闭不全发病率很高,老年人更高。

(1)急性主动脉瓣关闭不全病因:动脉夹层、主动脉外伤、感染性心内膜炎等,通常迅速地产生血流动力学衰竭。

(2)慢性主动脉瓣关闭不全:风湿性心脏瓣膜病、退行性瓣膜病、感染性心内膜炎、高血压合并主动脉根部扩张、先天性二叶式主动脉瓣畸形、马方综合征、风湿免疫性疾病(强直性脊柱炎、白塞综合征、巨细胞主动脉炎等)、梅毒性主动脉炎。通常,主动脉根部扩大是孤立性重度主动脉瓣反流的常见原因,临床查体难以确定主动脉根部是否扩大。

2. 主动脉瓣关闭不全血流动力学　由于主动脉舒张压显著高于左心室压,主动脉瓣关闭不全致左心室泵入主动脉的血液较容易地反流左心室。

(1)轻度、中度主动脉瓣反流对血流动力学影响不大:轻度及中度主动脉瓣关闭不全反流血对左心房和左心室影响不大,左心房左心室大小及容积可在正常范围,左心房压和肺静脉压可保持正常。

(2)左心室舒张期充盈过度:中度和重度主动脉瓣反流,左心室在舒张期接受二尖瓣和主动脉瓣反流的双重血量使左心室容量超负荷,心室肌纤维伸长、心室扩大、容积增加、压力增高。依据Frank-Starling定律,心肌收缩力增强,心输出量较正常增加。左心室压力升高致使主动脉—左心室压力阶差缩小甚至消失,左心房压及肺静脉压增高。急性重度主动脉瓣反流常发生肺水肿、左心衰竭,心输出量降低,肺静脉和毛细血管淤血。但是,临床查体常不易确定左心室扩大、功能障碍及其程度。

3. 主动脉瓣心脏超声评估　主要用评估主动脉瓣关闭不全反流血量。

(1)二维超声评估主动脉瓣结构:取胸骨旁长轴或短轴、心尖5腔心切面,二维超声实时下可见主动脉瓣叶增厚(>2mm)、钙化、变形。风湿性主动脉瓣病变者,主动脉瓣交界处粘连、瓣叶挛缩、瓣缘增厚。主动脉瓣退行性病变者,主动脉瓣活动度降低,硬化以瓣膜交界和瓣叶基底部为主,呈局部、结节状、散在状态。二叶式主动脉瓣呈一条闭合线,常合并主动脉根部不同程度扩张,TEE或TTE三维超声能更好地显示二叶式主动脉瓣。感染性心内膜炎的主动脉瓣叶有赘生物、瓣环脓肿、瓣环扩张等。二维超声难以从形态改变判断主动脉瓣反流及反流量大小。

(2)彩色多普勒评估主动脉瓣反流

1)识别有无主动脉瓣反流:彩色多普勒超声首先识别是否有主动脉瓣反流。正常主动脉瓣无反流血。心尖5腔切面,彩色多普勒取样框置于主动脉瓣口,测舒张期起自主动脉瓣口反流入左心室流出道的以红色为主的五彩血流频谱。

2)评估主动脉瓣反流程度:依据主动脉瓣反流束长度、反流束宽度/左心室流出道宽度评估反流量。①轻度反流:反流束长度在瓣下2cm内,反流束宽度与左心室流出道宽度之比<25%;②中度反流:反流束末端在瓣下2cm与乳头肌之间,反流束宽度与左心室流出道宽度之比25%~45%;③中—重度反流:反流束超过乳头肌,反流束宽度与左心室流出道宽度之比在46%~64%。④重度反流:反流束宽度与左心室流出道宽度之比>65%(图2-5-14)。

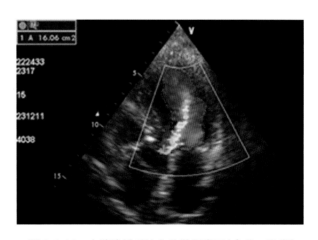

图2-5-14　主动脉瓣反流多普勒影像图(李苗　影像)

(3) PW 评估主动脉瓣反流容积(RV)、反流分数(RF)及反流瓣口面积:选取心尖 5 腔切面 CW 测主动脉血流、胸骨旁长轴切面测量 LVOT 内径。

1) 主动脉瓣反流容积:RV(毫升 / 每搏)= $SV_{LVOT}-SV_{MV}$,(RV 是主动脉反流血量,LVOT 是左心室流出道,MV 是二尖瓣)(详见第一章第二节)。反流程度:RV 轻度 <30ml,RV 中度 30~44ml,RV 中—重度 45~59ml,重度 >60ml。

2) RF:RF(%)=$SV_{LVOT}-SV_{MV}/SV_{LVOT}=RV/SV_{LVOT}$。反流分数:轻度 <30%,中度 30%~39%,中—重度 40%~49%,重度 >50%。

3) 主动脉瓣反流口面积(cm^2):反流口面积 = 反流量 / 主动脉反流 VTI(CW)(详见第一章第二节)。反流口面积(cm^2):轻度 <0.2cm^2,中度 0.2~0.4cm^2,重度 >0.4cm^2。

(4) CW 测量主动脉反流血压差减半时间(PHT 或 $P_{1/2}$,ms):PHT 是主动脉与左心室之间压力降低 50% 所需时间。CW 测主动脉压力降低越快或主动脉瓣反流速度降低越快,主动脉瓣反流量越严重。换言之,PHT 越短,主动脉瓣反流程度越重。PHT 评估主动脉瓣反流程度:轻度反流 >500ms(图 2-5-15),中度反流 350~500ms(图 2-5-16),中—重度反流 200~350ms,重度反流 <200ms(图 2-5-17)。

(5) CW 测主动脉瓣反流减速斜率(m/s^2):减速斜率(m/s^2)= 主动脉瓣反流速度减低率。减低速率与主动脉瓣反流程度有关:轻度反流 <2m/s^2,中度反流 2~3m/s^2,重度反流 >3m/s^2。左心室舒张末压越高,主动脉瓣反流越严重。左心室舒张末压 =

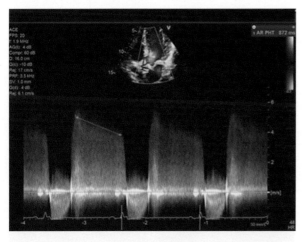

图 2-5-15　CW 测量主动脉瓣压差减半时间
注:CW 测量主动脉瓣反流压力减半时间(PHT);PHT=872ms,为轻度主动脉瓣反流

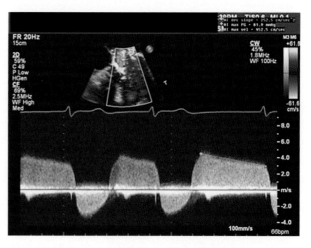

图 2-5-16　CW 测量主动脉瓣压差减半时间
注:PHT=453ms,为中度主动脉瓣反流

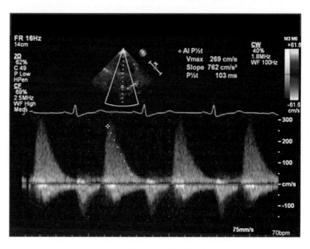

图 2-5-17　CW 测量主动脉瓣压差减半时间
注:PHT=103ms,为重度主动脉瓣反流

动脉舒张压(无创或有创测得)$-4 \times V^2$(V 是 CW 测量主动脉瓣反流舒张末期速度)。

(6) 主动脉瓣关闭不全的其他监测方法:反映 LVEDP 的组织多普勒测值,PISA 测算反流率和有效反流面积。M 型超声可见主动脉瓣提前关闭、瓣叶增厚,舒张期二尖瓣扑动,但敏感性差,目前很少应用。

4. 主动脉瓣关闭不全的主动脉瓣置换手术指标

(1) 慢性重度主动脉瓣反流症状明显者瓣膜置换手术指征:①静息状态左心室 EF 正常、NYNA 心功能Ⅲ级,或加拿大心脏协会心功能Ⅱ~Ⅳ级,有心绞痛者;②左心室增大,或左心室 EF 低于正常、近期出现轻度呼吸困难者;③NYHA 心功能Ⅱ~Ⅳ

级、左心室 EF 为 25%~50%；④NYHA 心功能Ⅱ~Ⅳ级、EF<25%，和（或）左室收缩期末内径 >60mm，如果近期出现症状和左心室功能障碍，或短期强化扩血管或利尿治疗症状改善者，或静脉给予正性肌力药治疗血流动力学，或左心室收缩功能改善者。

（2）慢性重度主动脉瓣反流无症状者瓣膜置换手术指征：①连续 2 次测量静息左心室 EF<50%；②左心室 EF 正常，但是 LVEDD>75mm，或 LVESD>55mm；③ LVEDD 为 70~75mm，或 LVESD 为 50~55mm，有活动耐力下降，或运动性血流动力学紊乱（PAWP>25mmHg）；④主动脉近端病变合并任何程度的主动脉瓣反流，主动脉根部扩张≥50mm（主动脉瓣置换加主动脉根部重建）；⑤拟行冠脉搭桥术或主动脉手术或其他瓣膜手术的患者。

Tips：

主动脉瓣关闭不全与二尖瓣关闭不全的血流动力学变化基本相似。主动脉内球囊反搏（IABP）可以降低收缩期左心室泵血阻力、增加心输出量、减少二尖瓣反流、缓解肺水肿，适用于心肌梗死乳头肌或腱索断裂导致的重度二尖瓣反流伴低血压或休克。IABP 禁用于主动脉病变、严重主动脉瓣关闭不全。

（二）主动脉狭窄

主动脉狭窄包括主动脉瓣狭窄、瓣下狭窄及瓣上狭窄。主动脉瓣正常面积 3~5cm²，轻度狭窄 1.1~1.9cm²，中度狭窄 0.75~1.1cm²，重度狭窄 <0.75cm²。左心室每搏量减低、重度二尖瓣关闭不全等也能产生相似主动脉瓣狭窄的超声参数，应予注意。

1. 主动脉狭窄病因

（1）主动脉瓣狭窄：瓣膜本身受损，临床最常见。我国的常见病因是风湿性心脏瓣膜病，现在已减少。老年性心脏瓣膜病发病率增加，影响血流动力学但临床表现不明显，易被漏诊。其他病因有先天性主动脉瓣畸形等。

（2）主动脉瓣上狭窄：临床少见。多合并其他先天性心脏病。

（3）主动脉瓣下狭窄：主动脉瓣下狭窄分固定狭窄和动态狭窄。

1）动态主动脉瓣下梗阻：室间隔基底部肥厚，收缩时肥厚心肌突入左心室流出道致使血流受阻。常见于肥厚型心肌病及高血压向心性心肌肥厚，也可见于前壁心肌梗死而室间隔基底部正常者。然而，即使没有左心室流出道梗阻病变，休克及正性肌力药物等引起心肌收缩力代偿性增强，可产生动态左心室流出道梗阻。

2）固定主动脉瓣下狭窄：主动脉瓣下隔膜、纤维肌性主动脉瓣下狭窄、左心室流出道弥漫性狭窄，常见于先天性室间隔缺损合并主动脉瓣下狭窄。

2. 主动脉狭窄血流动力学

血流动力学基本改变是左心室后负荷增加。

（1）主动脉狭窄代偿期血流动力学变化：通常，器质性主动脉瓣狭窄血流动力学变化发展较缓慢。正常主动脉瓣口面积约 3~4cm²。轻度狭窄对血流动力学没有影响。重度狭窄，主动脉瓣口面积减少至 1.0cm² 时，左心室后负荷显著增加，收缩期末左心室残余血量增加，左心室舒张期血液充盈增加，心肌纤维伸长、收缩力增强，左心室收缩压力增高可达 300mmHg。正常左心室—主动脉压差 <5mmHg，主动脉中度狭窄时压差达 20~50mmHg，重度狭窄时可达 50~150mmHg。心脏超声测量左心室—主动脉压差，可判断主动脉瓣狭窄程度。长期左心室后负荷增加导致左心室以肥厚为主而扩张相对较轻，肥厚左心室引起左心室舒张期顺应性降低，舒张功能受损，左心室舒张末压增加。因为狭窄的主动脉并不能适应运动时血流量的增加，所以，运动时血流动力学参数比静息时更敏感。运动心脏超声试验能评估严重主动脉狭窄患者的心脏收缩储备和狭窄的严重性。对于无症状的主动脉狭窄患者，运动心脏超声能进行危险分类、心功能分级，但目前尚未被指南推荐。

（2）主动脉狭窄失代偿期（左心室收缩功能不全）：左心室收缩功能初期代偿，最终失代偿，心脏输出量降低，左心室心腔扩大，主动脉或左心室流出道狭窄部位的血流速度降低、左心室与主动脉内压差减低。这种状况被冠以专有名词"低血流低压差的主动脉狭窄"：主动脉瓣口有效面积 <1.0cm²、左心室射血分数 <40%、平均压差 <30~40mmHg。主动脉狭窄伴左心室收缩功能不全有 2 种不同的血流动力学状况：①严重主动脉狭窄导致左心室收缩功能不全，瓣膜置换可以改

善左心室功能;②中等主动脉狭窄伴其他原因导致的左心室功能不全如缺血性心脏病、心肌病等,尽管是中等程度主动脉狭窄,但由于左心室病变导致不能克服中等狭窄的阻力,主动脉瓣替换不能改善左心室收缩功能。多巴酚丁胺超声试验通过增加心肌收缩力和射血分数,有望区别这 2 种血流动力学改变,为临床选择治疗措施提供更多的决策信息,但仍有争议。识别"低血流低压差的主动脉狭窄",涉及临床选择治疗方案。值得注意的是,在急性主动脉瓣狭窄如动态主动脉瓣下狭窄者,如果左心室未能代偿克服左心室流出道的阻力,则可引起急性失代偿,左心输出量降低,导致严重血流动力学变化如低血压、LVEDP 增加等。

(3) 主动脉狭窄伴心肌肥厚:主动脉狭窄可致心肌肥厚。血流动力学特征:心肌肥厚、心腔小、舒张功能受损,每搏输出量少、血流速度减低、平均压差减少,特别是老年女性伴主动脉瓣狭窄。肥厚性心肌病,左心室射血期血流严重受阻主要发生在收缩中晚期,主动脉瓣下梗阻随负荷状况而动态变化,当左心室容量减少或左心室收缩力增强时,梗阻加重。

(4) 主动脉狭窄伴高血压:欧美国家统计显示,约 35% 高血压患者伴主动脉狭窄。左心室压力负荷增大影响左心室射血和压力阶差,但不影响主动脉瓣面积测量。

(5) 主动脉狭窄伴主动脉瓣反流和二尖瓣病变:约 80% 主动脉狭窄伴主动脉瓣反流,特征:主动脉瓣血流量大、血流速度快、平均压差大。但不影响超声测量,特别是轻微和中等程度反流。二尖瓣反流是左心室压力负荷过重的结果,也可以是二尖瓣膜病变导致。主动脉狭窄伴二尖瓣反流或二尖瓣狭窄的特征:严重二尖瓣反流或狭窄可致主动脉瓣区血流降低、压差减低,心输出量减低,发生低血流低压差的主动脉狭窄特征。通常,二尖瓣病变不影响测量主动脉狭窄面积。

(6) 高心输出量伴主动脉狭窄:贫血、血液滤过期间、动静脉瘘等高血流状况,能产生主动脉与左心室压差增大,而不表示存在主动脉狭窄。但可能误诊左心室流出道动态梗阻,因为高血流量状况可以使 PW 血流峰值发生在早期而非晚期。

Tips:

心脏超声床旁区分瓣上、瓣膜及瓣下狭窄,具有重要临床意义。低血压、低血容量、利尿剂、正性肌力药等加重主动脉瓣下梗阻;β 受体阻滞剂、合理补液能改善各种类型的主动脉瓣下梗阻。虽然 β 受体阻滞剂能改善左心室流出道梗阻,但是加重主动脉狭窄。

3. 主动脉瓣狭窄病理解剖与二维超声影像 TTE 胸骨旁左心室长轴、胸骨旁左心室短轴、心尖 5 腔切面,主要监测主动脉瓣活动度、厚度及钙化。

(1) 主动脉瓣狭窄:主动脉瓣膜狭窄的基础疾病不同,超声影像各异。

1) 主动脉瓣硬化:主动脉瓣硬化或钙化往往伴随老年退行性瓣膜病变,早期病理改变是一个或多个主动脉瓣缘及基地部的局限性结节状增厚,也可为弥散性或混合性。从超声角度,所谓主动脉瓣硬化或钙化是指主动脉瓣增厚、超声回声增强。二维超声显示一个或多个瓣叶回声增强、增厚,厚度通常 >2mm,可以累及整个瓣膜,主动脉瓣环及根部硬化及钙化比瓣膜更严重,但主动脉瓣缘联合处融合罕见。当主动脉瓣发生明显钙化时,往往遮盖了瓣膜的数量,超声不易区分是三瓣或二瓣畸形。主动脉瓣增厚硬化或钙化使瓣膜动度降低,甚至瓣叶基底部固定无活动,瓣口面积减小,造成瓣口狭窄、左心室流出道梗阻。因此,当发现有主动脉瓣膜增厚、回声增强等超声影像改变时,应注意瓣口是否有狭窄。风湿性主动脉瓣继发性钙化伴狭窄与退行性病变所致狭窄不易区分,但风湿性往往合并二尖瓣病变。

2) 风湿性主动脉瓣病变:主要是瓣缘联合处融合导致主动脉瓣在收缩期呈三角形孔;主动脉瓣缘增厚、挛缩、钙化。常合并风湿性二尖瓣病变。

3) 先天性主动脉瓣畸形:基本病理改变是瓣膜的游离缘呈不同程度地融合,按融合的瓣膜形态分为单瓣、二瓣、三瓣、四瓣畸形。主动脉瓣二瓣狭窄:在欧美国家最常见,约占主动脉瓣狭窄全部换瓣手术的 50%,主要由两个瓣叶组成,交界粘连或造成瓣口狭窄时才会影响血流动力学。超声显示主动脉瓣呈二叶式排列,不等大,只有一条瓣缘闭合线。当二瓣膜畸形伴瓣膜增厚及硬化时，通常提示主动脉瓣狭窄，不易与风湿性主动脉瓣病变区别。三瓣交界粘连狭窄和单瓣化狭窄较少见，整个主动脉瓣为中心有一孔的隔膜，中心孔多偏向一旁，只有极少数位于中心，或主动脉3个瓣只有1个交界分离完全，另两个交界不分离。四瓣叶畸形：也见报道，可见4个瓣叶交界，但分离不充分，瓣叶增厚，开放受限。

4）主动脉瓣硬化分级：依据主动脉瓣厚度将主动脉瓣硬化分轻、中、重3级。①轻度硬化：瓣膜厚度<4mm，运动幅度轻微减低；②中度硬化：瓣膜厚度为4~6mm，运动幅度减低；③重度硬化：瓣膜厚度明显增加、运动幅度减低，跨瓣血流速及压差增加。

5）主动脉瓣钙化半定量：①轻度钙化：极小区域有超声回声增强，伴极少声影；②中度或重度钙化：增厚范围扩大、超声回声增强伴明显声影。瓣膜钙化的程度与临床预后有关。

（2）主动脉瓣上狭窄：主动脉瓣上狭窄少见，约占主动脉狭窄的5%，是由于主动脉瓣上方的主动脉壁局限性或弥漫性狭窄造成血流梗阻。依据狭窄形态，主动脉瓣上狭窄分为隔膜型（又称局限型）、沙漏型、纤维肌型（又称弥漫型），其中隔膜型最常见。①隔膜型：在主动脉窦上缘的主动脉壁上可见局限环状纤维隔膜，隔膜中部有一孔，此处主动脉管腔略变细。一般冠状动脉开口在狭窄部位之前，因此冠状动脉内压力明显增高，导致冠状动脉扩张扭曲及动脉硬化。②沙漏型狭窄：即主动脉窦管与主动脉连接处，管腔节段性狭窄，血管内膜普遍增厚，由于没有狭窄后扩张，使正常与狭窄处的主动脉外观呈漏斗型，故又名沙漏型狭窄。二维超声胸骨旁长轴切面和心尖5腔切面可见主动脉窦管交界处局限性缩窄。③纤维肌型：呈弥漫性狭窄型。

（3）主动脉瓣下狭窄：主动脉瓣下固定狭窄和动态狭窄有相应的结构改变，二维超声胸骨旁长轴切面、心尖5腔切面不难识别。

1）主动脉瓣下固定狭窄：又称孤立性主动脉瓣下狭窄，约占全部主动脉狭窄的20%。有隔膜型和纤维肌型。①隔膜型：位于主动脉瓣下的纤维隔膜样结构堵塞左心室流出道，通常隔膜厚2~3mm，可位于主动脉瓣与二尖瓣前叶游离缘的任一水平，大部分环绕左心室流出道形成环状峭，也可偏心甚至呈裂隙状。②纤维肌型：多位于主

动脉瓣下，出现肥厚的心肌纤维肌肉，造成局限性狭窄，有时较粗的纤维肌肉形成管状狭窄，此型狭窄程度常比隔膜型狭窄为重。

2）主动脉瓣下动态狭窄：室间隔基底部心肌肥厚可致左心室流出道动态狭窄。肥厚性心肌病室间隔增厚>1.5cm，与左心室后壁厚度比≥1.3。高血压所致左心室心肌呈均匀肥厚。心脏超声显示肥厚心肌呈毛玻璃样，可见斑片状不均匀强回声，左心室心腔变小。胸骨旁长轴切面显示：收缩期，肥厚的室间隔向左心室流出道突出，二尖瓣前叶前向运动（systolic anterior motion，SAM），导致左心室流出道内径变小，常<2cm，左心室流出道血流受阻。左心室流出道狭窄、血流速度增快而形成负压，致使二尖瓣前叶突然在收缩期向前运动，形成SAM。M型超声二尖瓣水平显示CD段向室间隔呈弓背样抬高即SAM。然而，SAM现象不仅见于心肌肥厚，也见于主动脉瓣关闭不全及狭窄、大血管转位等病变，应注意鉴别。心肌肥厚者通常左心室心腔不大。

4. 主动脉瓣狭窄程度评估

（1）跨瓣血流速度峰值（peak aortic velocity across the aortic valve）：选取心尖5腔切面或胸骨上窝切面或右侧胸骨旁切面测量。狭窄后最大射血速度常超过PW测量范围，需选CW。收缩期通过主动脉瓣狭窄部位的血流速度与狭窄程度呈线性关系，血流速度越快，狭窄程度越大。主动脉瓣血流峰值评估狭窄程度（指南I类推荐），正常临界值4.0m/s。主动脉跨瓣血流峰流速评估主动脉瓣狭窄：①轻度：<3.5m/s；②中度：3.5~4.0m/s；③重度：>4.0m/s。左心室流出道与主动脉瓣血流速度峰值的比值<0.25，提示主动脉瓣重度狭窄、主动脉瓣面积<1cm^2（指南II类推荐）。CW血流速度形态可评估血流梗阻的部位和严重性（图2-5-18、图2-5-19、图2-5-20）。

（2）主动脉瓣跨瓣最大瞬时压差（MIPG）和平均压差（MPG）

1）超声监测原理：压力阶差即压力梯度，是指沿液体流动方向，单位行程长度上的压力变化。压力阶差用ΔP/ΔL表示（P为压力，L为距离）。在有限长度的血管中，管腔如不狭窄则不产生压力阶差。基于能量转换的定理，人体心血管系统中，当血流经过狭窄的部位时必须加速才能维持能量，速度和压力呈反比，当速度增加时，压力必然降低。病变狭窄部位为瓣膜如主动脉

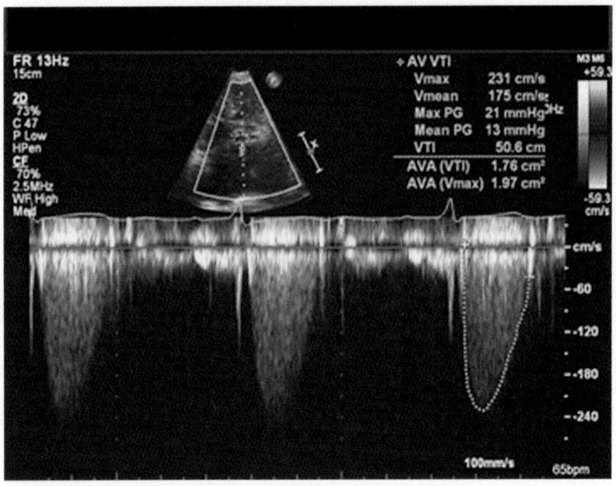

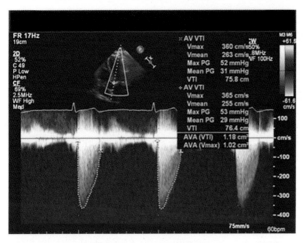

图 2-5-18　主动脉狭窄跨瓣血流速度峰值和 MPG 测量 1
注:主动脉瓣 CW 评估主动脉瓣狭窄,包络血流频谱;主动脉瓣 V_{peak}=2.3m/s,MPG 是 13mmHg,是轻度主动脉瓣狭窄

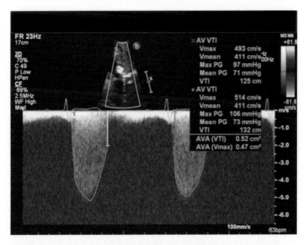

图 2-5-19　主动脉狭窄跨瓣血流速度峰值和 MPG 测量 2
注:主动脉瓣 CW 评估主动脉瓣狭窄,包络血流频谱;主动脉瓣 V_{peak}=2.6m/s,MPG 是 31mmHg,是中度主动脉瓣狭窄

瓣时,则称之为主动脉跨瓣压差,包括主动脉瓣最大瞬时压差(maximum instantaneous pressure gradients,MIPG,mmHg)又称峰值压差和平均压差(mean pressure gradients,MPG,mmHg)。流体力学 Bernoulli 公式计算主动脉压差。基于影响压力阶差的主要因素血管横截面积(cross-sectional area,CSA)、血流速度以及血液黏滞系数(viscous friction)等,临床用改良 Bernoulli 公式,$\Delta P=4V^2$。最大瞬时压差反映左心室与主动脉在收缩期压力阶差,因此与主动脉瓣狭窄程度相关。在多普勒超声测量压力阶差以前,临床通过有创性心导管测量压力阶差。目前,CW 已经部分取代了创伤性心导管检查。

2)MIPG 和 MPG 测量:二维超声心尖 5 腔切面、PW 或 CW 获得主动脉跨瓣血流峰值。如果心脏 5 腔切面不能获得血流峰值,可从胸骨左缘、胸骨右缘、心尖区、胸骨上窝或剑下切面测量。超声造影剂能改善血流影像。CW 获得收缩期通过主动脉瓣狭窄部位的血流频谱,测量主动脉跨瓣血流峰值(V_{peak}),V_{peak} 代入改良 Bernoulli 公式:MIPG(mmHg)=$4V^2$。主动脉瓣狭窄部位 CW 血流频谱,测量轨迹球包络血流频谱并输入测值,超声仪内置软件计算 MPG 值:MPG(mmHg)=$4\Sigma[(V_1)^2+(V_2)^2+(V_3)^2+\cdots+(V_n)^2]/n$。MIPG 评估主动脉瓣狭窄:①轻度:16~36mmHg;②中度:25~35mmHg;③重度:>35mmHg。MPG 评估主动脉瓣狭窄:①轻度:<20mmHg;②中度:20~35mmHg;③重度:>35mmHg(见图 2-5-18、图 2-5-19、图 2-5-20)。

3)局限性:跨瓣压差是血流依赖性的,多普勒超声测主动脉跨瓣压差受心输出量等影响。①低估跨瓣压差的因素有:低血压、左心室功能减低、中-重度二尖瓣反流、左心室肥厚、左心室腔狭小、窦性心动过速、室上性心动过速、体表面积小等。当多普勒超声束与血流之间的角度变大时,血流速度被显著低估。②高估跨瓣压差的因素:高血压、左心室高动力、高心输出量、中重度主动脉瓣反流、合并左心室流出道梗阻等。

(3)连续方程法:连续方程法评估瓣膜面积独立于心输出量的影响,几乎适用于所有的患者,是指南Ⅰ类推荐。

1)原理:基于主动脉瓣上与瓣下流量守恒的原则。流经主动脉瓣环及主动脉瓣口的血流量相等、射血时间相等,即 $A_1\times V_1=A_2\times V_2$,V 是血流速度,A 是面积。因为血流是面积 A 和 VTI 而得,公

图 2-5-20　主动脉狭窄跨瓣血流速度峰值和 MPG 测量 3
注:主动脉瓣 CW 评估主动脉瓣狭窄,包络血流频谱;主动脉瓣 V_{peak}=4.9m/s,MPG 是 72mmHg,是重度主动脉瓣狭窄

式即为 $A_1 \times VTI_1 = A_2 \times VTI_2$，如果 A_1 面积已知，公式可以是 $A_2 = A_1 - VTI_1/VTI_2$（A_1 是接近狭窄处的面积，A_2 是狭窄处的面积，VTI_1 是接近狭窄处的血流速度时间整合，VTI_2 是狭窄处的血流速度时间整合）。

2）测量：连续方程法计算瓣膜面积需三个参数。①获得 A_1 即 LVOT 的 CSA，测量 LVOT 最大直径（主动脉在收缩期，或在心电图 T 波起始位置测量），计算 CSA；②获得 LVOT 的 VTI_1，PW 取样容积置于主动脉瓣下 1cm 处，包络血流频谱轮廓获得 VTI_1；③测量 VTI_2，瓣膜狭窄部位，CW 获得血流速度时间整合参数；④代入公式计算获得 A_2 即狭窄瓣口面积。简化连续性方程公式：主动脉瓣面积 =（左心室流出道面积 × 左心室流出道峰值速度）/ 主动脉瓣峰值速度。

（4）CW 血流速度频谱形态：2005 年 EAE/ASE 相关指南建议，CW 血流频谱形态识别主动脉狭窄部位（瓣上、瓣膜和瓣下）和狭窄程度。轻微狭窄时，血流速度峰值在收缩早期，形态呈三角形。狭窄越严重，血流频谱的形态越呈圆形，峰值移动到收缩中期，反映了整个收缩期的高压力阶差。CW 血流速度频谱形态有助于鉴别主动脉瓣下动态狭窄和固定狭窄，动态狭窄的频谱特征是收缩较晚期的血流速度峰值、收缩早期凹面向上。尽管血流多普勒频谱形态并未纳入推荐级别，但是临床目测能快速提供相关信息。

（5）M 型超声评估主动脉瓣狭窄程度：M 型超声在收缩期测量主动脉右冠瓣和无冠瓣之间的垂直距离，即主动脉瓣开放幅度，正常值范围：1.5~1.9cm，平均 1.9cm。主动脉瓣狭窄时，瓣叶间距减少。但是，受心输出量影响。心输出量降低时，主动脉右冠瓣与无冠瓣间开放减小。

（6）二维超声平面法测量：主动脉瓣狭窄程度主要是多普勒评估。当多普勒难以测血流速度时，二维超声胸骨旁短轴主动脉瓣水平，用平面测量法测量主动脉瓣面积（2005 年 EAE/ASE 指南Ⅱ类推荐）。

附：导管测值与多普勒测值比较：临床用多普勒超声评估主动脉瓣压差及瓣膜面积以前，唯有左心导管能测得左心室峰值压与主动脉峰值压之间的压差，并被誉为"金标准"。多普勒超声估测主动脉与左心室间压差，为临床提供了无创简

便的方法，其测得主动脉瓣峰值压差、平均压差以及瓣口面积与左心导管测量结果的相关系数是 0.91~0.97，相关性高，特别是重度狭窄者更高。近年指南推荐多普勒超声评估瓣膜病变，不再推荐导管。然而，导管与多普勒超声，二者的测量原理有区别，了解原理，有助于理解多普勒参数。左心导管测量主动脉与左心室间的压差，是记录、计算左心室峰压与主动脉峰压之间的差，主动脉峰压在左心室峰压之后，所以是非生理性测量。多普勒超声获得的是主动脉与左心室间的压差，是在主动脉峰值前的瞬间压差，比峰与峰值间的压差大，应用改良 Bernoulli 公式计算最大瞬间压差。

压力恢复的临床意义：压力恢复是复杂的血流动力学恢复过程，是评估人工瓣膜类型的一个重要概念。压力恢复是基于能量守恒定律，即，当血流速度增加时压力降低，最高的血流速度和最低的压力发生在最窄的部位，一旦血流通过瓣口，压力恢复且向瓣膜部位增加，压力恢复的率有变异。在正常的瓣膜部位，压力恢复是逐渐的，所以导管和多普勒测量的压差是相似的。但是，人工置入的瓣膜则不同。压力恢复的意义有助于临床医师警觉不同瓣膜的压差变异，导管测得压差低于多普勒所测值，多普勒测值有高估的可能。

Tips:

严重主动脉瓣狭窄禁用血管扩张药，床旁超声及时发现，能避免血管扩张导致的跨瓣压力阶差加大导致不良后果。

三、三尖瓣与血流动力学

三尖瓣关闭不全和狭窄影响右心前负荷。右心系统是低压循环，临床听诊不易识别三尖瓣关闭不全杂音。

（一）三尖瓣关闭不全

心脏超声能识别三尖瓣关闭不全及反流程度。轻度三尖瓣关闭不全很常见，约占健康人群的 75%，不影响血流动力学。中重度三尖瓣关闭不全常是病理性的。

1. 三尖瓣关闭不全病因和血流动力学

（1）功能性三尖瓣关闭不全：所谓功能性三尖瓣关闭不全是指三尖瓣结构正常，但三尖瓣环扩张致瓣叶对合不佳。大多数功能性三尖瓣反流是肺动脉高压所致，肺动脉高压使右心室后负荷增加产生右心室肥厚，肺动脉瓣环、肺动脉主干及右心室流出道增宽，常伴肺动脉瓣反流，致右心室容量负荷增加、右心室扩张，导致三尖瓣环扩张，产生三尖瓣反流。此外，常见的三尖瓣关闭不全病因有右心室缺血或梗死、致心律失常性右心室心肌病、左向右分流先天性心脏病以及右心衰竭等，导致右心室扩大、三尖瓣环扩大，瓣叶对合不全，引起和加重三尖瓣关闭不全。功能性三尖瓣关闭不全多为中度-重度三尖瓣反流，影响血流动力学，三尖瓣关闭不全致右心每搏泵出的血流一部分反流入右心房，使右心房负荷和右心室容量和压力负荷增加，同时右心室前向血流减少。

（2）器质性三尖瓣反流：器质性三尖瓣关闭不全临床并不多见，主要病因是风湿性心脏瓣膜病现已少见。右心导管感染或损伤，胸部外伤以及静脉注射毒品等原因并不少见。器质性三尖瓣关闭不全罕见病因有类癌肿瘤、先天性疾病如先天性三尖瓣下移畸形（Ebstein 畸形）等。三尖瓣反流致右心房右心室容量及压力负荷增加，右心房和右心室内径增大，室间隔移位及运动异常。

Tips:

①临床右心衰竭患者，90%~100% 有三尖瓣反流，然而三尖瓣或肺动脉瓣反流杂音不易被听诊器拾取，依靠听诊诊断三尖瓣反流的概率不高；②临床常用中心静脉压监测容量负荷，然而三尖瓣或肺动脉瓣反流，右心功能衰竭，液体过多等也能导致右心室压力/容量负荷增加。因此，仅依据中心静脉压难以准确地判断容量或压力超负荷的病因。

2. 心脏超声识别三尖瓣反流

（1）二维超声直观三尖瓣结构：二维超声或三维超声能给临床医师提供及时的、床旁的和直观的三尖瓣叶及三尖瓣环形态、活动度。感染或风湿等病变可致三尖瓣畸形、增厚、钙化、挛缩，腱索增厚、粘连和挛缩，瓣膜运动受限，类似二尖瓣关闭不全及狭窄特征。感染性心内膜炎可有三尖瓣穿孔和（或）赘生物。类癌综合征的瓣膜几乎不动。先天性心脏病三尖瓣脱垂参见二尖瓣脱垂超声特征。Ebstein 畸形时，三尖瓣隔瓣和后瓣发育异常并低于二尖瓣前叶附着点 >1cm。同时，注意心房肿瘤、瓣膜赘生物等。

（2）彩色多普勒评估三尖瓣反流程度：三尖瓣关闭不全收缩期有反流，由于血流背离探头而呈蓝色五彩血流。依据三尖瓣关闭不全时彩色血流反流束的长度或反流面积，判断反流量或程度（图 2-5-21）。

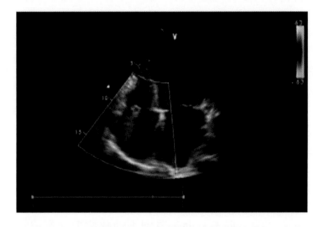

图 2-5-21　三尖瓣反流彩色多普勒超声影像图（李苗　影像）

1）轻度反流：反流束面积 <5cm^2，反流束面积与右心房面积比 <20%；

2）中度反流：反流束面积 5~10cm^2，反流束面积与右心房面积比 20%~40%；

3）重度反流：反流束面积 >10cm^2，反流束面积与右心房面积比 >40%。PISA 面积 >1.0cm。

局限性：重度肺动脉高压可有较大的反流面积但是反流量却较少。反流程度和速度与血容量有关，因此不宜单独使用彩色多普勒诊断三尖瓣反流的程度，应结合右心房右心室形态等超声影像特征综合分析。此外，三尖瓣反流程度与三尖瓣反流速度未必一致，肺动脉高压患者，右心室扩大或右心室衰竭发生前，三尖瓣反流程度轻微。

（3）PW 评估三尖瓣关闭不全：三尖瓣重度关闭不全，由于舒张期容量超负荷，前向血流速度 >1.0m/s。三尖瓣 PW 血流速度不能评估关闭不全的程度。

（二）三尖瓣狭窄

1. 病因和血流动力学　单纯的三尖瓣狭窄

少见。多见于风湿性心脏病、感染性心内膜炎、静脉注射毒品导致三尖瓣赘生物、右心导管并发症、三尖瓣手术、狼疮性瓣膜炎、良性或恶性肿瘤阻塞、先天性三尖瓣下移畸形（Ebstein 畸形）。临床仍以风湿性心脏病常见，罕见单独的三尖瓣风湿性受累。三尖瓣狭窄血流动力学改变主要是右心房压增高，腔静脉充血、压力增高。单纯三尖瓣狭窄者，右心室充盈不足，右心输出量降低，左心房、肺动脉及右心室舒张期充盈压无明显升高。三尖瓣关闭不全伴三尖瓣狭窄导致经瓣膜压差增大，引起右心房极度增大，右心房压力明显增加，右心室容量超负荷。

2. 三尖瓣狭窄超声特征

（1）二维超声影像特征：瓣叶、腱索增厚挛缩牵拉运动受限。

（2）三尖瓣狭窄程度评估：CW 评估三尖瓣狭窄程度有 5 种方法，类似二尖瓣狭窄程度评估（表 2-5-4）。TTE 测三尖瓣口面积可能低估三尖瓣狭窄程度。

表 2-5-4　血流动力学评估三尖瓣狭窄的指标总结表

特异性指标：	
平均压力阶差	$\geq 5mmHg$
流入道血流速度时间积分（VTI）	$>60cm$
$T_{1/2}$	$\geq 190ms$
连续方程法获得的瓣膜面积	$\leq 1cm^2$
辅助指标：	
扩大的右心房	$\geq$中等大
扩张的下腔静脉	—

引自：Echocardiography Assessment of Valve Stenosis：EAE/ASE Recommendations for Clinical Practice.2009.

1）三尖瓣血流峰速度：CW 测量三尖瓣血流峰速度，是三尖瓣狭窄的标志性指标，通常 >1.0m/s，甚至在吸气时可达 2.0m/s。重度三尖瓣狭窄三尖瓣 VTI>60cm/s。

2）三尖瓣平均跨瓣压差：正常三尖瓣平均跨瓣压差比二尖瓣低，约 2~4mmHg。轻度狭窄 <2mmHg，中度狭窄 2~4mmHg，重度狭窄者≥5mmHg。

3）压差减半时间（$T_{1/2}$）：$T_{1/2}$ 评估三尖瓣口的面积。轻度和中度狭窄的标准尚未统一，重度狭窄者 $T_{1/2}\geq 190ms$，瓣口面积 <1cm。由于右心室与左心室顺应性不同，右心室松弛性受呼吸的影响，

三尖瓣压力减半时间估测瓣口面积的公式同二尖瓣，但逊于二尖瓣口面积评估。有学者将公式的常数 $220/T_{1/2}$ 改为 $190/T_{1/2}$。

4）连续方程法：测量方法同二尖瓣面积测量，但每搏容量来自右心室流出道。

伴三尖瓣反流可能低估瓣口面积。当估测三尖瓣口面积≤1cm²，提示三尖瓣有明显的血流动力学限制。

四、肺动脉瓣与血流动力学

肺动脉瓣是半月形瓣，有前叶、左叶和右叶 3 个瓣。通常，胸骨旁高位短轴切面是显示肺动脉瓣最佳切面，但不能识别是哪个瓣叶，二维超声不易探测肺动脉瓣结构及运动。当有肺气肿等疾病时，剑突下短轴切面也可观察肺动脉瓣。观察肺动脉瓣叶对合状况，应选择多个超声切面。正常肺动脉瓣纤细、运动幅度正常且对合好。在胸骨旁短轴切面或剑突下短轴切面，将彩色多普勒取样框置于肺动脉瓣处，由于从右心室流出道流向肺动脉的血流背离探头，可获得收缩期蓝色血流。

（一）肺动脉瓣狭窄

肺动脉瓣狭窄多由先天性单叶或二叶肺动脉瓣所致，或与其他先天性心脏病并存。获得性肺动脉瓣病变少见，风湿性、感染性心内膜炎很少累及肺动脉瓣。肺动脉瓣狭窄致右心室压力负荷增加，右心室射血时间长于左心室，长期压力负荷增加导致右心室肥厚、最终右心室扩大。右心室扩大导致三尖瓣关闭不全，加重右心室右心房的压力及容量负荷，最终导致右心室衰竭。

1. 二维超声特征　先天性肺动脉瓣狭窄超声影像呈瓣叶回声增厚或纤细，瓣缘融合，收缩期瓣膜呈圆顶样改变。肺动脉主干轻度扩张。肺动脉瓣先天性发育不良或类癌综合征可有相应的超声影像改变。

2. 彩色多普勒特征　识别最狭窄处血流束的宽度及狭窄后血流束，确定狭窄部位是在瓣上或是在瓣下。

3. PW 和 CW 特征

（1）肺动脉瓣血流峰值和跨瓣压差：CW 测肺动脉瓣血流峰值（V），改良 Bernoulli 公式计算跨瓣压差。①轻度狭窄：V<3m/s，跨瓣压差 <36mmHg；②中度狭窄：V 的范围 3~4m/s，跨瓣压

差 36~64mmHg；③重度狭窄：V>4m/s，跨瓣压差 >64mmHg。

（2）右心室收缩压：右心室收缩压（RVSP）（见图 2-4-24）、肺动脉舒张压（PADP）（见图 1-2-77）、平均肺动脉压（见图 2-4-25）。

（二）肺动脉瓣关闭不全

器质性肺动脉瓣关闭不全多由感染性心内膜炎所致，风湿性心内膜炎少见。重度肺动脉瓣关闭不全，大多数是由肺动脉高压所致。肺动脉高压致右心室流出道、肺动脉瓣环、肺动脉主干增宽，肺动脉瓣反流，右心室容量负荷增加，右心室扩大并致三尖瓣反流，加重右心室右心房容量负荷，右心室舒张压增高，右心房增大、压力增加，最终右心功能衰竭。

1. 二维超声特征　选取胸骨旁和剑突下短轴切面监测。风湿性肺动脉瓣关闭不全的影像特征为瓣叶增厚、挛缩及牵拉受限。感染性心内膜炎者在瓣膜闭合部位、右心室流出道侧有赘生物。肺动脉高压所致功能性肺动脉瓣关闭不全，肺动脉及肺动脉瓣环扩大，肺动脉瓣形态正常。轻度 - 中度肺动脉关闭不全，右心室大小及功能正常；中度 - 重度肺动脉瓣关闭不全，右心室扩大、室间隔运动异常、三尖瓣关闭不全。三尖瓣、肺动脉瓣反流，增加了右心室容量负荷，导致右心室舒张压增高，表现为舒张中晚期室间隔运动平直或反向运动，左心室短轴呈 D 型。收缩期心室压力差反转，室间隔快速向前运动。

2. 评估肺动脉瓣反流程度

（1）肺动脉瓣反流彩色多普勒血流束的长度和宽度：肺动脉瓣关闭不全时，舒张期血液从肺动脉反流至右心室，由于反流束迎向探头，呈红色五彩血流。依据反流血长度和宽度评估肺动脉瓣反流程度。①轻度关闭不全：反流束长度 <1cm；②中度关闭不全：反流束长度 1~2cm；③重度关闭不全：反流束长度 >2cm。彩色多普勒肺动脉瓣反流束宽度与右心室流出道宽度比，轻度关闭不全 <25%，中度关闭不全 25%~50%，重度关闭不全 >50%。显著肺动脉瓣关闭不全，反流面积通常 >1.5cm^2。

（2）右心室反流量：右心室反流量 = 左心室流出道每搏量 - 右心室流出道每搏量。需二尖瓣、主动脉瓣正常（详见第一章第二节）。

（3）右心室反流分数：反流分数 = 右心室反流量 / 右心室流出道每搏量。轻度反流 <30%，中度反流 30%~50%，重度反流 >50%。

（4）压差减半时间：CW 测肺动脉与右心室间跨瓣压力梯度时间（参见二尖瓣压差减半时间）。轻度反流 >100ms，重度反流 <100ms。

局限性：肺动脉瓣与右心室之间的跨瓣压差影响肺动脉多普勒反流束的长度。肺动脉压力增高可高估关闭不全的程度，右心室舒张期末压增高则低估肺动脉瓣关闭不全的程度。

> **Tips:**
> 单纯瓣膜病变能产生血流动力学改变，瓣膜病变合并其他血流动力学改变时，则使临床病理生理改变复杂化、血流动力学监测参数复杂化，需综合分析。

五、成人先天性心脏病——房间隔缺损

房间隔缺损分 3 型，分别为原发孔型、静脉窦型及继发孔型房间隔缺损。原发孔型和静脉窦型房间隔缺损发病率低，常伴其他畸形。继发孔型房间隔缺损占房间隔缺损患者约 80%，多位于卵圆窝部位（见图 2-4-3），缺损口大小不一。研究发现，30 岁以下卵圆孔未闭者高达 40%，50 岁以后约 10%~15%。成年人因为左心房压力大于右心房压力，未闭锁的卵圆孔通常不开放。但是，当右心房压力超过左心房压力，如发生肺动脉高压、肺栓塞等，卵圆孔打开形成右向左分流。继发孔型房间隔缺损是成年人最常见先天性心脏病，常在查体、诊治其他疾病或心功能不全时才被发现。临床用生理盐水微泡超声造影能早期发现未闭卵圆孔。继发孔型房间隔缺损程度分 4 种：①小型缺损直径 0.5~1.5cm；②中型缺损直径 1.6~2.5cm；③大型缺损直径 2.6~3.5cm；④特大型缺损直径≥3.6cm。缺损与分流量呈正比。30% 继发孔型房间隔缺损并发肺动脉高压而死亡率增加。

（一）房间隔缺损血流动力学改变

1. 房间隔缺损分流方向变化　房间隔缺损心房水平分流方向取决于左、右心房之间的压力差。正常生理状况，右心室顺应性好易扩张，右心房右心室压力低，左心房压力高于右心房，左心房

血液经缺损进入右心房,分流以舒张期为主,房颤时以收缩期为主。早期右心容量超负荷,晚期右心压力超负荷,左右心房压力逐渐接近而左向右分流减少,或以左向右分流为主的双向分流。当出现明显的右心压力超负荷,右心房压力超过左心房,则出现以右向左分流为主的双向分流,或右向左分流,临床可出现发绀。左向右分流使血液进入左心室减少,特别在运动时影响心输出量。

2. **右心容量超负荷**　房间隔缺损左向右分流使右心容量超负荷,右心房、右心室及右心室流出道扩大,三尖瓣环扩大并三尖瓣关闭不全加重右心容量负荷。右心室由扩大到增厚,右心室右心房压力增加。

3. **肺动脉压和肺循环血流增加**　长期左向右分流,分流血反复通过肺循环。早期肺循环血量大,但肺动脉压力基本维持正常水平,长期则导致肺动脉高压,肺动脉扩张,肺动脉瓣反流。初期肺动脉高压是动力性,晚期肺血管结构重塑形成阻力性肺动脉高压。

房间隔缺损的血流动力学改变主要是右心容量和压力超负荷、肺循环血量和压力增加。房间隔缺损对血流动力学的影响不仅取决于分流量,而且受左、右心室顺应性和松弛性影响。增龄、高血压、缺血性心脏病等常伴左心室顺应性和松弛性降低,左心房压力更高,左向右分流增加。

(二)房间隔缺损的超声影像特征

1. **心脏超声识别房间隔缺损**　在胸骨旁短轴大动脉水平切面、心尖4腔切面及剑突下4腔切面,彩色多普勒容易获得房间隔缺损分流图像。左、右心房压力均衡、双向反流状态等,需仔细辨别彩色分流频谱。房间隔缺损早期主要是左向右分流,因此在静息呼吸状态彩色多普勒往往难以检出分流,但当深吸气、咳嗽或乏氏动作时,右心房压力高过左心房压力,血流即从右向左分流。用生理盐水在2个注射器之间快速抽吸产生微小气泡,经静脉注射微泡,嘱患者咳嗽,可见从右心房通过房间隔进入左心房的血流。

2. **右心容量和压力超负荷**

(1)右心容量超负荷超声指标:二维超声显示下腔静脉、右心房和右心室扩大,面积和容积增加,室间隔异位和运动异常。M型超声显示右心室流出道增宽,右心室扩大,室间隔与左心

室后壁同向运动,三尖瓣血流量增多、开放幅度增高。

(2)肺动脉高压:二维及M型超声可见肺动脉及左、右肺动脉增宽。多普勒估测PASP、PADP及mPAP及肺动脉阻力。

Tips:

临床上,成年人房间隔缺损容易漏诊,因此当临床遇到病因不明确的呼吸困难、心力衰竭、肺循环血量增加或肺动脉压增高等症状时,注意识别。美国ACC/AHA的2006年心脏瓣膜病治疗指南纲要建议(I类推荐),无症状的心脏杂音以及伴喷射性咯喇音,或杂音向颈部或背部传导者,心脏杂音伴心力衰竭者,心脏杂音伴心肌缺血、晕厥、血栓栓塞、感染性心内膜炎以及其他器质性心脏病者,都应做心脏超声。甚至有非心源性症状和体征者,当标准评估不能排除心脏疾患时,也可进行心脏超声检查(IIa类推荐)。

要　点

● **二尖瓣狭窄血流动力学**　早期是肺充血期,左心房扩大,左心房压力首先升高,PAWP增高。晚期是肺动脉高压期。风湿性二尖瓣狭窄的心脏超声特征:二维超声显示二尖瓣叶增厚、僵硬、缩短,腱索与乳头肌粘连钙化等;M型超声呈“城垛”样。风湿性与退行性二尖瓣叶的主要区别是,风湿性二尖瓣联合处融合。二尖瓣狭窄的严重程度有多种方法获得。

● **二尖瓣关闭不全血流动力学**　左心房左心室接受过多血量而致舒张期通过二尖瓣血流量增加。慢性二尖瓣关闭:左心房代偿性扩大容纳反流血量,左心房压轻微增加,左心室扩张、肥厚;失代偿期心输出量降低,肺静脉和毛细血管淤血。急性重度二尖瓣反流:急性大量二尖瓣反流进入尚未代偿扩大、容积小的左心房,左心房容积和压力迅速显著地增加,肺静脉和肺毛细血管压急剧升高,发生急性肺水肿。心脏超声主要依据彩色多普勒诊断二尖瓣反流及其程度。

● **主动脉瓣关闭不全血流动力学**　左心室舒张期充盈过度,心室扩大,容积增加、压力增高,左心房压及肺静脉压增高。急性重度主动脉瓣反流常发生肺静脉和毛细血管淤血,心输出量降低。

主要从彩色多普勒诊断主动脉瓣关闭不全。

● 主动脉瓣狭窄血流动力学　代偿期，左心室后负荷显著增加，收缩期末左心室残余血量及舒张期充盈增加，心肌纤维伸长、收缩力增强，左心室收缩压及左心室—主动脉压增高。左心室肥厚为主，顺应性降低，舒张期末压增高。最终左心室心腔扩大、收缩力减低，呈"低血流低压差的主动脉狭窄"。

● 三尖瓣关闭不全的血流动力学　大多数三尖瓣关闭不全是肺动脉高压所致，属功能性三尖瓣关闭不全。其他病因有右心室衰竭及右心内膜感染等，血流动力学的超声特征为下腔静脉、右心房右心室容量及压力负荷增加，室间隔移位及运动异常。

● 心脏超声能区分主动脉瓣上、瓣膜及瓣下狭窄　主动脉瓣下狭窄分固定和动态狭窄。动态主动脉瓣下狭窄、严重梗阻者容易被临床误诊。

● 房间隔缺损血流动力学变化　早期左向右分流使右心容量超负荷，右心房、右心室及右心室流出道扩大，三尖瓣环扩大并三尖瓣关闭不全，右心室右心房压力增加。右心室增厚，终致右心衰

竭。肺循环血流增加，被动性肺动脉高压，最终肺动脉阻力增加肺动脉高压。

（李丽君）

参考文献

1. Baumgartner H, Hung J, Bermejo J, et al. Echocardiographic assessment of valve stenosis: EAE/ASE recommendations for clinical practice [J]. J Am Soc Echocardiogr, 2009, 22 (1): 1-23; quiz 101-2.

2. Rodriguez L, Thomas JD, Monterroso V, et al. Validation of the proximal flow convergence method [J]. Calculation of orifice area in patients with mitral stenosis. Circulation, 1993, 88 (3): 1157-1165.

3. 卡洛斯·A·罗丹. 超声心动图全解指南. 2版. 尹立雪, 译 [M]. 天津: 天津出版传媒集团, 2014.

4. Bonow RO, Carabello BA, Chatterjee K, et al. 2008 focused update incorporated into the ACC/AHA 2006 guidelines for the management of patients with valvular heart disease [J]. Circulation, 2008, 118 (15): e523-e661.

5. 陈坤良, 约翰·P·维诺特. 超声心动图诊断的解剖学基础与临床 [M]. 万征, 杜鑫, 译. 天津: 天津出版传媒集团, 2013.

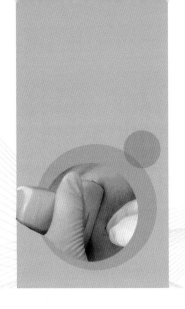

第六节 血流动力学的影响因素——心包积液及心脏压塞

提　要

▶ 心脏超声心包实用解剖
▶ 心包积液（积血）焦点床旁超声评估
▶ 心脏压塞焦点性床旁超声评估
▶ 缩窄性心包病变床旁超声特征及血流动力学评估

概　述

心包积液（pericardial effusion）/心脏压塞（cardiac tamponade）影响心脏前负荷及心输出量

心包疾病病因繁杂，涉及微生物、全身性疾病、代谢性疾病、肿瘤及创伤等。当心包腔内容物挤压心肌，则发生心脏压塞及循环衰竭，危及生命。然而，临床诊断心包疾病及心脏压塞仍存在挑战。心脏压塞经典的临床特征是 Beck 三联征（低血压、心音低远、颈静脉充盈）。然而，临床上心脏压塞往往缺乏 Beck 三联征，收缩压 <100mmHg 的发生率为 15%~35%，心音低远的发生率为 25%~35%，颈静脉压增加的发生率为 40%~100%。心包疾病和心脏压塞其他体征的发生率也低，如：心包摩擦音为 25%~30%，奇脉为 17%~75%，窦性心动过速为 50%~75%，肝大为 25%~55%，外周水肿为 20%~30%。不幸的是，许多非心包疾病有心包疾病及心脏压塞的体征，如心力衰竭有窦性心动过速、心音低远、颈静脉充盈、肝大等。依据临床表现诊断心包积液或心脏压塞，容易漏诊误诊。

心脏超声监测心包积液（积血）及心脏压塞，有高度的敏感性和特异性。多层螺旋 CT 提供了心脏和心包解剖细节，能准确地显示心包钙化，但不能评估心脏功能、不能实时床旁检查、有放射线损害及价格昂贵等不利因素。MRI 能监测心包形态和组织特征、评估心脏功能、定量心脏容积，但价格昂贵且不能实时监测。不推荐常规 CT 或 MRI 检查心包疾病或心脏压塞，除非心脏超声不能被应用。

临床问题导向床旁心脏超声监测心包病变和心脏压塞：

临床问题 1：CVP 增高，什么原因？

临床问题 2：临床症状如呼吸困难、胸痛、发热、低血压、心动过速、心音低远、奇脉、颈静脉充盈、肝肿大、外周水肿等，什么原因？

临床问题 3：胸外伤或复合外伤，是否伴发心包积血、心脏压塞？

临床问题 4：急性心肌梗死，有无伴发心脏破裂、心脏压塞？当急性心肌梗死发现有心包积液，应除外心脏破裂。急性心肌梗死并心脏游离壁破裂，典型的临床表现是：马上出现血流动力学崩溃、电-机械分离、心包积血，短时间内死亡。但是，临床约 1/3 的急性心肌梗死伴发心脏破裂是亚急性心脏游离壁破裂，血液渗出量相对较少、较慢，临床表现缺乏特异性，容易误诊。亚急性游离壁破裂虽然是致命的，但是往往有较短的时间供临床识别和处理，避免积极抗栓治疗，仍有机会获救。

病例

病例1： 女性，90岁，胸闷气短2天。T：36.5℃，P：138次/分，R：28次/分，BP：85/50mmHg，指脉氧饱和度：98%。神清，端坐呼吸，贫血貌，唇黏膜轻度青紫，颈静脉怒张，双肺呼吸音粗，未闻及干湿啰音。心尖搏动弱，心浊音界向两侧扩大，心律齐，心音低，未闻及杂音。双下肢轻度水肿，四肢末梢循环差。拟诊急性心力衰竭。床边心脏超声：大量心包积液，心脏钟摆样，右心室受压明显。心包穿刺置管术，先后引流400ml血性心包积液。症状明显缓解，血压逐渐回升至100/65mmHg，心率减慢。心包积液病理：肺癌心包转移。心脏超声价值：气短症状无特异性。心脏超声及时发现心脏压塞并引导心包穿刺引流。

病例2： 女性，78岁，以急性前壁心肌梗死、急性左心衰竭2天，I型呼吸衰竭并心源性休克3小时，由CCU转重症监护室。查体：全身无水肿，血压90/70mmHg（去甲肾上腺素静脉维持），指脉氧饱和度90%（面罩高浓度氧吸入），颈静脉无充盈，双肺中下野可闻及水泡音，心率130次/分，心律齐，心尖区第一心音低，未闻及杂音，肝脏不大。心脏超声：心包无回声区（或称液性暗区）0.5cm，左心室大，目测射血分数30%以下，室间隔近心尖部心肌变薄，持续多普勒取样容积置于此处，探及室间隔由左至右彩色血流频谱，诊断室间隔穿孔，左向右分流，心包积血。

一、床旁超声实用心包解剖

（一）心包

心包（pericardium）是包裹心脏以及出入心脏的大血管根部的纤维浆膜囊，分内、外两层，外层是纤维性心包，内层是浆膜性心包，正常的心包厚度约1mm（图2-6-1）。

1. 纤维性心包 由坚韧的、不易扩张的纤维性结缔组织构成，不能耐受急性牵张。当心包积液缓慢发生，心包被逐渐拉伸扩张，尽管有大量心包积液但可不伴心脏压塞。当心包积液或积血快速积聚，心包来不及扩张，即使少量积液或积血仍然足以迅速发生心脏压塞及急性循环衰竭。因此，不能单独凭借心包积液量来判断心脏压塞与否。纤维性心包的上方包裹出入心脏的升主动脉、肺动脉干、上腔静脉和肺静脉的根部约数厘米，并与这些大血管的外膜相延续。当主动脉根部破裂如

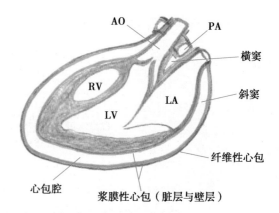

图 2-6-1 二维超声胸骨旁左心室长轴切面心包解剖模式图（李丽君 图）
注：AO：主动脉；PA：肺动脉；RV：右心室；LV：左心室；LA：左心房

升主动脉夹层，能造成心包积血和心脏压塞。纤维性心包的下方与横膈中心腱连接。

2. 浆膜性心包 浆膜性心包薄而光滑，分为脏、壁两层。壁层紧密地衬于纤维性心包内面。脏层包裹在心肌表面，又称心外膜。

3. 心包增厚 壁层和（或）脏层心包厚度≥3mm，定义为心包增厚。心包纤维增生、增厚，如缩窄性心包炎，导致心包顺应性降低，即使无心包积液，也能使心室充盈受限，产生血流动力学变化。

（二）心包腔及心包腔积液

1. 心包腔（pericardial cavity） 浆膜性心包的脏、壁两层在大血管根部相互移行，两层之间的腔隙为心包腔。心包腔内含少量浆液起润滑作用，正常人心包腔内液体约15~30ml，超声检查通常不能发现液体或液性暗区（见图2-6-1）。

2. 心包腔积液 当心包腔积液>30ml，脏层与壁层分离即为心包积液。依据超声测量积液大小（cm），将心包积液量分为轻、中、重度。局限性心包积液更多见于后心包积液。

（三）心包窦

浆膜性心包的脏、壁两层折返处间隙称为心包窦（见图2-6-1）。

1. 心包横窦（transverse pericardial sinus） 升主动脉、肺动脉干后壁与上腔静脉、左心房壁之间的"袋"状间隙是心包横窦。心外科医生利用横窦植入搭桥血管（图2-6-2）。

2. 心包斜窦（ablique pericardial sinus）

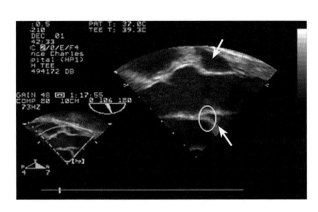

图 2-6-2　经食管心脏超声监测心包横窦积液影像图

注:箭头指心包横窦积液

又称 Haller 窦。左、右肺静脉、下腔静脉与心房后壁之间的间隙是心包斜窦。斜窦内出血或积液等病变可引起局限性左心房受压,临床不易发现,称隐匿性心脏压塞(见图 2-6-1)。

3. 心包前下窦(anterior inferior sinus of pericardium)　心包腔的前下部(心包胸肋部)与膈部转折处的间隙是前下窦。直立时,前下窦位于心包腔最低处,心包积液常存于此,在剑肋角处穿刺即进入此部位。

二、心包积液焦点床旁超声评估

心包内液体(血液)>30ml 导致心包脏层和壁层分离,定义为心包积液。

(一)心包监测超声切面选择

患者通常取仰卧位或左侧卧位,特殊病况也可取坐位。二维超声心脏或腹部探头。

1. 胸骨旁短轴及长轴切面　监测左心室斜窦、游离壁、心尖、右心室流出道部位的心包积液。鉴别心包积液与左侧胸腔积液的标志是降主动脉。

2. 心尖 4 腔切面　监测心脏侧面、中部、心尖部的心包积液,右心房右心室塌陷及其"跷跷板"样活动。右心房顶部孤立的无回声区很可能是胸腔积液。

3. 剑突下心脏 4 腔切面及纵向切面　是监测心包积液的最佳切面,清晰可见心包积液位于肝左叶与右心室之间,观察右心房右心室塌陷程度及"跷跷板"样活动,进而评估心脏压塞。选取剑突下切面引导心包穿刺。

(二)心包积液量评估

二维超声胸骨旁长轴,呼吸末测量心包脏层和壁层之间的距离。

1. 小量心包积液特征　积液仅在心脏后部(左心室后壁和后心房室沟),心包脏、壁层分离≤1cm,估计积液量约为 25~100ml(图 2-6-3)。

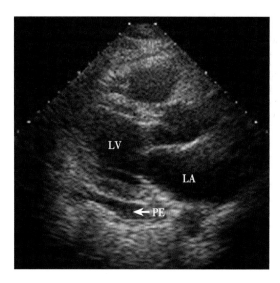

图 2-6-3　胸骨旁左心室长轴切面小量心包积液超声影像

注:PE:心包积液;箭头指心包积液位

2. 中等量心包积液特征　心脏前、后部都有积液,心包脏、壁层分离 1~2cm,估计液体量约 100~500ml(图 2-6-4)。

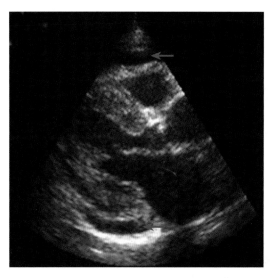

图 2-6-4　胸骨旁左心室长轴切面中量心包腔积液影像

注:箭头指心脏前、后心包积液

3. 大量心包积液特征 积液环绕心脏,心包脏、壁层分离 >2cm,估计积液量 >500ml。心脏在心包腔液体内摆动,右心室流出道、左心室受压,心腔变小(图2-6-5)。

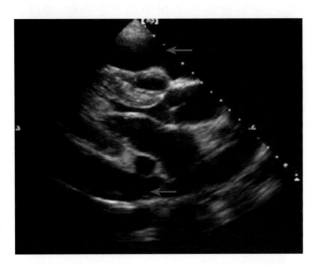

图 2-6-5 胸骨旁左心室长轴切面大量心包腔积液影像
注:箭头指心脏前后心包积液、脏壁层分离 >2cm

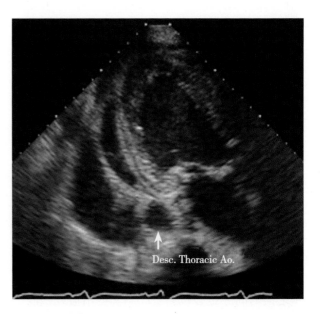

图 2-6-6 胸骨旁左心室长轴切面心包积液和降主动脉影像
注:箭头指示降主动脉,心包积液在降主动脉的前方

> **Tips:**
>
> 心包积液达到中等量或大量时,心脏压塞发生概率高达 95% 以上。

(三)心包积液鉴别诊断

1. 与胸膜腔积液鉴别 床旁超声鉴别心包积液与左侧胸膜腔积液的标志是降主动脉。左侧胸腔积液延伸到降主动脉的后方,而不会蔓延到右心室或右心房的表面。后心包积液可延伸到降主动脉的前方及左心房后方。左侧脊柱旁超声窗部位探测,能区分左侧胸腔积液与心包积液(图2-6-6、图2-6-7)。

2. 与心包脂肪鉴别 脂肪层有类似液体的超声影像回声,声束能量衰减,当超声仪增益较低时,类似液性暗区。二维超声心包脂肪特征:心包的脂肪层厚薄不均匀,适当调节增益后,暗区内可出现斑点状或颗粒状回声反射。心肌收缩舒张时,心包脂肪层厚度变化不大,不随着体位变化而改变。心包脂肪层通常出现在右心室前壁、后侧壁,罕见于左心室后壁。多见于肥胖、女性、糖尿病患者及老年人。

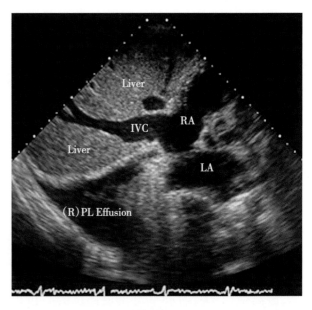

图 2-6-7 剑突下心脏短轴切面右侧胸腔积液影像
注:(R)PL Effusion:右侧胸膜腔积液;LA:左心房;IVC:下腔静脉;Liver:肝脏;RA:右心房

3. 与腹腔积液鉴别 有时心包积液需与腹腔积液鉴别。通常在剑突下心脏4腔切面,镰状韧带是腹腔积液的标志。应尽可能从不同超声切面识别心包积液,心包积液可在胸骨旁、心尖等切面显示,而腹腔积液则不能。

4. 心包积液性质鉴别

(1)提示炎症、血栓或肿瘤的心包腔积液超声影像:积液呈絮状、条索状回声,表现为单一或多条的线状，或表现为小团块状或絮状物，提示是纤维蛋白。心包腔积液内的线状、小团块或絮状物随心肌收缩舒张而飘动。也可以是网状回声，从脏层心包延伸至壁层心包。心包炎时，超声图像可见心包增厚增强回声。

（2）提示漏出液的超声影像：液性暗区常常厚薄均匀无回声，如心力衰竭、尿毒症等疾病导致的漏出液。心脏超声识别心包钙化较差。

Tips:

临床怀疑心包炎，即使心脏超声没有发现心包积液，也不能排除心包炎。

三、心脏压塞

心脏压塞（cardiac tamponade）是心包积液导致心包腔压力 >3mmHg，心脏受压致心腔充盈减少。产生心脏压塞的要素包括：心包积液量和速度、积液类型、心包病变性质、有效循环血容量。

（一）心脏压塞病理生理和血流动力学变化

1. 心脏压塞病理生理和血流动力学变化　心脏压塞唯一的病理生理变化是心包积液引起心脏跨壁压降低。心脏跨壁压降低导致舒张期心腔扩张受限、心腔内压力增加、心腔充盈减少，进而导致心脏前向和后向血流动力学改变。①前向影响：左心充盈受限、心输出量减少、血压降低、心率和外周血管阻力增加；②后向影响：左右心腔内压、肺动脉舒张压及 PAWP 增加，致静脉回流受阻。心脏压塞，肺动脉收缩压通常正常，肺动脉收缩压增高多见于限制性心肌病。

2. 心脏跨壁压与心脏压塞

（1）心脏跨壁压（transmural pressure，TMP）：TMP 是心腔内压与心包内压之差，TMP= 心腔内压（intracavitary pressure，ICP）– 心包腔内压（intrapericardial pressure，IPP）。TMP 反映真实的心腔充盈或心腔扩张的压力。（参见第二章第一节"左心室后负荷"）

（2）正常生理状况 TMP：在正常生理状况，心包腔内压是零或负压，与胸膜腔内压接近。右心室和左心室舒张期末压高于心包内压约几个毫米汞柱。所以正常生理状况，ICP>IPP，ICP–IPP，

TMP>IPP，有益于心腔血液充盈（图 2-6-8）。

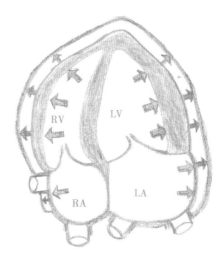

图 2-6-8　正常 TMP 图（李丽君　图）
注：RA：右心房；RV：右心室；LA：左心房；LV：左心室；左右心房心室腔内的较粗蓝色箭头表示 ICP 较高；心包腔内的较细蓝色箭头表示 IPP 略低于 ICP。TMP=ICP–IPP，IMP>IPP

（3）心脏压塞 TMP：心脏压塞时 TMP 降低。TMP 降低的后果是心腔被压迫缩小或闭塞。心脏超声能反映心腔受压影像。心包积液导致心包腔内压增加或呈正压，代偿性心腔内压增加以对抗心包挤压。一旦失代偿，心腔内压小于心包内压，TMP 降低。当 TMP 降低 < 零时，心腔被压缩，心腔充盈减少，心输出量降低。右心室壁薄更容易受压而早于左心室（图 2-6-9）。

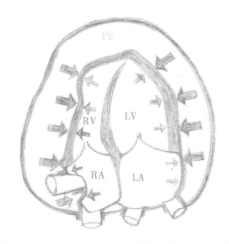

图 2-6-9　心脏压塞 TMP 降低机制（李丽君　图）
注：PE：心包积液；心包腔内蓝色粗箭头表示 IPP 明显增高；左右心腔内蓝色细箭头表示 ICP 明显降低。IPP>ICP。ICP–IPP，TMP 降低甚至小于零，心脏受压、心腔充盈受阻

Tips:

　　TMP 降低是心脏压塞唯一的病理生理变化。理解 TMP 降低机制有助于监测心脏压塞的二维和 M 型超声影像。

　　3. 呼吸周期与心脏压塞血流动力学变化　心脏压塞时,左心及右心的血流随呼气和吸气而变化,心室间隔随呼吸而左右移动。

　　(1) 正常生理状况,呼吸周期对心腔内血流无明显影响:正常生理状况,吸气期间,胸膜腔内压、心包内压及肺静脉压或肺动脉嵌顿压都相应下降,变化一致。因此,呼吸时左心室充盈压(心包腔内压)与肺静脉压(胸膜腔内压)之间保持相对稳定,呼吸对心室充盈无明显影响,因此二尖瓣舒张期血流 E 峰和 A 峰幅度随呼吸周期无明显波动(图 2-6-10)。

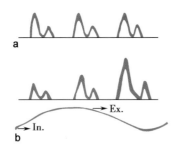

图 2-6-10　呼吸对二尖瓣充盈多普勒血流频谱影响(李丽君　图)

注:In:吸气;Ex:呼气;a 图:正常生理状况,呼吸对二尖瓣 E 峰和 A 峰无明显影响;b 图:心脏压塞时,吸气相二尖瓣 E 峰和 A 峰幅度降低,呼吸相升高

　　(2) 心脏压塞,呼吸周期影响心腔内血流:心脏压塞心包腔内压增高,吸气时胸膜腔内压降低而心包腔内压降低不明显或仍呈正压,左心室舒张充盈压(心包内压)与肺静脉压(胸膜腔内压)不能保持一致,致使心室充盈随呼吸周期而变化。

　　1) 吸气相:心脏压塞时,吸气对左心和右心系统的血流动力学的影响不同。①吸气相对右心的影响:吸气开始后,心包内压及右心压轻微降低,上、下腔静脉和三尖瓣血流增加、右心室内径增大、右心室内压增加,迫使室间隔向左移位、左心室内径减少,多普勒超声表现为上腔静脉/下

腔静脉 S 峰和 D 峰增加、三尖瓣 E 峰和 A 峰增加;②吸气相对左心的影响:吸气开始后,肺静脉血流减少、压力降低,肺静脉血流及二尖瓣血流减少、血流速度降低。通常,二尖瓣血流速度降低 >30%~50%,导致左心室充盈减少,每搏输出量降低、脉搏减弱,形成所谓"奇脉"。脉冲多普勒二尖瓣 E 峰和 A 峰降低。肺静脉 S 峰和 D 峰降低(见图 2-6-10,图 2-6-11)。

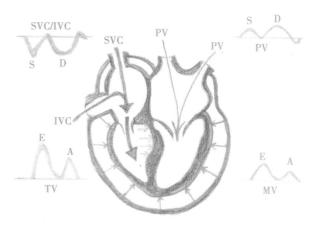

图 2-6-11　心脏压塞吸气相血流动力学与多普勒频谱关系图(李丽君　图)

注:SVC:上腔静脉;IVC:下腔静脉;TV:三尖瓣;PV:肺静脉;MV:二尖瓣。较粗的蓝色箭头表示上下腔静脉在吸气时血流增加,上下腔静脉血流速度 S 和 D 峰增高,三尖瓣血流速度 E 和 A 峰增高;较细的橘黄色箭头表示吸气时肺静脉血流减少,肺静脉血流速度 S 和 D 峰降低,二尖瓣血流速度 E 和 A 峰降低

　　2) 呼气相:呼气相对左右心血流动力学影响与吸气相相反。①呼气相对右心的影响:呼气时,上、下腔静脉血回流减少,三尖瓣血流速度降低,肝静脉血流速度明显减少甚至血流方向相反,上腔静脉 S 峰和 D 峰减低,三尖瓣 E 峰和 A 峰减低;②呼气相对左心的影响:呼气时,左心系统血流相对增加,肺静脉及二尖瓣血流量增加、血流速度增加、左心室充盈压增加,迫使室间隔向右移位,肺静脉 S 和 D 峰增高,二尖瓣 E 和 A 峰幅度增高(见图 2-6-10,图 2-6-12)。

　　(二) 心脏压塞超声特征

　　迄今,尚无心脏压塞的超声特异性指标。基于 TMP 及呼吸影响的原理,诊断心脏压塞的心脏超声指标主要有二维超声特征、多普勒上下腔静脉血流、三尖瓣、肺静脉及二尖瓣血流频谱等。多

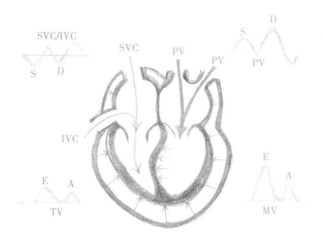

图 2-6-12　心脏压塞呼气相血流动力学与多普勒频谱关系图(李丽君　图)

注:SVC:上腔静脉;IVC:下腔静脉、;TV:三尖瓣;PV:肺静脉;MV:二尖瓣。较细的蓝色箭头表示上、下腔静脉在呼气时血流减少,上、下腔静脉 S 和 D 峰降低,三尖瓣血流速度 E 和 A 峰降低;较粗的橘黄色箭头代表呼气时肺静脉血流增加,肺静脉血流速度 S 和 D 峰增加,二尖瓣血流速度 E 峰和 A 峰增加;4 个橘黄色小箭头代表左心室充盈压增加,迫使室间隔向右移位

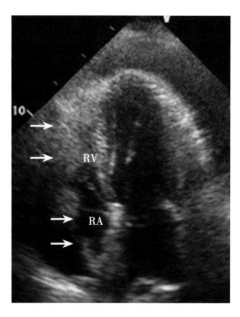

图 2-6-13　心脏压塞右心室心房受压二维超声心尖 4 腔切面影像(何鑫　影像)

注:箭头指右心室(RV)和右心房(RA)受压

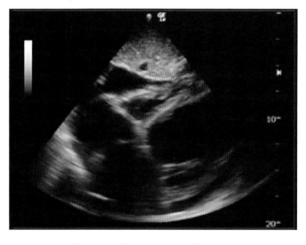

图 2-6-14　剑突下心脏 4 腔切面,心包积液压迫右心室超声图像(何鑫　影像)

普勒肺静脉血流异常发生率 >50%,下腔静脉淤血发生率 >60%,肝静脉血流异常发生率 >60%。

1. 二维超声评估左右心腔受压

(1) 右心房、右心室游离壁舒张期塌陷:二维超声监测右心房右心室的最佳切面是心尖 4 腔切面、剑突下心脏 4 腔切面,以及胸骨旁左心室长轴及短轴切面。右心房和右心室类似静脉解剖特性,抗压能力逊于左心。因此,随着心包腔内压力升高,当 TMP< 零达到某一临界点,心包内压超过右心腔内舒张压,二维超声实时可见,舒张期右心房和右心室不是扩张充盈,而是右心房右心室游离壁受压塌陷(图 2-6-13、图 2-6-14)。超声影像右心塌陷诊断心脏压塞的敏感性、特异性及预测价值多在 90% 以上,甚至达 100%。当心包腔内压力持续增加到一定程度时,回心血不能充盈右心房、右心室,乃至左心室,终致心脏输出停止。尽管右心舒张期塌陷诊断心脏压塞敏感性和特异性较高,但右心室肥厚、肺动脉高压及血容量不足等影响超声判断。当血流动力学不稳定伴中度以上心包积液,即使未监测到右心塌陷等特征,也应怀疑心脏压塞。

1) 右心房游离壁塌陷征:心脏压塞时右心房游离壁塌陷首先发生,发生率 >90%,敏感性高但

特异性低,心包积液而无心脏压塞也可发生右心房游离壁塌陷,低血容量也可有右心房游离壁舒张晚期塌陷。通常 IPP>4mmHg 时,右心房游离壁塌陷在舒张晚期开始持续到收缩期,和(或)持续时间大于心动周期的 1/3,常见于右心房侧壁中部塌陷,呼气或呼吸暂停时加重。

2) 右心室游离壁塌陷征:右心室受压晚于右心房,心脏压塞发生率 >60%,敏感性较右心房塌陷低,但特异性、阳性及阴性预测值高。通常 IPP>6~8mmHg 时,在心室舒张早期出现右心室游离壁(常见于右心室前壁、后侧壁和漏斗部)向心

室内塌陷,持续时间可短暂或持续至舒张中期。

3) 右心房和右心室"跷跷板"征:右心室心脏舒张早期塌陷与右心房舒张晚期并延续到收缩期的先后塌陷,类似"跷跷板"(see and saw movement)。"跷跷板"征是心脏压塞的超声征象。在快速的心动周期识别右心房右心室游离壁在心动周期塌陷的时间有难度,常需冻结二维超声图像,用心电图识别心动周期,逐帧识别。但是,右心室与右心房类似"跷跷板"样此起彼伏的塌陷却容易识别。

(2) 左心房、左心室塌陷征:心脏压塞时,左心房游离壁舒张晚期塌陷发生率约 25%,左心室游离壁塌陷仅在特殊状况发生,如局部手术后。

心脏压塞晚期,右心房压、肺动脉舒张压及 PAWP 升高并相等。

2. M 型超声评估右心室、左心室及左心房舒张期受压　舒张早期右心室及左心室受压、舒张晚期右心房及左心房受压。由于吸气时左心室每搏量减少,二尖瓣开放幅度降低,E-F 斜率降低。

3. 多普勒超声评估心脏压塞

(1) 二尖瓣血流 E 峰及 A 峰变化:吸气开始后,二尖瓣血流减少、血流速度降低。因此,二尖瓣 E 峰和 A 峰幅度显著减低 >30%~50%。随着呼气开始,E 和 A 峰幅度比吸气开始时增高。二尖瓣流入道多普勒血流速度的呼吸变异增大(>25%)(见图 2-6-10)。二尖瓣和三尖瓣流入道血流速度随呼吸改变的超声征象,在心脏压塞的发生频率 >75%。

(2) 三尖瓣血流 E 峰和 A 峰变化:吸气对三尖瓣血流速度的影响大于二尖瓣。正常情况下,吸气时三尖瓣 E 峰和 A 峰的增加范围是 10%~25%。但是,心脏压塞时,在吸气时,三尖瓣 E 峰和 A 峰幅度显著增加,E 峰幅度增加约 >35%~80%,A 峰约增加 >25%~50%。

(3) 上腔静脉或下腔静脉血流 S 峰和 D 峰:吸气时,上腔静脉或下腔静脉血流 S 峰和 D 峰幅度增加,呼吸时降低。

(4) 肺静脉 S 峰和 D 峰:吸气时,肺静脉 S 峰和 D 峰减低,呼气时相反。

(5) 室间隔移位和心腔变化:吸气时,室间隔向左侧移位,呼气时向右侧移位。

(6) 主动脉流出道血流速度(心脏超声"奇脉"):心脏压塞时,吸气时主动脉血流速度减低,形成机制同"奇脉"形成机制,故称之为"心脏超

声奇脉"。

4. 不典型心脏压塞　临床许多疾病可产生不典型心脏压塞。低压性心脏压塞如血容量减少。无奇脉的心脏压塞,如血容量超负荷、正压机械通气、肺高压性肺源性心脏病、右心室心肌梗死、右心室心功能受损、中重度主动脉瓣反流等。亚急性心包炎如心包粘连增厚导致心包分隔状积液,使心腔局部受压。局限性心脏压塞呈少量或分隔状心包积液,可发生心脏压塞,如心脏手术后、经皮心脏介入治疗术后、起搏器及中心静脉置管后、主动脉近段夹层、胸部外伤等。心脏手术后心脏压塞常在术后 3 天 ~3 个月内发生,多为分隔状心包积液,超声表现:右心房、右心室游离壁的前壁及侧壁,无回声或高回声及不规则肿块,导致右心房或右心室受压。常出现左心室和左心房后的分隔状心包积液而受压,左心室和右心室充盈受限使吸气相室间隔偏向及每搏量变化减小或消失。极少数大量胸腔积液或心脏外肿块致右心室或左心室舒张期受压。

四、缩窄性心包炎

缩窄性心包炎是由于心包致密性增厚、纤维化或钙化使心脏受压,心室舒张期充盈受限、充盈减少,心室舒张充盈压增高。

(一) 缩窄性心包炎的病理生理及其临床意义

1. 缩窄性心包炎的病理生理学　缩窄性心包炎的病理生理与心脏压塞相似,二者都影响心室充盈,当发生心脏压塞时心脏容量更小,血流动力学衰竭更严重。缩窄性心包炎,心室舒张早期未受影响,因此心室松弛正常或增快;舒张中晚期心室充盈受限,导致心室舒张期末压及心房平均压明显增加。故,缩窄性心包炎的血流动力学改变是:舒张早期左心室快速充盈、舒张压迅速升高,舒张中晚期心室充盈突然停止,充盈受限。心脏超声能反映缩窄性心包炎的血流动力学变化,通常称之为压缩性(constriction)充盈模式。多普勒血流频谱反映心室充盈模式。

2. 临床意义　临床不易依据症状和体征诊断缩窄性心包炎。当临床遇到以下病因,应及时进行床旁心脏超声筛查缩窄性心包炎:①长期反复发作的心包炎:如结核性、病毒性或特发性心包

炎;②胸部肿瘤放射治疗引起的放射性心包炎导致心包缩窄;③心脏手术后及自身免疫性疾病等,心脏手术后缩窄性心包炎多在手术后1~5年发生,射血分数和B型尿钠肽(brain natriuretic peptide,BNP)正常或轻微增高。

由于治疗原则不同,缩窄性心包炎应与心脏压塞和限制性心肌病鉴别。除了病史及临床表现鉴别外,心包积液是鉴别诊断的重要征象,心脏压塞者通常有心包积液,而缩窄性心包炎少有或没有心包积液。与限制性心肌病比较,心脏压塞BNP升高不明显。限制性心肌病与缩窄性心包炎不易鉴别(表2-6-1)。

(二)缩窄性心包炎的心脏超声特征

1. 心包增厚、钙化及心包积液　M型超声和二维超声,取不同超声切面。通常在胸骨旁长轴切面,右心室前壁和左心室后壁,可见心包增厚或钙化,呈不均匀或弥散性。心包增厚>3mm或心包钙化高度提示慢性缩窄性心包炎,是围术期死亡率的独立预测因子。然而,可因不规则、局限性心包增厚而未能探测到。有研究发现,缩窄性心包炎心包增厚发生率30%~40%,心包钙化发生率甚至<10%,心包积液发生率仅在25%~30%。经食管心脏超声诊断缩窄性心包炎优于经胸心脏超声。CT比超声监测心包厚度更有优势,然而,高达18%缩窄性心包炎,心包厚度正常。

2. 室间隔及室壁运动改变　二维超声胸骨旁长轴切面或剑突下切面,右心室前壁及后侧壁运动幅度减弱或消失。M型超声,缩窄性心包炎特征性室间隔运动异常即"W型"室间隔运动异常,舒张早期室间隔朝向左心室运动,舒张中期室间隔朝向右心室,舒张晚期又朝向右心室运动;舒张中晚期左心室后壁突然变平、二尖瓣EF斜率陡峭。缩窄性心包炎室间隔舒张期运动异常的发生率>70%。

3. 二尖瓣及三尖瓣前向血流受限　缩窄性心包炎,多普勒超声表现2种血流充盈模式,压缩性充盈模式和限制性充盈模式。限制性充盈模式多见于限制性心肌病;压缩性充盈模式多见于缩窄性心包炎。限制性心肌病和缩窄性心包炎,二者射血分数正常,超声影像不易鉴别。

(1)压缩性(constriction)充盈模式:超过90%的缩窄性心包炎患者表现为压缩性充盈模式:二尖瓣1.5≤E/A<2。呼气时,舒张早期E峰增高<90cm/s,E峰减速时间(DT)缩短<160ms。A峰速度<50cm/s,E/A比值≥1.5。等容舒张时间缩短<80ms。

(2)限制性(restriction)充盈模式:不足10%缩窄性心包炎患者表现为限制性充盈模式:二尖瓣E峰速度更高,E峰DT更短,E/A>2。

4. 肺静脉前向血流多普勒图像　在呼吸周期,舒张波(D波)>收缩波(S波),S/D比值<1。心肺反向峰速度降低通常<20cm/s,发生率≥95%,诊断价值较高。缩窄性心包炎患者呼吸产生的肺静脉血流频谱波动较限制性心肌病患者大。

5. 肝静脉血流多普勒图像异常　收缩期及舒张期血流速度降低。呼气时舒张期反向血流增加的发生率≥75%。

6. 二尖瓣环组织多普勒异常　二维超声、组织多普勒,二尖瓣侧壁瓣环部位或间隔部瓣环部位,尤其选择室间隔瓣环测量。

(1)二尖瓣环逆运动:二尖瓣侧壁瓣环或间隔

表2-6-1　限制性心肌病与缩窄性心包炎鉴别诊断表

变量	限制性心肌病	缩窄性心包炎
室间隔运动	正常	呼吸位移
二尖瓣血流E/A比值	>1.5	>1.5
二尖瓣血流减速时间(DT,ms)	<160	<160
二尖瓣血流随呼吸变化	无	通常存在
肝静脉多普勒	吸气相舒张期血流反向	呼气相舒张期血流反向
室间隔处二尖瓣环e′值	通常<7cm/s	通常>7cm/s
侧壁处二尖瓣环e′值	高于室间隔瓣环处e′值	低于室间隔瓣环处e′值
室间隔心肌应变	降低	通常正常

(引自:ASE 2009 Guidelines and Standards:Recommendations for the Evaluation of Left Ventricular Diastolic Function by Echocardiography.)

部瓣环部位,舒张早期 E′ 及心肌纵向收缩期 S′ 峰速度正常或增加,通常≥8cm/s,发生率≥80%。E/E′ 降低,通常 10<E/E′<15,E/E′ 降低与 PAWP 呈反比,称为瓣环逆运动。

(2) 二尖瓣环反常运动:侧壁 E′< 间隔 E′。常见于缩窄性心包炎。

超声诊断缩窄性心包炎的局限性:有心腔内压增加的其他病因,如二尖瓣反流等,则二尖瓣、肺静脉血流速度及组织多普勒丧失了诊断缩窄心包炎的价值。同样,三尖瓣反流或心动过速等则影响肝静脉收缩期反向血流图像。迄今,心脏超声诊断缩窄性心包炎仍无特异性诊断指标。应结合临床表现、血流动力学、CT 及 MRI 诊断缩窄性心包炎。尽管 CT 评估心包厚度及钙化方面优于心脏超声,但 CT 显示心包厚度正常,也不能除外缩窄性心包炎。

心包积液 / 心脏压塞心脏超声监测实施步骤和要点

● 心脏超声实施步骤:①积液? →②积液量? →③积液性质(黏滞)→④原因(炎症、心脏破裂等)→⑤心脏压塞(血流动力学改变)。

● 心包积液分轻度、中度和重度:中重度以上应警惕心脏压塞。

● 心脏压塞血流动力学改变:TMP 减小,心脏充盈受限,心输出量减少。

● 心脏压塞超声特征:①右心房和右心室呈"跷跷板"征象:舒张早期右心室塌陷,舒张晚期延续至收缩期的右心房塌陷;②室间隔不正常运动:

吸气时向左,右心室增大,呼气时向右,左心室增大;③二尖瓣 E 峰和 A 峰:呼吸变异增大(>25%);④肺静脉舒张期 S 波和 D 波:吸气时减少,呼气时增加;⑤下腔静脉充血;⑥"心脏超声奇脉":吸气时主动脉流出道血流速度减低。

(李丽君)

参考文献

1. Maisch B,Seferović PM,Ristić,et al. Guidelines on the diagnosis and management of pericardial diseases executive summary;The Task force on the diagnosis and management of pericardial diseases of the European Society of Cardiology [J]. Eur Heart J,2004,25(7):587-610.

2. Douglas PS,Garcia MJ,Haines DE,et al. ACCF/ASE/AHA/ASNC/HFSA/HRS/SCAI/SCCM/SCCT/SCMR 2011 Appropriate use criteria for echocardiography [J]. J Am CollCardiol,2011,57(9):1126-1166.

3. Sharp JT,Bunnell IL,Holland JF,et al. Hemodynamics during induced cardiac tamponade in man [J]. Am J Med,1960,29(4):640-646.

4. 葛均波,徐永建. 内科学 [M].8 版. 北京:人民卫生出版社,2013.

5. Adler Y,Charron P,Imazio M,et al. 2015 ESC Guideline for the diagnosis and management of pericardial disease. Task Force for the Diagnosis and Management of Pericardial Diseases of the European Society of Cardiology(ESC) [J]. G Ital Cardiol(Rome),2015,16(12):702-738.

6. 卡洛斯·A·罗丹(美). 超声心动图全解指南 [M].2 版. 尹立雪,译. 天津:天津科技翻译出版有限公司,2014.

7. 陈坤良,约翰·P·维诺特. 超声心动图诊断的解剖学基础与临床 [M]. 万征,杜鑫,译. 天津:天津出版传媒集团,2013.

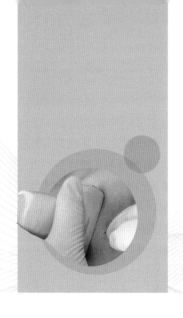

第七节 床旁心脏超声评估容量状态和容量反应性

提 要

▶ 容量状态评估:即心脏前负荷评估,包括静态压力指标和静态容积指标
▶ 容量反应性评估:评估输液扩容治疗能否增加心输出量,包括动态指标和容量负荷试验

概 述

临床医师常常遇到的临床问题是判断容量状态(心脏前负荷)和容量反应性:

• 高容量负荷还是容量负荷降低?即心脏前负荷是正常或是不足或是超负荷?

• 扩容治疗能否增加心输出量、改善循环状况?抑或引起心力衰竭或水肿?

• 何种血流动力学状态是使用利尿剂或血管活性药物或强心药物的恰当时机?

• 全身水肿或第三腔隙水肿是否伴高容量负荷或低容量负荷?

低血容量或容量超负荷都能引起机体损害,不仅涉及急危重症,也涉及临床各专业的慢性疾病。

心脏前负荷减低或称低血容量,一旦破坏机体对心功能降低的代偿,可致心输出量减少。心脏前负荷增加或称高容量负荷,可致肺淤血、肺水肿或全身水肿,此外例如慢性高血压容量超负荷的患者,可使心输出量增加致血压不易控制。因此,评估容量状态即心脏前负荷,涉及急危重症和许多慢性疾病。临床不易从病史、症状和体征准确地判断容量状态。床旁心脏超声静态指标如心房心室的面积和容积等,能准确地评估心室前负

荷。然而,除非明显的容量参数降低,静态指标不能预示扩容治疗是否能使心输出量增加,即是否每搏输出量是前负荷依赖。

评估容量反应性:即预测输液扩容治疗能否增加心输出量、改善循环功能。如果不清楚心脏储备功能而盲目输液扩容治疗,有可能导致容量超负荷,甚至发生肺水肿和(或)外周组织水肿。只有在左右心室都处于前负荷依赖时,扩容治疗才能使心输出量增加。临床业已证实,容量反应性指标能预示扩容治疗是否能增加心输出量。

Frank-Starling 定律是评估容量状态和容量反应性的生理学基础(详见第二章第一节)。监测容量状态和容量反应性,实质上是评估心脏前负荷处于 Frank-Starling 曲线陡峭"上升段"或"平坦段",即判断心输出量是"心脏前负荷依赖"还是"非心脏前负荷依赖"。①心脏前负荷依赖:位于Frank-Starling曲线的陡峭上升段,提示心脏功能尚好,输液扩容可使心输出量增加,又可定义为"有容量反应性";②非心脏前负荷依赖:位于 Frank-Starling 曲线的平坦段或下降段,提示心脏功能受损和(或)心脏后负荷增加,输液扩容治疗不能使心脏每搏量增加,反而会加重心脏负荷,引起肺及其他组织器官的水肿、组织氧交换能力下降等,为"无容量反应性"(图 2-7-1)。

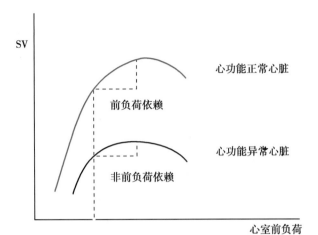

图 2-7-1　Frank-Starling 曲线图显示前负荷依赖与非前负荷依赖（李丽君　刘鹭琛　图）

注：SV：每搏量。Frank-Starling 曲线图中，蓝色曲线是前负荷依赖、心脏功能正常，黑色曲线是非前负荷依赖、心脏功能障碍。当增加心脏前负荷，正常心功能的心输出量增加明显多于心功能异常的心输出量。提示，随着心脏前负荷增加而 SV 增加谓之前负荷依赖，反之称为非前负荷依赖

Tips：

　　判断容量状态和容量反应性的 2 个要素：心脏前负荷和心脏功能。心脏超声不仅能评估心脏前负荷，同时能评估心脏功能；不仅能获得静态指标，也能获得动态指标及容量负荷指标。

病例

　　病例 1：男性，70 岁，发热 3 天，呼吸困难 3 小时，意识模糊 1 小时。有"冠心病"史。查体：血压 80/40mmHg，指脉氧饱和度 88%，肺部听诊呼吸音粗，心率 130 次/分，未闻及杂音。全身无水肿。心电图：胸导联 ST 段轻微降低。心肌酶正常。血气分析：I 型呼吸衰竭，轻度呼吸性碱中毒。床头 X 线胸片未见异常。临床拟诊：发热待诊，急性左心衰竭。床旁心脏超声：左心室接吻征，目测左心室射血分数 60% 以上，下腔静脉直径 1.1cm，吸气塌陷，肺超声无"B"线。追问病史，3 天前受凉感冒，服退热药出汗多、饮食差。诊断：低血容量性休克。输注 2000ml 晶体液，血压恢复正常，尿量增加，神志清醒。评价：家属没有提及失水病史而强调有冠心病史，呼吸困难，心电图 ST 段压低，氧饱和度降低，容易误导临床诊断冠心病并心力衰竭。床旁超声提示容量不足而心功能正常，低血压与容量不足有关，

是心脏前负荷依赖。床旁超声及时纠正了临床拟诊错误。

　　病例 2：女性，76 岁，社区获得性肺炎治疗 1 天无效，急诊转入三甲医院。有冠心病史，间断服阿司匹林及中成药。查体：神志模糊，间羟胺和多巴胺维持血压 80/50mmHg，鼻导管吸氧氧饱和度 85%，左肺听诊背部少许湿啰音，心率 135 次/分，心音有力，未闻及杂音。血气分析：代谢性酸中毒，I 型呼吸衰竭。拟诊：重症肺炎，ARDS，脓毒症休克，代谢性酸中毒。中心静脉导管测 CVP 为 3mmHg。静脉滴注林格液 2000ml 后平均动脉血压仍然较低为 59mmHg，加用去甲肾上腺素。复查中心静脉压 8mmHg，血压维持 90/50mmHg，气管插管机械正压通气，PEEP 为 8cmH$_2$O，氧浓度 100%，指脉氧饱和度 90%。床旁超声指征：有冠心病史，心功能正常与否？继续输液扩容是否加重肺水肿？床旁超声结果：左、右心室功能正常，心腔不大，下腔静脉直径 20mm，吸气塌陷率 30%，PLR 后 1 分钟内测 VTI$_{LVOT}$ 增加。PLR 预示有容量反应性。再次输注林格液 1000ml，血压 100/70mmHg，心率 100 次/分，尿量增加，停用去甲肾上腺素。评价：心脏超声 PLR 阳性、心脏功能正常，协助临床决策应扩容而非强心治疗。机械正压通气时，PLR 预测容量反应性好于下腔静脉直径和吸气塌陷率，提示，PLR 后的心输出量或其相关参数，是预测容量反应性最有效的方法，而下腔静脉吸气塌陷率的价值有待验证，特别是在机械正压通气时。

一、容量状态评估

　　评估容量状态即评估心脏前负荷，就是判断容量负荷是高还是低、判断有效循环血容量是"足"还是"不足"，是临床决策利尿还是扩容治疗的最基本前提。心脏超声监测心脏前负荷或容量状态的指标是静态指标，包括左心和右心的压力指标和容积指标（见图 2-1-3）。

（一）右心室前负荷评估

　　1. 右心压力和容积指标　临床评估右心前负荷最常用的压力指标是 CVP 和 RAP（见图 2-4-5）。右心容积指标有 IVCd，右心房右心室直径、面积及容积，其他有肝静脉血流、上腔静脉血流（TEE）（见图 1-2-55），参数测值降低通常提示右心前负荷不足（见表 1-2-10，参见第二章第四节）。

　　2. 心脏超声评估右心前负荷的临床价值

　　（1）心脏超声与中心静脉导管评估右心前负荷：中心静脉导管测 CVP 是传统的判断右心前负

荷的"金标准",尽管受到质疑,迄今仍被临床广泛应用(详见第二章第一节)。然而,被喻为"超声右心导管"的床旁超声便捷、无创、可重复等优势,正在替代导管评估右心前负荷。心脏超声所测 RAP 和 CVP,用压力参数判断右心室前负荷,与导管所测 CVP 的临床意义相同。心脏超声测右心容积参数是用容积参数直接评估容量负荷。当右心压力和容积指标参数值增加,通常提示容量超负荷,警示临床输液扩容治疗可能有害,如果同时伴血管外肺水增多如出现肺"B"线,更需谨慎输液扩容治疗。心脏超声测右心压力和容积指标参数值减低,多考虑容量不足。理论上,上、下腔静脉压力越小,越有利于静脉回流,因此右心压力或容积参数减低不应是扩容输液的唯一指征,而应结合临床其他表现综合判断是否容量不足需要扩容治疗。

(2)"容量"仅是引起右心压力和容积参数变化的因素之一:许多因素影响心脏超声的容量指标(见图2-4-15)。因此,当临床分析超声所测压力和容积参数时,应同时鉴别其他病变导致参数的变化。IVCd 是评估右心压力和容积参数的常用指标,IVCd 测值受腔内压(右心功能、三尖瓣、肺动脉高压、房间隔或室间隔缺损等)和腔外压(心包内压、胸膜腔内压、肺内压等)影响。如,右心室心肌梗死引起右心室衰竭时,尽管有右心室、右心房及下腔静脉扩大,但并非是血容量增加,而是右心室泵血功能降低导致右心容积和压力参数增加,仍需输液扩容增加心输出量。再如,当肺动脉高压引起右心室衰竭时,所测右心压力和容积参数增加,其血流动力学和病理生理变化是肺动脉高压、肺源性心脏病或右心衰竭,而非真正意义上的血容量超负荷,消除肺动脉压增高的病因、降低肺动脉压才是治疗的重点。除了容量负荷不足外,扩血管药物、腔静脉血栓、ECOM 管道等病因,都可导致下腔静脉入口处血流减少,产生 RAP、IVCd 测值降低。与静脉导管测压比较,心脏超声的优势是能同时发现影响右心容量指标的大多数病因,如右心室功能、三尖瓣病变、肺动脉高压、下腔静脉病变等,提供临床全面分析血流动力学变化的更多信息。

(二)左心室前负荷评估

1. 左心压力和容积指标　LVEDP 是反映左心室前负荷的经典指标,正常值 0~12mmHg。正常生理状况,PAWP≈LAP≈LVEDP。无肺血管病变时,PASP 或 PADP 可作为 PAWP 的替代指标(参见第二章第二节、见图 2-2-15)。心脏超声能获得左心室前负荷的压力指标如 PAWP、LAP 及 LVEDP,左心室前负荷的容积指标有左心房左心室径线/面积/容量(测量参见第一章第二节)。此外,多普勒肺静脉参数、二尖瓣参数也反映左心前负荷变化。

2. "容量"与左心前负荷参数　左心室几何构型规则,心脏超声能较准确地获得左心室容积参数(径线/面积/容积参数)。有研究提出,左心室面积指数(LVEDAI)增加 >20cm/m^2,提示容量超负荷;左心室舒张末期前后径线 <2.5cm,或 LVEDAI<5cm/m^2,提示左心室容量减少、左心室前负荷降低。心尖 4 腔切面目测收缩末期左心室短径变小伴收缩增强,称"乳头肌亲吻征",提示左心室容量减少,但特异性仅约 30%。右心室扩大致室间隔凸向左心室腔、心肌肥厚,都可致左心室面积减少,需与"乳头肌接吻征"区别。

3. 影响左心前负荷的病因　临床上,循环血容量过多或输液过多仅是导致左心前负荷增加的原因之一,但并不多见。影响左心容量和压力参数更常见的原因是左心室功能、二尖瓣/主动脉瓣病变以及心脏后负荷增加等(见图2-1-4)。因此,当超声参数提示左心容积超负荷时,需鉴别是真正的容量超负荷还是心功能等其他病变所致。如判断左心室前负荷的经典指标 PAWP,临床上更常见于左心病变,心脏超声能鉴别影响 PAWP 的因素如左心室功能、二尖瓣或主动脉瓣病变等。值得关注中国高血压所伴发的高容量负荷,其高容量负荷的临床表现常常隐蔽,心脏超声能提供影响左心容量和压力参数,以及左心室功能等。此外,左心容积和压力参数降低,应分析广义的左心室前负荷,即右心系统结构和功能的因素如右心室扩大致使室间隔向左影响左心室充盈。

Tips:

临床上许多病因或病理生理学变化能引起压力和容积参数变化,不仅有急危重症,也有慢性疾病如高血压、内分泌及代谢性疾病等。判断容量状况和容量反应性,应以临床问题为导向,例如,以容量状态为问题导向,床旁超声焦点评估容积和压力参数,焦点评估影响容量的诸多病因如心室收缩和(或)舒张功能、瓣膜病变、心包病变等。

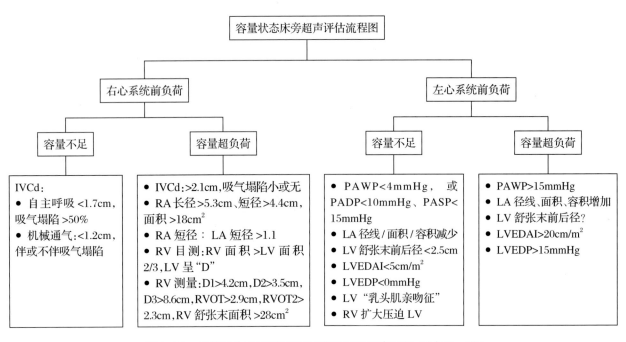

图 2-7-2 容量状态床旁超声评估简明流程图(李丽君、潘龙飞 图)

注:PAWP:肺动脉嵌顿压,心脏超声有多种方法估测 PAWP(参见第二章第二节);RA:右心房;RV:右心室;RVOT:右心室流出道;LA:左心房;LV:左心室;IVCd:下腔静脉直径;LVEDAI:左心室面积指数;LVEDP:左心室舒张末压力

左心前负荷和右心前负荷心脏超声静态监测指标(图 2-7-2)。

(三) 心输出量与容量状况或前负荷

依据 Frank-Starling 定律,心输出量随前负荷增加而增加。在前负荷恒定状态,心脏功能是心输出量的决定因素。床旁超声监测心脏每搏输出量是判断容量负荷的重要指标之一(参见第二章第二节、第四节)。

Tips:

保障心输出量的前提是保障心脏前负荷。静态指标是评估心脏前负荷的主要指标。

"2014 年欧洲危重病医学会休克及血流动力学监测共识"不推荐单独依靠某一常用心脏前负荷指标如 CVP、PAWP 等监测参数指导液体复苏(I 级推荐、B 级证据),不推荐任何心室充盈压或容积作为靶目标(I 级推荐、B 级证据)。推荐至少 1 个以上心脏前负荷指标指导下实施液体复苏(最佳实践)。休克时,连续监测血流动力学指标包括 CVP、PAWP、经肺热稀释法,或心脏超声

监测容量指标(I 级推荐、C 级证据),评价治疗反应性,这些指标的变化趋势较单次测量结果更有意义。不应以静态指标(心室充盈压或容积指标)作为复苏目标(I 级推荐、B 级证据),应以 1 个以上的多项血流动力学指标指导液体复苏。当心功能受损伴心输出量不足且在优化前负荷后,仍表现持续组织低灌注时,加用强心药(II 级推荐、C 级证据),心脏超声监测左右心室功能是强心治疗的依据。

二、容量反应性评估

对于急性循环衰竭患者或液体扩容治疗的患者,过于积极的容量复苏可能产生不良预后,因此在最初液体复苏后,常常需要迅速判断进一步输液扩容是否能增加心输出量,识别是否从进一步输液治疗中获益,即需要判断容量反应性。

何谓容量反应性(fluid responsiveness)?容量反应性是输液扩容治疗使心脏前负荷增加,致心脏每搏量(SV)或心排血量(CO)增加 >10%~15%,即为有容量反应性。容量反应性监测基于心脏生理学 Frank-Starling 定律,临床通过监测容量反应性判断心脏前负荷依赖或非心脏前负荷依赖。

预测容量反应性的方法有查体、静态指标、动态指标及容量负荷试验。

查体预测容量反应性的准确性：临床研究和荟萃分析，将传统查体分2组，一组是黏膜干燥、组织充盈差、毛细血管再充盈时间 >2 秒、心动过速及颈静脉压降低；另一组是皮肤弹性可、毛细血管再充盈时间 <2 秒、颈静脉扩张、肺听诊湿啰音、下肢水肿及胸腹腔积液。传统查体预测容量发生率均值为 50%，结论是查体不能鉴别容量反应与非反应者、不能预测容量反应性。

静态指标预测容量反应性的准确性：临床研究和荟萃分析结果，有创 CVP 测值的阳性预测值是 72%，阴性预测值是 33%，CVP 临界值荟萃回归分析未证实敏感性和特异性。而且许多因素影响 CVP 的临床价值，如 PEEP、胸壁及肺顺应性等削弱了 CVP 预测容量反应性的准确性。CVP 难以准确地评估容量反应性，预测输液扩容治疗增加每搏量的临床价值非常小。

通常，心脏超声静态指标只有显著超过正常值上限或下限如左心室"乳头肌接吻征"等，方能预测容量反应性，但特异性仍然较低。压力和容积指标位于"中间值"又称"灰色带"，则更难以判断容量反应性，即使血流动力学不稳定的患者，预示输液扩容治疗有反应者也仅约 50%。新近相关指南推荐，用动态而非静态前负荷指标能预示容量反应性（I 级推荐、B 级证据）。

超声监测预测容量反应性的指标包括：动态指标、容量负荷试验（参见第二章第一节）。

（一）动态指标

"动态指标"是相对于"静态指标"而言的。动态指标基于心肺相互作用（heart-lung interaction）机制（参见第二章第一节"心肺相互作用与容量反应性"），是心脏每搏量及静脉回流随呼吸周期胸膜腔内压或肺内压变化的变异，是呼吸与每搏量及静脉回流之间的瞬时反映。动态指标预测容量反应性，敏感性和特异性优于静态指标。动态指标主要是监测脉压变异和每搏输出量变异，包括有创和无创监测技术（参见第二章第一节）。

心脏超声监测动态指标：下腔静脉呼吸变异性（respiratory variability of the inferior vena cava，ΔIVC，%），又称下腔静脉吸气塌陷率。右心室每搏输出量呼吸变异（respiratory variation in stroke volume，ΔSV_{RV}），右心室流出道血流峰速度呼吸变异（$\Delta V_{peak\,RVOT}$）及 VTI 呼吸变异（ΔVTI_{RVOT}）。左心室每搏量呼吸变异 ΔSV_{LV}，左心室流出道血流峰速呼吸变异（$\Delta V_{peak\,LVOT}$）及左心室流出道 VTI 呼吸变异（ΔVTI_{LVOT}）。

1. ΔIVC（%）

（1）机械正压通气时评估 ΔIVC（%）：测量条件：低 PEEP 容量控制机械正压通气，潮气量恒定（8~12ml/kg），无心律失常。测量下腔静脉吸气和呼气最大直径（D_{max}）和最小直径（D_{min}）（见图 2-4-5），计算 ΔIVC（%）。

1）吸气和呼气 IVCd 测值计算 ΔIVC（%）公式

① 公式 1：ΔIVC（%）=（吸气时 D_{max} − 呼气时 D_{min}）/ 呼气时 $D_{min} \times 100\%$。$\Delta IVC>18\%$，预示有容量反应性。

② 公式 2：ΔIVC（%）=（吸气时 D_{max} − 呼气时 D_{min}）/ [（吸气时 D_{max} + 呼气时 D_{min}）/2] $\times 100\%$。$\Delta IVC>12\%$，预示有容量反应性。

2）最大和最小 IVCd 测值计算 ΔIVC（%）公式：在未用呼吸动度监测记录状况下，笔者推荐计算 ΔIVC 的公式：ΔIVC（%）=（$D_{max}-D_{min}$）/[（$D_{max}+D_{min}$）/2] $\times 100\%$。$\Delta IVC>12\%$，预示有容量反应性。或者，ΔIVC（%）=（$D_{max}-D_{min}$）/$D_{min} \times 100\%$。$\Delta IVC>18\%$ 预示有容量反应性。

（2）自主呼吸时评估 ΔIVC（%）：自主呼吸时，IVCd 减少且 $\Delta IVC>50\%$ 甚至完全闭合，提示容量不足。有人提出，IVCd>2.1cm，ΔIVC 小或基本无塌陷，提示容量超负荷。也有人认为，自主呼吸，$\Delta IVC>40\%$，预示有容量反应性，敏感性 70%，特异性 80%。

有容量反应性 ΔIVC（%）（见图 2-4-5）。容量超负荷 ΔIVC（%）、无容量反应性（图 2-7-3，见图 2-4-6、图 2-4-7）。

迄今，临床尚无统一公认的 IVCd 测值和 ΔIVC（%）值，笔者较认同中国人的 IVCd<1.8cm。有人提出，机械正压通气时，IVCd<1.2cm 伴吸气塌陷，提示容量不足。有人建议，临床可以用目测代替测量 ΔIVC，判断容量反应性。然而，医师的经验判断通常基于参数计算的经验。

（3）ΔIVC 的影响因素：不仅是容量，许多因素影响 ΔIVC（见图 2-4-15）。

1）自主呼吸与 ΔIVC：正常人 IVCd 在吸气时减小、呼气时增大，这一特性与胸腔内负压和下腔静脉特性有关。下腔静脉壁薄顺应性好，容易受血

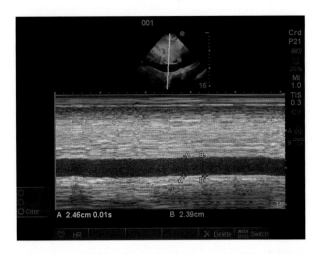

图 2-7-3　容量超负荷,无容量反应性的下腔静脉影像(尚游　影像)
注:M 型超声测量测 IVCd,吸气和呼气 IVCd 无变化,ΔIVC<18%,预估无容量反应性

管外压力如胸膜腔内压的影响(参见第二章第一节、第四节)。正常人自主呼吸时胸膜腔内是负压,胸膜腔内负压使腹腔内下腔静脉血被"抽入"胸腔内的下腔静脉和右心房。但是,正常人吸气时比呼气时的胸膜腔内压更低,产生右心房压、右心室压及肺循环阻力降低,右心室搏出量增多,其结果是 IVCd 随吸气变窄塌陷;呼气时胸膜腔内仍呈负压或零,但较吸气时胸膜腔内压增加,右心房右心室压增加,下腔静脉血回流相对受阻而血量增加致下腔静脉较吸气时略有扩张,IVCd 增大。临床常常发现,正常人的下腔静脉及肝静脉内径在呼气及吸气时均较小。由于难以给自主呼吸患者进行胸膜腔内压波动幅度和潮气量定量,因此缺乏自主呼吸患者在不同呼吸状况产生的下腔静脉变化的临床研究。此外,自主呼吸可造成胸膜腔内压力和每次呼吸时前负荷变化不同,影响预测容量反应性的准确性。健康志愿者研究显示,无论容量状况如何,呼吸越深大,膈肌活动度越大,下腔静脉塌陷越大。有临床研究指出,浅的自主呼吸测 ΔIVC 评估容量反应性不敏感。但是,也有临床研究认为,自主呼吸能评估 ΔIVC,可能是在充盈不足时,腔静脉的顺应性最大,因此由呼吸引起的腔静脉直径变异提示静脉容量低,预测容量反应性。年轻的运动员特别是游泳运动员常有下腔静脉扩张,下腔静脉的平均直径 2.31cm ± 0.46cm,年龄相仿的对照人群是 1.14cm ± 0.13cm,尽管运动员 ΔIVC 增大,但是 CVP 及 RAP 正常。理论上,

中心静脉压越低、与外周静脉压差越大,越有利于静脉回流。

2) 机械通气模式与 ΔIVC:自主呼吸的患者,特别是自主呼吸不稳定或浅而不规律的呼吸,难以产生稳定而有效的胸膜腔内压波动,影响超声测量 ΔIVC 的准确性。因此,超声监测 ΔIVC,需完全机械正压通气并且潮气量在 8ml/kg 以上。无论容量状况如何,低潮气量(<8ml/kg)引起胸膜腔内压和血容量变化小而使 IVCd 对机械通气的反应也减小,如此所测的 ΔIVC 难以准确地判断容量反应性。辅助机械通气模式(如 SIMV)和无创通气 CPAP 模式增加腹腔内压,在吸气时,机械通气产生的正压与患者呼吸产生的负压发生不可预测的相互干扰,结果使下腔静脉塌陷与前负荷没有相关性。迄今,临床仅有在完全机械正压通气下或完全自主呼吸状况时下腔静脉吸气变异性的研究参数,而无在辅助机械通气模式和无创通气 CPAP 模式的研究参数。

3) 高 PEEP 机械正压通气与 ΔIVC:尽管机械正压通气是测量 ΔIVC 的基本条件,但是,机械正压通气治疗中,胸膜腔内正压使下腔静脉血回流受阻,增加下腔静脉直径。特别是伴高 PEEP 机械通气增加 RAP 和 CVP,明显阻碍静脉回流,减少静脉回流血量,下腔静脉扩张 IVCd 常 >20mm,甚至导致呼吸周期 IVCd 变化减少甚至消失。高 PEEP 正压机械通气影响 ΔIVC 评估容量反应性的准确性。目前,临床仅是在低 PEEP 机械通气的研究证实 ΔIVC 预测容量反应性。

4) 右心及心包病变与 ΔIVC:肺动脉高压、肺栓塞、右心室缺血梗死常伴有右心室扩大和(或)肥厚、右心功能不全、RAP 增加等病理生理改变,导致静脉回流受阻,IVCd 变宽、吸气时下腔静脉塌陷减少。右心衰竭或前负荷降低(如利尿)的患者,输液治疗可能难以增加左心前负荷进而引起脉压或每搏输出量变异,因此,右心衰竭的患者中,动态指标预测容量反应性准确性差。三尖瓣严重反流常伴下腔静脉扩张而与容量无关。由于右心室壁薄,心脏压塞常首先影响右心充盈,导致下腔静脉充盈扩张且不随呼吸变化。

5) 肺部病变与 ΔIVC:呼吸窘迫常伴用力吸气而致胸腔内负压且波动幅度大,致使吸气时下腔静脉塌陷增大,在这种病理生理变化状况,ΔIVC 判断容量反应性的特异性减低。伴呼吸深大的酸中毒患者,是否影响 ΔIVC,临床资料甚少。COPD

急性发作、哮喘等肺部疾病患者常伴肺膨胀、内源性 PEEP 及胸膜腔内压增高,自主呼吸时呼气末下腔静脉扩张、吸气末胸腔内负压增大而致下腔静脉塌陷,与容量反应性无关。此外,用力呼气的患者常伴有腹腔内压增加,产生呼气时下腔静脉塌陷,而不是吸气时塌陷。临床上,各种疾病产生肺血管阻力或肺动脉压力增高,可致右心室后负荷增加,致使机械正压通气不足以产生明显的每搏容量变异,影响 ΔIVC 预测容量反应性。胸壁 / 肺顺应性减低影响脉压变化,改变阈值,降低预测容量反应性的准确性。呼吸频率高(30~40 次 / 分)时,脉压变异减小,与容量状态无关。

6)腹内压增高与 ΔIVC:腹腔内压增高常见于腹腔间隔室综合征。临床研究发现,无论容量状况如何,腹内压增加都可使下腔静脉变形受压,致下腔静脉直径减小,干扰 ΔIVC 评估容量反应性的准确性。

7)ECOM 与 ΔIVC:VV-ECOM、VA-ECOM 置入中心静脉套管占据了下腔静脉管腔,静脉负压干扰下腔静脉直径和呼吸变异。此外,下腔静脉血栓、静脉滤网等影响下腔静脉直径和 ΔIVC。

8)心律失常:心律失常引起每搏输出量变异,影响预测容量反应性。

9)心脏超声测量技术:在同一部位测量呼气相和吸气相 IVCd 更可取。由于平稳吸气可能不会触发下腔静脉吸气塌陷反应,常需短暂地用力吸气触发下腔静脉塌陷。新近研究提示,M 型超声,在呼气末期和舒张末期测量下腔静脉内径,相关性好。

(4)床旁心脏超声监测 IVCd 和 ΔIVC 的优劣:

1)优势:与中心静脉导管测 CVP 比较,床旁超声监测 ΔIVC,操作简单易学、可重复、可目测。同时能监测其他影响因素如右心功能、三尖瓣严重反流、肺动脉高压、心脏压塞等,较全面地分析中心静脉增高或减低的原因。

2)局限性:ΔIVC 受上述许多因素的影响,如三尖瓣严重反流、右心室功能、高 PEEP 机械正压通气、内源性 PEEP、心脏压塞、COPD 急性发作、哮喘、ARDS、先天性心脏病左向右分流、腹腔内压增高等。新近荟萃分析认为,下腔静脉随呼吸变异性的临床应用价值仍然需要进行验证性研究确定,判断容量反应性的敏感性和特异性都逊于容量负荷试验。

2. 上腔静脉塌陷指数(collapsibility index of superior vena cava,ΔSVC) TTE

监测 ΔIVC 有困难时,选用 TEE 监测 ΔSVC,临床意义同 ΔIVC。$\Delta SVC = (D_{max} - D_{min})/D_{max} \times 100\%$,正常临界值 $\geq 36\%$。

> **Tips:**
>
> 右心衰竭增加脉压变异性,临床用 IVCd 和 ΔIVC 测值预测容量反应性时,首先应除外右心衰竭。心脏超声是判断右心功能的首选。

3. 右心室 SV 及 ΔSV 只有左心室和右心室都在 Frank-Starling 曲线上升段即双侧心室都处于前负荷依赖时,机械正压通气才能产生左心室每搏量较大的变异。但是,临床急性或慢性右心室收缩或舒张功能不全常见,因此评估右心室收缩功能 / 心输出量有重要临床价值。

(1)右心室 SV:临床通常用 TAC、Tei 指数、TAPSE 等指标评估右心室收缩功能进而判断右心室 SV,而不用 SV 指标(参见第二章第四节)。右心室收缩功能损伤,非前负荷依赖的可能性大。因此,用动态指标 ΔSV 评估容量反应性,不应忽视 TAC、Tei 指数、TAPSE 等指标。然而,目前临床少有研究用右心室 Tei 指数等指标预测容量反应性,尚需更多的研究。

(2)右心输出量动态指标:判断容量反应性的右心室动态指标包括:ΔSV_{RV}、$\Delta V_{peak\ RVOT}$ 和 ΔVTI_{RVOT}(参见第二章第四节)。评估 ΔSV_{RV} 需要计算右心室流出道横截面积和 VTI 乘积,不仅费时,而且右心室流出道几何构型不规则,横截面积测量的准确性差,不建议估测 ΔSV_{RV}。有人尝试测量 $\Delta V_{peak\ RVOT}$ 和 ΔVTI_{RVOT} 替代 ΔSV_{RV}。临床少有研究用 $\Delta V_{peak\ RVOT}$ 和 ΔVTI_{RVOT} 判断容量反应性,可参考左心室流出道 ΔV_{peak} 和 ΔVTI 计算公式。目测 $\Delta V_{peak\ RVOT}$ 和 ΔVTI_{RVOT},预测容量反应性,是判断右心前负荷依赖与否的简单方法,但是需要大量的临床研究证实其临床价值。通常,有容量反应性者,$\Delta V_{peak\ RVOT}$ 和 ΔVTI_{RVOT} 随呼吸波动幅度变化较大。右心室流出道 ΔV_{peak} 测量:在机械正压通气、无心律失常、腹腔内压正常的状况下,经胸二维超声胸骨旁短轴切面大动脉水平,PW 取样容积置于右心室流出道肺动脉瓣下,获得右心室流出道多普勒血流频谱,测量 $\Delta V_{peak\ RVOT}$ 和 ΔVTI_{RVOT}(参见第一章第二节,图 2-7-4、图 2-7-5)。

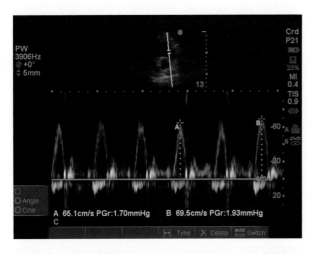

图 2-7-4　右心室流出道 $V_{peak\ max}$ 和 $V_{peak\ min}$ 测量图(尚游　影像)

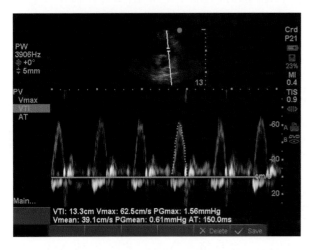

图 2-7-5　右心室流出道 VTI 测量图(尚游　影像)

4. 左心室 SV 及 ΔSV_{LV}　预测容量反应性的实质:增加左心前负荷是否能增加心输出量(CO)。CO=SV × 心率。

(1) 左心室 SV:判断左心室前负荷依赖或非前负荷依赖,评估心输出量,无论是目测还是测量,临床最常用心脏超声测心室容积计算 SV(参见第二章第二节)。左心室 SV 或 EF 减低的患者,提示有非前负荷依赖可能性大,扩容需谨慎,通常应考虑实施增强心功能的治疗措施。

(2) 左心室输出量动态指标:左心室动态指标有左心室每搏输出量呼吸变异(ΔSV_{LV}),$\Delta V_{peak\ LVOT}$ 及 ΔVTI_{LVOT}(参见第一章第二节)。在机械正压通气、无心律失常、腹腔内压正常的条件下,经胸二维超声心尖 5 腔切面,PW 或 CW 取样容积置于左心室流出道主动脉瓣下,获得心室流出道多普勒

血流频谱,测 $\Delta V_{peak\ LVOT}$、ΔVTI_{LVOT} 及 ΔSV。

1) $\Delta V_{peak\ LVOT}$ 临床价值:测左心室流出道 $V_{peak\ max}$ 和 $V_{peak\ min}$(图 2-7-6)。$\Delta V_{peak}(\%)=(V_{peak\ max}-V_{peak\ min})/[(V_{peak\ max}+V_{peak\ min})/2] \times 100\%$,正常临界值≤12%。$\Delta V_{peak}(\%) \geq 12\%$,预测扩容后左心室心搏量增加 15% 以上。$\Delta V_{peak\ LVOT}$ 与 ΔSV 直接相关,随呼吸周期胸膜腔内压的变化,吸气时左心室流出道血流速度减少,呼气时增加。局限性:心律失常影响判断 $\Delta V_{peak\ LVOT}$,不应在心律失常时测 $\Delta V_{peak\ LVOT}$。二尖瓣反流和室间隔缺损低估左心室实际 SV。

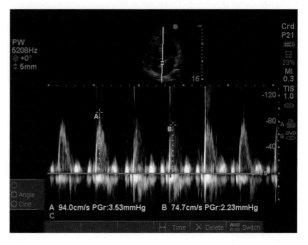

图 2-7-6　左心室流出道 $V_{peak\ max}$ 和 $V_{peak\ min}$ 测量图(尚游　影像)

注:A: $V_{peak\ max}$; B: $V_{peak\ min}$

2) ΔVTI_{LVOT} 临床价值:测量最大值(VTI$_{max}$)和最小值(VTI$_{min}$),$\Delta VTI(\%)=(VTI_{max}-VTI_{min})/[(VTI_{max}+VTI_{min})/2] \times 100\%$,正常临界值≤20%。临床价值及局限性同 ΔV_{peak}。

有研究指出,评估心脏前负荷储备,左心室流出道 $\Delta V_{peak\ LVOT}$ 及 ΔVTI_{LVOT} 优于 PiCCO 测量指标 PPV 和 SPV。但是,当存在二尖瓣反流或室间隔缺损时,无论是床旁超声测 $\Delta V_{peak\ LVOT}$ 和 ΔVTI_{LVOT},还是 PiCCO 测 PPV、SVV,实际上都低估左心室 SV。新近荟萃分析指出,与容量负荷试验比较,动态指标 $\Delta V_{peak\ LVOT}$ 及 ΔVTI_{LVOT},预测容量反应性的敏感性和特异性较低。

Tips:

超声监测心输出量变异预测容量反应性,通常应在无自主呼吸机械正压通气(潮气量)≥8ml/kg、无心律失常状

况下。同时应关注其他影响因素。

(二)容量负荷试验(volume loading test)

何谓容量负荷试验?容量负荷试验是给予一定量的液体,预测容量反应性。

容量负荷试验临床意义:容量负荷试验几乎适用于所有需要预测容量反应性的患者,没有机械正压通气、心律失常等条件的限制。当临床因各种原因,如自主呼吸、心律失常、低潮气量和肺顺应性低的 ARDS 等,不能实施动态指标或动态指标不敏感时,选择容量负荷试验,评估是否存在前负荷依赖(图 2-7-7)。近年,急性循环衰竭指南及专家共识推荐,在实施液体扩容治疗前,首先进行容量负荷试验(I 级推荐、C 级证据),除非有明确的低血容量证据如主动脉瘤破裂导致严重失血。但是,尽管有容量反应性的患者,仍推荐谨慎地调整液体量,尤其是血管内充盈压升高或血管外肺水增多时。

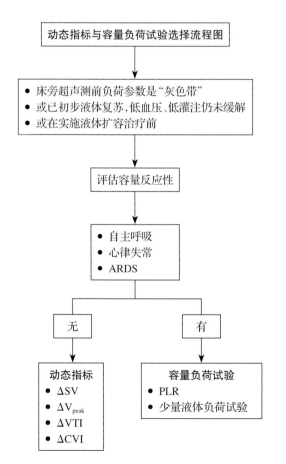

图 2-7-7　动态指标和容量负荷试验选择流程图(李丽君、潘龙飞　图)

临床传统的容量负荷试验判断容量反应性的方法:通常在 5~15 分钟输入 100~250ml 晶体液,或在 30 分钟内输入晶体液 500~1000ml,迅速地液体冲击,根据临床表现如动脉血压、心率、脉压、尿量等,判断是否扩容治疗有效。然而,研究发现液体冲击法只有约 50% 成功率,依据临床表现判断容量反应性不敏感,而且有心功能恶化、水潴留等风险。在传统的液体负荷试验中,即使经典指标 CVP 和 PAWP 也不是安全阈值,肺毛细血管压有时大于 PAWP。仅以 CVP 作为液体负荷试验的安全阈值,仍有可能发生肺水肿等严重并发症。近年有用机械通气时呼气末屏气试验(the end-expiratory occlusion test,EEO)时,用 PiCCO 监测 EEO 期间的 SVV 或 PPV。

床旁超声容量负荷试验主要有:被动抬腿试验(passive leg raising test,PLR)、EEO 及少量液体负荷检测。

1. PLR

(1) PLR 的生理学基础:PLR 是在短时间内增加心脏前负荷的一种简单方法。双腿从水平位置被动抬高 45°,由于地心引力作用,在抬高下肢期间,血液由下肢流向心脏,可增加回心血量约 150~750ml。静脉压和右心回心血量增加,继而左心室前负荷增加,依据 Frank-Starling 定律,左心室心搏量增加。放平下肢后扩容效应消失。因此,PLR 被视为自体可逆性扩容(self-volume challenge),又称"内源性"或"可逆性自体"输液。临床研究证实,在 PLR 期间,下肢静脉血回流心脏足以增加左心室前负荷,降主动脉内血流速度增加至少 10%,主动脉根部血流速度增加至少 12%。PLR 产生的血流动力学变化不受心律失常的影响,独立于心肺相互作用机制,几乎适用于所有患者。PLR 增加心输出量的最大作用在 1~2 分钟内,约 5 分钟后减少,特别是有严重毛细血管扩张和渗出,心输出量增加的作用消失更快。临床荟萃分析证实,PLR 预测容量反应性的准确性好,敏感性和特异性约 90%,优于 CVP、ΔIVC 及 ΔVTI 等动态指标。

(2) PLR 的操作技术:首先将躯干从 45° 卧位转为胸部水平位置,随后再抬高双下肢 45°。这种方法有 2 个好处:①避免臀部角度变化引起疼痛而交感神经兴奋心率增快,误导血流动力学变化;②与最初的胸部水平位置比较,由胸部半卧位变为水平位能获得更多的回心血量,不仅收集双下肢血量,也收集腹腔脏器血量(图 2-7-8)。

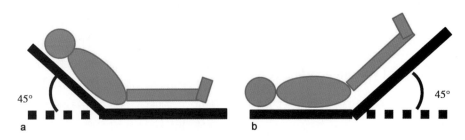

图 2-7-8　PLR 实验方法示意图（尚游　图）

注：a. PLR 前的体位；b. PLR 时的体位

（3）PLR 的床旁超声监测指标：ΔSV_{LV}、$\Delta V_{peak\ LVOT}$、ΔVTI_{LVOT}、ΔIVC。

1）ΔSV_{LV} 及其替代指标 $\Delta V_{peak\ LVOT}$ 和 ΔVTI_{LVOT}

① ΔSV_{LV} 及 $\Delta V_{peak\ LVOT}$ 和 ΔVTI_{LVOT}：在 PLR 前 及 PLR 后 分 别 测 ΔSV_{LV} 及 $\Delta V_{peak\ LVOT}$ 和 ΔVTI_{LVOT}（参见第二章第一节"容量反应性指标"）。$\Delta SV_{LV} = (SV_2 - SV_1)/SV_1 \times 100\%$；$\Delta VTI_{LVOT} = (VTI_2 + VTI_1)/VTI_1 \times 100\%$；$\Delta V_{peak} = (V_{peak2} - V_{peak1})/V_{peak1} \times 100\%$。（注：$SV_2$、$VTI_2$、$V_{peak2}$ 是 PLR 时的测值，SV_1、VTI_1、V_{peak1} 是 PLR 前的测值）、（图 2-7-9）。ΔVTI_{LVOT} 增加 ≥20%，或 $\Delta V_{peak\ LVOT} \geq 10\% \sim 15\%$，或 $\Delta SV_{LV} \geq 12\%$，预测有容量反应性。

② $\Delta V_{peak\ RVOT}$、ΔVTI_{RVOT} 及 ΔSV_{RV}：测量 PLR 前及后的 $\Delta V_{peak\ RVOT}$、ΔVTI_{RVOT} 及 ΔSV_{RV} 变化，预测右心输出量增加与否。临床监测右心输出量的研究较少，可用的右心输出量参数更少。

2）$\Delta IVC(\%)$：分别测量 PLR 前及后下腔静脉最大直径（$IVCd_{max}$）和最小直径（$IVCd_{min}$），计算用本节"1.$\Delta IVC(\%)$"所列公式计算。$\Delta IVC(\%) \geq 12\%$，或 $\Delta IVC(\%) \geq 18\%$，预示有容量反应性。

3）左心室每搏射血面积变化：超声仪心内膜自动描记，在 PLR 前后测量左心室每搏射血面积变化，预测容量反应性。

4）降主动脉血流速度变异：经食管心脏超声测降主动脉血流速度。有研究显示，降主动脉血流速度能更直接地评估左心室每搏量，比动脉压变异（PPV）更准确地预测容量反应性。有研究认为，测量股动脉血流速度比测左心室流出道血流速度更容易且更准确。

（4）PLR 注意事项

1）PLR 实施开始后计时间，通常应在 30~90 秒内评估容量反应性。

2）实施 PLR 时，应避免躯干降低致胃内容物吸入。PLR 可能增加颅内压，头部外伤者不宜实施。使用弹力袜者影响 PLR 静脉回流量。腹腔内压阻碍 PLR 期间静脉回流，腹腔内压 >16mmHg，不适合实施 PLR，但需要更多的临床验证。

3）PLR 依赖静脉血的储备量：当血管收缩如心源性休克、低血容量等状况，静脉血量储备减少，通过 PLR 收集的血量相应也减少。而对于血

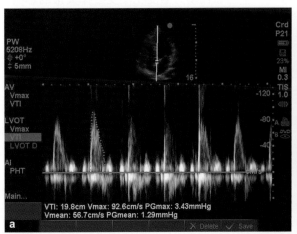
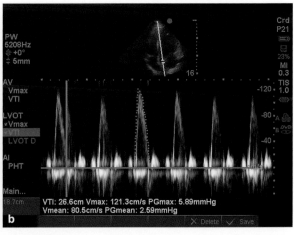

图 2-7-9　PLR 前后 VTI 测量图（尚游　影像）

注：a. PLR 前；b. PLR 后

管扩张的患者,则可能收集到较多的血量。对于容量依赖性的患者,即使中等量的前负荷增加也能明显地增加心输出量。

4)尽管 PLR 产生左心前负荷增加的结果能导致心输出量增加,但是,如果存在影响右心充盈和(或)右心室泵血等右心系统疾病时,PLR 所增加的前负荷将不会使左心前负荷增加,左心室 ΔSV、ΔV_{peak}、ΔVTI 等可能没有变化。

5)正在实施外科手术、骨盆及下肢骨折的患者不能实施 PLR。

2. 呼气末屏气检测(end-expiration occlusion,EEO)　机械通气时,按压呼气保持键 15 秒,在 EEO 期间,监测心输出量或衍生指标,判断容量反应性。生理学基础:在机械正压通气状况,无论是吸气相还是呼气相,胸膜腔内压都是正压且吸气时胸膜腔内压更高,致使静脉血回流受阻、前负荷减少。在呼气末短暂地终止正压通气,可产生短暂的心脏前负荷增加效应。在机械通气时,呼气末按呼气保持键 15 秒,暂时消除吸气时胸膜腔内压阻碍静脉回流,增加心室前负荷而心输出量增加,相当于容量负荷试验。在 EEO 的 15 秒期间,床旁超声测量左心室流出道 V_{peak} 或 VTI,心输出量增加 >5%,提示有容量反应性。优势:EEO 不受心律失常、ARDS、PEEP 水平的限制,可在微弱自主呼吸的患者中实施。劣势:自主呼吸明显的患者难以耐受 15 秒的屏气。EEO 评估容量反应性的价值,仍需要大规模的临床研究证实。

3. 少量液体负荷试验　输入 100ml 胶体液,床旁超声监测输液前和输液后左心室流出道 V_{peak}、VTI、ΔSV(%),以及 ΔIVC(%)。担忧:少量液体也可能只产生较小的每搏容量的变化而难以被超声捕获。

近期,国内杜薇等人在容量负荷试验时监测肝静脉流速变化,识别没有容量反应性的休克患者,用 PW 测量中肝静脉的 S 波和 D 波流速(见图 1-2-56)。该研究认为,容量负荷试验中,中肝静脉 S 波可监测 CO 上升与否,$\Delta D>20\%$ 提示无容量反应性。

Tips:

　　有容量反应性并不等于需要输液扩容治疗。临床应谨慎地调整液体输入量和速度,特别是伴有血管内充盈压

升高者如 CVP 或 RAP 增加,或血管外肺水增多如肺超声出现 B 线等,更应谨慎输液扩容治疗。

要　点

● 心脏超声静态指标评估容量状态,包括单次测得容量指标和压力指标(表 2-7-1)。多数临床状况需分别监测右心容量状态和左心容量状态。静态指标反映容量状态,能准确地评估心室前负荷,但是预测容量反应性差,不能识别每博量是否前负荷依赖。

表 2-7-1　临床容量监测指标一览表

容量状况 (静态指标)	右心前负荷	有创:PAC(CVP、RAP);PiCCO(RVEDV、ITBV、GEDV) 无创:床旁超声(CVP、RAP、下腔静脉内径、肺动脉直径、右心房/右心室内径面积容积)
	左心前负荷	有创:PAC(PAWP) 无创:床旁超声(PAP、PAWP、左心房/左心室内径面积容积、左心室充盈压、肺静脉血流)
容量反应性	动态指标 (机械通气状态)	有创:PiCCO(PPV、SVV)、PAC(RAP、SPV)、TloTrac/Vigileo;SVV 无创:床旁超声($\Delta SV\%$、ΔV_{peak}、ΔVTI、目测下腔静脉直径及变异度)
	容量负荷试验	传统观察指标(R、P、Bp、尿量、皮肤、神志) 床旁超声(PLR、呼气末屏气试验、小量液体负荷试验)

注:PAC:右心导管;CVP:中心静脉压;RAP:右心房压力;PiCCO:脉搏指数连续心排量监测技术;RVEDV:右心室舒张末期容积;ITBV:胸腔内血容量;GEDV:全心舒张末期容积;PAWP:肺动脉楔压;PPV:脉压变异;SVV:每搏输出量变异度;SPV:动脉收缩压变异度;ΔV_{peak}:主动脉峰值血流速变异度;ΔVTI:每搏输出量呼吸变异度;R:呼吸;P:心率;Bp:血压

● 心脏超声预测容量反应性的指标有动态指标和容量负荷试验(表 2-7-1)。动态指标包括 ΔIVC、$\Delta V_{peak\ LVOT}$、ΔVTI_{LVOT},是基于心肺相互作用机制,通常仅限于在机械正压通气、窦性心律等条件下应用(见图 2-7-7)。容量负荷试验主要是

PLR：PLR 预测容量反应性的敏感性和特异性较高，几乎适用于临床大多数患者，在自主呼吸、心律失常、急性呼吸窘迫综合征伴低潮气量和肺顺应性及胸部开放等也可应用。

● 临床所获得的左心室充盈参数，不仅受循环血容量的影响，而且受腔静脉、右心房、三尖瓣、右心室、肺动脉瓣、肺动脉、肺毛细血管、肺静脉、左心房、左心室等"沿途"各器官结构和功能的影响。静脉血回流"沿途"器官功能病变影响容量状态和容量反应性的监测参数，特别是右心功能监测。

● 床旁超声评估容量状态和容量反应性的指标，都与心脏功能有关，Frank-Starling 曲线是分析的理论基础。

（李丽君）

参考文献

1. Bentzer P, Griesdale DE, Boyd J, et al. Will this hemodynamically unstable patient respond to a bolus of intravenous fluids?［J］. Jama, 2016, 316(12):1298-1309.

2. Lang RM, Bierig M, Devereus RB, et al. 关于心腔定量分析的建议［J］. 谢峰, 王新, 译. J Am Soc Echocardiogr, 2005, 18(12):1440-1463.

3. Via G, Tavazzi G, Price S. Ten situations where inferior vena cava ultrasound may fail to accurately predict fluid responsiveness: a physiologically based point of view［J］. Intensive Care Med, 2016, 42(7):1164-1167.

4. Monnet X, Teboul JL. Passive leg raising［J］. Intensive Care Med, 2008, 34(4):659-663.

5. 刘大为. 临床血流动力学［M］. 北京:人民卫生出版社, 2013.

6. Lanspa MJ, Grissom CK, Hirshberg EL, et al. Applying dynamic parameters to predict hemodynamic response to volume expansion in spontaneously breathing patients with septic shock［J］. Shock, 2013, 39(2):155-160.

7. Feissel M, Michard F, Faller JP, et al. The respiratory variation in inferior vena cava diameter as a guide to fluid therapy［J］. Intensive Care Med, 2004, 30(9):1834-1837.

8. Barbier C, Loubières Y, Schmit C, et al. Respiratory changes in inferior vena cava diameter are helpful in predicting fluid responsiveness in ventilated septic patients［J］. Intensive Care Med. 2004, 30(9):1740-1746.

9. Ponikowski P, Voors AA, Anker SD, et al. 2016 ESC Guidelines for the diagnosis and treatment of acute and chronic heart failure: The Task Force for the diagnosis and treatment of acute and chronic heart failure of the European Society of Cardiology (ESC). Developed with the special contribution of the Heart Failure Association (HFA) of the ESC［J］. Eur J Heart Fail, 2016, 18(8):891-975.

10. 王春耀, 杜斌, 摘译自 Intensive Care Medine. 2014 年欧洲危重病医学会休克及血流动力学监测共识［J］. 中华急诊医学杂志, 2015, 24(2):139-141.

11. Brown SM, Blalvas MM, Hirshberg EL, et al. Comprehensive critical care ultrasound［M］. USA:Society of Critical Care Medicine, 2015.

12. 李丽君, 朱新业, 蔡庄伟, 等. B 超评价急危重症患者的右心房压力［J］. 西安交通大学学报(医学版), 2002, 23(6):592-594.

13. 李丽君, 蔡庄伟, 白亚莲, 等. 急诊超声心动评价心脏功能的意义［J］. 中国急救医学, 2002, 22(1):16-17.

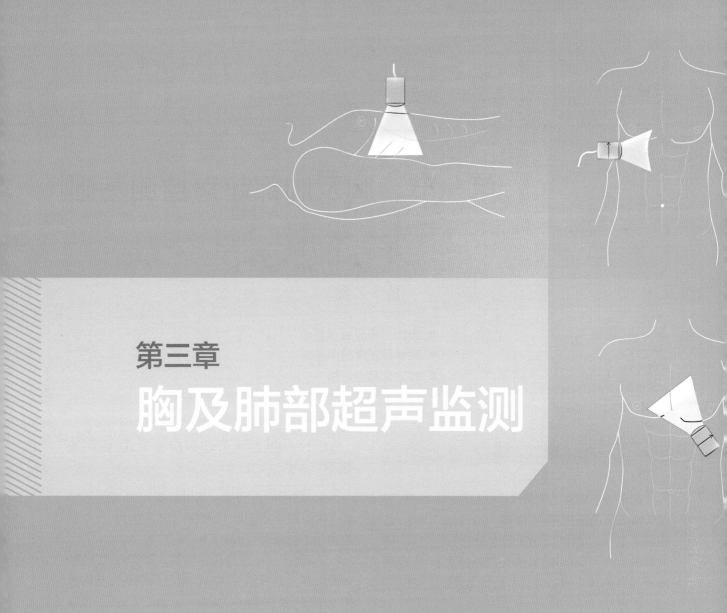

第三章
胸及肺部超声监测

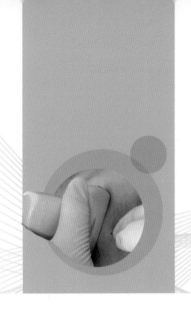

第一节　胸及肺部超声监测基础

提　要

▶ 胸肺部床旁超声基础
▶ 胸肺部正常超声影像
▶ 肺异常超声影像

概　述

超声束不能穿透充满气体的肺组织。因此,传统上临床不用超声检查肺部。然而,近10年,临床已经将床旁超声应用于肺水肿、肺炎、气胸、膈肌等胸肺疾病的诊断,特别是判断肺水肿,床旁超声比X线胸片更敏感、更特异,且无放射性损伤。

一、胸肺部床旁超声基础

(一) 气体与超声传导

依据物理原理,介质的密度越高,声音的传导越好。人体的液体、肝脏等密度较高,是超声传导较好的介质。气体的密度最低,属于高反射介质,能将声波完全地反射回声源或部分散射,超声在气体中的传导性最差,而且超声难以探测到位于气体后方的组织信息。肺充满了气体,超声不能穿透充满气体的肺组织,因此,传统上临床不用超声进行肺部检查。

然而,充满气体的肺组织、脏壁层胸膜随呼吸滑动,形成了肺部超声影像。在病理情况下,如肺水肿、肺炎、肺实变、气胸等,使肺泡含气量、肺间质及胸膜腔发生改变,形成了病理的超声肺部影像,对比正常与病理的肺部影像,成就了肺部超声在临床的应用。

(二) 胸肺部床旁超声检测模式、探头及频率

1. 超声模式选择　选用B型和M型超声模式。B型超声用于肺和胸部的大多数检查,M型超声用于检测肺"沙滩征""肺点"等。

2. 超声探头选择和扫查轴　依据患者体质、病变的深度选择探头频率。理想的探查肺组织的探头发射频率是5~7MHz。Daniel A. lichtenstein编《重症肺超声》建议用频率为5MHz、穿透力为6~170mm的微凸阵探头。目前,我国大多数医院超声仪器配备传统的三个探头即线阵探头、凸阵探头和相控阵探头。笔者通常用线阵探头和心脏探头检查肺,前者用于观察胸壁浅层组织主要是胸膜,后者观察胸膜和肺组织。通常,超声检查肺用纵轴,即超声探头面与肋间隙垂直,探头中心正对肋间隙。

(1) 线阵探头:俗称小器官探头,频率较高,为4~12MHz。适合检查表浅的胸壁、胸膜及胸膜下病变,容易识别胸膜滑动、胸膜厚度等。但不适合消瘦患者纵向探测。

(2) 凸阵探头:俗称腹部探头,频率3~5MHz,扇形扫描,常用。优势是以较小的接触面获取更多的超声图像,分辨率好。适用于肥胖者和深部病变。多用于识别胸腔积液和肺实变。在不宜大幅度搬动的被动仰卧体位的重症患者,需要探测后胸部时,仅轻微搬动为侧卧体位即可检查背部,

获得背部肺下叶超声图像。但是,对于靠近胸膜的病变影像不甚理想。

(3) 相控阵探头:俗称心脏探头。与腹部探头相似也是扇形扫描,多用于较深部位如肺部病变的检查如肺水肿、肺炎等病变,也能用于胸膜检测。危重症患者监测时,临床往往只用相控阵探头序贯检测心脏与肺部,避免交换探头,节省时间。

(三)胸、肺部超声检测体位和部位

1. 患者体位　患者仰卧位能获得较满意的检查。侧卧位能较好地采集背部下肺叶的图像。但是许多强迫体位的患者,只能采用患者相应的被动体位。

2. 检查部位　以腋前线和腋后线为解剖标志,将胸部分为前、侧及背3部分:①前胸部:在胸骨右或左缘至腋前线之间的区域;②侧胸部:在腋前线与腋后线之间的区域;③背部:在腋后线至脊柱之间的区域。胸的前、侧及背部又分别划分为上下区,即左右胸分别有6个区域。超声检查肺胸时,应检查每个区域。为了减少急危重症患者不必要的移动,最后检测背部。(图3-1-1)

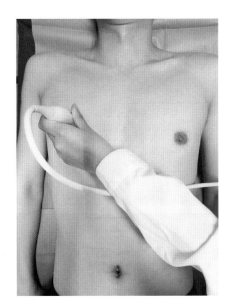

图 3-1-1　胸肺部超声监测部位示意图(何鑫　图)

二、正常胸肺部超声影像及检测

胸膜和肺组织正常超声特征

1. "胸膜线"和胸膜"A"线　在正常胸腔,胸膜线是壁层和脏层胸膜的超声影像,由于胸膜和肺内气体之间的巨大声阻抗差异,超声束在交界面产生强反射,在声像图上表现为一条厚度约2mm强回声带,即"胸膜线"。与充气的肺脏比较,"胸膜线"是超声扫描临近胸壁软组织层最近的强回声线条。与胸膜线呈平行、等间距、多条水平样排列的强回声线,回声不断衰减,为胸膜的伪像,称胸膜"A"线。胸膜线的上部 0.5~1cm 依次是肋间肌肉和皮下组织。凸阵探头平行置于肋间隙扫描,获得胸膜线(图3-1-2)。当探头平行扫查时,探头轻微移动即可产生较大的图像变化,而纵向扫查图像相对较稳定。胸膜"A"线见于正常肺组织,提示肺内有气体。

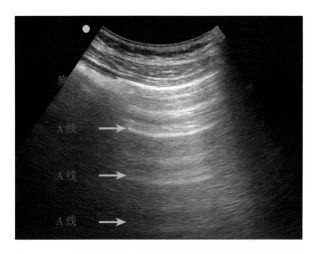

图 3-1-2　线阵探头平行扫描探测"胸膜线"及胸膜"A"线(柴艳芬　影像)

2. "胸膜滑动征"　胸廓随呼吸起伏,脏层胸膜与壁层胸膜随呼吸发生相互滑动,称为"胸膜滑动征",有人形容为"肺滑征(lung sliding)"或"闪烁征"(shimmering)。正常胸膜随呼吸滑动。胸膜滑动症消失多见于气胸,也见于呼吸减弱、呼吸暂停、肺炎、肺不张、胸膜粘连、右主气管插管等。常用线阵探头,较清晰地观察到肌肉下面的"胸膜滑动征"。转换成 M 型超声模式时,展现为"沙滩征"。

3. "蝙蝠征"(the bat sign)及其检测　凸阵探头垂直置于肋间隙,方向标识向患者头部获"蝙蝠征"。超声影像:胸膜线,长约 2.5cm,像蝙蝠的身体;"胸膜线"的两侧上方约 0.5cm 是肋骨阴影,分别是约 2cm 长的高回声线,像蝙蝠的双翼,左翼是上一肋骨,右翼是下一肋骨,故称之"蝙蝠征"(图3-1-3)。"蝙蝠征"有助于确认"胸膜线",可鉴别胸壁软组织内筋膜产生的伪胸膜线。

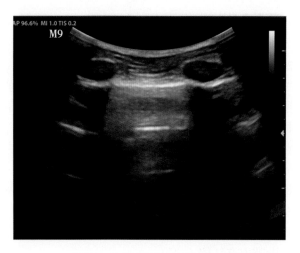

图 3-1-3　凸阵探头测得"蝙蝠征"影像（张茂　影像）

4. "沙滩征"或"海岸征"及其检测方法　B型超声转换为 M 型超声。超声影像的深部即胸膜线下方肺组织随呼吸而运动，如海岸的细颗粒状沙滩；"沙滩"上部即胸膜线上方无移动的、由胸壁组织产生的多条水平线，类似向沙滩冲刷的平静的层层海浪，故名曰"沙滩征"或称"海岸征"（seashore sign），是正常肺超声影像。气胸、胸膜固定、肺不张时"沙滩征"消失（图 3-1-4）。

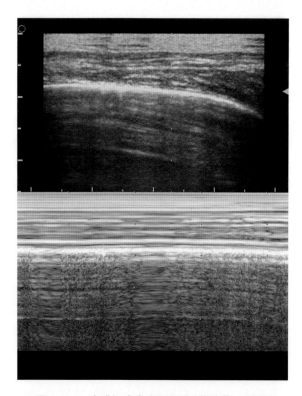

图 3-1-4　沙滩征或海岸征影像（柴艳芬　影像）

注：图上部：线阵探头的 B 超影像；图下部：M 型超声"沙滩征"或"海岸征"

5. 膈肌及其检测　详见第三章第四节。

三、胸膜和肺组织异常超声影像

（一）肺"B"线

1. 肺"B"线　又称"彗尾征"（comet tails），或"火箭征"（lung rockets）。由于肺内液体增加，形成多个超声高强度反射界面伪影，形成肺组织"B"线。肺"B"线超声特征："B"线起始于"胸膜线"直达超声屏幕底部而无衰减、高回声激光样、不与"A"线同时存在，随着胸膜滑动而运动。单条"B"线可能产生于叶间裂，2 条"B"线也可能无临床意义。至少 3 条垂直于胸膜线的高回声线称为"B"线。相邻"B"线之间的间隔为 7mm，称"B7"线，常为小叶间隔增厚。相邻"B"线之间的间隔为 3mm 以内，表现为多条"B"线，称"B3"线，与肺 CT 毛玻璃影相关，提示肺泡、肺间质液体充盈（图 3-1-5）。

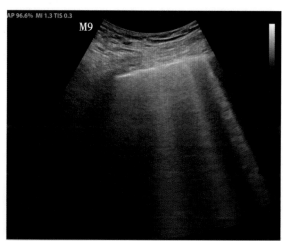

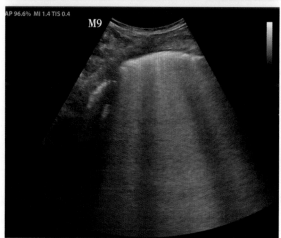

图 3-1-5　肺"B3"线和"B7"线（张茂　影像）

2. 肺"B"线临床意义 肺"B"线见于肺水肿、ARDS、各种炎症反应、肺挫伤、通气血流比例失调等,少数见于特发性肺间质纤维化等。肺"B"线是肺间质病变和肺泡水肿的超声主要影像,床旁诊断肺水肿好于 X 线胸片。尽管肺"B"线提示小叶间隔或肺泡水肿,但是,约 1/3 不伴有相应疾病的症状体征、肺正常者也可以出现肺"B"线。侧胸部探测到而前胸部未见肺"B"线,可能是肺炎或移动性肺水肿。部分正常人由于通气/血流比例失调,可以在下肺叶(膈肌上方)探测到局限性肺"B"线。后胸部探测到"B"线,提示坠积性肺水肿。长期卧床患者后胸部未扫查到肺"B"线提示可能血容量不足。

(二)"组织样征""碎片征"或"支气管充气征"

严重肺水肿、肺炎、各种原因的肺不张、肺挫伤等产生肺组织实变。B 型超声探测实变的肺组织,出现低回声、不均匀的组织样的(类似肝脏回声)超声图像,吸气时空气进入实变的肺组织中的支气管,在低回声组织结构的超声影像中,间杂着点状或线状的高回声组织结构,这种点状的超声高回声组织结构是由于肺实变中的支气管充气所致,故称之为"组织样征"或"碎片征"或"支气管充气征"。吸气时支气管内充气征,称"动态支气管充气征"。"静态支气管充气征"以不张肺区域内静止的支气管内充气征为特征。支气管充气影是区别肺炎和肺不张重要的肺伪影(图 3-1-6、图 3-1-7)。

(三)"条码征"

"条码征",又称"平流征",见于气胸。M 型超声探测到的正常胸壁与肺组织构成的"沙滩征"或"海岸征"被气胸的"条码征"取代(图 3-1-8)。

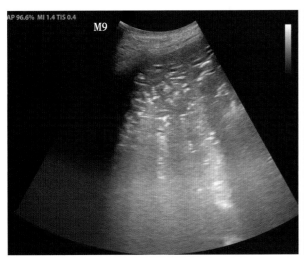
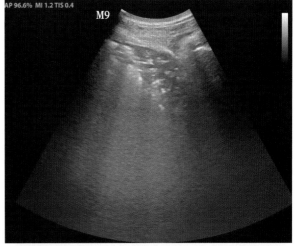

图 3-1-6 肺炎超声影像图(张茂 影像)

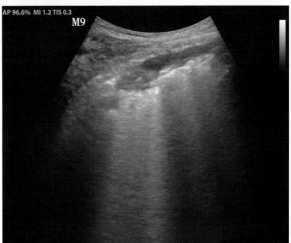

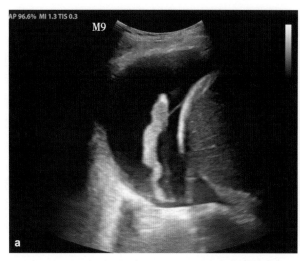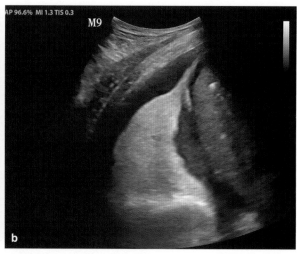

图 3-1-7 肺不张 / 胸腔积液、肺实变超声影像图（张茂 影像）

注：a. 肺不张 / 胸腔积液超声影像图；b. 肺实变超声影像图

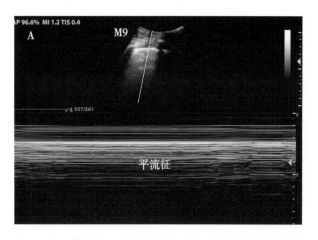

图 3-1-8 气胸的 M 型超声"条码征"或"平流征"（张茂 影像）

（四）"肺点征"或"前沿征"（leading edge sign）

"肺点征"（lung point sign）是局灶性气胸的超声征象。局灶性气胸患者取仰卧位，超声探头置于胸侧壁，正常肺组织与气胸共存时，随呼吸显示正常肺的"海岸征"与气胸的"条码征"交互出现。呼气时：B 型超声显示"A 线"伴肺滑动征消失，M 型超声显示"条码征"。呼气初始，突然替代吸气时的正常胸肺影像的临界点称为"肺点"（参见第五章第一节，图 3-1-9）。

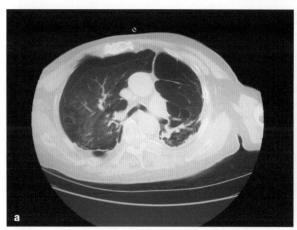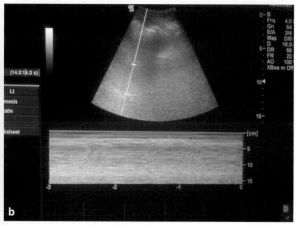

图 3-1-9 局灶性气胸肺点征（李丽君 影像）

注：a. 肺大疱并局限性气胸患者的肺 CT；b. "肺点征"超声影像，局限性气胸显示"条码征"与"海岸征"随呼吸交替，在"海岸征"与"条码征"分界处即"肺点"

（五）四边形征、正弦波征、水母征（参见第三章第三节）

要　点

● 肺超声探头选择：检测浅表组织如胸壁、胸膜用高频探头（即小器官探头）；检测肺或肥胖者用低频探头（腹部探头或心脏探头）。

● 正常胸壁和肺组织超声特征："胸膜线"、胸膜"A"线、"胸膜滑动征""蝙蝠征""沙滩征"或"海岸征"。

● 胸膜和肺组织异常超声影像：肺"B"线、"组织样征""碎片征"或"支气管充气征""条码征""肺点征"或"前沿征"、四边形征、正弦波征、水母征。

（李丽君　刘保民）

参考文献
---

1. Bouhemad B, Zhang M, Lu Q, et al. Clinical review: Bedside lung ultrasound in critical care practice [J]. Critical Care, 2007, 11(1):205.

2. Zhang M, Liu ZH, Yang JX, et al. Rapid detection of pneumothorax by ultrasonography in patients with multiple trauma [J]. Crit Care, 2006, 10(4):R112.

3. McCool FD, Tzelepis GE. Dysfunction of the Diaphragm[J]. The New England Journal of Medicine, 2012, 336(10):932-942.

4. Rowan KR, Kirkpatrick AW, Liu D, et al. Traumatic pneumothorax detection with thoracic US: correlation with chest radiography and CT—initial experience [J]. Radiology, 2002, 225(1):210-214.

5. Blaivas M, Lyon M, Duggal S, et al. A prospective comparison of supine chest radiography and bedside ultrasound for the diagnosis of traumatic pneumothorax [J]. Acad Emerg Med, 2005, 12(9):844-849.

6. Liteplo AS, Marill KA, Villen T, et al. Emergency thoracic ultrasound in the differentiation of the etiology of shortness of breath (ETUDES): sonographic B-line and N-terminal pro-brain-type Natriuretic Peptide in diagnosing congestive heart failure [J]. Acad Emerg Med, 2009, 16(3):201-210.

7. 张茂, 干建新, 游向东, 等. 床旁胸部超声在危重症患者中应用的进展[J]. 中国急救医学, 2006, 26(3):213-215.

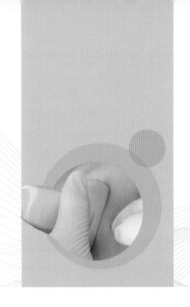

第二节　肺实变肺炎、肺水肿超声影像

提　要

▷ 肺实变/肺炎超声影像特征
▷ 肺水肿超声影像特征

概　述

肺为含气器官,正常情况下,肺内充满大量气体。因气体与胸壁软组织的声阻抗差异过大,使声波不能从胸壁软组织很好的传导进入肺内形成肺的声像图。这也是传统上认为肺超声价值不大的原因。

然而,肺作为人体内面积最大的器官,且处于胸腔这一气液混合区域,决定了肺部超声的巨大潜力。虽然软组织与空气的声阻抗差异过大,但液体却是良好的超声波传播介质,当某些疾病导致肺内含液量增加时,就会有特异性的改变出现在声像图中。

一、肺实变超声影像诊断

正常肺泡内充满空气,空气声阻抗过低,无法形成有效声像图。肺实变为肺泡含液性病变,肺泡内空气被液体取代后,声波即可传播进肺泡。当某一区域内的肺泡含液量增多且累及脏层胸膜后就会形成肺实变的宏观图像。

(一) 肺不张(atelectasis)或肺实变(consolidation)超声影像

肺实变的超声表现形式有软组织样征、碎片征、支气管充气征、动态及静态支气管征、胸膜滑动消失、膈肌运动幅度减低等。

1. 肺实变的肺"软组织样征"　实变部分的肺出现类似肝实质回声的软组织图像(图 3-2-1),可随相邻正常肺叶的呼吸运动而发生位移,但形态不会随呼吸运动出现明显改变,所以不会出现胸腔积液发生的"正弦征"。

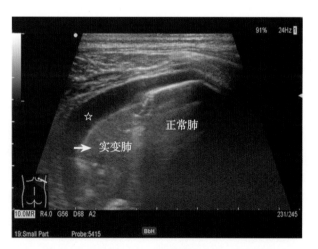

图 3-2-1　肺"软组织征"

注:右下肺较大范围的实变(白色箭头区域),超声图像上显示实变部分肺叶呈肝实质样回声。其与内侧的正常充气肺叶相邻,外侧可见无回声的胸腔积液(五角星区域)。因实变肺不随呼吸发生形态学改变,所以不会出现类似胸腔积液的"正弦征",这是区分肺实变与胸腔积液的一个方法

肺"软组织征"需与胸腔积液的"正弦征"鉴别。胸腔积液时,吸气后肺叶膨胀变大,导致探查位置的胸腔积液深度相对变浅;呼吸后肺叶减小,探查部位胸腔积液的深度相对变深。这种变化在

M 型超声下变现为正弦波样改变。

2. 肺实变的肺"碎片征"　在肺实变的前方是胸膜,后方则为正常肺组织,实变部分与含气肺组织之间界限不规则,表现为不规则的强回声碎片状图像,是肺实变"碎片征"(图 3-2-2)。

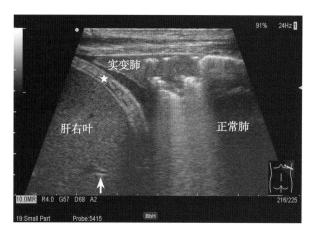

图 3-2-3　肺实变的肺"支气管充气征"

注:肺实变内含气支气管回声(红色箭头所示)与肝实质内的钙化胆管壁回声(白色箭头所示)极为相似,且实变肺回声与肝实质回声几乎相同,这时需要定位膈肌(白色五角星)来区分上述两种图像。膈肌超声影像为肝、脾实质外侧高回声线条(类似胸膜线回声),位于膈肌下的为肝或脾实质,位于膈肌上周边伴或不伴液性暗区的为肺实变。肝或脾实质在彩色多普勒下可有血流信号,肺实变一般没有血流信号

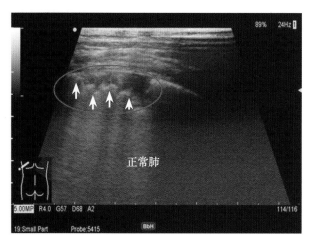

图 3-2-2　肺实变的肺"碎片征"

注:在胸膜线后方出现小范围的低回声区(红色圆圈所示),边缘可见呈不规则强回声(白色箭头),代表实变肺与含气肺之间的界限,与形态规则、连续的胸膜线有明显区别

3. 肺实变——肺"支气管充气征"　临床有些情况下,可在大片肺实变中探及点状或短线状分布不规则的强回声,此为实变区域内含气的小支气管回声,称为肺"支气管充气征"。"支气管充气征"有时与肝内胆管积气或肝、脾实质内的多发钙化灶的声像图极为相似,通过识别膈肌回声,以及灵活利用彩色多普勒检测血流信号、结合患者体位可以准确将肺实变与上述病变声像图所区分(图 3-2-3)。

4. 动态及静态支气管征　在大片肺实变内有时可探查到类似树杈样的高回声,这是较大的含气支气管形成的图像。若此支气管与大气道相通,则可在动态图像中观察到此支气管随呼吸运动在实变的肺内伸缩,称为"动态支气管征";若较大的含气支气管并不随呼吸在实变的肺内出现伸缩运动,则说明此支气管内的气体被阻塞,也就是与大气道隔离,称为"静态支气管征"(图 3-2-4)。

5. 胸膜滑动消失　当肺实变伴有肺不张或胸膜粘连时,可见相对应部分的胸膜滑动征消失。有 3 种方法判断是否存在胸膜滑动:①B 型超声模式下直接观察脏、壁两层胸膜间是否存在

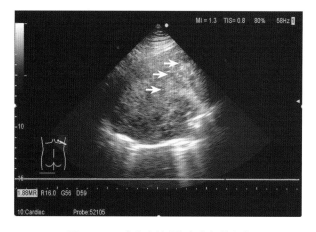

图 3-2-4　肺实变的"静态支气管征"

注:较大的含气支气管(箭头所示)在肺实变内的声像图。在观察是否存在动态支气管征时,操作者应保持声束平行于支气管长轴方向,才能保证支气管在此探查平面上的连续显示。若声束平面与支气管长轴方向不一致,则可能因探查平面的改变而出现支气管回声随呼吸运动出现或消失,从而将静态支气管征误认成动态支气管征

相对滑动;②利用能量多普勒,将目标范围胸膜置于取样框内,若存在胸膜滑动则可在胸膜线后方出现彩色能量信号(图 3-2-5);③M 型超声观察是否存在"沙滩征",如无"沙滩征"可视为无胸膜滑动征。

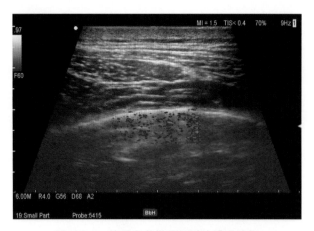

图 3-2-5 能量多普勒探测肺胸膜滑动征

注:胸膜线置于采样框中央,随胸膜滑动在胸膜线后出现彩色能量信号

6. 膈肌运动幅度减低 正常呼吸时,膈肌的运动幅度在 1.5~2.0cm(参见第三章第四节)。若肺底病变累及胸膜出现粘连,或因肺不张导致肺活量减小时,可能出现膈肌运动幅度下降(图 3-2-6)。

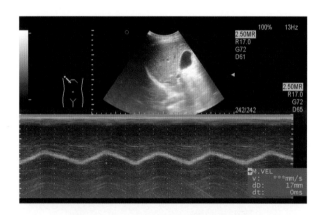

图 3-2-6 M 型超声监测膈肌运动幅度

注:正常平静呼吸状态下,膈肌运动幅度为 1.7cm

(二)肺实变的鉴别诊断

1. 肺实变与胸腔积液压迫所致的肺不张的鉴别 因胸腔积液压迫所致肺不张图像与大片肺实变的图像几乎一致,但积液压迫所致的肺不张可观察到随呼吸运动有明显的肺叶飘动感,且在抽出胸腔积液后,肺不张面积会随着液体压力的降低而减少(图 3-2-7)。

2. 其他干扰图像 胃内容物有时可与左下肺实变超声影像混淆。胃内容物超声特征:在探查左下肺时,有时伴有气泡的糜状胃内容物回声也会与肺实变回声相混淆,特别在胃潴留情况下,

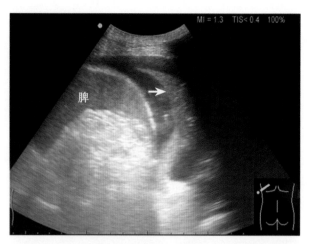

图 3-2-7 肺不张超声影像

注:肺不张图像(箭头所示)类似于肺实变图像,但肺不张边缘较肺实变锐利,且动态观察可见明显飘动感,抽取积液后可见复张

扩张的胃紧邻膈肌和肺底,容易被误认成肺实变。此时变化患者体位,胃内容物会随体位变化而出现流动感(图 3-2-8)。

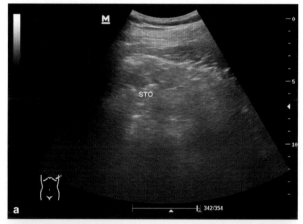

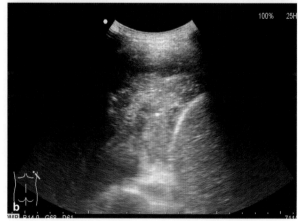

图 3-2-8 胃内容物与左下肺实变影像

注:含液量较少的胃内容物(a)回声有时与肺实变(b)回声相似,此时应仔细观察邻近解剖结构及灵活改变患者体位

二、肺水肿超声特征

肺水肿的超声特征主要是肺"B"线。

(一)肺"B"线形成机制

正常情况下,肺泡内充满气体,小叶间隔被充气的肺泡包绕,且小叶间隔之间的距离又小于超声最小分辨率,所以不能形成有效图像。当出现肺水肿时,超声波进入被周边充气肺泡所包绕的含液小叶间隔,并在此空间内发生多重反射而出现"振铃效应",所产生的特异性图像称为肺"B"线。

(二)肺"B"线超声特征

肺"B"线为起源于胸膜线,并随胸膜线移动,一直延伸到屏幕边缘而不发生衰减的激光束样高回声线条。正常人可在膈肌上方最后一肋间隙内探及少于 3 条的"B"线。肺"B"线的超声特征有6点(图 3-2-9):①自胸膜线产生;②随胸膜线滑动;③激光束样、边界清晰;④一直延伸至屏幕边缘无衰减;⑤强回声;⑥掩盖"A"线。

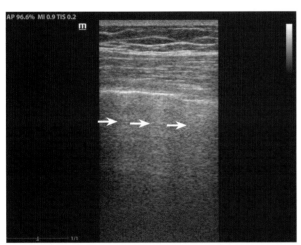

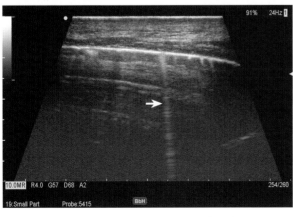

图 3-2-9　正常人肺"B"线超声图像

(三)肺水肿与肺"B"线

1. 肺"B7"线　当肺"B"线之间的距离在 7mm ± 1mm 时称为"B7"线,提示小叶间隔增厚(图 3-2-10)。

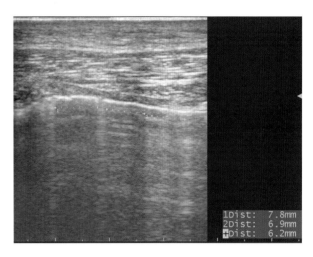

图 3-2-10　肺"B7"线超声图像

2. 肺"B3"线　当肺"B"线之间的距离在 3mm ± 1mm 时称为"B3"线,其分布密度约为"B7"线的一倍,提示重度间质水肿,其与 CT 的毛玻璃改变相对应(图 3-2-11、图 3-2-12)。

3. 肺"B+"线　也称"肺火箭征",当某一点发现 3 条及以上 B 线时称为"B+"线,提示出现肺间质纤维化。局限性"B+"线,提示局灶性的肺间质纤维化。当"B+"线弥漫性出现在整个肺脏,提示弥漫性肺间质纤维化。

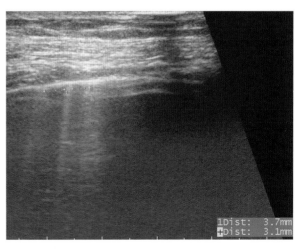

图 3-2-11　肺"B3"线超声图像

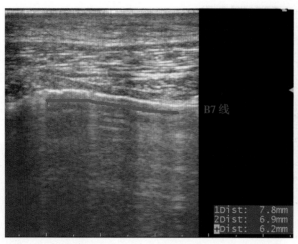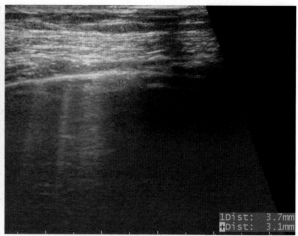

图 3-2-12 肺"B3"线与"B7"线对比超声影像图

(四)肺"B"线临床意义

肺毛细血管压评价肺水肿的程度受多种因素影响而不准确。肺水肿时,因为肺毛细血管的通透性经常改变,肺超声极易操作且敏感性甚好。

1. "B"线常被称为"彗星伪像" 需要注意的是,虽然两种伪像产生的基础都是多重反射,但此"彗星伪像"并不等同于传统超声伪像中的"彗星尾征"。"彗星尾征"是超声波在气液平面或结晶与液体界面发生的多重反射,它与"B"线最大的区别是其回声强度会随着深度的增加而衰减且边界模糊(如胆囊结晶或腹腔内游离气体所产生的彗星尾征)。而"B"线的"彗星伪像"是超声波在水肿小叶间隔与包裹小叶间隔的充气肺泡之间所形成的立体空间内发生的多重反射,最大的特点是不随深度的增加而出现回声强度的衰减。

2. 肺"B"线的出现 意味着此处存在明显的声阻抗差异,如气液界面。

3. 部分正常人可在膈肌上方最后一个肋间隙探及少量孤立的"B"线 无病理意义。

4. "B+"线意味着出现间质综合征 当表现为"B7"线时提示间质综合征程度较轻,当表现为"B3"线时则提示间质综合征发展到较严重阶段,对应 CT 出现毛玻璃区。

5. 肺"B"线也见于除肺水肿之外的其他肺间质疾病。

(五)易与肺"B"线混淆的图像

1. "E"线 与"B"线回声相似,"E"线是边界清晰的延伸至屏幕边缘无衰减的强回声线,但"E"线是从胸壁内发出,所以会掩盖其后方的胸膜线,也不会随胸膜滑动而移动,多见于胸壁气肿、胸壁内异物。

2. "Z"线 亦是从胸膜线发出的类似"B"线的超声图像,其边界不清、回声强度较"B"线减低且逐渐衰减、不随胸膜滑动且不掩盖"A"线。"Z"线为一种没有实际意义的伪像。

要 点

- 肺实变的超声表现形式有软组织样征、碎片征、支气管充气征、动态及静态支气管征、胸膜滑动消失、膈肌运动幅度减低
- 肺水肿的超声特征主要是肺"B"线

(刘小禾 柴艳芬)

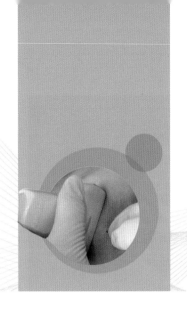

第三节　胸膜腔及胸腔积液超声监测

提　要

▶ 胸膜腔超声实用解剖
▶ 超声检查技术
▶ 胸腔积液病理改变的超声表现

一、胸膜腔超声实用解剖

胸膜腔是脏层胸膜与壁层胸膜在肺根部反折延续围成的完整封闭的腔隙。正常时两胸膜相贴，腔内有10~15ml的浆液起到润滑作用。在壁胸膜各部移行转折处，形成的潜在间隙，深吸气时，肺缘亦不深入其内称胸膜窦（胸膜隐窝）。每侧肋胸膜与膈胸膜转折处为肋膈窦（肋膈隐窝）。超声探测时，应予以重视，不可遗漏。胸腔积液会将脏层胸膜和壁层胸膜分开，积液往往位于胸部后方（图3-3-1）。

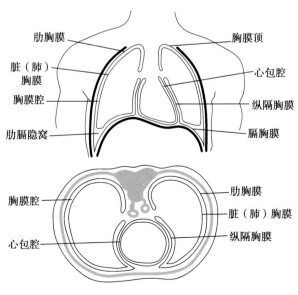

图3-3-1　胸膜腔解剖模式图（乞艳华　图）

二、超声检查技术

（一）超声探头选择和患者体位

1. 超声探头选择　线阵或扇形探头，2.5~5.0MHz。

2. 患者体位和探测技巧　一般采用坐位，亦可根据病变位置不同选择仰卧位、俯卧位或侧卧位，患者双手上抬或抱头，以使肋间充分展开。

患者坐位时，积液位于胸部下方，检查右胸时，可以肝脏作为透声窗；检查左胸时，以脾脏作为透声窗，超声方向标识均朝向操作者左侧。深部可见细窄带无回声或弱回声，为胸腔内的少量液体（图3-3-2）。

（二）胸腔积液超声检查步骤

1. 患者取坐位或立位，由腋中线即肋膈窦的最低位开始扫查，发现胸腔液性无回声区后，依次检查各肋间找到积液的边缘部位。确定积液的范围和无回声区的最大径。

2. 患者取坐位或立位，在背部肩胛线和腋中线之间做矢状切面扫查，在中胸部水平横切面扫查。

3. 观察液性无回声区内有无漂浮的点状、条索状回声及蜂窝状回声，有无分隔或异常肿块。

4. 观察大量积液时肺实变即肺组织受压的程度。

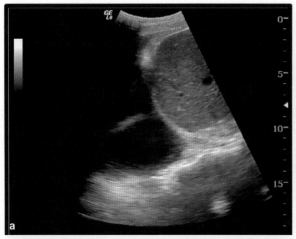
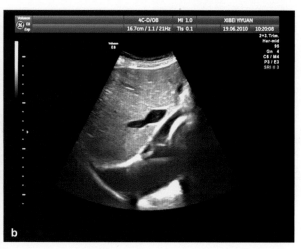
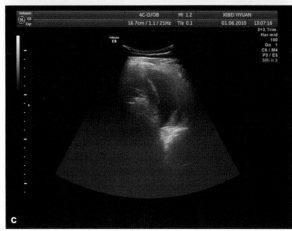

图 3-3-2　胸膜腔积液影像

注:a、b 是以肝脏作为透声窗,胸腔积液图;c 是以脾脏作为透声窗,胸腔积液图

5. 转动体位观察液体有无移动,确定其为游离性或包裹性。

6. 大致估计积液量(因积液为不规则形,故仅能大致估计量)。以坐位为标准,脏层胸膜与壁层胸膜之间的距离:<4cm 为少量积液(<500ml);4~8cm 为中量积液(500~1000ml);>8cm 为大量积液(>1000ml)。

(三)胸腔穿刺引流的超声应用

1. 穿刺部位定位　选择最宽无回声区部位,避开压缩的肺组织,常选用腋后线和肩胛线之间较低位置为穿刺点,患者取坐位或半卧位,嘱患者屏气以免损伤肺脏(图 3-3-3)。确定积液部位、范围、大小、深度后,以积液范围 >2 个肋间隙、液性暗区前后径 >2cm 为宜。

2. 引流后用超声观察治疗效果。

三、胸腔积液病理改变的超声表现

胸腔积液主要是两层胸膜之间充满液体,超

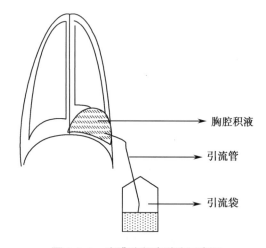

图 3-3-3　胸膜腔积液引流示意图

声影像表现为"四边形征";M 超表现为"正弦波征";胸腔积液中的肺叶在其中飘动,表现为"水母征"(图 3-3-4)。

1. 肺不张合并胸腔积液　胸腔积液内可见压迫的肺组织,表现为实性强回声团块(图 3-3-5)。

2. 混合积液　胸腔内可见纤维成分物质漂浮,多提示为慢性的胸腔积液(图 3-3-6)。

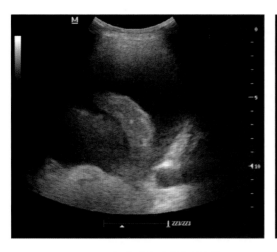

图 3-3-4 胸膜腔积液"水母征"

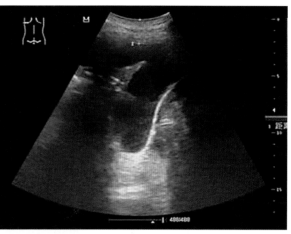

图 3-3-5 胸膜腔积液压迫肺组织

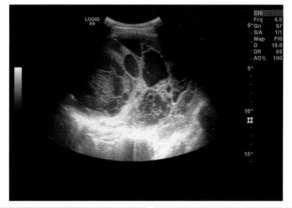

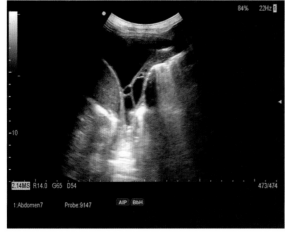

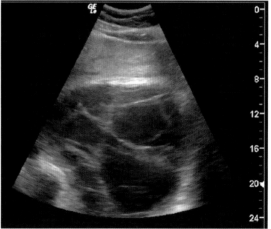

图 3-3-6 胸膜腔混合积液

3. 包裹性胸腔积液 好发于胸壁下部后外侧,常由于多量积液局限化后所形成,但亦可局限于叶间、肺底等部位。声像图:可在病变部位显示无回声区,多呈片状或扁圆形,其内多不清晰,边界清,无回声区周边可见厚度不一、片状、低—中等回声区,为增厚的胸膜。如不仔细扫查,常易漏诊,亦容易与胸膜肿瘤相混淆(图 3-3-7)。

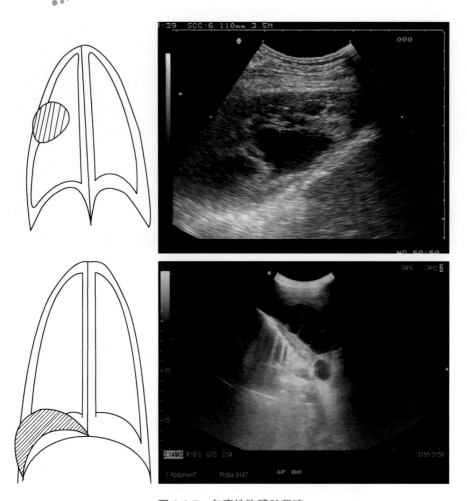

图 3-3-7 包裹性胸膜腔积液

（乞艳华）

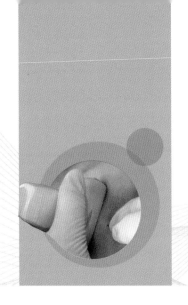

第四节 膈肌超声监测

提 要

▶ 膈肌超声实用解剖及功能
▶ 膈肌病变及床旁超声检测

概 述

膈肌是呼吸肌的重要组成部分。超声检测膈肌,有助于胸腔积液、肺实变、呼吸功能等的监测。监测膈肌运动幅度,能够判断呼吸肌功能及呼吸机脱机困难与否。由于肝脏和脾脏紧靠在膈肌下面,因此借助肝脾,能识别膈肌。

呼吸困难、呼吸衰竭、肺不张等是常见且需识别的病因,而其中较为隐蔽的病因是膈肌无力或麻痹,也是临床容易误诊的原因之一。尽管有多种技术检测膈肌功能,但是床旁超声是检测膈肌功能的实用有效的影像技术。

一、膈肌的超声实用解剖和功能

(一)膈肌的解剖及神经支配

1. 膈肌的超声实用解剖 膈肌又称横膈,分隔胸腔和腹腔。横膈像撑开的降落伞,将胸腔与腹腔分隔(图3-4-1)。膈肌面积约25cm²,中心部分由腱膜组成,四周是肌纤维。伸向胸壁端的膈肌实际上是由相邻组织参与构成:①膈肌肌纤维向前伸,与胸骨及下部肋骨的筋膜相连;②向后交织成两条膈脚,紧附于椎体的肌束。横膈与下部胸廓相邻的部位称为横膈对合带。当横膈收缩时,腹部内容物向骶尾方向移动,对合带部位腹压增加,下部胸廓扩张。膈肌的另一端向膈中心腱发

散,由腱膜组成。膈肌向胸腔隆起形成"穹隆顶"或"降落伞顶",左右各一,右侧高于左侧。成人平静时中等程度呼吸的呼气末,右穹隆顶相当于第5肋水平,左顶在第6肋骨与软骨交接处。老年人膈顶趋低。膈肌的穹隆顶是中心腱,其上面紧贴心包。膈肌腹腔侧的右半部分与肝脏紧密相邻,左半部分与脾脏密切相贴。脾脏位于左季肋第9~11肋骨间,长轴与第10肋骨一致,肝脾是超声检查膈肌最好的介质,为超声评价膈肌的功能状况提供了良好的成像条件。正常膈肌超声厚度>2mm,吸气时厚度增加>20%,运动幅度在1.5~2.0cm。许多疾病产生膈肌功能障碍,吸气时膈肌厚度无增厚即可诊断膈肌麻痹,肺不张或肺底病变累及胸膜出现粘连,可出现膈肌运动幅度下降。

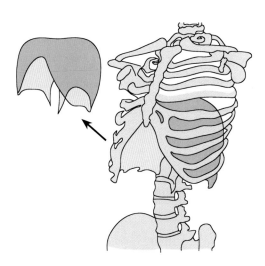

图3-4-1 "降落伞"样横膈示意图(刘鹭琛 图)

2. 膈肌的神经支配 横膈是主要的呼吸肌，由抗疲劳的I型慢收缩肌纤维及IIa型快收缩肌纤维组成。支配膈肌的运动神经是左、右膈神经，由第3、4、5颈神经根所组成。

(二)超声监测膈肌功能

1. 膈肌的主要功能 膈肌是呼吸肌的重要组成部分，每次吸气，2/3的气流是由膈肌收缩产生。成人平静吸气时，膈肌收缩，膈顶下降约1~3cm。深吸气时，膈肌可下移约10cm。呼气时，膈肌松弛，膈顶上移复位。横膈收缩时，腹部内容物向骶尾方向移动，对合带部位腹压增加，下部胸腔扩张。膈肌功能异常直接影响呼吸功能，膈肌功能受损是呼吸困难原因之一。

2. 膈肌功能超声监测指征 影响膈肌神经支配、膈肌收缩性以及膈肌与胸壁机械耦合的病变都可以发生膈肌功能异常。然而，临床不易通过常规物理查体诊断膈肌功能障碍。因此，通常引起膈肌功能障碍的病变可作为床旁超声检查膈肌功能的指征。

(1)急危重症：呼吸衰竭、多脏器衰竭、营养不良、低钾血症、低镁血症、低磷血症、低钙血症、严重COPD、哮喘、肺炎、肺水肿、肺不张、支气管痉挛、高糖血症等。感染如脓毒症。炎症性疾病如带状疱疹，吉兰-巴雷综合征以及脊髓灰质炎等。药物如糖皮质激素，极少见的如氨基糖苷类抗生素干扰神经肌肉传递，引起膈肌无力和呼吸衰竭。

(2)长期接受机械通气、呼吸机脱机困难患者：由于机械通气产生膈肌张力下降、神经刺激减少、肌肉萎缩、膈肌结构损伤等诸多因素，引起膈肌功能障碍导致脱机困难。

(3)创伤：高位颈髓损伤，膈神经损伤。

(4)麻醉意外：硬膜外、腰、颈丛或臂丛麻醉意外致单侧或双侧膈肌麻痹，以及心脏手术中用于降低心肌温度的冷盐水损伤膈神经。

(5)纵隔肿块：支气管或纵隔肿瘤引起的膈神经受压。

二、膈肌功能异常的临床表现及传统监测技术的利弊

(一)膈肌功能异常临床表现

1. 单侧膈肌功能障碍 通常没有症状，或在胸部X线检查时偶尔发现。或难以解释的劳力性呼吸困难，或运动无力等。当伴有肥胖、心脏病、肺部疾病时，呼吸困难加重。

2. 双侧膈肌功能障碍 乏力、睡眠过度、晨起头痛等。难以解释的呼吸困难、呼吸衰竭，亚段肺不张、下呼吸道感染、呼吸机依赖等，是ICU病房最常见的症状。

3. 膈肌功能障碍体征 平静呼吸时有心动过速。吸气时辅助呼吸肌如胸锁乳突肌收缩。呼吸时膈肌上下移动幅度减低或没有移动，叩诊有吸气与呼气末膈肌移位幅度减小。呼吸期间膈肌厚度及增厚率减低。膈肌矛盾运动：当一侧膈肌运动消失，由于用力吸气，胸膜腔成为明显负压时，对侧膈肌穹隆顶反向上升；或吸气时膈肌上移，呼气时膈肌下移。双侧膈肌功能障碍的患者，在平卧位时常可见腹部矛盾收缩，即吸气时，胸廓扩张的同时腹部出现向内的运动。

(二)临床检测膈肌功能的方法及利弊

多年来，临床有多种辅助检查方法检测膈肌功能，但有一定弊端。①叩诊：临床用叩诊判断膈肌部位的高低和移动幅度，进而判断膈肌的功能，显然有局限性。②X线胸片：诊断单侧膈肌麻痹，显示横膈抬高、肺基底部亚段肺不张，敏感性高达90%，特异性很低约44%。诊断双侧膈肌麻痹的特异性也低，双侧膈肌抬高如呼吸机依赖的患者，有可能被误诊为吸气不足或肺容量过低。③膈肌X线透视吸气试验：由于有假阳性和假阴性，已经不用于双侧膈肌麻痹的诊断。④肺功能检查：肺功能检查膈肌功能障碍，特别是监测急危重症的膈肌功能，临床应用价值有限。⑤直接测定膈肌功能有2种方法：有创跨膈压(Pid)监测膈肌功能，临床应用有限；床旁超声监测膈肌功能，无创、便捷、有效。

三、超声监测膈肌

(一)超声监测膈肌功能的临床意义

床旁二维超声实时可见膈肌收缩厚度与回声、运动的方向和幅度、单侧或双侧膈肌麻痹，迅速直观地识别膈肌功能。此外，超声能监测膈肌功能的恢复状况，为临床提供呼吸机撤机、观察治疗效果等信息。M型超声能清晰地显示膈肌的

运动曲线,测量膈肌运动的方向、幅度、速率。床旁超声迅速地鉴别呼吸困难病因,预测呼吸机撤机失败,监测上腹部或心脏手术后膈肌及肺功能不全。

(二)膈肌超声影像

1. 监测体位和超声探头 通常取平卧位,根据需要亦可取左、右侧卧位或坐位,能显示肝脏或脾脏的体位均可。但是,呼吸困难患者往往是强迫体位如坐位等,只能随患者的体位进行超声检查。选择曲阵或线阵探头,频率 2.5~5.0MHz。超声探头竖置在膈肌与胸廓的对合带处,以肝脏和脾脏为标识,在胸膜与腹膜之间,识别膈肌。

2. 超声检测膈肌技术及正常膈肌影像

(1)二维超声监测右侧膈肌:①找到肝脏:自右侧第 5 肋间隙开始,找到肝脏上界,沿肋间隙依次自右锁骨中线、腋前线、腋中线、腋后线、肩胛角线检查,显示肝脏与横膈间的肝区。②识别腹膜与胸膜:在腹膜与胸膜之间即为膈肌(图 3-4-2、图 3-4-3)。

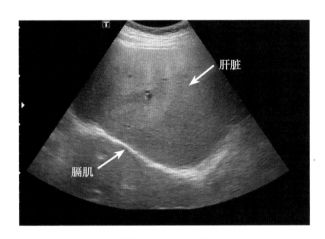

图 3-4-2 右侧膈肌的正常超声图像(何鑫 影像)
注:二维超声腹部探头肝右叶最大斜径标准测量切面,显示稍强回声的线样膈肌图像

(2)二维超声监测左侧膈肌:①找到脾脏:探头置于左季肋第 9~11 肋骨间切面,即脾脏长轴的斜切面,常用仰卧位或右侧卧位,探头置于左腋后线与腋中线之间,可显示脾脏的冠状切面;在脾脏肿大时常用左肋下横切面。②在脾脏的上部靠近横膈部位找到腹膜和胸膜,腹膜和胸膜之间即为左侧膈肌。监测左侧膈肌时,也可在胃泡上找到膈肌(图 3-4-4)。

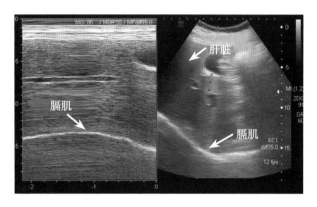

图 3-4-3 二维及 M 型超声监测右侧膈肌运动幅度(何鑫 影像)
注:二维超声右肋缘下肝脏斜切面获得二维超声及 M 型超声图像,患者吸气吐气观察膈肌厚度的变化

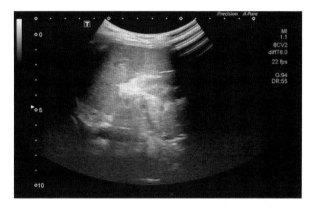

图 3-4-4 左侧膈肌的正常超声二维图像(何鑫 影像)
注:二维超声采用脾脏肋间切面获得膈肌图像

(3)M 形超声监测膈肌:M 型超声,更利于测膈肌厚度及运动幅度(图 3-4-5)。

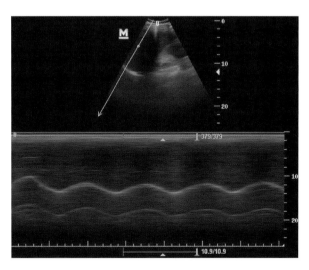

图 3-4-5 M 型超声监测膈肌运动幅度(李丽君、邓毅恒 影像)

（4）膈肌厚度及改变：详见第五章第二节。

(李丽君 何鑫)

参考文献

1. Rowan KR, Kirkpatrick AW, Liu D, et al. Traumatic pneumothorax detection with thoracic US：correlation with chest radiography and CT—initial experience [J]. Radiology, 2002, 225 (1)：210-214.

2. Blaivas M, Lyon M, Duggal S, et al. A prospective comparison of supine chest radiography and bedside ultrasound for the diagnosis of traumatic pneumothorax [J]. Acad Emerg Med, 2005, 12 (9)：844-849.

3. Liteplo AS, Marill KA, Villen T, et al. Emergency thoracic ultrasound in the differentiation of the etiology of shortness of breath (ETUDES)：sonographic B-line and N-terminal pro-brain-type natriuretic peptide in diagnosing congestive heart failure [J]. Acad Emerg Med, 2009, 16 (3)：201-210.

4. Bouhemad B, Zhang M, Lu Q, et al. Clinical review：Bedside lung ultrasound in critical care practice [J]. Critical Care, 2007, 11 (1)：205.

5. McCool FD, Tzelepis GE. Dysfunction of the Diaphragm [J]. New England Journal of Medicine, 2012, 366 (10)：932-942.

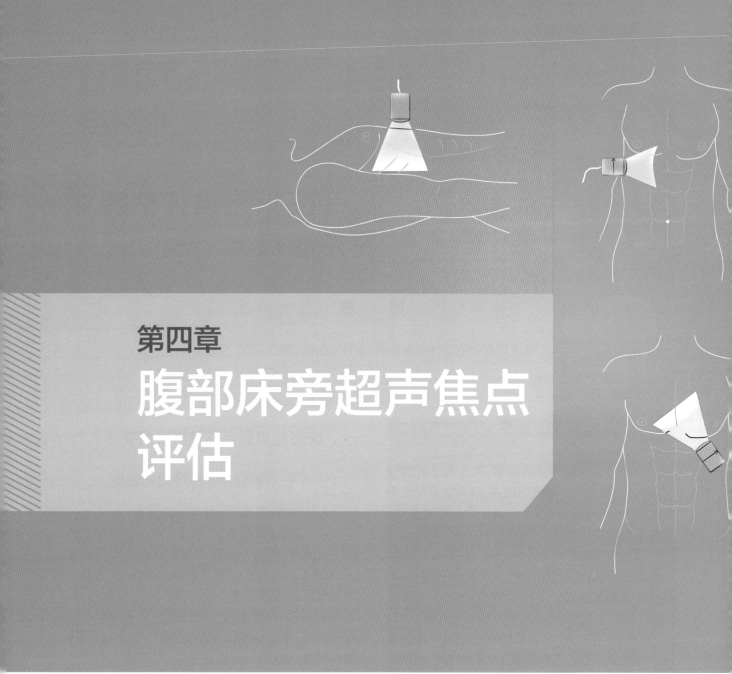

第四章
腹部床旁超声焦点评估

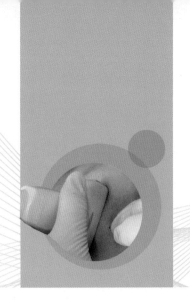

第一节　床旁超声焦点评估腹痛暨急腹症

提　要

▶ 床旁超声焦点评估急性胆系疾病、急性胰腺炎、脾脏破裂、泌尿系结石

概　述

腹痛是临床最常见的症状,涉及多学科如外科、内科及妇产科。腹痛病因多、病情危重程度差异大,轻者不需治疗,重者危及生命。危及生命、需要立即治疗的腹痛称为急腹症(acute abdomen)。

急腹症常见病因有5类。①炎症:胆系炎症(如急性胆囊炎、急性胆管炎、胆石症)、急性胰腺炎、急性阑尾炎和急性胃肠炎等;②穿孔:胃及十二指肠穿孔、阑尾穿孔、胆汁性腹膜炎和肠穿孔等;③梗阻:肠梗阻、胆绞痛、泌尿系结石、尿潴留、腹主动脉瘤和肠系膜血栓肠梗死等;④出血:异位妊娠输卵管破裂、肝脾破裂、卵巢囊肿破裂及腹主动脉瘤破裂等;⑤扭转:乙状结肠扭转、卵巢囊肿蒂扭转和睾丸扭转等。引起腹痛的病因不只限于腹腔内器官,腹腔外疾病也可表现腹痛,如心肌梗死、腹壁肌肉、胸肺部疾病、糖尿病酮症酸中毒、红斑狼疮、重金属中毒以及精神疾病等。临床及时准确地识别急腹症病因,仍具有挑战性。

"望、触、叩、听"是临床医师诊断疾病包括急腹症的基本技能,喻为"可视听诊器"的床旁超声拓展了临床医生"望、触、叩、听"的技能。本节论述床旁超声焦点评估常见的急腹症疾病——急性胆系疾病、急性胰腺炎、急性泌尿系结石。超声探头选择:①曲线阵列探头(腹部探头):适合体型较大、检查深部较大器官;②相控阵探头(心脏探头):用于透声窗小、体型较小、肠道积气影响显像。

一、床旁超声焦点评估胆系病变

(一)正常胆囊和胆总管超声影像

1. 胆囊影像及床旁超声检查技术

(1)胆囊超声检查技术:患者最佳体位是左侧卧位。通常,胆囊位于腹中线和腋前线之间。大多数患者在肋骨下肝脏下缘探测胆囊,且通过患者深呼吸屏气使胆囊扩大。探头置于上腹部,方向标识指向头端,探头一旦接近肋骨下缘即开始横向扫描,在显示器视屏内应保持肝脏边缘可见。当在肋骨下缘未见肝脏边缘时,有必要在肋间扫查。为了减少肋骨的阴影,探头应顺肋骨方向横向放置,并将箭头指向肋骨连接脊椎的方向,探头从腹中线到腋中线横扫直到定位胆囊为止。胆囊定位后,纵轴和横轴即可确定。胆囊扫描要实时、系统地将胆囊的纵横轴方向的各个面全扫到,这样多方向、多切面扫描有助于确定小结石、泥沙样结石及检查胆囊颈部。在扫描中应特别注意胆囊颈部。胆囊下垂者,胆囊底部可能因为充满气体的结肠而模糊不清,嘱患者呼气很可能有助于图像清晰,其后方的声影是胆囊结石的主要表征。

Tips:

胆囊和胆总管的图像方向的判断是通过纵切、横切和斜切综合完成,而不是解剖位置上的矢状面、冠状面及横断面。

（2）正常胆囊超声影像：胆囊是腹部间位器官。胆囊分颈部、体部和尾部，体部前壁贴于肝脏的胆囊床，底部游离于肝下缘邻近腹前壁（图4-1-1）。胆囊长约7~8cm，一般不超过8.5cm，宽约2~3cm，多数不超过3.5cm。囊胆汁为无回声，透声性好，因此使其后方回声增强。囊壁厚度<2mm。由于进食使胆囊收缩，因此在超声检查前应禁食6小时。当进食减少或胆道梗阻时，胆囊则扩大。

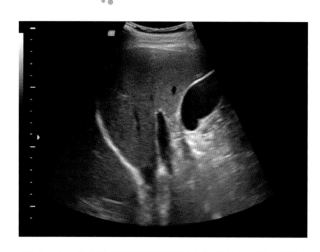

图4-1-2　肝右叶及胆囊纵切面超声影像（韩东刚　影像）

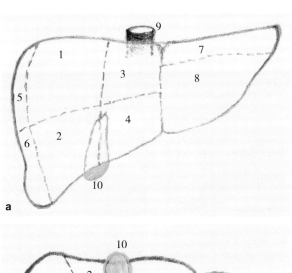

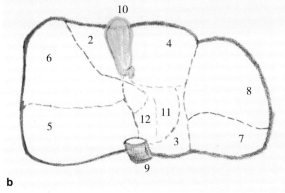

图4-1-1　胆囊与肝脏解剖模式图（李丽君　图）

注：a.肝胆脏面观；b.肝胆膈面观；绿色：胆囊；1.右叶前上段；2.右叶前下段；3.左叶内上段；4.左叶内下段（方叶）；5.右叶后上段；6.右叶后下段；7.左外上段；8.左叶外下段；9.下腔静脉；10.胆囊；11.尾状叶左段；12.尾状叶右段

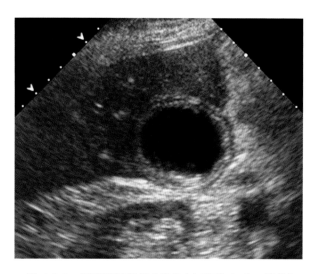

图4-1-3　胆囊横切面超声影像（余珊珊、何鑫　影像）

1）胆囊纵切面超声影像：探头方向标识指向头部，探头竖立置于或稍倾斜左右移动，获得满意的胆囊纵切面。在胆囊纵切面观，胆囊多呈梨形，胆囊底指向尾端，胆囊颈指向头端（图4-1-2）。

2）胆囊横切面超声影像：探头由纵轴位逆时针旋转为横轴位即显示胆囊横断面，胆囊横切面呈椭圆形，轮廓清晰（图4-1-3）。

2. 胆总管床旁超声检查技术　肝内胆管，左、右肝管在门静脉左右支的前方，内径在2mm以下。胆囊管是将胆囊中的胆汁注入胆总管，通常超声探测不到。胆总管在门静脉浅面并与之伴行，长约4~6cm，超声探测时有二个途径寻找胆总管。①通过解剖定位：门静脉、肝动脉和胆总管共同组成肝门，由于门静脉与胆总管伴行，因此需要通过确认肝门处门静脉的位置来确定胆总管；②从腹腔中轴线开始跟踪肝动脉，从高位肠系膜静脉与胰腺静脉的交汇处追踪门静脉，或随着肝门血管顺到肝中央。胆总管正常内径2~6mm，内径>1cm应考虑是否存在胆管梗阻。大多数情况，胆总管很小，超声不易探测到。在胆囊切除后，由于胆总管储积胆汁的作用增大，随着年龄增加，胆总管直径增大，年龄每增加10岁，胆总管直径增加1mm。

（二）胆系疾病床旁超声焦点评估

1. 胆囊结石超声影像

（1）典型结石型超声图像：胆囊腔内可见强回声光团，其后伴声影，强光团可随体位变化而移动（图4-1-4）。

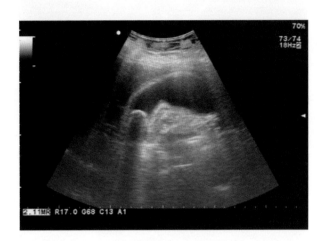

图4-1-4　典型结石型超声影像（何鑫　影像）

（2）充满结石型超声图像：胆囊腔内充满大小不等的强回声光团，腔内液性暗区消失，其后方伴有大声影，胆囊后壁不显示呈囊壁结石声影"三合征"（图4-1-5）。

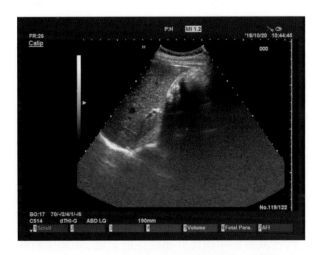

图4-1-5　充满结石型超声图像（何鑫　影像）

（3）小结石型超声图像：胆囊结石的颗粒较小，沉积于胆囊后壁，声影不明显（图4-1-6）。

（4）泥沙型结石超声影像：结石呈泥沙状沉积于胆囊后壁，沉积层较厚，随体位移位而流动，其后方多伴声影（图4-1-7）。

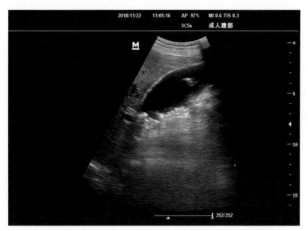

图4-1-6　小结石型超声图像（何鑫　影像）

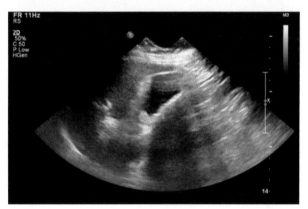

图4-1-7　泥沙型结石超声影像（何鑫　影像）

Tips:

诊断胆囊结石，通常要调整增益和聚焦区域设定才能识别小结石以及区分胆囊结石和邻近的肠道气体造成的阴影。

2. 急性胆囊炎超声影像

（1）单纯性胆囊炎：胆囊炎的初期超声显示胆囊稍大，囊壁轻度增厚，缺乏诊断特征（图4-1-8）。

（2）化脓性胆囊炎：化脓性胆囊炎超声的声像图特征较明显：①胆囊体积增大，囊壁张力增大，轮廓模糊。②胆囊壁浆膜下水肿、出血、炎性细胞浸润，弥漫性增厚呈"双层影"。胆囊壁在胆囊前壁与肝脏交界处测量，囊壁增厚>3mm被认为异常（图4-1-9）。③胆囊腔内有稀疏或密集分布不均的细小或粗大光点。④超声墨菲征阳性。⑤胆囊颈部常伴有结石。⑥急性胆囊炎穿孔时，胆囊

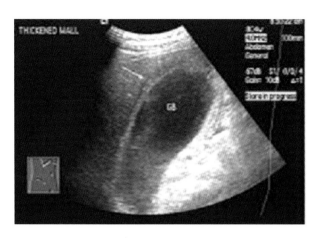

图 4-1-8　单纯性胆囊炎超声图像（余珊珊、何鑫　影像）

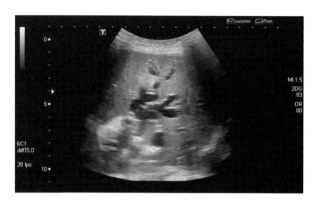

图 4-1-10　肝内胆管扩张影像（何鑫　影像）

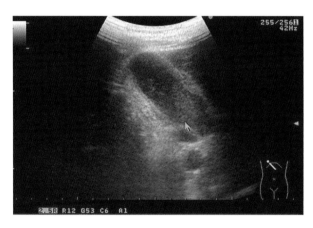

图 4-1-9　化脓性胆囊炎超声影像（余珊珊、何鑫　影像）

下段较上段、肝外较肝内扩张明显。胆总管与伴行的门静脉内径相似，呈现"双筒猎枪征"，为肝外胆管扩张的典型特征（图 4-1-11）。

（3）胆管梗阻部位的判断：①胆道下段梗阻：胆总管扩张；②肝门部梗阻：肝外胆管正常或不显示，肝内胆管或左、右肝管一侧扩张；③胆管下端或上端梗阻：一般情况下胆囊与胆总管的张力一致，胆囊增大提示胆管下端梗阻，胆囊不大则提示胆管上端梗阻；④胆囊管阻塞：肝内、外胆管均正常，仅胆囊增大，提示胆囊管阻塞或胆囊自身的病变；⑤壶腹部梗阻：胆总管、胰管均扩张。

（4）梗阻病因诊断：结石引起的梗阻扩张的胆管壁平直完整，结石与管壁分界清楚。肿瘤所致的梗阻扩张的胆管壁欠清晰，不平整，管壁有残缺，肿瘤与管壁分界不清。

壁的局部膨出或缺损，胆囊周围有局限性积液。⑦胆囊收缩功能差或丧失。

Tips:

引起全身水肿的疾病都有可能产生胆囊壁水肿，超声难以鉴别是胆囊壁水肿还是胆囊炎。

3. 胆总管梗阻超声影像

（1）肝内胆管扩张：①肝内胆管内径 >3mm，提示肝胆管扩张；②肝内胆管腔与伴行的门静脉形成小"平行管征"则提示肝胆管中度扩张；③肝内胆管呈树杈状扩张，并向肝门部汇集，相伴行的门静脉受压而管腔的超声显示不清，提示胆管重度扩张（图 4-1-10）。

（2）肝外胆管扩张：肝外胆管内径 >7~10mm 则提示轻度扩张，10mm 以上提示显著扩张，梗阻所引起的肝外胆管的扩张，为均匀性扩张——即

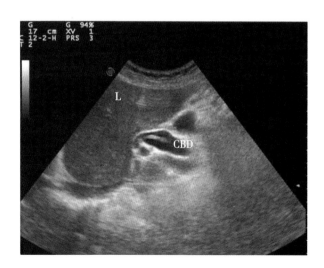

图 4-1-11　肝外胆管扩张影像（余珊珊、何鑫　影像）
注：L:肝脏；CBD:胆总管

二、床旁超声焦点评估泌尿系病变

(一)床旁超声焦点评估肾脏病变

1. 正常肾脏超声影像 肾脏是腹膜后位器官,超声易于定位,特别是右肾。肾脏长 10~12cm,宽 4~5cm,厚 2~3cm。超声可以观察到肾被膜、肾皮质、肾髓质。二维超声纵断面,肾脏呈椭圆形或扁卵圆形。肾的包膜光滑、清晰。肾皮质呈均匀中低回声。肾锥体呈圆形或三角形,为弱回声区。肾中心部分为肾窦区,包括肾盂、肾盏、血管和脂肪等组织,呈不规则的高回声团。肾脏横断面在肾门部呈马蹄形。输尿管连接肾盂沿盆腔壁走行,在膀胱三角区进入膀胱,超声只能查到扩张的输尿管。

(1)右肾:二维超声扫描右肾较容易。通常取仰卧位,也可取左侧卧位。深吸气使肾脏下移。探头置于右肋下,方向标识向上。冠状面扫描可获得右肾长轴切面超声图像。探头转向横切面获得右肾横断面影像(见图 1-1-20)。

(2)左肾:二维超声扫描左肾较困难,通常取仰卧位,或取右侧卧位。深吸气使肾脏下移(图 4-1-12)。

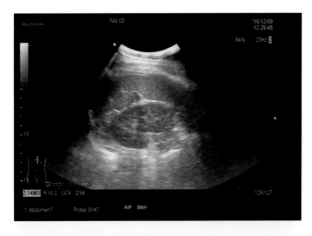

图 4-1-12 脾和左肾二维超声冠状面影像(余珊珊、何鑫 影像)

注:图上方是密度均匀的脾脏,下方左肾是冠状切面

2. 急性肾脏疾病超声影像

(1)肾创伤超声影像

1)轻度肾挫伤:仅少量血尿者,二维超声影像可无明显异常。肾实质挫伤,多在实质断裂处显示不规则的无回声或低回声区,血肿机化回声增强,类似实质。

2)肾包膜下血肿:在肾包膜下与肾实质之间出现梭形或新月形低回声区,包膜完整无破裂。肾实质裂伤,包膜破裂时出现肾周积血、积尿时可见肾包膜外为无回声或低回声区包绕,肾破裂处包膜中断,大量出血时可见腹腔积血。

(2)肾结石超声影像:在肾窦区内或输尿管内出现点状或团块状强回声,其后方有声影,直径 <3mm 的结石后方无声影。结石位置肾内以下盏为多,输尿管多为肾盂连接部、跨髂血管段和膀胱壁内段。肾结石伴肾积水者,在积水暗区远端可发现嵌顿的强回声结石光团和声影。

(3)肾积水超声影像:肾积水的超声影像有如下特征:肾窦回声分离 >1cm;中度以上肾积水肾体积增大,轻度则无明显改变;重度者肾实质萎缩变薄,轻、中度肾实质无明显改变;梗阻部位在输尿管或输尿管以下者,合并输尿管积水;肾结石及输尿管可见结石。

(二)膀胱床旁超声评估

空虚的膀胱属于腹膜外器官,超声不易探测。充盈的膀胱属于间位器官,腹部超声探头耻骨上可探及充盈的膀胱(图 4-1-13)。临床多用于判断尿液潴留、膀胱肿瘤及妇科盆腔器官探测。

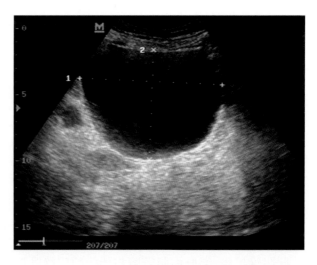

图 4-1-13 充盈的膀胱超声影像(余珊珊、何鑫 影像)

三、床旁超声焦点评估脾脏及脾破裂病变

(一)正常脾脏及脾静脉超声影像

1. 脾脏解剖及毗邻器官 脾脏位于腹腔内

左上方,左肋深部膈肌下面,胃底与膈之间,附于胃的背侧左上方,与第9~11肋骨相邻,其长轴与第10肋一致(图4-1-14)。正常情况下,左肋弓下缘不能触及脾脏。脾脏呈扁椭圆形,分内、外两面。内面凹陷与胃底、左肾、左肾上腺,胰尾和结肠左曲为邻,称为脏面。脏面近中央处有一条沟,是神经、血管出入之处,称为脾门。外面平滑而隆凸与膈相对,称为膈面。脾脏质软而脆,当局部受外力打击易撕裂其包膜和实质组织而出血,大量血涌入腹腔,是腹腔脏器中最易受损伤的器官之一。脾脏损伤的发生率在各种腹部创伤中几乎接近1/2。脾破裂是交通事故中最常见的严重并发症,其他依次为坠落伤、打击伤、跌打伤、刀伤等。脾脏破裂病情比较凶险,又因常合并其他脏器的损伤,临床表现复杂,要求诊断及时,处理恰当,否则可危及生命。脾破裂时,尽管脾脏外层坚韧的包膜可以暂时包容出血,但是也必须立即手术以预防威胁生命的大失血。了解脾脏解剖及特性,有助于二维超声及时发现脾破裂。

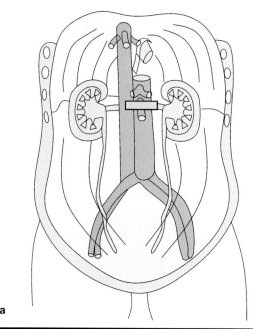

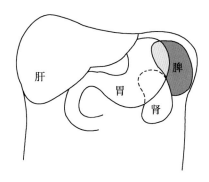

图4-1-14　脾脏与毗邻器官的解剖关系图(李丽君　图)

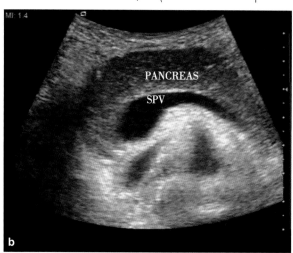

图4-1-15　脾静脉二维超声横切面探头放置与超声影像(刘鹭琛　图、余珊珊　影像)

注:a.二维超声探头放置位置;b.脾静脉横切面二维超声影像;PANCREAS:胰腺;SPV:脾静脉

2.脾脏超声影像　脾脏二维超声扫描技术与左肾相同。二维超声能评估脾脏大小,但是对脾外伤等敏感性比CT或MRI低。在冠状切面,脾脏外形呈近似三角形,肋间切面可呈半月形。轮廓清晰,表面光滑,膈面略向外凸起,其中部为脾门,可见管道状较高回声包绕的血管结构。正常脾脏回声呈细小的点状低回声(相对于肝实质),内部回声分布均匀。彩色多普勒示脾血管呈条状从脾门处进入脾实质内(见图4-1-12)。

3.脾静脉超声图像

(1)脾静脉横切面超声影像:二维超声探头横置于肠系膜动脉平面,脾静脉位于肠系膜上动脉上方(图4-1-15)。

(2)脾静脉矢状切面超声影像:二维超声探头竖立置于腹主动脉,获得脾静脉矢状面影像,脾静脉位于肠系膜动脉右上(图4-1-16)。

(二)脾破裂超声影像(参见第五章第一节)

1.真性脾破裂超声影像　①脾实质破裂:脾实质断裂,包膜连续性中断,轮廓失常;②脾周围积液:脾周围可见无回声或低回声区,加压扫查可见积液区宽度发生改变,为脾周围血肿,是真性脾破裂的重要间接征象;③腹腔积液:少量出血时,

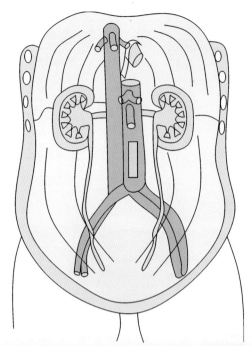

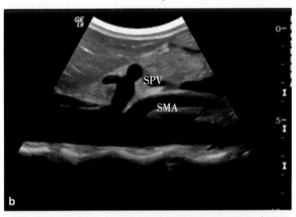

图 4-1-16　脾静脉二维超声矢状面探头放置图与超声影像（刘鹭琛　图、余珊珊　影像）

注：a.二维超声矢状切面探头放置位置；b.脾静脉二维超声影像；SPV：脾静脉；SMA：肠系膜上动脉

仅在左上腹脾周围、膀胱直肠陷窝、子宫直肠陷窝内出现无回声或低回声间隙；大量出血时，可在全腹、盆腔、肝周围、肠间隙等处出现无回声区。

2. **中央型破裂超声影像**　脾实质内出现局限性无回声、低回声区（局限性血肿），随着病程的延长，血肿机化，回声增强，脾包膜完整。

3. **包膜下脾破裂超声影像**　①脾包膜下出现梭形或不规则形无回声或低回声区。血肿多位于脾的膈面或外侧，使脾实质受压移位，脾包膜完整。②血肿内可有低回声团块和沉淀物，为凝血块和血细胞沉渣。有时可见条索状分隔结构，系机化所致，为陈旧性血肿。

四、胰腺床旁超声影像、床旁超声焦点评估胰腺及胰腺病变

（一）正常胰腺超声影像

胰腺位于中腹部，在胃后部，十二指肠包绕胰腺头部，是腹膜外器官。脾动静脉沿胰尾到达脾门，在二维超声下，胰体后方的管状无回声是脾静脉，是识别胰腺的重要标志。二维超声观察胰腺较困难。在长轴切面，胰腺呈一略向前凸起、横跨脊柱前方、回声稍高的长条状结构，边界光滑，胰腺实质呈细小、均匀的点状中等回声。主胰管位于胰腺实质内，显示为横贯胰腺实质的两条平行而光滑的中、高回声线。超声横切可以获得胰腺长轴图像（见图 1-1-19）。

（二）急性胰腺炎二维超声影像

1. **胰腺肿胀**　呈弥漫性增大，或局限性增大，轮廓不规则，边缘凹凸不平。

2. **胰腺内部多呈低回声或无回声**　水肿性病变内部多呈均匀一致的低回声，急性出血坏死所致的病灶内部回声强弱不等并可见强光斑。

3. **胰腺周围及腹腔内积液**　多在发病早期出现，为胰腺周围渗出和水肿样变化。

4. **胆系异常**　胆源性胰腺炎占60%，在胆囊或胆管内可见结石声像图。酒精性胰腺炎时可显示胆囊肿大或胆管扩张。

5. **胸、腹腔积液**　急性胰腺炎可伴发胸腔积液，腹腔积液。

五、腹膜与腹腔间隙

腹膜为全身面积最大、分布最复杂的浆膜，由内皮及少量结缔组织构成，薄而光滑，呈半透明状。衬于腹、盆腔壁内表面的腹膜称为壁腹膜；覆盖腹、盆腔器表面的部分称为脏腹膜。壁腹膜较厚，与腹、盆壁之间还存有一层疏松结缔组织，称为腹膜外组织。在腹后壁及腹前壁下部的腹膜外组织中含有较多脂肪。脏腹膜紧贴覆于脏器表面，从组织结构和功能方面都可视为器官的一部分，如胃、肠壁最外层的浆膜即为脏腹膜。

脏腹膜与壁腹膜互相延续、移行，共同围成不规则的潜在性腔隙，称为腹膜腔。腹膜腔是脏、壁

两层腹膜之间相互移行围成的潜在性间隙。腹腔间隙有肝肾隐窝、脾肾隐窝和盆腔等，腹腔积液或血性积液首先在腹膜腔的间隙内。二维超声比物理查体更容易发现腹腔积液或腹腔间隙内血液(参见第六章第一节)。正常情况下，腹膜腔内有少量浆液，可减少脏器活动时的摩擦，但超声不能

探测到。

要　点

急腹症是危及生命的急危重症，床旁腹部超声有助于识别急腹症病因，及时获得救治(图4-1-17)。

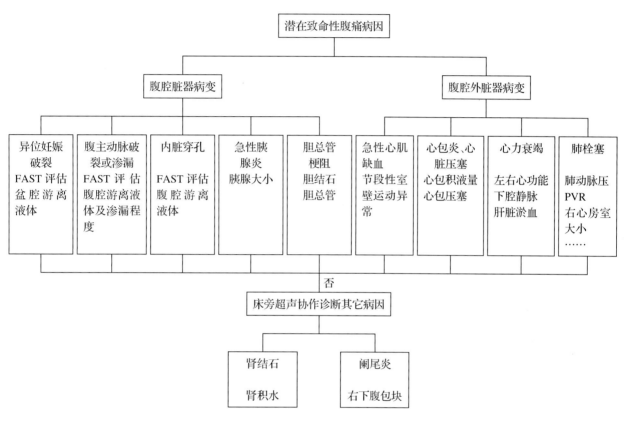

图 4-1-17　床旁超声焦点评估腹痛病因图(李丽君、潘龙飞　图)

（余珊珊　李丽君　何鑫）

219

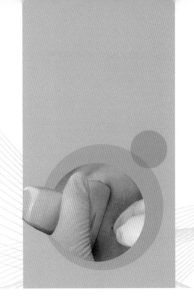

第二节　肝脏、肝硬化及上消化道出血床旁超声焦点评估

提　要

▷ 正常肝脏超声影像
▷ 肝硬化超声影像
▷ 门静脉高压超声影像

概　述

　　肝脏是腹部重要的实质性器官,超声容易识别。上消化道大出血死亡率高,是常见的急危重症。上消化道出血最常见的原因是肝硬化和消化性溃疡,二者救治措施不尽相同。肝硬化并食管胃底静脉曲张破裂导致的上消化道大出血,死亡率更高。迅速鉴别上消化道出血的病因,有助于及时制订救治方案。床旁超声无创、实时,协助内镜鉴别肝硬化导致上消化道大出血,而且有助于识别其他少见原因如门静脉血栓所致上消化道出血。

一、肝脏超声实用解剖及正常二维超声影像

　　肝脏分4叶,右叶、左叶、尾叶和方叶(左叶内下段)(见图4-1-1),是上腹部超声最易识别的器官。肝脏有3个静脉系统:腔静脉、肝静脉和门静脉。

肝脏的正常二维超声影像

　　1. 肝脏纵切面(矢状切面)二维超声影像　通常从右腋前线至正中的左侧,依次有5个肝脏超声纵切面,分别显示肝脏与静脉系统或胆系。

　　(1)经下腔静脉肝脏纵切面:超声探头放置于正中右旁约2cm,纵切(探头方向标识朝向头部)。

该切面显示肝左内叶、尾状叶及下腔静脉(图4-2-1、图4-2-2)。

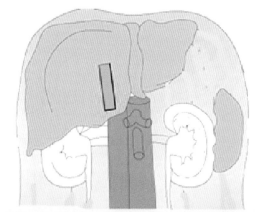

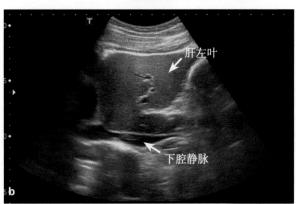

图4-2-1　经下腔静脉肝脏超声纵切面探头放置示意图及肝脏纵切面影像(刘鹭琛　图、何鑫　影像)

注:a.图中右上粉色脏器是肝脏,淡绿色竖条是探头放置位置,探头标识方向指向头侧;b.图中超声回声均匀密集似毛玻璃样的实体器官是经下腔静脉肝脏超声纵切面影像

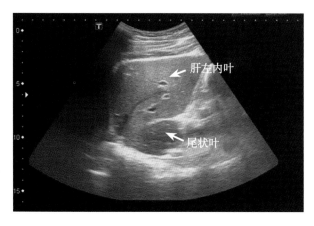

图 4-2-2　肝左内叶及尾状叶超声影像（何鑫　影像）

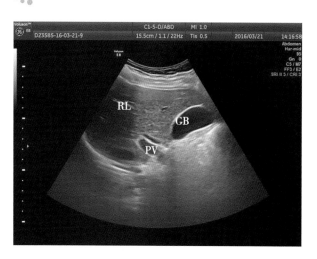

图 4-2-4　肝胆超声纵切面影像（余珊珊、何鑫　影像）
注：RL：肝右叶；GB：胆囊；PV：门静脉

（2）经腹主动脉肝脏纵切面：超声探头放置于经下腔静脉肝脏纵切面探头位置左侧，或腹正中线，或正中左旁约 1cm 处，纵切。该切面显示肝左外叶纵切面，受膈肌上方心脏影响而略呈三角形，左肝膈面平坦光滑，下缘角锐利。左肝后方是腹主动脉，二者之间有胃窦部横断面呈"靶环征"，腹腔动脉、肠系膜上动脉，起自腹主动脉，在腹主动脉与肠系膜上动脉夹角内有肾左静脉和十二指肠下段。左肝后方头侧近膈肌处可见贲门横断面（图 4-2-3）。

（4）肝肾纵切面：超声探头置于右肋缘下锁骨中线与腋前线之间，纵切。该切面显示右肝和右肾纵切面，经肾下端作一水平线，其前方是肝右前叶，后方是肝右后叶，在肝右后叶经肾上端做一垂直线，其上方是右后叶上段，下方是右后叶下段（图 4-2-5）。

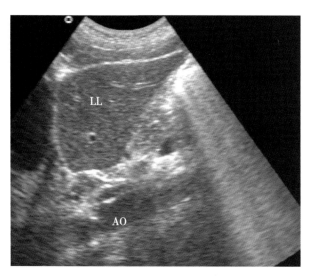

图 4-2-3　经腹主动脉肝脏超声纵切面影像（余珊珊　影像）
注：LL：肝左叶；AO：腹主动脉

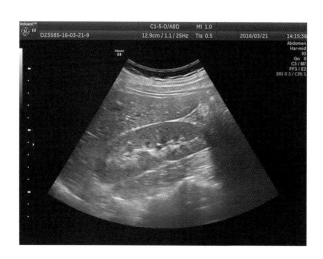

图 4-2-5　肝右后叶及右肾超声影像（余珊珊、何鑫　影像）

（5）肝左叶及胃体部纵切面：探头放置于经腹主动脉纵切面的左侧，或胸骨旁左侧，纵切。该切面可显示肝左叶及胃体部，肝左叶呈锐角三角形（胃体部参见第四章第三节）。

2. 肝脏横切面二维超声影像　肝脏横切面超声探头放置于右上腹从上至下，肝脏超声横切面可分为高位肝脏横切面、经第一肝门横切面、经胰腺水平近肾门部横切面及低位肝脏横切面。

（3）肝胆纵切面、斜切面：超声探头放置于经下腔静脉肝脏纵切面探头位置的右侧，或右锁骨中线，或腹直肌右侧外鞘缘，纵切，在右侧第 6~9 肋间纵向或斜向扫查。该超声切面显示肝右叶纵切面，前方为右前叶，后方为右后叶，肝下方为胆囊长轴图像，其颈部紧邻门静脉主干或右支长轴图像（图 4-2-4）。

（1）高位肝脏横斜切面：超声探头置于剑突下横切或左高右低斜切肝脏。该切面显示肝脏最大横斜切面,可见 3 支肝静脉长轴图像呈放射状向下腔静脉汇合,中间是中肝静脉,其左右分别是左、右肝静脉,右肝静脉与中肝静脉之间是右前叶,右肝静脉之后是肝右后叶,中肝静脉与左肝静脉之间是左内叶,左肝静脉之左是左外叶(图 4-2-6)。

(2)经第一肝门横切面肝脏影像:探头置于高位肝脏横切面探头的下方,该切面显示粗大横行走向的门静脉及其分支(图 4-2-7)。

3. **肝脏冠状面二维超声影像** 肝脏的冠状切面探头放置腹部右侧,纵切(图 4-2-8)。

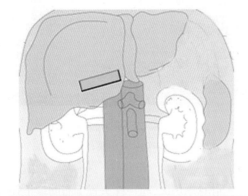

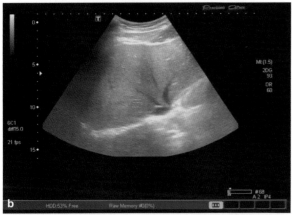

图 4-2-6 剑突下肝脏横斜切面探头放置示意图及高位肝脏横斜切面超声影像(刘鹭琛 图、何鑫 影像)

注:a.肝脏横斜切面探头放置示意图,右上是肝脏,淡蓝色横置长条显示探头位置,探头标识方向指向人体右侧;b.高位肝脏横斜切面超声影像

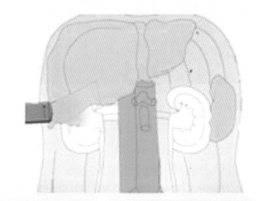

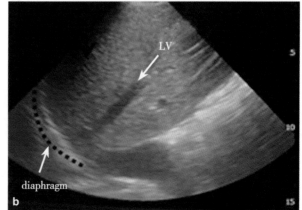

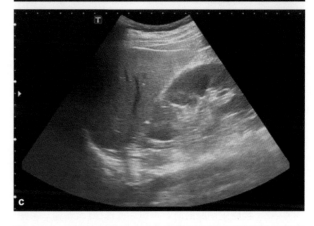

图 4-2-8 肝脏冠状切面探头放置示意图和肝脏冠状面影像(刘鹭琛 图、余珊珊、何鑫 影像)

注:a.右上是肝脏,灰色探头置于腹部右侧,探头方向标识指向头侧,超声束呈淡蓝色呈冠状面扫描;b.LV:肝静脉,黑色点状虚线是膈肌;diaphragm:膈肌;c.图左是肝脏,图右是右肾

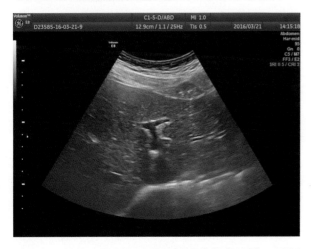

图 4-2-7 经第一肝门横斜切面肝脏超声影像(何鑫 影像)

二、肝硬化超声影像

1. 肝硬化病因 病毒性肝炎、酒精、非酒精性脂肪性肝炎、肝静脉回流受阻、毒物和药物等。酒精性、非酒精性脂肪肝的肝脏病理改变及超声影像与肝炎后肝硬化不同，我国肝炎后肝硬化居多，其特征性超声影像检查积累了经验。近年，酒精性或脂肪肝肝硬化增加但超声监测影像文献报道相对较少。应注意识别酒精性或脂肪肝肝硬化导致的上消化道出血。此外，肝静脉回流受阻导致的肝硬化，原因多是右心衰竭、慢性心包炎、布-加综合征、肝窦阻塞综合征（肝小静脉闭塞病）等，临床容易误诊。

2. 肝硬化病理与超声影像特征 肝硬化超声影像特征的基础是肝硬化病理。肝硬化超声影像特征随肝脏病理变化而异。1994 年国际肝病信息小组按结节形态将肝脏的病理分为 3 型。

（1）小结节性肝硬化的病理及超声影像：多见于酒精性和淤血性肝硬化。肝脏体积增大、肝实质内弥漫性回声增强。

1）脂肪肝病理和超声影像特征：机体对乙醇的早期反应是肝细胞脂肪变性，呈大泡性或大泡性为主伴小泡性混合性肝细胞脂肪变性，临床为无症状性肝肿大，超声影像类似脂肪肝即肝增大、超声近场回声密集且高、远场回声衰减，管道结构欠清楚。脂肪肝发展为酒精性肝硬化时，尚存在不同程度脂肪性变，因此，部分酒精性肝硬化患者肝脏偏大，径线增大。

2）酒精性肝硬化病理和超声影像特征：病情继续发展，脂肪肝发展成肝硬化。肝包膜增厚，正常肝小叶结构破坏、塌陷萎缩，结节间有纤细整齐的灰白色纤维组织间隔，肝实质被纤维间隔分为圆形或类圆形的肝细胞集团，称为假小叶，中央静脉位置不在小叶中央、缺如或增多。表面高低不平，假小叶结节小呈弥漫细颗粒状，大小均匀为 0.2~0.5cm，因此，超声影像显示肝被膜较毛糙但较少出现锯齿状。肝实质结节较肝炎后肝硬化细小而均匀，肝实质超声回声密集稍增粗，可显示无数圆形或类圆形低回声结节，弥漫分布于全肝，结节周边可见纤维组织包绕而呈网格状强回声。总之，超声影像改变不如肝炎后肝硬化明显，因此，早期酒精性肝硬化易误诊。酒精性肝硬化较少有形态失常、肝右叶斜径减小、肝被膜锯齿状、不规则回

声增强。

（2）大结节性肝硬化超声影像特征：多见于慢性乙型肝炎和丙型肝炎，以及血色病等，是在肝实质大量坏死基础上形成的。肝体积大多缩小变形，重量减轻，表面有大小不等的结节和深浅不同的塌陷区，结节直径 >3mm，也可达 5cm 或更大，纤维间隔粗细不等，一般较宽。假小叶被厚实但宽度不等的纤维隔分隔。结缔组织中有时见到几个汇管区挤在一起。基于其病理呈大结节性肝硬化，肝脏超声影像特征：肝脏体积缩小，肝叶比例失调，多呈右叶萎缩左叶及尾叶增大，肝被膜不光滑或凹凸不平呈锯齿状。肝实质回声分布不均匀增强，密度不同、短小粗线状或网格状增高回声，或呈斑片状不均回声，肝静脉管腔狭窄、粗细不等。

（3）右心衰竭致肝淤血或淤血性肝硬化超声影像特征：肝静脉和下腔静脉增宽，肝静脉血回流速度减慢。肝脏增大，回声弥漫均匀增强。同时伴心脏病变，右心房压力升高，右心房心室增大、心脏功能减低等。

三、门静脉高压

（一）门静脉系统解剖和正常门静脉二维超声图像

1. 门静脉系统解剖 在胰腺颈部背面、相当于第 2 腰椎水平处，由肠系膜上静脉和脾静脉汇合成为门静脉。门静脉长约 5.5~8.0cm，内径约 1cm，汇集胃、肠、胰腺、脾脏、胆囊的静脉血入肝，占肝输入血量的 70%~80%。

2. 正常门静脉二维超声图像

（1）肝脏纵切面（矢状面）门静脉影像：超声腹部探头竖置于上腹部，可见肝实质内门静脉和肝静脉，门静脉管壁有声影，肝静脉由于壁薄没有声影（图 4-2-9）。

（2）肝脏横切面门静脉入肝水平影像：超声腹部探头横置于右上腹（见图 4-2-6），可见门静脉下方的下腔静脉和腹主动脉（图 4-2-10）。

（3）门静脉入肝处的长轴图像：腹部超声探头置于右上腹，可见右肾位于门静脉右后方（图 4-2-11）。

（二）门静脉高压超声影像特征

1. 何谓门静脉高压？ 门脉高压是指门静脉压力 >5mmHg。门静脉压力取决于门静脉血流量

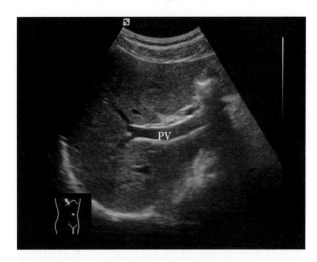

图 4-2-9　肝纵切面门静脉影像（余珊珊　影像）
注：PV：门静脉；图的左下角是探头放置位置，箭头方向指向右肩部

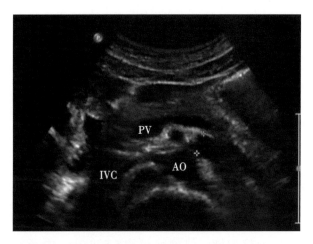

图 4-2-10　肝脏横切面肝水平门静脉影像（余珊珊　影像）
注：PV：门静脉；IVC：下腔静脉；AO：腹主动脉

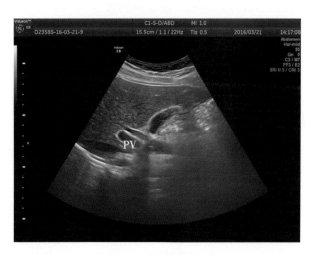

图 4-2-11　门静脉入肝长轴影像（余珊珊　影像）
注：PV：门静脉

和门静脉阻力。

（1）门静脉阻力增加　①肝窦毛细血管化导致肝窦顺应性下降、肝窦变窄、再生结节压迫肝窦和肝静脉系统，导致肝窦及其流出道受阻，引起门静脉血管阻力增加即门脉高压；②肝窦内的内源性血管收缩物质增加和舒张因子减弱，导致星状细胞、成纤维细胞和平滑肌细胞收缩。

（2）门静脉血流量增加　肝硬化患者的内脏小动脉扩张，内脏血管充血，肝内小血管新生、门静脉血流量增加，静脉压力持续升高，形成内脏高动力循环。增加的门静脉血流量维持和加剧门静脉高压。门静脉高压使门静脉与腔静脉之间的交通支开放，门静脉血可不经肝脏，通过侧支经腔静脉直接回右心，其中食管下段和胃底静脉曲张，使门静脉血液通过胃左静脉、胃短静脉、食管静脉回流到奇静脉。门静脉高压是上消化道大出血的重要原因，也是腹腔积液形成的原因之一。

2. 肝硬化门静脉高压超声影像特点　脾脏增大，门静脉增宽，门静脉血流速度明显减低，门静脉血逆流。肝动脉搏动指数（PI）升高。酒精性肝硬化主要表现为门静脉高压，肝炎肝硬化不单有门静脉高压，而且常有门静脉内径增大。酒精性肝硬化与肝炎肝硬化在门静脉内径及脾脏厚度方面无差异（图 4-2-12）。

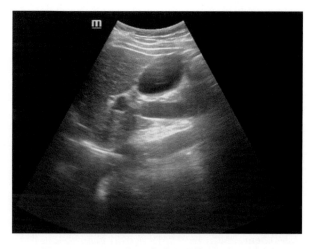

图 4-2-12　肝硬化门脉增宽影像（何鑫　影像）

3. 肝静脉阻塞综合征(布 - 加综合征，Budd-Chiari syndrome，BCS)超声特征　BCS 是肝静脉或下腔静脉肝段部分或完全性梗阻，导致静脉血液回流障碍引起门静脉高压、肝细胞充血坏死为病理基础的临床症候群。BCS 病因复杂，病

理改变多变,发病机制不清,没有特异性临床表现,容易漏诊、误诊。临床主要症状是肝肿大、消化道出血、腹壁静脉曲张、顽固性腹腔积液、下肢水肿和色素沉着,同时伴不同程度的肝功能损害。BCS 的 3 支肝静脉中的 1~2 支近心段狭窄或闭塞,中肝左和肝中静脉受累多见,肝静脉之间可见扩张的侧支静脉交通,受累静脉远段扩张、扭曲,呈 C 形或 S 形,此种改变是 BCS 的特征性肝静脉改变。BCS 超声影像特征:与肝硬化门脉高压类似,肝内回声强弱不一,但无结节样改变,肝静脉虽然变细变窄,但其走行及血流方向正常。超声检查时:首先能清晰地显示下腔静脉、肝静脉及交通支的管腔情况,有无血流、血流方向,有无血流充盈缺损、中断等,尤其显示肝静脉交通支情况非常有效。可见肝静脉和下腔静脉有梗阻征象。其次,肝静脉和下腔静脉近心端出现高速血流时,通过血流颜色的变化,能帮助判断狭窄的发生及部位;通过频谱多普勒血流流速曲线测定流速以判断病变的性质。BCS 肝后段下腔静脉细窄或闭塞,可见下腔静脉肝后段内膜状强回声光带或团块状强回声,管腔变细,彩色血流呈多彩色,流速增快,闭塞者则腔内无血流通过。下腔静脉远段血流反向,可见侧支循环建立后的相应改变。下腔静脉狭窄型 BCS 应特别注意其远段属支内血流动力学改变,以防漏诊。多普勒彩超诊断 BCS 的确诊率达 94%,与血管造影的诊断率基本相同。超声既能观察病变的形态结构,又能了解血流动力学情况,还可明确判断血管阻塞的部位、程度、范围及侧支循环情况,并可对病情分型、术后随访和疗效判断,是 BCS 诊断的首选。尤其对下腔静脉内的血栓优于造影检查,同

时可发现肝内及邻近器官占位性病变。超声显示下腔静脉狭窄程度、范围、肝静脉走行、血流方向及门静脉系统具有优越性,但不能整体显示下腔静脉(图 4-2-13)。

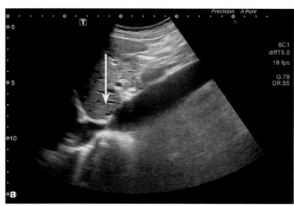

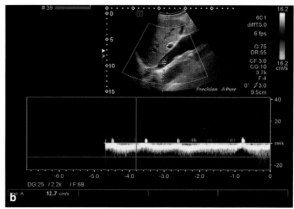

图 4-2-13　BCS 肝后段下腔静脉狭窄影像(余珊珊　影像)
注:a. 箭头所指处是 BCS 肝后段下腔静脉狭窄;b. 狭窄处多普勒血流

(余珊珊　李丽君　何鑫)

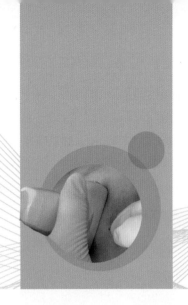

第三节　胃及胃动力学床旁超声焦点评估

提　要

▶ 胃肠床旁超声正常影像
▶ 胃肠道病变的床旁超声焦点评估:食管破裂、食管出血、超声引导插管、急性胃扩张、胃潴留、胃炎、肠穿孔、肠梗阻等
▶ 床旁超声焦点评估胃肠道蠕动功能

概　述

　　胃肠是含气的空腔器官,由于胃肠气体干扰而无超声反射,传统上,临床不用超声进行胃肠检查,诊断胃肠疾病的技术是纤维内镜和 X 线钡剂。随着超声技术和超声造影剂的发展,床旁超声焦点评估胃肠结构和功能成为一种与内镜及 X 线钡剂检查互补的方法。

　　20 世纪 80 年代出现"胃肠超声造影",胃超声造影检查又称胃充盈超声检查,是通过胃充盈液体或造影剂,排出胃内空气,改善胃透声条件,使胃结构得以清晰显示。胃超声检查的最大优势是声束能穿透胃壁,显示胃壁层次结构。作为一种非创伤性诊断方法,胃超声提供临床胃壁癌肿的部位、大小和形态,发现早期胃癌,有时能估计病变侵犯胃壁的程度,胃周围器官的转移情况。胃超声造影剂包括:无回声型造影剂如含气类饮料可口可乐等,有回声造影剂如谷物研磨加工的细粉剂、甲基纤维素混悬剂等。但是,经腹部体表超声检查胃癌的检出率低,对浅表溃疡、胃体部溃疡和胃息肉的诊断敏感性低,对肥厚型胃炎诊断价值有限。

　　超声胃排空功能检查、胃壁蠕动功能检查,特别是床旁超声焦点评估胃排空,是近年临床急重症专业关注的新课题,有助于临床了解胃的生理功能、诊断部分胃疾病、监测胃动力。但是,超声

胃排空和胃壁蠕动功能检查,只有在胃超声图像清晰可认的条件下才能准确测量,其检查方法和标准有待统一。

一、胃肠床旁超声正常影像

　　胃肠二维超声静态征象包括气体伪像、肠壁特征、积液情况等,以及胃肠各种病理状况。胃肠超声检查通常用二维超声 5MHz 凸阵探头(俗称腹部探头)。

(一)胃肠二维超声检查方法及正常影像

　　1. 食管　颈段食管位于气管后方向下,微微偏左。上胸段食管很少能够显示。危重患者,胃管及其产生的明显声影有成为食管定位的标记。在左心耳后可见三腔两囊管的食管内球囊。

　　2. 胃　胃垂直部或胃底部位于肝脾之间,由侧面经脾扫查更清晰。胃水平部或胃窦部,经上腹部扫查。胃窦部经上腹纵断面扫查,呈圆形或卵圆形,大小与所含内容物的多少有关,可空,也可充盈。

　　(1) 胃二维超声切面及其正常影像:通常,胃有 8 个二维超声切面,探测不同切面胃的超声影像(图 4-3-1)。

　　胃超声造影剂用谷物粉碎伴水成稀糊状显影更好。饮水更简便但胃显影稍逊。以下是健康人

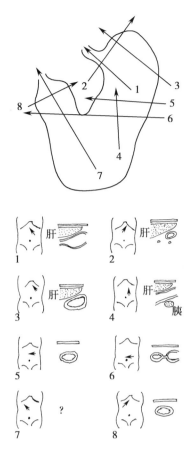

图 4-3-1　胃二维超声探头放置位置及胃超声切面示意图（李丽君、韩东刚　图）

注：1. 贲门和食管下段长轴切面；2. 贲门及食管下段短轴切面；3. 胃底切面；4. 胃体长轴切面；5. 胃体短轴切面；6. 胃角切面；7. 胃窦长轴切面；8. 胃窦短轴切面

空腹饮水 200ml 后实施胃超声造影，依照常用胃超声切面获取胃超声影像。

1）贲门和食管下段长轴切面超声影像（图 4-3-2）。

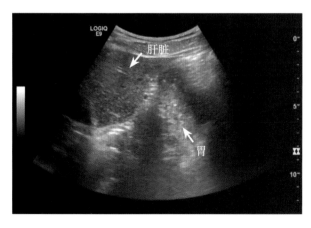

图 4-3-2　贲门和食管下段长轴切面超声影像图（韩东刚、何鑫　影像）

2）贲门及食管下段短轴切面超声影像（图 4-3-3）。

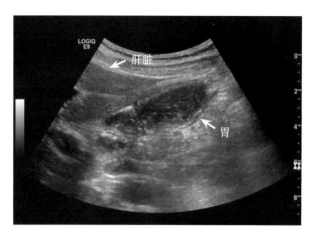

图 4-3-3　贲门及食管下段短轴切面超声影像图（韩东刚、何鑫　影像）

3）胃底超声影像（图 4-3-4）。

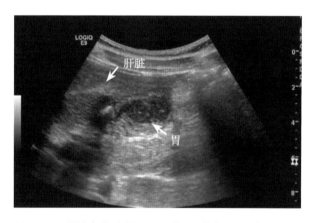

图 4-3-4　胃底部超声纵切面影像图（韩东刚、何鑫　影像）

4）胃体长轴切面超声影像（图 4-3-5）。

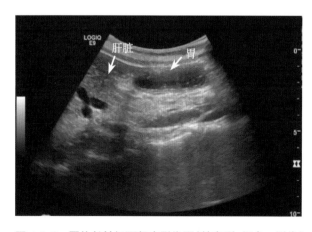

图 4-3-5　胃体长轴切面超声影像图（韩东刚、何鑫　影像）

5）胃体短轴切面超声影像（图 4-3-6）。

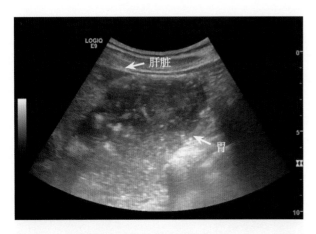

图 4-3-6　胃体短轴切面超声影像图（韩东刚、何鑫　影像）

6）胃角切面超声影像（图 4-3-7）。

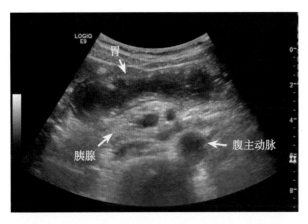

图 4-3-7　胃角切面超声影像图（韩东刚、何鑫　影像）

7）胃窦长轴切面超声影像（图 4-3-8）。

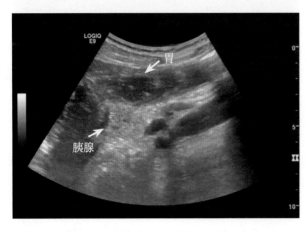

图 4-3-8　胃窦长轴切面超声影像图（韩东刚、何鑫　影像）

8）胃窦短轴切面超声影像（图 4-3-9）。

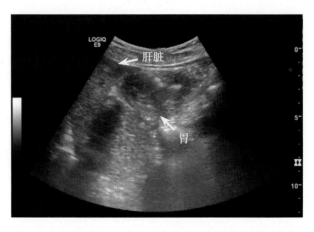

图 4-3-9　胃窦短轴切面超声影像图（韩东刚、何鑫　影像）

（2）胃壁厚度和胃壁层次的辨认：在饮用胃造影剂充盈胃腔后，显示胃壁层次结构。正常胃壁超声影像图呈 5 层结构，即平行排列的 3 层高回声细线和 2 层低回声粗线。多数学者认为，胃壁由内向外依次是：第一层和第二层相当于黏膜表面产生的界面回声；第三层高回声线相当于黏膜下层；第四层低回声线相当于固有肌层；第五层高回声线相当于浆膜下层即浆膜与周围组织产生的界面回声。胃壁结构的辨认，用于胃壁增厚和粗大黏膜皱襞的识别，凹陷或肿块的识别，肿瘤侵犯的深度、范围与转移情况的识别，区分胃黏膜病变和胃黏膜下病变。

3. 十二指肠　对初学者而言，检查十二指肠有一定难度。十二指肠球部位于幽门括约肌下方。十二指肠第二部分垂直向下围绕胰头，应注意避免将十二指肠内的液体与其他结构如胆囊、下腔静脉、主动脉等相混淆。十二指肠第三部分位于主动脉和肠系膜上动脉之间。

4. 小肠　空肠较粗，管壁较厚，黏膜环形皱襞多，绒毛多而高；回肠较细管，管壁较薄，黏膜内有淋巴滤泡。急性、危及生命的肠管疾病可以累及整个肠道系统。因此，超声可以扫查到的一小部分肠管也可以得到丰富的信息。小肠扫查内容如下：

（1）蠕动：正常情况下的速度为 1cm/s，每一个蠕动波约持续 1~2 秒，可将内容物向尾端推进 10cm。

（2）截面积：正常小肠直径为 12~13mm。

（3）内容物：可为均匀回声或低回声。

(4) 肠壁厚度范围:2~4mm。如果有液体从两侧衬托肠壁,如腹腔积液伴肠管内容物为液体时,肠壁可以精细探查。急性疾病时,这两种状态往往会同时出现。

5. 结肠 结肠由近至远依次为升结肠、横结肠、降结肠和乙状结肠 4 部分。结肠呈管状结构,可见结肠袋、蠕动缓慢而微弱,不易观察。

6. 直肠 直肠通常是空的,这一区域罕有危重症的超声指征。

(二)胃肠道病变的床旁超声焦点评估

1. 食管

(1) 确认食管插管位置:极端紧急情况,可用床旁超声确认食管插管位置。

(2) 食管破裂:食管破裂是一种少见的急诊病例,因为诊断困难而常导致预后较差。床旁超声检查可以立即发现以下情况之一:气胸、颈部皮下气肿、回声复杂的胸腔积液(混有气体和消化道内容物颗粒),以及经超声引导胸腔穿刺抽出明显脓液。

(3) 食管出血:超声无法取代内镜,但是如果存在食管静脉曲张,超声可检查到。门静脉高压、食管静脉曲张通常出现在食管下段,呈弯曲管状无回声结构,沿小网膜分布,小网膜呈高回声位于胃小弯内,彩色多普勒显示管状无回声内彩色血流充盈。同时,超声还可以发现门静脉高压症的其他征象。

(4) 超声引导插管:在超声引导下插入 Blakemore-Linton 管,只要声窗良好,迅速而可靠。步骤如下:在球囊充气之前,可以通过声影看到 Blakemore-Linton 管在胃内的位置,随后充起气囊,呈大的圆形结构,边缘外凸,回声增强伴明显声影。将 Blakemore-Linton 管拉向头侧,直至遇到阻力,此时,可在胃底顶部看到胃球囊,然后充起食管囊,在左心耳后方可显示。

2. 胃和十二指肠 胃超声检查可以提供大量信息帮助疾病诊断。

(1) 胃潴留:胃腔内伴有多个高回声颗粒的大量液体聚集,有时可见气-液平面,但十二指肠不扩张。缺乏经验的医师应避免误诊为脾脓肿,或胃异位到胸腔内,将这种图像误诊为胸膜腔积液。

(2) 急性胃扩张:空腹检查显示胃腔和十二指肠球部肠腔高度扩张,胃下缘可达盆腔,胃幽门孔持续开放,胃壁松弛,胃蠕动消失,内见大量胃内容物在胃和十二指肠球部腔内来回流动。常见于腹部手术后的并发症,尤其是腹膜后的手术易于发生,另外继发于外伤、糖尿病患者、过度饱食后和长期卧床的患者。

(3) 急性胃炎:超声发现胃壁呈弥漫性均匀对称性增厚,呈低回声,层次清晰,胃腔相对变小,胃蠕动减弱,同时探头挤压病变胃区域患者有明显疼痛感。急性糜烂性胃炎,常有酗酒、服用解热镇痛药如阿司匹林等病史,或见于一些重危疾病如败血症、大面积烧伤、颅内病变、创伤、休克等严重应激状态。而急性腐蚀性胃炎常有误服强酸、强碱等腐蚀性化学品的病史。

(4) 胃或十二指肠穿孔:最常见的病因是胃、十二指肠活动期溃疡,其他少见病因如上腹部穿透伤或严重的闭合性挤压伤、吞服锐利异物、急性胃扩张、胃肿瘤破裂等等。溃疡多表现为局部胃壁或肠壁增厚、不规则,在未充盈胃腔的情况下,溃疡本身很少且很难被发现。超声检查显示胃、十二指肠周围间隙出现局限性积液或腹腔游离积液合并有腹腔内游离气体,结合上腹剧烈疼痛、迅速蔓延全腹的临床表现及病史,不难作出诊断。游离气体检查方法如下:采用左侧卧位或坐位,在肝左叶前方可见随体位改变而移动的气体强回声带,后方常伴有多重反射;坐位检查时,通过肝或脾声窗在各级顶部和肝或脾间隙显示游离气体强回声带。一部分十二指肠球部溃疡患者可直接显示穿孔部位和大小。另外,可以发现胃肠道蠕动减弱或消失,小肠腔轻度扩张,内径≤2.0cm,可伴胃肠腔胀气。此时,在超声引导下行腹腔穿刺常可抽出浑浊的或含有胆汁的液体。

3. 小肠和结肠

(1) 肠穿孔(肠破裂):肠穿孔临床以腹部创伤多见,而肠道本身病变引起相对较少。小肠破裂发生率较大肠高,可发生在任何部位且常为多发,大肠穿孔破裂多由开放伤引起,以位置表浅的横结肠和乙状结肠居多,常伴有其他脏器损伤。肠破裂常引起严重的感染性腹膜炎。超声检查显示肠曲间局限性积液或腹腔内游离积液,腹腔内有游离气体,局部肠管壁不同程度增厚水肿,回声减低,肠间隙可形成不规则包块,探头局部加压有明显压痛,伴随肠蠕动减弱或消失、肠腔扩张(一般≤3.0cm)和肠腔内积气积液等。在超声引导下行腹腔穿刺可抽出浑浊或血性的液体。

(2) 肠梗阻:肠梗阻的经典诊断手段是 X 线

片,但对仰卧位的患者存在问题,超声作为一种快速的替代方案,声像图主要有以下四个征象:①肠道扩张:小肠管内径 >3.0cm,大肠管内径 >5.0cm;②气 - 液平面:肠管上部为气体强回声,下部为液体无回声;③肠蠕动的变化;④腹腔积液。由于梗阻以上肠管明显扩张膨胀,因此沿扩张肠管的追踪扫查常可寻找到梗阻部位。

1) 小肠梗阻的特点:①声像图显示腹部小肠部位肠管扩张,内径在 3.0~5.0cm;②纵断面呈"琴键征"和"鱼刺征"改变;③肠腔内胃液性无回声充盈,肠管活动度较大。对位于脐部以上、左侧腹腔内的小肠扩张,其肠腔内黏膜皱襞粗大且排列密集者,应考虑属于空肠梗阻范围;对脐部以下、右侧腹及盆腔的小肠扩张,其肠腔内黏膜皱襞稀疏而细小者,应考虑属于回肠梗阻范围;对位于上腹部胆囊旁、胰腺周围的小肠扩张,同时伴有胃腔扩张者,应考虑十二指肠水平梗阻。

2) 大肠梗阻特点:①声像图显示两侧腹或上腹部肠管明显扩张,内径常 >5.0cm,其纵断面呈"阶梯状"或"竹笋状";②肠管活动度小,一般固定;③肠腔内常为浑浊液体,并可见点状或片状斑点、斑块样强回声飘动,应考虑大肠梗阻。扩张的大肠位于右侧腹的,应考虑右半结肠梗阻;左右两侧腹均扩张的大肠,应考虑左半结肠梗阻;全腹腔内大肠均扩张的,应考虑直肠部位梗阻。

超声检查显示肠管扩张、肠腔内积气积液、肠蠕动增强,结合临床"胀、痛、吐、闭"症状,即可诊断肠梗阻。若有短期内腹腔积液进行性增多,肠蠕动由弱变强,肠壁水肿明显,即说明肠壁血供障碍,有发生肠绞窄可能,应及时提醒临床上采取积极主动的治疗措施或立刻手术。另外,注意对肠梗阻部位及病因的探查及判断,给临床提供以更多、更全面的客观依据。

二、床旁超声焦点评估胃肠道蠕动功能

(一)正常胃肠道蠕动功能

胃肠蠕动是一种伴有定期收缩的向前运动。可以在 1 小段时间内观察到蠕动,是正常人的正常模式。食物入胃后约 5 分钟开始蠕动,蠕动波从胃体开始,逐渐向幽门方向传播。其频率为每分钟 3 次左右,1 个胃的蠕动波需要 1 分钟到达幽门。蠕动波幅的深度和波的传播速度逐渐加强,

固体食物在胃体胃窦多次来回推进与后退,与胃液充分混合和反复研磨。在饮用造影剂或水后,能清楚地看到胃蠕动波(2~3 次 / 分)。如欲确认蠕动消失,需要至少观察 1 分钟以上。可以看到胃到回肠的消化道蠕动。即使在机械通气、高剂量镇静剂、大量腹腔积液及近期剖腹探查等临床状况下,也可以观察到小肠的蠕动。即使肠道中充满气体,也可以通过含气内容物的特征性运动观察到肠蠕动。

(二)床旁超声焦点评估胃肠蠕动功能

胃肠道蠕动是一种动态征象。床旁二维超声评估蠕动有一定的优势。手术前二维超声评估胃腔空虚或充盈,使一些患者不必按照传统等 6 小时禁食,仅需数秒即可判断术前胃腔是否空虚。评估营养管在胃腔内的准确位置,是默认的一种 X 线片替代方式,尤其当胃管末端位于胃窦水平部时,超声检查作用较大,而位于胃底部时作用较小。

1. 胃肠功能及胃肠动力障碍或衰竭　胃肠功能障碍分黏膜屏障功能障碍、消化吸收功能和动力功能障碍。创伤、严重感染或休克等重症,常伴发多脏器功能衰竭(MODS),由于胃肠道黏膜结构和功能改变,胃肠动力障碍(dysfunction of gastrointestinal motility,DGIM)最常见。肠麻痹可产生腹腔高压、肠屏障破坏,导致肠源性感染和中毒,增加死亡率。事实上,胃肠功能障碍发生率高,研究显示胃肠功能障碍者滞留 ICU 时间更长,死亡率高一半。

然而,胃肠功能障碍或衰竭流行病学资料少,客观评价有困难。临床将腹胀、腹泻、便秘、溃疡等胃肠道问题,归于胃肠功能障碍。依据临床表现如肠鸣音、腹胀等诊断胃肠功能障碍,有局限性。Deitch 肠功能障碍诊断标准:腹胀、不能耐受食物 5 天以上。迄今,胃肠功能障碍的诊断标准尚未明确,特别是危重症患者的胃肠道功能检测依然薄弱。

胃肠动力检测的方法多,主要有核素法、影像学方法、胃电图法、测压法、胶囊内镜以及胃二维超声测定法等。胃二维超声测量法更适合床旁检测重症患者,主要监测胃排空功能。

2. 二维超声胃窦单切面法评估胃蠕动功能　受检者取上身直立坐位,口服 500ml 液体充盈胃腔,在剑突下中上腹探测胃窦切面(见图 4-3-1),以肠系膜上静脉、腹主动脉和肝左叶作为胃

窦切面的标志,测量胃窦面积及其变化,直至胃排空。危重症患者不宜一次性饮水量过多,可酌情减少饮水量。胃窦单切面法的主要测量内容:①空腹时胃窦面积。②胃排空时间(gastric emptying time,GET):充盈后即刻、每隔 5 分钟测量胃窦最大面积,直至液性暗区消失。胃充盈后即刻至胃排空的时间即为 GET。③胃窦收缩频率(antral contraction frequency,ACF):连续记录充盈后 5 分钟胃窦收缩频率,以每分钟胃窦收缩次数为 ACF。④胃窦面积变化(ΔS):连续测量 3 次胃窦最大舒张(S)和收缩(S)面积,$\Delta S=S_{舒张}-S_{收缩}$。

(何鑫　马文琦　李丽君)

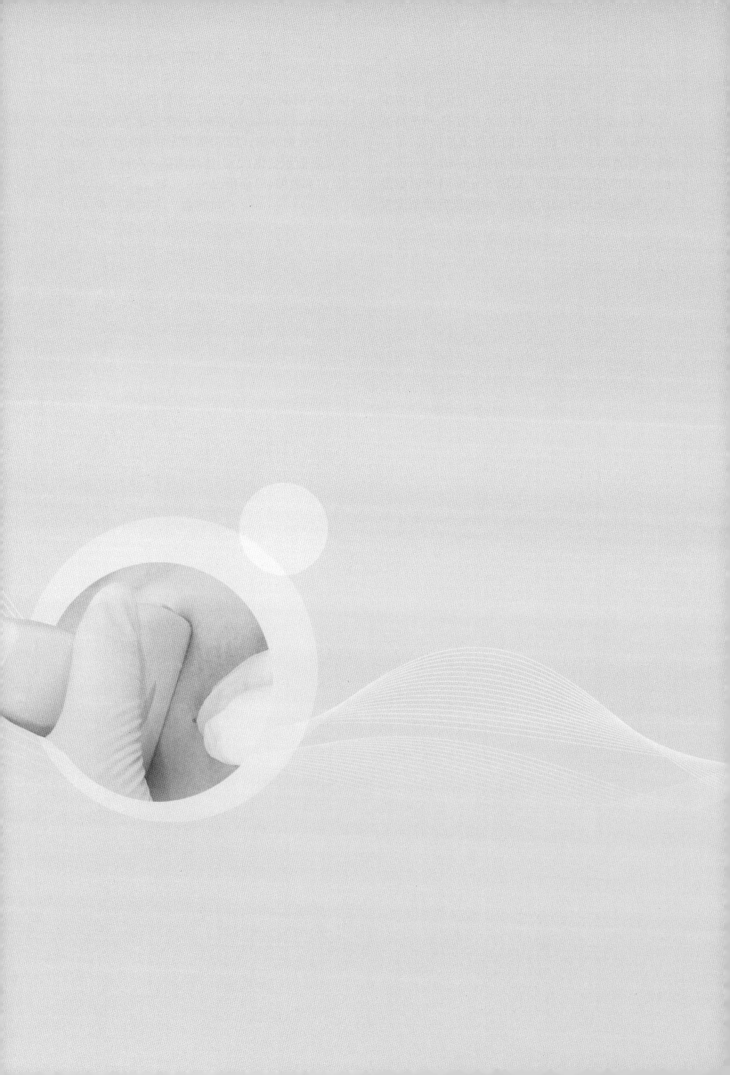

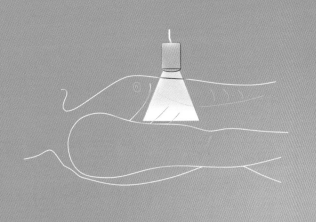

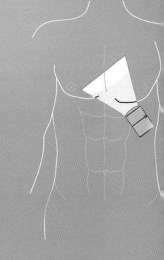

第五章

急危重症床旁超声监测

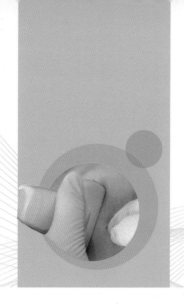

第一节　扩展创伤超声焦点评估（eFAST）

提　要

▶ 床旁超声评估焦点：胸腔、腹腔和心包内的游离积液或积血气胸
▶ 评估部位：肝肾隐窝、脾肾隐窝、直肠膀胱凹陷、道格拉斯凹陷、心包积液或积血、双侧肋膈角、气胸

概　述

在 20 世纪 70 年代，超声检查首先在欧洲被用于创伤患者的评估。德国从 1988 年起要求外科医生掌握超声技能。美国从 80 年代中期开始推广使用超声评价创伤，在多数创伤中心替代了诊断性腹腔灌洗（DPL）。创伤超声焦点性评估（focused assessment with sonography for trauma, FAST）从 1997 年起已成为加强创伤生命支持的一部分。美国自 2001 年起，所有急诊科住院医师都要经过急诊超声培训。FAST 检查最初关注胸腹腔内和心包内是否存在游离积液或积血。一些研究建议将胸部超声检查作为 FAST 的一部分，即扩展 FAST，合称为"扩展创伤超声焦点评估"（extended focused assessment with sonography for trauma, eFAST）。eFAST 的关注点增加了是否存在气胸。

一、探头选择

eFAST 检查常选用相控阵探头或凸阵探头。通常一种探头即可完成所有切面的探查。

二、eFAST

（一）肝肾隐窝（recessus hepatorenalis）

1. 肝肾隐窝的探查方法　检查时探头首先

置于腋前线第 7~9 肋间隙（图 5-1-1）。探头方向标识朝向患者头侧。为了得到完整的隐窝图像，探头可以在上述区域先向头侧移动再向足侧移动。若图像被肋骨声影遮挡显示不清，可以旋转探头，由标准的矢状切面变成与肋骨平行的轻度斜面。

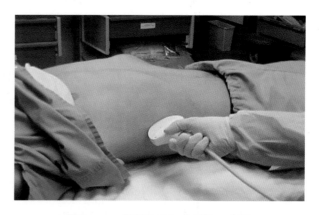

图 5-1-1　肝肾隐窝扫查部位示意图

2. 探查肝肾隐窝的临床意义　肝肾隐窝是在腹部右上象限、位于肝格利森被膜和右肾 Gerota 筋膜之间的潜在间隙。在正常情况下，超声显示这两个器官间不存在液体，为肝和右肾之间的高回声线（图 5-1-2）。腹腔内积血或积液时，可见肝和右肾之间出现低回声区（图 5-1-3）。

（二）脾肾隐窝

1. 脾肾隐窝的探查方法　探头的初始位置

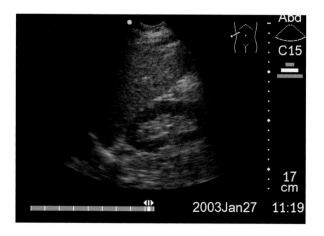

图 5-1-2　正常肝肾隐窝图

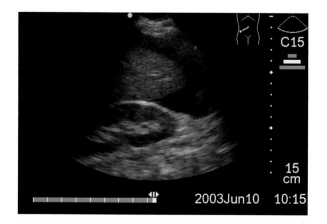

图 5-1-3　肝肾隐窝积液图

注:当创伤等疾病时,腹腔内积血或积液,可见肝和右肾之间出现低回声区(肝肾隐窝积液图)

位于腋后线第 5~7 肋间隙,探头方向标识朝向患者头侧(图 5-1-4)。探头可以轻度旋转,使超声切面与肋间隙平行。

2. 脾肾隐窝探测临床意义　脾肾隐窝在腹

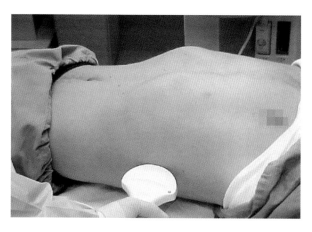

图 5-1-4　脾肾间隙扫查的探头位置图

部左上象限,是位于脾和左肾 Gerota 筋膜之间的潜在间隙。正常情况下,二维超声显示脾和左肾之间不存在液体或低回声区,为脾和左肾之间的高回声线(图 5-1-5)。

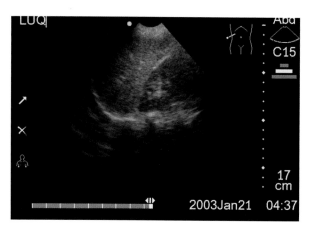

图 5-1-5　正常脾肾间隙图

当腹腔内积血或积液时,可见脾和左肾之间出现低回声区(图 5-1-6)。

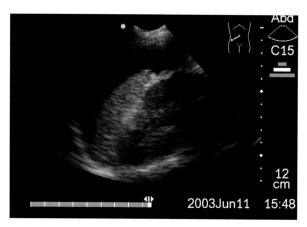

图 5-1-6　脾肾间隙积液超声图

(三)直肠膀胱凹陷

1. 直肠膀胱凹陷的探查方法　在膀胱充盈时检查更为容易。若已放置导尿管,可向膀胱中注入生理盐水直至通过超声可清晰观察来增加检查的准确性。检查时在耻骨联合处横置探头,探头方向标识朝向患者右侧,并向足侧倾斜,在耻骨联合上左右移动探头直至膀胱进入视野。检查膀胱后方、子宫后方以及肠间隙的积液。纵切面和横切面对于观察膀胱后液体都很重要,因为纵向

或横向的视野对于少量的液体更为敏感。当已经
获得标准横切面时,旋转探头 90° 来获取纵切面
(图 5-1-7)。

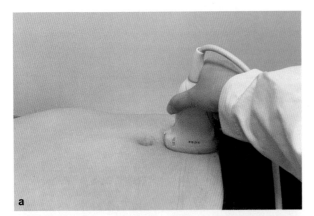

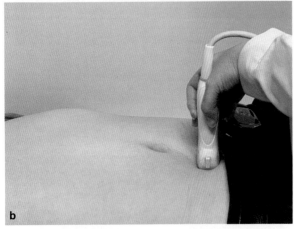

图 5-1-7　盆腔纵切面和横切面扫查部位图(何鑫　图)

2. 直肠膀胱凹陷、道格拉斯凹陷的临床意
义　直肠膀胱凹陷是由直肠和男性膀胱之间的
腹膜反射而形成的袋状图像。道格拉斯凹陷是
由直肠和女性子宫后壁之间的腹膜反射而形
成的袋状图像。正常情况下,超声显示直肠和
男性膀胱或女性子宫之间不存在液体或低回声
区(图 5-1-8)。

当腹腔内积血或积液时,可见直肠和男性膀
胱或女性子宫之间出现低回声区(图 5-1-9)。

(四)心包积液或积血

1. 心包积液或积血的探查方法　取剑突下
心脏 4 腔切面,检查时探头长轴几乎平行于腹壁,
探头方向标识朝向患者右侧且把探头向左肩倾斜
(图 5-1-10)。若患者可以屈膝,可帮助放松腹壁肌
肉。通常剑突下至心脏的距离≥6cm,需将深度调

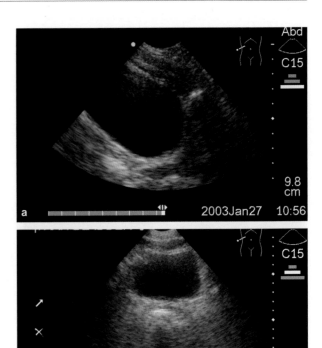

图 5-1-8　盆腔纵切面和横切面正常超声影像图

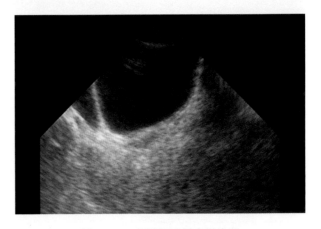

图 5-1-9　盆腔积液超声影像图

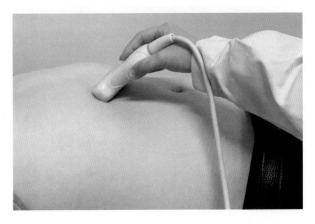

图 5-1-10　剑突下四腔心切面扫查位置图(何鑫　图)

节到最大水平。有时充满空气的胃会使声束发生散射,使声束无法到达左胸腔内的心脏,可向右滑动探头使声束经过肝左叶。肝实质比胃更适合作为声窗,让心脏更容易显示。

2. 探测心包的临床意义 心包腔是心包包绕心脏的潜在腔隙。正常情况下,超声显示心包和心脏之间不存在液体或低回声区,为一高回声线(图5-1-11)。

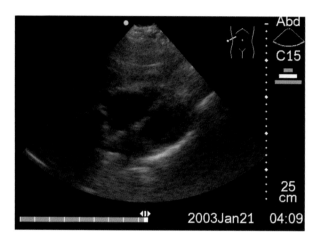

图 5-1-11 正常剑突下心脏4腔超声影像图

心包腔内积血或积液时,可见心包和心脏之间出现低回声区(图5-1-12)。

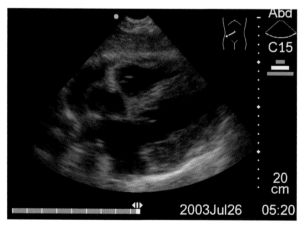

图 5-1-12 心包积液超声影像图

(五)双侧肋膈角

1. 双侧肋膈角探查方法 检查时探头首先置于腋后线第7~9肋间隙。探头方向标识朝向患者头侧。为了得到完整的肋膈角图像,探头可以在上述区域先向头侧移动再向足侧移动。若图像

被肋骨声影遮挡显示不清,可以旋转探头,由标准的矢状切面变成与肋骨平行的轻度斜面。区别胸腔积液还是腹腔积液,要判断低回声区在横膈上方或是下方。

2. 正常与胸膜腔积液超声图像 双侧肋膈角是仰卧及坐位时胸腔的最低点。正常情况下,脏层胸膜和壁层胸膜之间不存在低回声区,为一高回声线。胸腔内积血或积液时,可见脏层胸膜和壁层胸膜之间出现低回声区(图5-1-13)。

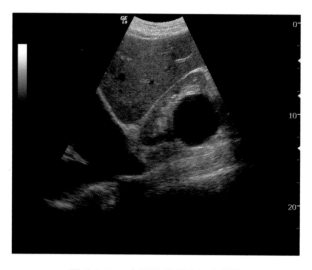

图 5-1-13 右侧胸腔积液超声影像

(六)气胸

1. 胸、肺的探查方法 患者仰卧,纵置探头于前胸壁、第3或第4前肋间隙和腋前线第3~5肋间。①识别肋骨的声影:这有助于定位肋间平面;②识别胸膜线:这是一条位于两条肋骨下方、且位于两条肋骨中间的高回声线。正常情况下,通过肺滑动征即可确定胸膜线。吸气肺部膨胀(滑动程度)在腋前线观察更加明显。

2. 正常胸、肺的超声图像 正常的胸肺部超声包括"A"线、肺滑动征和"海岸征"(参见第四章第一节)。"A"线是胸膜线形成的伪影,平行于胸膜线,间隔与探头至胸膜线距离一致。肺滑动征是在扫查时可观察到胸膜脏层与呼吸同步的往复运动。部分正常人中还可见"彗尾征"("B"线),"B"线发生于声束在两个非常近的平面间来回反射时发生大量的混响,合并形成彗尾样图形或亮线。M型超声观察肺滑动时,观察一条由皮下组织、胸部肌肉组织、胸膜和肺组成的线。正常情况下,M型超声显示为一条表浅平滑的线;

深至胸膜层,肺滑动幅度相对增大,图像直径加大粗糙;胸壁所产生的平滑线与肺滑动形成的粗线之间的界面形如海滩上的波浪,称"海岸征"(图5-1-14)。

3. **气胸的超声影像**　发生气胸时,胸膜腔内的空气会阻止超声波传播,也就不会出现"A"线、"B"线,肺滑动征消失。胸部M型超声图像为均匀平滑的直线,被称为"条码征"(图5-1-15)。

由肺滑动征阳性过渡至阴性的点,称"肺点",是诊断气胸的金标准(图5-1-16)。肺滑动征指脏、壁层胸膜随呼吸变化,导致M型超声图像由吸气时的"沙滩征"转为呼气时的"条码征"(图5-1-17)。

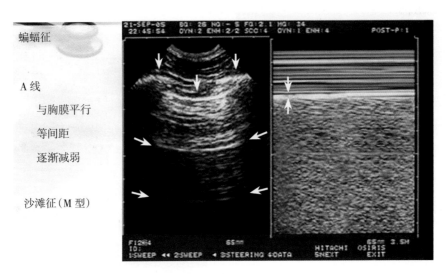

图 5-1-14　蝙蝠征、"A"线、沙滩征的超声影像图

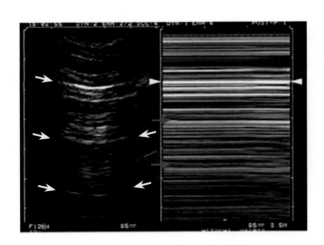

图 5-1-15　肺部超声的"条码征"

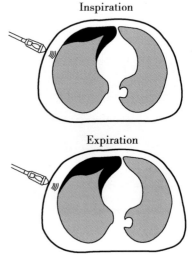

图 5-1-16　"肺点"示意图 1

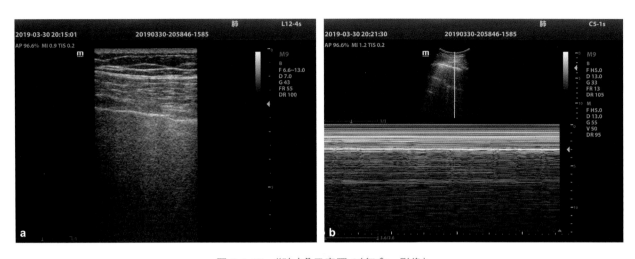

图 5-1-17 "肺点"示意图 2(何鑫 影像)
注:a. B 型超声影像,b. M 型超声影像

(李晨 刘继海)

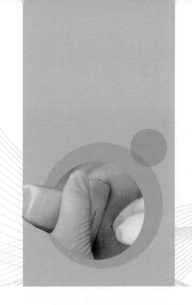

第二节　呼吸困难/呼吸衰竭床旁超声焦点评估

提　要

▷ 上呼吸道、气管解剖及正常超声影像
▷ "呼吸困难/呼吸衰竭"为问题导向,床旁超声诊断病因
▷ 呼吸困难/呼吸衰竭床旁超声评估方案:BLUE 方案、ETUDES 方案、CCUS 方案
▷ 床旁超声焦点评估气道及呼吸机管理
▷ ARDS 床旁超声焦点评估

概　述

呼吸困难,是描述患者自己的感觉如"气短""呼吸费力"或"胸憋闷"等的医学术语,是临床常见的症状,涉及气道阻塞、肺源性、心源性以及精神源性等许多原因。许多威胁生命的疾病如呼吸衰竭、心力衰竭甚至急性冠脉综合征等,最常见的表象是呼吸困难。

呼吸困难的病因包括威胁生命的病因、急性和慢性病因。

(1) 威胁生命病因:①呼吸系统:气道堵塞、误吸、肺栓塞、非心源性肺水肿、过敏反应、通气障碍;②循环系统:心源性肺水肿、心肌梗死、心脏压塞;③代谢/内分泌系统:如糖尿病酮症酸中毒;④感染:会厌炎;⑤创伤:张力性气胸、心脏压塞、连枷胸、颅内创伤;⑥神经肌肉系统:脑卒中、多发性硬化、吉兰-巴雷综合征;⑦中毒:有机磷中毒、毒物摄入。

(2) 急性呼吸困难病因:①呼吸系统:自发性气胸、哮喘、肺源性心脏病、肺炎;②循环系统:心包炎;③代谢/内分泌系统:肾衰竭、电解质紊乱、代谢性酸中毒;④腹部:器官破裂、肠梗阻、炎症感染;⑤创伤:闭合性气胸、血胸、膈肌破裂;⑥血液

系统:贫血;⑦神经肌肉系统:多发性硬化、吉兰－巴雷综合征。

(3) 慢性呼吸困难病因:①呼吸系统:胸腔积液、肺炎、肺癌、COPD;②循环系统:先天性心脏病、心脏瓣膜病、心肌病;③腹部:妊娠、腹腔积液、肥胖症;④代谢/内分泌系统:高热、甲状腺病;⑤创伤:肋骨骨折;⑥神经肌肉:肌萎缩侧索硬化症、多发性肌炎;⑦精神心理性疾病:过度通气综合征、癔症等。

呼吸困难是主观感觉,与个人情绪、行为、文化、素养、环境等许多因素有关,而与疾病程度无明显相关性,其发病机制尚不明了。换而言之,从呼吸困难临床表象,临床常常难以及时准确地识别病因,特别是威胁生命的疾病。因此,及时判断呼吸困难病因,仍然是临床面临的挑战。

以呼吸困难为临床问题导向,临床诊断思维是"系统"和"有序"的。①"系统"诊断思维:即鉴别引起呼吸困难的各系统疾病;②"有序"诊断思维:就是优先诊断有生命威胁的呼吸困难病因,如气道阻塞、肺水肿、呼吸衰竭及心肌梗死等。

呼吸困难/呼吸衰竭是床旁超声焦点评估的"问题"导向。床旁超声为临床"系统"和"有序"地识别呼吸困难/呼吸衰竭的病因及病理生理变化提供不可缺少的信息。

合并心力衰竭,建议转重症监护室,经强心、利尿、机械正压通气等治疗,症状无改善。48小时后血压降低需升压药,床旁超声显示心尖心肌破裂,心包积液,心脏压塞。分析:急诊心电图误诊急性心肌梗死,未能及时开通冠脉。如果及时床旁超声检查,节段性室壁运动异常协助临床诊断急性心肌缺血合并左心衰竭,及时开通堵塞冠脉,或许能避免心脏破裂。心脏超声可及时地发现心源性休克的主要原因。

病例1:男,18岁,发热1天,气短3小时。既往体健,普通门诊就诊。查体:T:39.6℃,步入诊室,呼吸稍促,无缺氧外观,双侧扁桃体Ⅱ度肿大,无脓性分泌物,双肺呼吸音粗,未闻及干湿性啰音。心率110次/分,律齐,心音有力,未闻及杂音。诊断急性扁桃体炎。青霉素皮试阴性后在门诊输液室输注生理盐水加青霉素640万U静脉滴注。在静脉滴注约半小时后呼吸停止、心脏停搏,抢救无效死亡。尸体解剖:会厌炎,死亡原因:窒息。分析:门诊医生诊断缺乏"系统"思维,忽视了急性会厌炎。可视听诊器床旁超声是便捷的鉴别诊断技术。

病例2:女,71岁,咳嗽、气短10小时,加重伴胸闷1小时。120救护车送入医院。既往冠心病、高血压3级、2型糖尿病。查体:血压150/100mmHg,端坐呼吸,双肺闻及干湿性啰音。心率110次/分,律齐,未闻及杂音。急诊心电图(图5-2-1),急诊科医生拟诊:气短原因待诊;急性左心衰竭、肺部感染、Ⅱ型呼吸衰竭。心内科会诊:呼吸衰竭

一、上呼吸道及气管的超声实用解剖和正常超声影像

(一)上呼吸道及气管的超声实用解剖

鼻、咽、喉称为上呼吸道。喉以下称为下呼吸道。上呼吸道及气管毗邻甲状腺、大血管、食管、颈部肌肉及迷走神经等,解剖关系复杂。上呼吸道及气管不仅有可能发生阻塞而威胁生命,而且是气管插管、气管切开、三腔二囊管插入等经过的通道。临床上,尽管可视喉镜可直视咽喉部病变、改善气管困难插管,但是床旁超声不仅具有无创识别呼吸道内的阻塞病变,而且能识别咽、喉及气管内和气管外的毗邻结构,仍有临床价值(图5-2-2)。

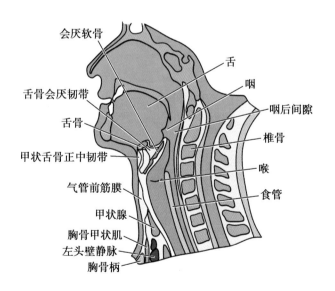

图5-2-2 口、咽、喉、气管正中矢状面解剖示意图(刘鹭琛 图)

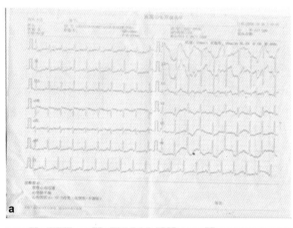

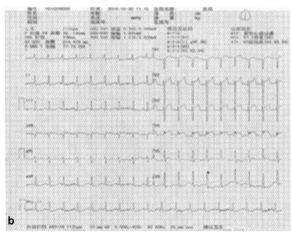

图5-2-1 病例心电图(李丽君 图)
注:a.急诊科心电图,b.3小时后ICU心电图

1. 口腔 口腔由舌体、口底、龈颊面、咬肌颊面、上颌骨以及下颌骨围绕而成。超声小器官探头紧贴下颌正中略向上倾斜可探测到口咽部及舌根部。临床把巨舌定义为横截面宽度>50mm,颈

舌肌长度 >11mm 的舌体。小颌症和颌后缩往往造成气道阻塞的发生,是困难气道的重要原因。

2. 咽 咽长约 12~15cm,临床通常估测口咽到声带、隆突的距离,防止气管插管时气管导管过浅使气囊未进入声门、气管导管过深进入支气管等并发症。床旁超声可从颈部气管长轴探测到气管套管的部位。咽憩室通常向左侧的后方和侧面扩张,行盲法鼻胃管置入时容易误入咽憩室。

3. 喉 喉是颈部正中的结构,喉及其周围的解剖结构有重要的临床价值。由舌骨向下,依次为甲状舌骨膜、甲状软骨、环甲膜、环状软骨、甲状腺及气管环,毗邻颈部肌肉以及经过颈部的大血管及其分支等(图 5-2-3)。

(1)甲状软骨:甲状软骨由两片扁阔的矩形翼板颈前中线处汇合而成,夹角约 90°,中线上部为"V"形切迹,其基底部为喉结。

(2)环状软骨:环状软骨代表喉的解剖下界,并起到了支撑喉的作用,是气道中唯一完整的软骨环。对环状软骨有意识的向下压迫可以防止反流误吸而又不阻碍呼吸道的通畅,被称为 sellick 手法。两侧声韧带之间的裂隙称为声门裂。会厌的基底部借甲状会厌韧带连于甲状软骨上缘,上部有前方的舌骨会厌韧带支撑。会厌与甲状舌骨膜间有会厌前脂肪垫分隔。声门下的呼吸道最狭窄的部分是环状软骨水平气道,个体差异非常明显。

(3)环甲膜:环甲膜在颈前位于甲状软骨下缘和环状软骨上缘之间,是经皮或外科环甲膜切开的入路,女性环甲膜的宽度和高度要小于男性。环甲膜前表面有血管结构,是甲状腺上动脉分支、甲状腺上下静脉等。甲状腺包绕环状软骨的两侧,上端超过甲状软骨下缘,后方与气管软骨上部相邻,甲状腺中线处矩形的狭窄处称为峡部。

4. 气管 气管位于食管前方,上接环状软骨,经颈部正中,下行入胸腔,甲状腺峡多位于第 2~4 气管软骨环前方,气管切开术通常在第 3~5 气管环处进行。气管下端分叉称气管杈,其内面有一向上凸的纵嵴,呈半月形,称为气管隆嵴(气管隆突),是支气管镜检查的定位标志。颈前异常软组织向上或向下延伸导致喉头向前或后移位有可能导致插管困难,如甲状腺肿等(图 5-2-4、图 5-2-5)。

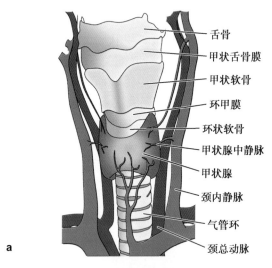

图 5-2-3 舌骨、甲状舌骨膜、甲状软骨、环甲膜、环状软骨、甲状腺以及血管额面解剖示意图(刘鹭琛 图)
注:a. 颈部正面环舌骨、甲状舌骨膜、甲状软骨、环甲膜、环状软骨、气管环、甲状腺以及血管解剖示意图;b. 颈部侧面解剖示意图

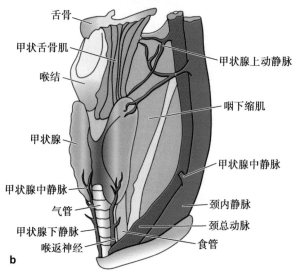

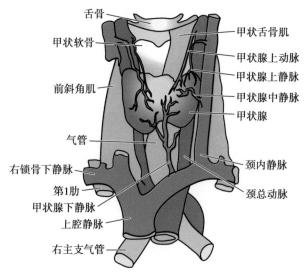

图 5-2-4 颈部气管及其毗邻解剖矢状面示意图(刘鹭琛 图)

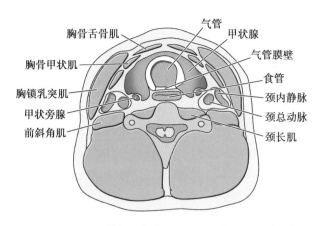

图 5-2-5 甲状腺横切面气管及其毗邻结构解剖示意图(刘鹭琛 图)

5. **膈肌解剖图** 详见第三章第四节。

(二) 咽、喉及气管正常超声影像

上呼吸道及气管结构表浅,选择高频线阵探头(4~14MHz)。舌体、颌下腺等声门以上结构,选择低频凸阵探头(0~4MHz),获得较宽的诊断视野。颈部超声监测主要有 3 个部位:舌骨水平、甲状软骨水平及环甲膜水平。检查目的不同,分别进行长轴和短轴扫查。

1. **舌骨水平超声监测** 患者头部充分后仰,以低频凸阵探头(0~4MHz)从下颌口底向下横断面扫查,依次获得舌体、舌骨及会厌超声影像。

(1) 舌体超声影像:舌体呈现不均匀回声带,因舌面接触空气呈现明亮的高回声线性结构(图5-2-6)。

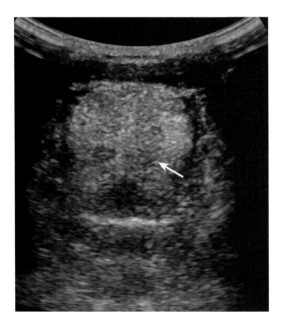

图 5-2-6 舌体超声影像图(邓毅恒、张贵祥、李丽君 影像)

(2) 舌骨超声影像:舌骨呈马蹄铁形高回声结构,中间部分是舌骨体,向上的短突为小角。超声束不能穿透骨性结构的舌骨和下颌骨,其后方的组织结构被声影遮盖而显示不清(图5-2-7)。

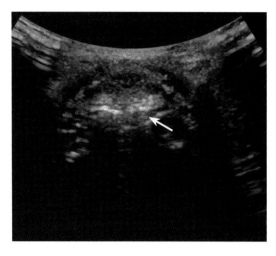

图 5-2-7 舌骨超声影像图(邓毅恒、张贵祥、李丽君 影像)

(3) 会厌超声影像:从舌骨水平向下横断面扫查,会厌水平超声影像呈“面具样”结构,中间部分凹陷、下缘回声增高的低回声“口”形结构,两个椭圆形的低回声点为胸骨舌骨肌(图5-2-8)。

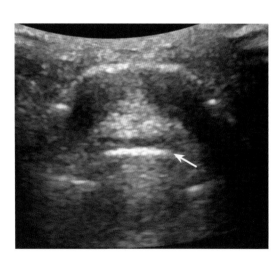

图 5-2-8 会厌水平会厌超声影像图(邓毅恒、张贵祥、李丽君 影像)

2. **甲状软骨水平** 高频线阵探头,在会厌水平向下横扫,获得甲状舌骨膜、甲状软骨和声带超声影像。

(1) 甲状舌骨膜超声影像:由于甲状软骨超声影像容易识别,因此可以先识别倒 V 形高回声结构的甲状软骨,再识别甲状舌骨膜。在甲状软骨上切迹扫查时,倒 V 形区域恒定呈低回声是甲状舌骨膜。当喉闭锁时,该区域肌群发生收缩,内部软组织被迫进入气道,甲状舌骨膜压缩向内(图5-2-9)。

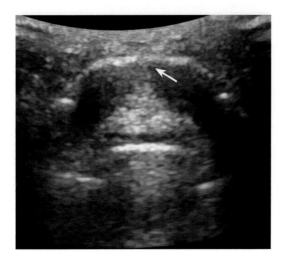

图 5-2-9 甲状舌骨膜超声影像图(邓毅恒、张贵祥、李丽君 影像)

(2)甲状软骨超声影像:甲状软骨表现为倒 V 形高回声结构,其下缘由于周围带状肌肉影响,可呈低回声,后方为无回声带,超声影像容易识别(图5-2-10)。

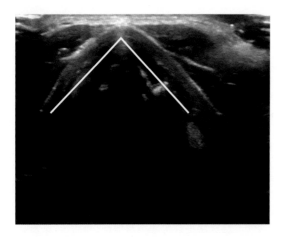

图 5-2-10 甲状软骨超声影像图(邓毅恒、张贵祥、李丽君 影像)

(3)声带超声影像图:在甲状软骨上切迹下缘往下横断面扫查时,可发现声带,声像图上,被少量气体填充者为喉室,在喉室下中线处后部,可见呈三角形稍高回声,边缘呈线样高回声者为声带,声带后部内侧呈三角形低回声者为杓状软骨(图5-2-11)。

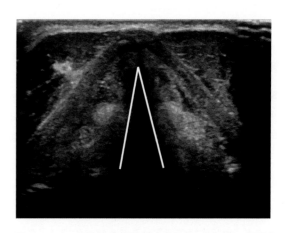

图 5-2-11 声带超声影像图(邓毅恒、李丽君 影像)

3. 环甲膜水平超声影像 在环甲膜水平横扫并稍微上下倾斜探头,依次获得环甲膜、甲状腺峡部及环状软骨 / 气管超声影像。

(1)环甲膜超声影像:沿颈正中线、甲状软骨水平继续往下横断面扫查,声像图中高亮的倒 V 形结构逐渐消失,突然出现一片显著的高回声区,该处为环甲膜,为超声束遇到充满空气的气管腔时,两者间巨大的声阻抗差导致混响伪差所致,可借此帮助识别环甲膜(图5-2-12)。环甲膜前方偶见甲状腺峡部被覆,呈均匀稍低回声结构。

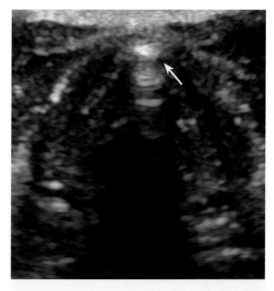

图 5-2-12 环甲膜超声影像图(邓毅恒、李丽君 影像)

(2)甲状腺峡部超声影像:在气管前方,有较薄、均匀的组织覆盖,为甲状腺峡部。气管的左右侧是甲状腺组织(图5-2-13、图5-2-14)。

(3)环状软骨及气管超声影像:环状软骨是气

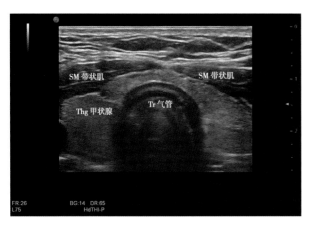

图 5-2-13　甲状腺横切面气管影像图(何鑫、杨毅猛　影像)

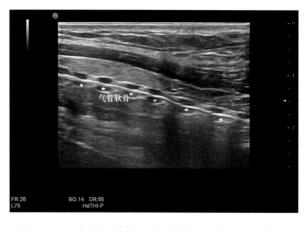

图 5-2-15　气管长轴超声影像图(何鑫、杨毅猛　影像)

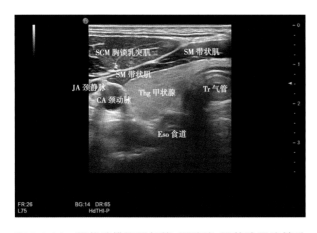

图 5-2-14　甲状腺横切面气管、颈动脉、颈静脉及胸锁乳突肌影像图(何鑫、杨毅猛　影像)

道中唯一完整的软骨环,呈缩小的圆形结构,环状软骨下缘水平是声门下气道最狭窄处。

(4)气管环:从环状软骨往下作长轴面扫查,气管声像表现为细窄的低回声矩形结构,可随着呼吸或吞咽动作运动,气管环呈低回声串珠状排列结构(图 5-2-15)。

(三)肺、胸膜及膈肌解剖及超声影像

正常肺及胸膜超声影像有"胸膜线""胸膜滑动征"、肺"A线"及"海岸征"等(详见第三章第一节)。膈肌是主要呼吸肌群,是产生呼吸困难的重要原因,却容易被忽视,床旁超声容易探及膈肌及其运动幅度(详见第三章第四节)。

二、床旁超声焦点评估呼吸困难/呼吸衰竭病因

(一)上呼吸道及气管病变

1. **上呼吸道梗阻及创伤**　急性喉炎、急性会厌炎、过敏等能引起急性上呼吸道梗阻。呼吸道异物多见于儿童、昏迷或者吞咽困难的患者,起病急,甚至窒息死亡。占位性病变中,血肿、脓肿是最常见的病因,如咽后壁脓肿等。气管内或管壁肿瘤如错构瘤、血管瘤和癌等气管附近组织器官的肿瘤压迫气道能引起上呼吸道梗阻,多为慢性进行性,当气道狭窄程度超过管径的 75% 以上时,由于黏痰等原因可导致急性气道梗阻的发生。超声表现为上呼吸道相应层面的左右或前后径变小,可见异物或相应病变的超声声像。上呼吸道创伤,包括直接的暴力性损伤、化学性腐蚀及烧灼伤等。外伤后皮下积气,是气管损伤的间接征象,体表容易触及。上呼吸道异常如喉炎、会厌炎等超声影像经验不足。然而熟悉正常上呼吸道超声影像,可比较、发现异常上呼吸道超声影像。

2. **舌后坠**　舌后坠是镇静麻醉、昏迷患者上呼吸道梗阻的重要原因。但新近研究发现,该类患者气道梗阻可发生在软腭和会厌水平,表现为软腭和会厌水平上呼吸道前后径发生改变,与舌体无明显关系。睡眠呼吸暂停综合征(OSA)患者的咽部容积变小,前后轴长,减弱口咽肌群力量,睡眠状态时尤为明显,由此导致上呼吸道梗阻。

腭扁桃体、舌扁桃体、欧氏管以及鼻咽淋巴组织组成环形淋巴组织环（Waldeyer 环），该环若发生感染导致肿大时，往往会影响气管导管置入。在常规口咽插管前评估过程中，舌扁桃体往往不可见，是造成未预见困难气道和致命性上呼吸道梗阻的重要原因。床旁超声无创动态地观察舌体大小、管腔及被堵塞部位周围的解剖关系，值得探索。

（二）肺水肿或血管外肺水（extra-vascular lung water，EVLW）

肺水肿或 EVLW 增加是临床威胁生命常见的呼吸困难 / 呼吸衰竭的原因。肺超声与心脏超声联合可识别肺水肿或 EVLW，鉴别心源性与肺源性肺水肿。

1. 肺超声"B"线和"A"线是识别肺水肿或血管外肺水的超声直接征象 EVLW 是临床诊断肺水肿或肺淤血的重要指标，急性肺损伤患者通常 EVLW>10ml/kg。PiCCO 监测 EVLW，迄今没有被美国 FDA 批准用于临床（参见第二章第一节）。肺动脉导管测 PAWP>18mmHg 常可发生肺水肿，是临床判断心源性肺水肿的经典指标，但非肺水肿直接证据。肺水肿的发生是肺毛细血管内流体静力压与血浆蛋白渗透压之间的平衡丧失的结果。肺超声监测肺"B"线和"A"线是评估肺水肿或 EVLW 增加的直接证据。研究发现，肺"A"线预示 EVLW<10ml/kg 的特异性 90.9%，阳性预测值 94.4%。肺"B"线与 EVLW 的相关性好，预示 EVLW>10ml/kg 的敏感性 82%，特异性 77%。此外，心脏超声二尖瓣及肺静脉脉冲多普勒可估测 PAWP（参见第二章第二节、第三节）。

2. 床旁超声鉴别心源性肺水肿与肺源性肺水肿 人类可发生 2 类性质根本不同的肺水肿：心源性肺水肿和非心源性肺水肿。这 2 种肺水肿临床症状相似，肺间质水肿产生呼吸困难或呼吸急促，肺泡液体引起低氧血症、呼吸困难及泡沫样痰。心肌梗死可有误吸胃内容物，创伤有可能过度补液。依据临床症状鉴别肺水肿有困难。

肺水肿的超声共性：双侧肺野广泛分布的肺"B"线；中度肺水肿，"B"线间距大，约 7mm，称"B7"线；重度肺水肿，B 线间距小，约 3mm，又称"B3"线。尽管心源性肺水肿与肺源性肺水肿都有分布广泛的"B"线，但是二者的累及范围不同，床旁超声能提供迅速鉴别心源性与肺源性肺水肿的诊断信息。

（1）心源性肺水肿

1）病因和病理生理变化：心源性肺水肿又称流体静力学或血流动力学肺水肿，是容量负荷增加性水肿。肺毛细血管内的流体静力升高，导致跨血管液体滤出增加，通常是源于左心室舒张期末压和左心房压升高引起肺静脉压升高。研究发现，左心房压力轻度升高（18~25mmHg）可致血管周围和支气管血管周围的间质水肿，左心房压>25mmHg，蛋白质含量少的水肿液突破肺泡上皮涌入肺泡腔。常见病因有心肌缺血、心力衰竭恶化、二尖瓣或主动脉瓣功能不全、容量负荷增加。临床不易诊断无症状心肌梗死或左心室舒张功能不全。

2）超声特征：广泛、弥漫分布的肺"B"线。胸膜线光滑，胸膜肺滑动征存在，即存在肺滑动征的"B"线。伴有左心室功能异常，或二尖瓣或主动脉瓣功能不全。

（2）非心源性肺水肿：又称肺源性肺水肿。

1）病因和病理生理学变化：又称通透性肺水肿，常见于急性肺损伤或急性呼吸窘迫综合征（ARDS）、肺炎、误吸胃内容物、多次输血的严重创伤等。ARDS 的病理生理变化包括，肺动脉压和肺血管增高、肺血管静水压增高，肺血管通透性高，导致进入肺间质和气腔的液体和蛋白质增加，水肿液含蛋白质高。右心室后负荷增加，右心室做功增加，超过代偿能力即发生急性右心衰竭。

2）超声特征：ARDS 的超声表现为肺"B"线分布不均匀，肺野至少有一个肋间隙未出现肺"B"线，即"未累及区"；胸膜线异常增厚不规则，前胸壁胸膜线下有肺实变；胸膜滑动征减弱或消失；通常左心室功能正常。肺"B"线仅限于局部，很可能是肺炎。间质性肺炎较少有双侧肺野广泛分布的肺"B"线。

（3）肺水肿的超声鉴别方案

1）ETUDES（emergency thoracic ultrasound in the differentiation of the etiology of shortness of breath，ETUDES）评分方案：2009 年 Andrew 等提出肺超声联合脑钠肽诊断急性心源性肺水肿的 ETUDES 评分方案。ETUDES 评分方案：纵线是胸骨旁线、腋前线，横线是第 4 肋间平行线，将单侧肺野分隔 4 个区域，双侧肺野分隔为 8 个区域。肺超声依次寻找 8 个肺野的肺"B"线。出现 3 条以上肺"B"线的区域越多，心源性肺水肿可能性越大。若双侧肺野均有 3 个以上区域满足条件，则心源性肺水肿可能性超过90%,联合脑钠肽诊断急性心源性肺水肿准确率更高。

2) CCUS评分方案:2015年Sekiguchi等提出用于早期鉴别低氧型呼吸衰竭病因的CCUS评分方案(表5-2-1)。CCUS评分方案:检测≥3条肺"B"线区域数、左侧胸腔积液深度、左心收缩功能及下腔静脉直径等参数综合评价。评分≥6分,需脑钠肽等检查鉴别心源性肺水肿或ARDS。

表5-2-1　CCUS评分方案表

参数	范围	评分
"B"线≥3条区域数	<3	0分
	≥3	+3分
左侧胸腔积液深度	>20mm	+4分
	≤20mm	0分
左心室功能	正常或轻度降低	0分
	中-重度降低	+3分
下腔静脉直径	≤23mm	−2分

注:"B"线≥3条区域数<3个,评分为0,可能病因为单侧肺炎、COPD、痰栓堵塞;评分≤3分,ARDS可能性比较大;评分≥6分,需进一步检查鉴别ARDS与心源性肺水肿

(三) 呼吸困难／呼吸衰竭的其他病因的超声诊断

1. 肺炎　肺炎可有"B"线。肺炎的不同阶段,超声表现各不相同,肺超声能体现肺炎的持续演变进展过程。早期肺野呈散在的"B"线,进而融合成片,可累及胸膜,形成胸膜下结节、胸腔积液。后期可形成肺实变,表现为软组织样征、碎片征、支气管征等肺实变表现,若肺实变伴有肺不张或胸膜粘连时可表现为胸膜滑动征消失(参见第三章第一节、第二节)。

2. 胸腔积液伴或不伴有肺不张　少量胸腔积液通常无呼吸困难。大量快速形成的胸腔积液常有呼吸困难。胸腔积液超声表现主要是两层胸膜之间充满液体,呈"四边形征"、肺叶在积液中飘动,呈现"水母征",有时可见胸腔积液中有实性强回声团,为受压迫的肺组织(肺不张)(参见第三章第三节)。

3. 气胸　气胸时B型超声显示胸膜滑动征消失。M型超声显示胸膜线深面的气体及其后方伪像呈现平行线样表现即平流层征,又称"条码征"。"肺点"是局灶性气胸的超声征象(参见第三章第一节、第五章第一节)。

4. 肺栓塞　肺栓塞超声诊断是间接征象:右心室增大,室间隔左移,肺动脉增宽和肺动脉压升高(详见第二章第四节)。有时可探及胸膜下结节。在肺栓塞早期(两周内),超声探及扩张僵硬的右心室并通过三尖瓣反流估计肺动脉压>60mmHg时,是肺栓塞溶栓治疗的证据。

5. 心脏压塞　详见第二章第六节。

6. 膈肌功能障碍　膈肌是主要的呼吸肌,膈肌功能障碍容易漏诊。二维超声实时监测膈肌厚度,M型超声监测膈肌运动曲线,监测一段时间内某部位膈肌运动的方向、幅度、速率,评估膈肌功能功能障碍导致呼吸困难和呼吸衰竭。

(1) 膈肌萎缩:正常膈肌厚度0.22~0.28cm,若呼气末<0.2cm提示膈肌萎缩。王硕华等超声探讨膈肌厚度与呼吸功能的关系,肺叶切除手术患者64例在开胸术中直视下彩色超声测膈肌厚度,观察呼吸动力学指标变化。结果发现:膈肌厚度4mm组和5mm组的各项肺功能指标均优于膈肌≤3mm组和≥6mm组,5mm组的肺功能最佳,而≥6mm组最差($P<0.05$)。

(2) 膈肌麻痹及无力:(吸气末厚度—呼气末厚度)/呼气末厚度<20%,或平静呼吸、深呼吸、鼻吸气时膈肌无运动或鼻吸气时出现矛盾运动,提示膈肌麻痹。深吸气时运动幅度低于正常人群提示膈肌无力。膈肌运动通常需要结合胸膜滑动综合评价自主呼吸情况。若膈肌运动幅度小,且胸膜滑动微弱,提示呼吸肌无力、自主呼吸微弱,可导致CO_2潴留的发生或加重。若膈肌运动幅度正常,却无胸膜滑动,需要进一步排除气胸的存在。

(3) 预测气管拔管:预测成功拔管,膈肌运动幅度的临界值是1.1cm,敏感性84%,特异性82%,好于传统技术参数。膈肌呼气末和吸气末厚度变化大于30%,能成功预测拔管成功(详见第三章第四节)。

(四) 急性呼吸困难／呼吸衰竭床旁超声评估流程

为了快速准确地识别急性呼吸困难病因,简化病因诊断过程,临床有几种床旁超声鉴别诊断急性呼吸困难病因的流程。

1. BLUE (bedside lung ultrasound in emergency,BLUE) 方案　2008年Meziere和Lichtenstein制定了针对急性呼吸衰竭患者的床旁

超声评估流程即 BLUE 方案。BLUE 方案主要涉及急性呼吸困难病因如肺水肿、COPD、哮喘、肺栓塞、气胸及肺炎,不包括其他病理状况如间质性肺病等。

BLUE 方案的超声扫描用"BLUE 点":双侧胸腔各有 4 个 BLUE 点,应用患者双手定位法,双手并排放在胸部,指尖指向胸骨,上面手在锁骨下,上面手三、四指间是 BLUE "上点",下面手的中间部位是 BLUE "下点",第 3 点为膈肌水平线与腋中线的交点,第 4 点又称为"PLAPS 点"(posterolateral alveolar or pleural syndrome,PLAPS),译为"后侧胸膜 - 肺泡综合征"点,PLAPS 点位于腋后线膈肌的上部,肺实变常常位于 PLAPS 点(图 5-2-16)。

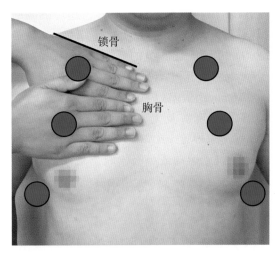

图 5-2-16 BLUE 点示意图(邓毅恒 图)
注:图中三个点,从上到下分别为 BLUE "上点"、BLUE "下点"和第 3 点,而第 4 点即"PLAPS 点"需患者后背翻身离床后才能使用探头进行探查

(1)BLUE 方案 5 个关键肺超声影像特征:A 征象、B 征象、A/B 征象、C 征象和 PLAPS。

1)A 征象:各肺野以肺"A"线为主,存在胸膜滑动征,多见于慢性阻塞性肺疾病、肺栓塞等。各肺野以肺"A"线为主,若胸膜滑动征消失,多见于气胸。

2)B 征象:各肺野以肺"B"线为主,多见于肺水肿,可以排除气胸。

3)A/B 征象:一侧肺野以肺"A"线为主,另外一侧肺野以肺"B"线为主,通常见于肺炎。

4)C 征象:前胸肺实变超声表现形式,有软组织样征、碎片征、支气管充气征、动态及静态支气管征、胸膜滑动消失、膈肌运动幅度减低。

5)PLAPS:在后侧胸部存在"软组织样征""碎片征""支气管征"等局部肺炎的征象。

(2)BLUE 方案 5 步床旁超声监测步骤

1)气胸:存在 A 征象,无"胸膜滑动征",有"肺点"及"条码征"→气胸。

2)COPD/ 哮喘:存在 A 征象,有"胸膜滑动征",无肺实变→ COPD/ 哮喘。

3)肺栓塞:存在 A 征象,深静脉血栓,肺动脉压升高、右心室右心房扩大、右心室衰竭→肺栓塞。

4)肺水肿:存在 B 征象→肺水肿。需进一步鉴别心源性肺水肿和肺源性肺水肿。

5)肺炎:存在 A/B 征象、C 征象及 PLAPS →肺炎。

(3)BLUE 方案的敏感性和特异性:BLUE 方案诊断的准确率达 90% 较高,肺"B"线诊断肺水肿的敏感性达 97%,特异性 95%。无深静脉血栓、肺"A"线诊断 COPD/ 哮喘的敏感性是 89%,特异性是 97%。肺"A"线、深静脉血栓诊断肺栓塞的敏感性是 80%,特异性是 99%。"A"线及气胸相关超声特征诊断气胸的敏感性是 88%,特异性是 100%。但近期有报道,BLUE 方案的敏感性和特异性都较低,约在 60%~80%。尚未发现预后影响的研究。

2. 改良的呼吸困难超声诊断流程 国内学者针对国外呼吸困难诊断流程的步骤繁琐等弊端,结合急诊思维,制定了改良的呼吸困难超声诊断流程(图 5-2-17)。改良的呼吸困难超声诊断流程,首先明确有无阻塞性呼吸困难,其次鉴别心源性和肺源性呼吸困难,最后再进一步明确肺源性呼吸困难的原因。

国内改良呼吸困难超声诊断流程尽管简单,但尚未见相关研究对其敏感性、特异性等应用指标进行评价,目前将其作为一种快速鉴别思路。外国人种体质与中国人存在差异,部分指标如下腔静脉直径值等均需要进行调整。另外,目前所有鉴别流程里尚未把膈肌超声、上呼吸道超声列入鉴别诊断流程内,缺乏进一步深入的研究。

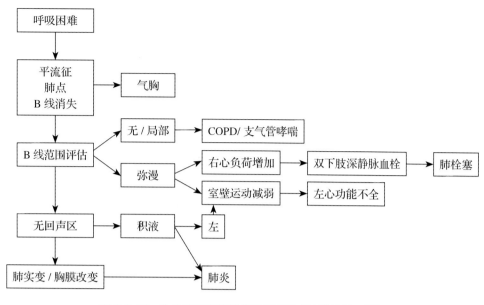

图 5-2-17 改良的呼吸困难超声诊断流程（邓毅恒 图）

三、气道及呼吸机管理床旁超声焦点评估

（一）无创正压通气（NPPV）床旁超声焦点评估

1. NPPV 前禁忌证的排除 床旁超声有助于排除以下 5 项禁忌证。

（1）上呼吸道梗阻：B 型超声能显示舌体大小、舌扁桃体、咽部各水平直径大小，若面罩通气分级为 3~4 级时，需进一步超声排除声门下巨大血管瘤、喉狭窄、喉囊肿和气道乳头瘤样增生等导致上呼吸道梗阻的状况，方可采用喉罩通气，否则应根据具体情况行气管插管或切开。

（2）自主呼吸微弱：超声能评估膈肌运动以及观察胸膜滑动，从而能量化评估自主呼吸状态。若膈肌运动幅度小，且胸膜滑动微弱，提示呼吸肌无力、自主呼吸微弱的可能，可导致 CO_2 潴留或加重，若膈肌运动幅度正常，却无胸膜滑动，需要进一步排除气胸的存在。

（3）未引流的气胸：NPPV 能引起气胸或加重气胸的进展，短期反复行床边 X 胸片检查对患者危害大，因而若条件允许，至少一天一次床旁超声排除气胸。若有气胸，需要行胸腔闭式引流后方可继续行 NPPV 或有创机械通气。

（4）误吸：超声可以观察食管在饮水后是否扩

张及扩张程度、贲门是否松弛来评估食管下端括约肌张力。若该区明显扩张，提示误吸风险较高。咽食管憩室是气道反流误吸的来源之一，颈部超声高频率横断面超声扫描可显示咽食管憩室位于甲状腺左叶的后外侧。超声检测患者取右侧卧位时，患者胃窦的横切面积与胃内容物量相关，通过调整摄入量，能有效防止因胃潴留引起的误吸。

（5）睡眠上呼吸道梗阻：咽部容积减小导致合并睡眠呼吸暂停综合征的患者在清醒状态下呼吸做功增大，睡眠状态下咽扩肌群肌力减弱，导致上呼吸梗阻的发生。超声能显示咽部各个水平的直径，结合临床表现，可评估睡眠上呼吸道梗阻发生几率。对于上气道梗阻发生几率较高的患者，可采用侧卧位、增加 PEEP 水平（清醒后需要下调至基础水平）的方法能增加 NPPV 耐受性。

（二）气管内插管床旁超声焦点评估

1. 气管内插管禁忌证的排除 经鼻插管的患者，一周内均会发生鼻窦感染，细菌性鼻窦感染可导致脓毒症发生。在声门下有巨大血管瘤、囊肿和气道乳头瘤样增生、喉严重狭窄等情况下，气管插管过程中均可导致气道损伤或大出血的发生。超声检测能排除鼻窦感染、气管内占位，防止并发症的发生。

2. 预测气管导管型号

（1）气管导管：通常，男性选择 8~9mm 内径的导管，女性选择 7~8mm 内径的导管。研究者发现，气管导管直径与喉部并发症的发生率有明确相关性,当压力达到 200~400mmHg 时,由于气管导管变形能力较差,造成声门后部受压,从而导致损伤。然而,气管导管直径过小,会导致气流阻力及呼吸做功的增加,导致 CO_2 潴留、呼吸肌疲劳等。因而,对于上呼吸道梗阻的患者,宜选择较细的气管导管,以减少喉部损伤的发生率。对于呼吸功能障碍的患者,应使用较粗较短的气管导管。声门下上呼吸道最狭窄的部分是环状软骨水平气道的宽度,超声测量环状软骨水平气道的宽度作为选择气管导管型号大小的依据,相对于依靠体重指数、身高等来评估更为可靠稳定。

(2) 支气管导管:广泛用于胸部手术需要左右肺的隔离及单肺通气时,双腔支气管导管可以满足绝大部分手术的需要,但确定所需的型号大小是完成置入及安全通气的重要一步,太小可能会导致插入过深,阻塞肺上叶支气管开口,增加气道阻力;太大则会损伤气道。置入前,通过超声测量左支气管内径选择合适型号,并在操作同时作为定位的重要辅助工具。

(3) 监控插管过程:超声横断面和纵断面扫查能监控插管过程,提高成功率、减少并发症的发生。具体方法:①在环甲膜水平行超声横断面扫查,确认气管插管不在食管内;②旋转探头至长轴方向,气管导管做轻微往返运动,以确认气管导管在气管中央;③推送气管导管准确置于胸骨上切迹水平。向气管导管套囊内注入 8~10ml 生理盐水,可使套囊显示更清晰(图 5-2-18)。

(4) 气管导管位置评估:除通过上述介绍方法外,超声能通过显示膈肌及胸膜的运动来提示肺

的扩张运动(参见第三章)。肺部超声探查发现,在肺胸壁界面可以轻易地看到胸膜滑行征及沙滩征,是一种来回的与机械呼吸同步的胸膜运动。肺部超声探查可在一定程度上判断导管是在气管内还是单侧支气管内:①导管在气管内时,对应为双侧膈肌运动;②导管位于支气管时,对应为相应一侧的膈肌运动;③当导管误入食管时,则会出现膈肌无运动或反常运动。除膈肌外,观察腋中线第 2 肋间隙脏层胸膜和壁层胸膜间的相互运动,也可得到类似结果。这方法还可以用来判断单腔气管导管是否插入过深,也能判断双腔气管导管对于左、右主支气管的封闭是否严密。

(三)困难气道床旁超声焦点评估

依照中华医学会麻醉学分会困难气道管理指南,对不能面罩通气和不能气管插管患者,有 4 种处理方法:置入喉罩或食管 - 气管双腔导管,经气管喷射通气(TTJV),或通过外科手术建立人工气道(气管切开术或环甲膜切开术)。超声评估上呼吸道梗阻见上述介绍,床旁超声辅助食管 - 气管双腔导管置入方法与气管插管大致相同,下面仅介绍涉及超声应用的困难气道管理技术。

1. B 型超声测量甲状舌骨膜水平软组织厚度　B 型超声测量甲状舌骨膜水平软组织厚度能够预测困难气道,较常规方法的敏感性、特异性、准确性、阳性预测值以及阴性预测值更好。甲状舌骨膜水平软组织厚度:超声测量甲状舌骨膜水平颈部皮肤到会厌中点的距离,若超过 1.95cm 提示困难气道(图 5-2-19)。

2. 喉罩通气床旁超声焦点评估　喉罩远端

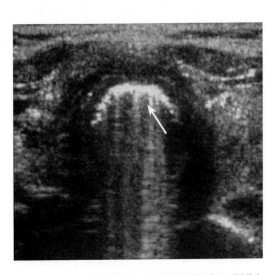

图 5-2-18　气管导管超声影像图(邓毅恒　影像)

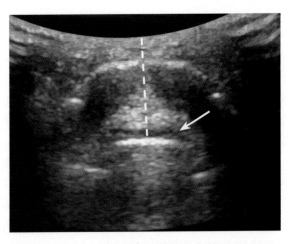

图 5-2-19　甲状舌骨膜水平软组织厚度测量图(邓毅恒　影像)

有充气密封的套囊,只有使套囊的位置准确,才能使咽部有良好的密封性,从而实现充分的通气,尤其对于腹腔镜手术等要求十分严格。同时,喉罩是声门上通气的装置,因此,当患者存在声门下气道梗阻时,不能使用喉罩通气。超声探查可排除声门下梗阻、确认喉罩的位置。喉罩的尖端应该落到食管的上端,超声探头在甲状软骨水平扫查,声像图显示喉罩影像呈现“蝴蝶征”,两翅膀对称。若“蝴蝶”翅膀一高一低,反映喉罩位置不正确,需要调整。

3. 外科人工气道建立床旁超声焦点评估

(1) 环甲膜、气管定位及气管前间隙探查:甲状软骨以下区域血管变异较多,因此精确定位对于环甲膜切开和上位气管切开尤其重要。然而仅仅根据体表标志和触诊,临床医生仅能对约30%的患者准确定位,尤其在肥胖、短粗颈、颈部创伤患者中难度更高。超声检查对环甲膜定位非常简单便捷,首先通过纵向矢状面中线超声扫查确定环甲膜的上下端位置,随后将超声探头向两侧滑动确定其外侧边界,同理,可以探查到准确的气管环位置。术前超声辅助气管定位同时能探及气管前间隙情况,让术者在操作时顺利避开肿大的甲状腺等气管前结构变异或异常结构,同时除外气管软化等情况,防止切开气管时损伤食管。

(2) 预测气管套管型号:使用太短的气管套管会导致气管套囊压迫气管切口或使套管脱出气道外,引起切口感染或皮下积气等并发症的发生。超声测量皮肤表面至气管前壁的距离,据此来选择合适的气管套管能有效地防止并发症。

(四) 有创机械通气床旁超声焦点评估

1. 肺超声评估肺复张、调整 PEEP

呼吸衰竭特别是 ARDS 患者,由于肺间质及肺泡水肿而发生肺不张、通气障碍。临床肺复张的方法有机械通气驱动压恒定或高驱动压渐进式持续增加 PEEP 等。尽管较高的 PEEP 能改善肺复张、防止肺萎陷,但是过高的 PEEP 能使吸气末肺泡过度充气,有增加肺内分流、增加无效腔、增加肺血管阻力而影响血流动力学的危险。理想的 PEEP 既能防止呼气末肺泡萎陷,又不至于使肺泡过度膨胀,而且对血流动力学的抑制程度最低。无疑,临床需要监测和权衡机械通气 PEEP 的获益和风险。目前,评估和监测 ARDS 最佳 PEEP 的方法包括对 PEEP 的氧合反应、肺 CT 以及跨肺压等,但有待临床大规模多中心 RCT 验证。

(1) 肺超声评估肺通气:肺超声肺“A”线和“B”线评估肺通气及肺复张。监测肺通气及肺复张进而调整 PEEP,避免肺泡过度膨胀或萎陷。①肺通气正常:肺“A”线;②中度肺通气功能丧失:由于肺间质淤血,呈现多条肺“B7”线;③严重肺通气功能丧失:由于肺水肿或肺炎导致肺泡充血,肺超声呈现密集的肺“B3”线;④极严重通气功能丧失:肺实变,呈现更密集的肺“B3”线,相当于肺 X 线或肺 CT 的白肺影像。通常,与肺后部及肺实变比较,肺前部及肺“B3”线的通气状况更容易被改善。

(2) 依据肺通气程度调整 PEEP:肺超声肺“A”线和“B”线是临床有用的评估肺复张、调整 PEEP 的方法。有人建议将肺超声调整 PEEP 分 3 步骤:①在低水平 PEEP 或基础 PEEP 水平(通常 PEEP≤5cmH$_2$O),检查前胸部 4 个部位评估通气丧失的范围;②肺超声监测到肺“A”线,有肺泡过度膨胀的危险,提示局部通气丧失。建议减低 PEEP 水平,如≤10cmH$_2$O。③肺超声检测到融合的肺“B3”线,建议调整较高水平 PEEP,如 12~16cmH$_2$O。同时密切监测其他参数如气道压、血流动力学等。

2. 监测呼吸机诱发或加重急性肺源性心脏病(ACP)

ARDS 研究发现,机械通气平台压 >26cmH$_2$O,加重或诱发 ACP。即使是低潮气量和低平台压,增加 PEEP 也能增加右心室后负荷和右心室舒张期末面积,降低心脏做功指数。有研究发现,ARDS 应用呼吸机后 48 小时即发生急性肺源性心脏病,右心室扩张、舒张期末右心室心肌肥厚 >6mm。通常,慢性肺源性心脏病舒张末期右心室心肌 >9mm。此外,脱机后回心血量增加,增加右心前负荷。在急性呼吸衰竭或 ARDS 机械通气治疗期间,心脏超声动态监测右心室大小和厚度,监测肺动脉压,依据相关监测指标调整机械通气参数如潮气量、平台压及 PEEP 等(参见第二章第四节),避免肺源性心脏病的发生和发展,降低死亡率。

3. 指导脱机、预测撤呼吸机失败

许多病变如心功能不全、肺水肿、肺实变、高碳酸血症、胸膜腔积液、膈肌功能障碍等,使撤呼吸机失败,或发生拔管后呼吸窘迫。临床上,即使通过自主呼吸试验(spontaneous breathing trial,SBT)的患者,也可能在撤呼吸机后 48 小时内发生肺水肿。预测

撤呼吸机失败或预测撤呼吸机后发生呼吸窘迫，临床仍然面临挑战。有人将脱机困难的病因总结为 A(肺)B(脑)C(心脏)D(膈肌)E(内分泌)，其中床旁超声能提供分析脱机困难的多数病因的信息。

(1)心脏超声预测撤呼吸机失败或撤呼吸机后肺水肿：脱机困难患者，左心室前负荷及后负荷增加、左心室顺应性减低以及瓣膜功能等，都可导致撤呼吸机失败，或撤呼吸机后发生肺水肿。心脏超声常见表现为左心房压力增加，监测指标包括 PAWP，左心房大小和压力，左心室大小、压力；左心室整体功能下降；新发的或原有的节段室壁运动异常；新出现或恶化的二尖瓣反流；左心室舒张功能障碍是引起撤机失败的重要原因，E/A>0.95，E/e′(侧壁组织多普勒 e′速度)>8.5，能准确地预测 PAWP>18mmHg(参见第二章第二节、第三节及第七节)，预测撤呼吸机失败或撤呼吸机后发生肺水肿。

(2)肺超声预测撤呼吸机失败：肺部超声可以观察肺水肿情况及改善程度、是否合并肺实变或肺不张等。EVLW 是评估肺水肿的重要指标，肺"A"线和"B"线是肺超声直接评估 EVLW 即肺间质及肺泡水肿的主要指标。EVLW 的消长或肺"A"线和"B"线的消长。当 EVLW 增加，预测撤呼吸机失败的可能性更大。

(3)超声预测呼吸肌力量：对于准备撤机的患者，应该常规评估患者的呼吸肌力量。沿右侧腋前线和左侧腋后线放置超声探头，分别测肝脏和脾脏在上、下方向的移动度。膈肌运动幅度预测成功拔管的临界值是 1.1cm。

(4)预测拔管后喘鸣：上呼吸道梗阻往往导致患者拔管后发生喘鸣，常常需要再次插管，是反复撤机、拔管失败的重要原因。常规超声进行环甲膜水平气管导管内空气柱宽度及高度的测量能有效预测拔管后喘鸣的发生。具体方法是：松开气管导管的气囊，将超声探头放置在环甲膜上获得喉的横断面图像，空气柱宽度明显减少，高度<4.5mm 的患者容易发生喘鸣。

Tips:

　　预测撤呼吸机失败、预测撤呼吸机后肺水肿及监测急性肺源性心脏病的发生和发展，需要肺超声和心脏超声监测相结合分析判断。鉴别呼吸困难的病因、监测呼吸衰竭的病理生理变化、调整呼吸机相关参数，床旁超声指标包括：肺超声的肺 A 线和 B 线的消长、左心室功能及左心室前负荷的指标。

(五)肺复张(recruitment maneuver)评估

肺部超声评估肺复张具有实时的优势，超声再气化评分(US-RAS)可以监测肺复张过程，为临床治疗提供指导。

1. US-RAS 肺超声检查区域划分　两侧肺分为 12 个区：胸骨角水平与人体中轴矢状画线，将两侧肺分为上、下区；腋前线与腋后线为界，分前、中、后，每侧肺有 6 个区，两侧肺共 12 区(图 5-2-20)。

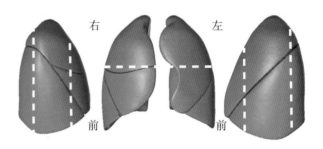

图 5-2-20　US-RAS 肺部分区图(邓毅恒　图)

2. 超声再气化评分　在呼气末对各区域进行肺超声检查，观察每个肺区有无积液、实变及间质的改变。临床以连续两次再气化评分相同为肺复张终点。超声影像表现分 4 类(表 5-2-2)：①正常肺区(N)：以"A"线为主，基本不见"B"线；②肺间质性水肿区(B7)："A"线消失，肺野以"B7"线为主；③肺泡性水肿区(B3)："A"线消失，弥漫分布"B3"线；④肺实变区(C)：肝样回声伴动态支气管充气征。

表 5-2-2　再气化超声评分表

再气化评分			实变化评分		
1分	3分	5分	5分	3分	1分
B7≥N	B3≥N	C≥N	N≥C	N≥B3	N≥B7
B3≥B7	C≥B7			B7≥C	B7≥B3
C≥B3					B3≥B7

四、ARDS 床旁超声焦点评估

由于肺和心室、肺和肺循环之间密切的关系，评估 ARDS 患者的右心系统包括肺循环、右心室及腔静脉，床旁心脏超声是一种有前途、实用的技术，涉及肺超声（详见上文及第三章）、右心系统生理和病理生理（详见第二章第一节、第四节）。床旁超声焦点评估 ARDS 或 ALI，何时测？测什么？Lazzer 等的建议有参考价值。

何时测？在 ARDS 或 ALI 患者刚入住 ICU 病房即实施床旁评估，并贯穿救治的全程，包括液体的输注、呼吸机参数的调整等。

测什么？①右心室大小及功能：通常右心室底部径线 >41mm，中部径线 >35mm。TAPSE（详见第二章第四节、第一章第二节）。②右心室壁厚：机械通气 2 天即可发生右心室壁中度增厚。③肺动脉收缩压（SPAP）。④IVC 和塌陷率：在伴有右心室功能不全或机械通气时，解释 IVC 有挑战性，应考虑其变化趋势和中心静脉压等其他参数。⑤室间隔运动。⑥LVEF 及左心室舒张功能。⑦必要时可测 PVR。

要　点

● 肺超声和心脏超声能协助诊断呼吸困难的主要病因：上呼吸道梗阻、急性肺水肿、心肌梗死、心脏压塞、张力性气胸、肺栓塞。临床容易漏诊膈肌萎缩和膈肌麻痹及无力。

● 床旁超声诊断呼吸困难／呼吸衰竭病因的常用流程：BLUE 方案、改良的呼吸困难超声诊断流程。

● 鉴别心源性肺水肿与肺源性肺水肿超声流程：ETUDES 评分方案、CCUS 评分方案。

● 肺超声和心脏超声监测呼吸机诱发或加重 ACP，预测撤呼吸机失败并指导脱机；肺 A 线和肺 B 线指导调整呼吸机 PEEP 参数；超声再气化评分（US-RAS）或肺复张评估。

● 以肺超声 A 征象或 B 征象或 C 征象以及 A/B 征象或 PLAPS 为切入点，鉴别诊断呼吸困难病因（图 5-2-21）。

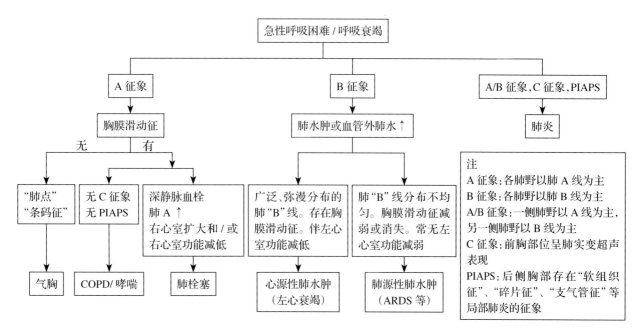

图 5-2-21　呼吸困难／呼吸衰竭常见病因肺超声特征一览图（李丽君、潘龙飞　图）

注：A 征象：各肺野以肺"A"线为主；B 征象：各肺野以肺"B"线为主；A/B 征象：一侧肺野以"A"线为主，另一侧肺野以"B"线为主；C 征象：前胸部位呈肺实变超声表现；PIAPS：后侧胸部存在"软组织征""碎片征""支气管征"等局部肺炎的征象

（邓毅恒　李丽君　何鑫　杨毅猛　潘龙飞）

参考文献

1. Marx JA, Hockberger RS, Walls RM, et al. Rosen's Emergency Medicine [M]. 7th ed. Chapel Hill, USA: Elsevier Medicine, 2010.

2. Reha J, Davis P. Occult Pneumomediastinum in the Deployed Setting: Evaluation and Management [J]. Mil

Med,2016,181（8）:e959-e961.

3. de Régloix SB,Baumont L,Daniel Y,et al. Comparison of Penetrating Neck Injury Management in Combat Versus Civilian Trauma:A Review of 55 Cases［J］. Mil Med, 2016,181（8）:935-940.

4. Teixeira F,Menegozzo CA,Netto SD,et al. Safety in selective surgical exploration in penetrating neck trauma［J］. World J Emerg Surg,2016,11:32.

5. Sarkari A,Singh PK,Mahapatra AK. Lethal penetrating stab injury to the vertebral artery:A case report with review of literature［J］. Asian J Neurosurg,2016,11（3）:317.

6. Blaivas M,Lyon M,Duggal S,et al. A prospective comparison of supine chest radiography and bedside ultrasound for the diagnosis of traumatic pneumothorax［J］. Acad Emerg Med,2005,12（9）:844-849.

7. Lichtenstein DA,Mezière GA. Relevance of lung ultrasound in the diagnosis of acute respiratory failure:the BLUE protocol［J］. Chest,2008,134（1）:117-125.

8. Liteplo AS,Marill KA,Villen T,et al. Emergency thoracic ultrasound in the differentiation of the etiology of shortness of breath（ETUDES）:sonographic B-lines and N-terminal pro-brain-type natriuretic peptide in diagnosing congestive heart failure［J］. Acad Emerg Med,2009,16（3）:201-210.

9. Sekiguchi H,Schenck LA,Horie R,et al. Critical care ultrasonography differentiates ARDS,pulmonary edema, and other causes in the early course of acute hypoxemic respiratory failure［J］. Chest,2015,148（4）:912-918.

10. 王硕华,郭峰,余闻. 彩色超声测量肺叶切除患者膈肌 厚度及其与呼吸功能的关系［J］.疑难病杂志,2014,5: 482-484.

11. Hagberg CA. BENUMOF 气道管理学［M］. 2 版. 田鸣, 左明章,李天佐,等,译. 北京:人民卫生出版社,2009.

12. Ma OJ,Mateer JR,Blaivas M. 急诊超声医学［M］.2版.王 文平,黄备建,丁红,等,译. 北京:人民军医出版社, 2014.

13. Kristensen MS,Teoh WH,Graumann O,et al. Ultrasonography for clinical decision-making and intervention in airway management:from the mouth to the lungs and pleurae［J］. Insights into Imaging,2014,5（2）:253-279.

14. Sitapara JB,Mahida JB,McEvoy TP,et al. Using the maxillary-nasal angle to evaluate congenital nasal pyriform aperture stenosis［J］. JAMA Otolaryngol Head Neck Surg,2015,141（6）:539-542.

15. Colt HG,Murgu SD,Korst RJ,et al. Follow-up and surveillance of the patient with lung cancer after curative-intent therapy:Diagnosis and management of lung cancer, 3rd ed:American College of Chest Physicians evidence-based clinical practice guidelines［J］. Chest,2013,143（5 Suppl）:e437S-e454S.

16. Bell RB,Osborn T,Dierks EJ,et al. Management of penetrating neck injuries:a new paradigm for civilian trauma［J］. J Oral Maxillofac Surg,2007,65（4）:691-705.

17. Kasbekar AV,Combellack EJ,Derbyshire SG,et al. Penetrating neck trauma and the need for surgical exploration:six-year experience within a regional trauma centre［J］. J Laryngol Otol,2017,131（1）:8-12.

18. Matsushima K,Inaba K,Dollbaum R,et al. The role of computed tomography after emergent trauma operation［J］. J Surg Res,2016,206（2）:286-291.

19. Madani A,Pecorelli N,Razek T,et al. Civilian Airway Trauma:A Single-Institution Experience［J］. World J Surg,2016,40（11）:2658-2666.

20. Kara İ,Ulutabanca H,Kökoğlu K,et al. Pencil in the pharynx:Case report of a penetrating foreign body［J］. Ulus Travma Acil Cerrahi Derg,2016,22（4）:402-404.

21. Alfawaz A,Li X,Kénel-Pierre S,et al. Delayed presentation of a carotid pseudoaneurysm following penetrating neck trauma［J］. SAGE Open Med Case Rep, 2016,4:1-4.

22. Madsen AS,Laing GL,Bruce JL,et al. A comparative audit of gunshot wounds and stab wounds to the neck in a South African metropolitan trauma service［J］. Ann R Coll Surg Engl,2016,98（7）:488-495.

23. Brown SM,Blalvas MM,Hirshberg EL,et al. Comprehensive critical care ultrasound［M］. USA:Society of Critical Care Medicine,2015.

24. 孙波.B 型超声在预测困难气道中的应用［D］.苏州: 苏 州 大 学,2016.http://kns.cnki.net/KCMS/detail/detail. aspx?dbcode=CMFD&dbname=CMFD201701&filena me=1016223802.nh&v=MDc2NDR1eFlTN0RoMVQzcVR yV00xRnJJDVVJMS2VadVJ0RkNyZ1ZML0FWRjI2R0xH Nkhkbk1yWkViUElSOGVGYMUw=

25. Ware LB,Matthay MA. Clinical practice. Acute pulmonary edema［J］. The New England Journal of Medicine,2005, 353（26）:2778-2796.

26. Kristensen MS,Teoh WH,Graumann O,et al. Ultrasonography for clinical decision-making and intervention in airway management:from the mouth to the lungs and pleurae［J］. Insights Imaging,2014,5（2）:253-279.

27. Reha J,Davis P. Occult Pneumomediastinum in the Deployed Setting:Evaluation and Management［J］. Military Medicine,2016,181（8）:e959-e961.

28. Stanislas Ballivet de Régloix,Baumont L,Daniel Y,et al. Comparison of Penetrating Neck Injury Management in Combat Versus Civilian Trauma:A Review of 55 Cases［J］. Military Medicine,2016,181（8）:935-940.

29. Teixeira F,Sérgio Dias do Couto Netto,Poggeti RS,et al. Safety in selective surgical exploration in penetrating neck trauma [J]. World Journal of Emergency Surgery Wjes, 2016,11(1):32.

30. Sarkari A,Singh PK,Mahapatra AK. Lethal penetrating stab injury to the vertebral artery:A case report with review of literature [J]. Asian Journal of Neurosurgery,2016,11 (3):317.

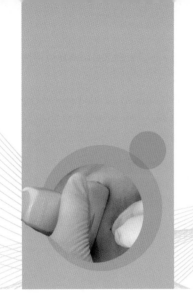

第三节 休克床旁超声焦点评估

提 要

▶ 床旁超声焦点评估休克病因
▶ 床旁超声焦点评估休克的血流动力学

概 述

休克,是各种病因导致有效循环血量锐减、组织灌注不足,进而产生细胞缺氧、代谢紊乱和脏器功能受损的一组综合征。休克是从亚临床阶段的组织灌注不足向多器官功能障碍综合征(multiple organ dysfunction syndrome,MODS)发展的连续过程。休克病情凶险、病死率高,是临床常见的急危重症。

临床通常从 3 方面判断休克:①血压及心率:收缩压 <90mmHg,平均动脉压 <70mmHg。但是,患者自身心血管功能、年龄、服药等差异,心率和血压有明显的变异均可导致误判。②组织灌注不足的三个"窗口":皮肤、尿量和神志。然而,皮肤、尿量及神志的变化同样能发生在其他疾病。③血乳酸浓度:血乳酸升高反映微循环障碍,通常不是休克早期的改变。显然,临床医师从这 3 方面判断休克有局限性。

及时识别休克病因非常重要。然而,许多病变能引起休克,但是多数休克患者就诊时没有相关病因的临床征象,而且临床缺乏清晰的病因诊断标准。

休克的病理生理变化是血流动力学异常及氧代动力学异常。1972 年 Hinshao 与 Cox 根据血流动力学特点将休克分为 4 种类型:低血容量性休克(hypovolemic shock)、心源性休克(cardiogenic shock)、阻塞性休克(obstructive shock)和分布性休克(distributive shock),被国际上广泛应用至今。近年来,"休克"术语又被称为"急性循环衰竭"(acute circulation failure,ACF)。休克的血流动力学变化举足轻重,监测休克的血流动力学、判断休克的病理生理变化,涉及休克的精准治疗,并且贯穿休克的诊断与治疗的全过程。临床有多种方法监测休克的血流动力学:①肺动脉导管或右心导管监测 CVP、PAWP:是反映前负荷及心功能的经典指标。但越来越多的临床研究显示,CVP 并不是反映容量状态及容量反应性的理想指标。由于肺动脉导管的有创性等原因,近年临床应用肺动脉导管测 PAWP 明显减少(参见第二章第一节)。②PiCCO:是微创技术,动态监测容量反应性及心功能有优势,但其局限性不容忽视(参见第二章第一节)。③乳酸清除指数和血氧饱和度:血乳酸浓度在复苏 2 小时后降低 10% 以上谓之复苏有效,反映微循环功能。血氧饱和度反映氧的供耗平衡。显然,乳酸清除指数和血氧饱和度不能直接反映大循环变化。④床旁超声。

床旁超声,被喻为"可视听诊器"或"超声右心导管",不仅有助于床旁快捷、无创地鉴别威胁生命的休克病因,如创伤性胸腹腔积血、心脏压塞、心脏泵衰竭等,而且能早期、全程及动态地监测休克的血流动力学变化。尽管临床不能单独依靠某一技术指标诊断休克的病因、监测其血流动力学,但是,床旁超声焦点评估休克,极大地改善了休克的救治水平,甚至有人将床旁超声喻为休克诊治的"革命",床旁超声使休克的诊治发生变革和飞跃。

以"休克"为问题导向,床旁超声焦点评估(focused assessment with bedside sonography)低血容量性、心源性、阻塞性及分布性休克的病因及其血流动力学变化。

病例

病例1:男性,26岁,既往体健,机动车事故多发伤急诊入院。查体:血压70/40mmHg,神志清,烦躁,头面部有血痂,瞳孔等大等圆,对光反射存在。呼吸急促,双肺呼吸音粗未闻及干湿性啰音。心率130次/分,律齐,心音稍低,未闻及杂音。腹软,未触及包块,肝脾不大。胸前肋骨多处骨折、左前臂和左下肢骨折。血红蛋白13g/L。休克原因? 床旁超声发现:心包液性暗区1cm,右心房室明显变小,舒张期仅存少许腔隙,左心室心腔变小,左侧胸腔少许液体,腹部未探及液性暗区,诊断:创伤性心包出血、心脏压塞,阻塞性休克。床旁超声及时诊断心脏压塞,为准确地制订救治措施提供了依据。

病例2:男性,49岁,发热腹泻1天,意识障碍2小时住院。查体:浅昏迷,氧饱和度80%,血压70/50mmHg,血气分析示Ⅰ型呼吸衰竭,心脏超声及心电图正常。诊断:低血容量性休克。抗感染、输液扩容治疗,患者迅速清醒,临床症状好转。2天后,突然呼吸困难、氧饱和度下降、心率增快,床旁超声显示:心尖部收缩力明显减弱且收缩时相反方向,左心室收缩末期呈章鱼笼改变。诊断:Takotsubo心肌病。给予利尿剂、吗啡、米力龙治疗,1天后好转。痊愈出院。

病例3:男性,63岁,以腹泻1天,意识障碍1小时为主诉就诊。既往体健。查体:体温36.5C°,血压80/50mmHg,意识模糊,右中下肺可闻及湿性啰音,心率130次/分,律齐,心音低,未闻及杂音。腹平软,无压痛,肝脾不大。双下肢无水肿。肺CT:双肺间质性改变,右下肺大片阴影,有支气管征,双侧胸腔少量积液。拟诊:急性胃肠炎,低血容量性休克,急性肺炎。输液扩容治疗血压无明显改善。床旁超声:心包少许积液,右心房右心室明显扩大,右心收缩功能减低,三尖瓣环与室壁间运动幅度明显减少约3mm,三尖瓣中重度反流,多普勒测肺动脉压40mmHg,室间隔收缩幅度减少,左心室呈"D"形,下腔静脉扩大约20mm,呼吸周期无明显波动,左心室心腔减小,有乳头肌接吻征,目测左心室射血分数约60%,右肺超声有肺"B"线及肺炎征象,左肺仅有PLAPS。经多巴酚丁胺静脉输注,血压逐渐恢复。患者清醒,追问病史发热、咳嗽3天。借助病史、肺CT及床旁超声判断病理生理学:

床旁超声显示右心功能受损,右心房室及下腔静脉压力增加、腔径扩大,左心室心腔减小、收缩功能正常。血压降低主要是右心功能不全导致左心室前负荷不足,发生机制:①右心室功能衰竭,导致右心室、右心房及下腔静脉压力增加,阻碍上下腔静脉回流;②右心室泵血功能减低、泵血减少,影响左心室充盈;③右心室功能受损,右心室压力升高,迫使室间隔向左移位,左心室充盈受限。右心功能不全发生机制:肺部病变引起肺动脉压力增加,右心室后负荷增加。尽管超声测肺动脉压力增加不显著,原因是三尖瓣反流多普勒测肺动脉压力受右心功能减低的影响。床旁超声展示肺"B"线仅在右肺,提示肺源性肺水肿而非左心病变。患者腹泻引起血容量减少参与前负荷不足的病理生理变化,但不是导致血压降低的主要原因。床旁超声优势:及时诊断肺动脉压增加、右心室功能减低导致左心室前负荷不足、心输出量降低,右心功能不全是引起休克的主要原因,避免了腹泻导致低血容量性休克的临床惯性思维。提醒临床,右心系统特别是右心室功能是保障左心输出的重要因素之一。

一、低血容量性休克超声评估

(一)床旁超声焦点评估低血容量性休克的病因

1. 低血容量性休克的常见病因　低血容量性休克约占休克的16%,是各种原因引起细胞内外失水,导致循环血容量减少而发生的急性循环衰竭。产生低血容量性休克的病因有外源性的和内源性的。①外源性失血失水病因:出血如创伤、胃肠道出血及宫外孕等;水电解质丢失如腹泻、脱水等;②内源性失水病因:与外源性显性失血或失水比较,内源性失水的临床表现不明显,又称非显性失水。烧伤、炎症、热射病、过敏、嗜铬细胞瘤、螯刺毒素作用以及血浆外渗进入第三腔隙等。

2. 床旁超声焦点评估低血容量性休克病因　eFAST(参见第五章第一节)可发现胸腹腔或盆腔脏器出血,特别是发现临床表现不明显的隐蔽出血,为及时确定出血部位,或剖腹探查、心包穿刺减压等救治措施提供诊断信息。肝脏超声改变可判断肝硬化合并食管胃底静脉曲张导致的上消化道出血,以此区别于治疗原则不同的非静脉曲张性上消化道出血(参见第四章第二节)。妇产科使用床旁超声焦点评估妇科急危重症如宫外孕等(参见第五章第六节)。当临床出血表现不显或非显性失水时,床旁超声可焦点评估容量状态及容量反应性,推断是否为低血容量导致休克(参见第二章第七节)。

Tips:

部分胸腹部创伤出血、消化道出血或卵巢附件出血隐蔽,以及非显性失水如过敏等,临床容易误诊。床旁超声能及时发现临床病史及物理查体不易发现的出血及出血部位,及时发现容量不足的超声参数,逆向判断低血容量导致的休克。

(二)床旁超声焦点评估低血容量性休克的血流动力学

1. 低血容量性休克的血流动力学变化　出血性休克最初是应激反应:血容量快速减少,通过主动脉弓压力感受器反射,血管收缩伴轻微的舒张压增加、脉压减小、心肌收缩增强、心率增快。机体最初的代偿反应是利与弊的"双刃剑","利"是保障重要脏器的血流供给,"弊"是肾脏和胃肠道缺血而产生肾衰竭、肠道毒素释放,早期貌似正常的血压常常误导临床以致不能及时诊断休克。提示,在有心率增快等异常征象时,及时床旁超声监测容量状态和容量反应性,对休克的早期诊断有益。大量或持续出血,总血量丧失占全血容量大约 1/3(>1200ml)时,心室充盈减少,心输出降低,心血管反应不能维持动脉循环,收缩压下降(人为规定收缩压 <90mmHg)。低血压导致肺血灌注减少,低氧血症使肾入球小动脉痉挛进而导致急性肾小管坏死。

2. 床旁超声焦点评估容量状态和容量反应性　低血容量和高血容量都有害,监测容量状况和容量反应性,实施精准液体复苏。尽管 PiCCO 等微创技术能监测容量状态及容量反应性,但是,床旁超声是最方便快捷的无创影像技术(参见第二章第一节,第二章第七节)。

(1)容量状况评估:确定容量状态不足或超负荷,是监测休克复苏治疗过程中的关键,是决定实施血管活性药和正性肌力药的关键。床旁超声容量状态指标包括容积指标和压力指标,容积指标有 IVCd、左右心房 / 心室的径线大小、容积和容量。床旁超声喻为"超声右心导管",所测压力指标有 RAP、RVEDP、PAP、PAWP、LAP、LVEDP 等。通常,在紧急情况下,不需测压力指标,超声容积指标 IVCd 等替代导管所测压力指标如 CVP,评估容量状况。如无基础心脏功能受损等病变,有效容量减低、心脏前负荷不足时,下腔静脉及心脏房室腔径减小、心肌代偿性收缩力增强,谓之高动力状态。

(2)容量反应性评估:床旁超声评估容量反应性的指标有动态指标及容量负荷试验指标如 ΔIVC、ΔV_{peak}、ΔVTI 和 ΔSV 等(参见第二章第七节)。

Tips:

判断心脏前负荷(即容量状态)的指标(属于静态指标),是休克液体复苏救治最初的、也是基本的血流动力学指标,除非临床有明显的容量不足病史和表现,如上消化道大出血等,直接液体扩容治疗。心脏超声监测容量状态,使医生在床旁快速地明确休克患者的容量状态。但是,许多因素影响静态容量指标。因此,液体复苏期间,特别是初期复苏后,是否进一步输液治疗,则应动态监测容量反应性指标,随时调整输液量和速度。

二、心源性休克床旁超声评估

心源性休克是指各种原因导致心脏泵血功能衰竭、组织严重灌注不足的临床综合征,是最严重、最紧急的疾病,约占休克的 17%。心源性休克死亡率超过 80%,应及时明确病因,涉及预后。

(一)床旁超声焦点评估心源性休克的病因

心源性休克的病因及床旁超声焦点评估　床旁心脏超声能确诊绝大多数心源性休克病因,有绝对的优势。

(1)急性心肌梗死:大面积心肌梗死是心源性休克的常见病因。临床几乎有 2/3 心肌梗死的心电图不典型,床旁心脏超声节段性室壁运动异常是急性心肌梗死诊断标准之一,弥补了心电图的缺憾。左心室心肌梗死面积 >40%,可致左心室泵衰竭。心脏超声可定性、定量及半定量评估左心室和右心室整体收缩功能(参见第二章第二节、第三节)。急性心肌梗死伴二尖瓣严重关闭不全如乳头肌断裂或乳头肌功能不全、腱索断裂等引起及加重心脏泵衰竭。心肌梗死合并室壁破裂并不少见,通常在急性心肌梗死后 2~3 天合并休克要怀疑室壁破裂(参见第二章第五节、第六节)。急性前壁心肌梗死患者如有过度利尿、呕吐大汗或消化道出血等情况,可导致有效循环血容量减少,会加重心源性休克。

(2) 慢性心脏疾病或慢性心力衰竭伴急性心力衰竭:如冠心病、糖尿病、心肌病、内分泌疾病、遗传病和心脏瓣膜病等。慢性心脏舒张功能衰竭可并发急性心力衰竭,其临床表现与收缩功能衰竭基本相同,但是治疗原则不同,心脏超声几乎是唯一的常规评估心室舒张功能的影像技术(参见第二章第四节)。

(3) 其他病因:急性心肌炎、低动力性感染性休克、创伤(如连枷样二尖瓣、室间隔穿孔、乳头肌断裂),以及负性肌力药物过量(β 受体阻滞剂、钙离子通道阻滞剂等),床旁超声都能提供病因诊断的有用信息。

(二) 心源性休克血流动力学床旁超声监测

1. **心源性休克的血流动力学导管测量经典诊断标准**　心脏指数 $<1.8L/(min\cdot m^2)$,收缩压 <90mmHg 达 30 分钟以上,左心室充盈压升高,LVEDP>18mmHg,PAWP>20mmHg,RVEDP>10~15mmHg,RAP>PADP。

2. **床旁超声监测指标**　分别监测右心功能和左心功能。

(1) 压力和容积指标:导管所测压力指标曾经是临床常用的评估心脏功能的间接指标,CVP 判断右心室功能,而 PAWP 是左心室功能的经典指标。目前,"超声肺动脉导管"不仅能估测 RAP、PAWP、RVEDP、PAP、LVEDP 等压力指标,而且能测心腔直径、面积及容积等容积指标,评估心脏功能(参见第二章)。

(2) 左、右心室泵血功能:左心室心肌梗死、心肌炎、严重二尖瓣反流等可引起左心泵血功能衰竭,进而导致心源性休克;右心室心肌梗死或大面积肺栓塞致右心室后负荷增加,导致右心泵血功能衰竭,进而发生心源性休克。心脏超声提供全方位的心脏功能监测,包括:左心室整体收缩功能、局部收缩功能(节段性室壁运动异常)、左心室舒张功能(参见第二章第二节、第三节);右心室收缩、舒张功能及节段性室壁运动异常(参见第二

章第四节);多普勒估测静态心输出量如 SV、V_{peak}、VTI,动态心输出量如 ΔSV、ΔV_{peak}、ΔVTI 等(参见第二章第七节)。

三、梗阻性休克床旁超声评估

(一) 梗阻性休克的病因及血流动力学变化

梗阻性休克的原因包括腔静脉压迫、心包积液、肥厚性梗阻性心肌病、急性人工瓣膜血栓、主动脉狭窄、心房黏液瘤、肺栓塞、主动脉夹层、张力性气胸等。床旁超声发现病因有优势。

梗阻性休克的血流动力学变化主要是回心血量不足和后负荷增加致心输出量下降。梗阻性休克的血流动力学变化依据解剖部位而不同。静脉压迫、心脏压塞、张力性气胸等主要产生静脉回心血量不足、心脏前负荷不足。肺栓塞及肺动脉高压引起右心室后负荷增加,右心室泵血功能衰竭,最终导致左心室充盈不足。主动脉夹层、动态和固定主动脉狭窄等分别引起左心室后负荷增加、心输出量下降。

(二) 床旁超声焦点评估梗阻性休克的常见病因及其血流动力学

1. **心脏压塞**　床旁心脏超声是临床首选的诊断心包积液程度、心脏压塞的影像学技术(参见第二章第六节)。

2. **张力性气胸**　临床传统的诊断气胸的影像技术是 X 线胸片或 CT。近年来,床旁胸部超声用于气胸的诊断。更有新近荟萃研究发现,诊断深静脉穿刺并发气胸,床旁胸部超声比 X 线胸片更有优势(参见第三章第一节、第五章第一节)。

3. **肺栓塞**　床旁超声主要从 2 方面诊断肺栓塞:深静脉血栓和右心室后负荷增加导致的右心系统血流动力学变化。检查部位:①床旁外周血管超声:查找有无深静脉血栓(参见第五章第五节);②床旁心脏超声:评测是否右心室后负荷增加,包括右心室扩大、右心室和肺动脉压力增加,以及右心房和下腔静脉容积和压力负荷增加(参见第二章第四节)。

4. **其他病因**　腔静脉压迫、肥厚性梗阻性心肌病、急性人工瓣膜血栓、主动脉狭窄、心房黏液瘤等,心脏超声不难鉴别。TTE 二维心脏超声通

常能识别升主动脉或主动脉弓夹层动脉瘤（参见第六章第六节），TEE 可诊断降主动脉夹层动脉瘤（参见第六章）。

四、血流分布性休克超声评估

分布性休克约占休克的 66%，其中微生物感染导致的脓毒症休克最常见，约占分布性休克的62%，其他病因如过敏性休克、神经源性休克（神经节阻滞、创伤性颈脊髓横断等）、酮症酸中毒及甲减危象等所占比例较低。本节主要论述脓毒症休克血流动力学监测。

（一）脓毒症休克的血流动力学变化

脓毒症休克存在内脏血流重新分配，故称为分布性休克。脓毒症休克的血流动力学主要变化有相对和绝对血容量减低，心脏血管受抑制、肺循环受损（ARDS）。

1. 相对和绝对血容量减低　炎症病理变化导致毛细血管渗漏，导致血浆进入第三间隙、肝脾淤血，引起相对血容量减低；胃肠道液体丧失、呼吸急促、出汗、饮水减少等，引起绝对血容量减低。

2. 心脏血管受抑制　脓毒症影响心肌收缩功能的机制尚不清楚，可能由于细胞因子释放（特别是肿瘤坏死因子、白细胞介素 -1β）、一氧化氮（NO）合成增加、线粒体的氧化磷酸化受损；或可能有心肌的肌质网内钙离子减少等。脓毒症对心肌的损伤致使心脏收缩功能在早期即受损，血管损伤导致全身血管阻力降低。舒张功能对心室充盈、心脏前负荷具有重要作用，但是脓毒症伴舒张功能不全的确切作用尚不清楚，有待进一步研究。有报道，脓毒症性心功能不全（sepsis-induced myocardial dysfunction，SIMD）约占脓毒症休克的40%，通常在住院后 2~3 天发病，常常是可逆的，约10~14 天恢复。

3. 肺循环　高达 30%~80% 的脓毒症休克伴有急性呼吸窘迫综合征（ARDS）。ARDS 引起通气 /血流比值（V/Q）失调。①通气 / 血流比值升高：肺微血管痉挛或狭窄、广泛肺栓塞或血栓形成，致使部分肺毛细血管血流量减少或中断，导致无效腔样通气；②通气 / 血流比值降低：全身炎症反应导致肺毛细血管渗漏，间质水肿和肺泡渗出，表面活性物质减少，导致部分肺泡塌陷只有血流而无通

气，是解剖样分流。低氧血症比出血性休克更严重。ARDS 引起小气道痉挛收缩、肺泡塌陷、低氧性缩血管反应等，导致肺动脉压增高。ARDS 的血流动力学变化特征是肺动脉高压而 PAWP 正常。

（二）床旁超声焦点评估脓毒症休克的血流动力学

1988 年，脓毒症休克早期目标导向治疗（EGDT）首次被描述并被推荐用于液体复苏治疗，EGDT 的主要指标是导管监测 CVP。然而，近 30年的临床实践发现，EGDT 并未降低死亡率且弊大于利。2016 年国际脓毒症和感染性休克管理指南不再推荐 EGDT，指南推荐反复评估血流动力学，包括评估心脏功能和血管容量（参见第二章第一节、第七节）。2016 年日本脓毒症诊疗指南明确推荐脓毒症早期应用心脏超声评估心脏功能和血管容量，作为复苏治疗的指标。与早期指南推荐的单纯评估血管内压力指标比较，新近指南推荐超声评估心脏功能及血管容量，更为全面地监测血流动力学，判断心脏前负荷依赖及非心脏前负荷依赖。然而，目前脓毒症休克早期复苏的诸多监测指标中，并无充分的证据显示某一技术指标最具优势。2016 年国际脓毒症和感染性休克管理指南推荐，根据需要联合使用多种监测方法评估血流动力学。病情复杂者增加 PAC 或经肺热稀释评估休克类型。但是，就我国目前床旁超声并未被大多数临床医生掌握的现实而言，有必要强调床旁超声监测脓毒症休克的重要性。

依据脓毒症休克的血流动力学变化，床旁超声可焦点评估心脏功能、心脏前负荷（容量状况、容量反应性）、右心后负荷（肺循环）。左心后负荷的外周血管阻力（SVR）不在心脏超声监测范围，但是，临床应监测动态或固定的左心室流出道狭窄导致的左心室后负荷增加（参见第二章第五节瓣膜病变）。

1. 心脏功能评估　包括左心和右心功能评估，收缩和舒张功能评估。

（1）左心收缩和舒张功能：①左心室收缩功能指标：LVEF、FS、RWMAs、MAPSE、SV_{LVOT}、CO 及 VTI_{LVOT}、升主动脉 V_{peak}、Tei 指数及 WMSI。②左心室舒张功能指标：IVRT（<0.86ms）、EV 峰 DT（0.86ms）、E/A（0.8~1.5）、肺静脉 S/D（<1）、E′（二尖瓣环室间隔侧 >10ms）、E′（二尖瓣环侧壁 >12ms）、心电图 QRS 波与 E′ 之间时间、E/A′ >1、E/E′（二尖

瓣环与室间隔≤15）、E/E′（二尖瓣环与侧壁≤12）、CMM Vp（≥50ms）（参见第二章第二节和第三节）。

（2）右心收缩功能和舒张功能：①右心室收缩功能指标：Tei 指数、TAPSE 及 S′；评估节段性室壁运动功能。②右心室舒张功能指标：直接指标有三尖瓣 E 峰、A 峰、E/A，三尖瓣环脉冲组织多普勒频谱 E′、A′、E′/A′、IVRT、三尖瓣 E/E′；间接指标有下腔静脉、右心房和右心室的大小、面积和容积，下腔静脉、右心房和右心室压力（参见第一章第二节，第二章第一节、第四节）。

（3）Takotsubo 心肌病：是非冠脉相关的节段心肌收缩受损。最早由日本 Dote 等报道，因左心室造影发现左心室收缩末期呈圆底窄颈形，形似捕捉章鱼的笼子而命名 Takotsubo（章鱼笼）心肌病，又称心尖球囊样综合征。Takotsubo 心肌病发病机制不清，目前认为多与应激有关，故又称应激性心肌病。笔者近年发现重症监护室的脓毒症休克患者发生 Takotsubo 心肌病并不少见，通常血流动力学在最初改善 1~2 天后又恶化，如血压降低、急性左心衰竭肺水肿等，或休克不易纠正。最常见的 Takotsubo 心肌病（发生率约 60%~85%）的心脏超声影像：心尖部室壁运动减弱甚至在收缩期向相反方向移动，收缩末期左心室心尖部呈球囊样、中部以上变窄而形似捕捉章鱼笼，约 1/4 合并左心室流出道梗阻。发生率较少的应激性心肌病有基底心肌病又称反应激心肌病（inverted Takotsubo 心肌病），可合并中度或重度二尖瓣反流。其他类型应激性心肌病尚有中段性及局灶性，更少见。

2. 血管容量评估　包括容量状态和容量反应性评估。

（1）评估容量状态：属于静态指标，即评估心脏前负荷。①心脏超声右心前负荷指标：IVCd、RAP、右心室直径、面积和容积（参见第二章第一节、第四节和第七节）。②左心前负荷指标：PAWP、LAP、LVEDP 和 LVEDV（参见第二章第一节、第三节和第七节）。临床在急危重救治时，仅需目测 IVCd 及心腔大小，如左心室乳头肌接吻征。

（2）评估容量反应性：特别适用于最初复苏后血压仍低或微循环无改善者。包括动态指标和容量负荷试验，预测输液治疗能否增加心输出量。心脏超声动态指标：ΔIVC、左心室流出道 ΔV_{peak}、左心室流出道 ΔVTI、左心室 ΔSV。左心室流出道 V_{peak} 反映每搏输出量，ΔV_{peak} 随呼吸波动预示有容量反应性。容量负荷试验有：PLR、小剂量液体试验（参见第二章第七节）。

3. 肺循环评估　心脏超声主要评估肺动脉压、肺血管阻力。肺超声评估血管外肺水即肺"B"线，肺"B7"线提示肺间质水肿，肺"B3"线提示肺泡水肿。需鉴别肺源性与心源性肺水肿（参见第二章第四节、第三章第一节和第二节、第五章第二节）。

4. 液体复苏床旁超声焦点评估　临床有许多监测技术及其指标评估容量状态和容量反应性（参见第二章第一节、第七节）。然而，肺超声肺"B"线提供了诊断肺水肿的直接证据，协助临床医师及时调整输液量和速度，避免容量超负荷产生肺水肿导致肺泡氧合障碍。肺"B"线能协助临床鉴别低血容量性休克与分布性休克，低血容量性休克患者随着扩容治疗循环改善而无肺"B"线发生，分布性休克患者则由于并发 ARDS 而肺毛细血管渗漏产生肺间质或肺泡水肿，无论扩容与否都能探测到肺"B"线并能从扩容获益。高动力状态通常反映容量不足，超声表现为下腔静脉内径减小、呼吸塌陷明显，心脏房室腔径减小、心肌代偿性收缩力增强如左心室乳头肌接吻征。

Tips：

必要时，床旁超声焦点评估脓毒症和脓毒症休克的容量状况，可目测 IVCd 随呼吸塌陷、左心室流出道 ΔV_{peak}、左心室射血分数、右心室收缩功能，判断是否心脏前负荷依赖，预测容量反应性。

要　点

• 床旁超声监测血流动力学是临床诊治休克的"革命"

• 床旁超声评估休克的焦点：识别休克病因特别是威胁生命的休克病因、明确心脏功能（左右心室收缩和舒张功能、整体和局部收缩功能）、动态监测容量状态和容量反应性

• 床旁超声休克病因诊断思路（表 5-3-1）

• 床旁超声焦点评估低血压思路（图 5-3-1）

• "原因不明休克的床旁超声 THIRD 流程图"有临床价值（图 5-3-2）

表 5-3-1　休克病因床旁超声诊断思路

休克分类	常见病因	床旁超声
低血容量性休克	创伤 妇科出血 上消化道大出血	eFAST（胸腔、腹腔积液） eFAST（盆腔积液） 肝硬化、脾大等改变
心源性休克	急性心肌梗死 左右心功能不全 心脏瓣膜病变（乳头肌或腱索断裂、室壁破裂）	节段性室壁运动异常 左右心室收缩、舒张功能异常 心脏瓣膜病变、乳头肌腱索断裂、室壁破裂
梗阻性休克	张力性气胸 肺栓塞 心脏压塞	肺超声示条码征，无"A"线、"B"线及肺滑动征 肺动脉压增加、右心房右心室及下腔静脉增宽 心包液性暗区、右心房右心室压迫征

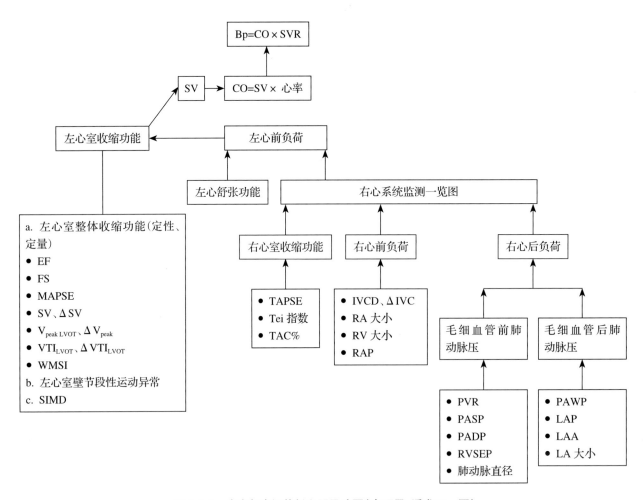

图 5-3-1　床旁超声评估低血压思路图（李丽君、潘龙飞　图）

注：LAA：左心房面积；SVR：外周血管阻力；PVR：肺血管阻力（<1.5wood units）；Tei 指数：心肌做功指数（PW<0.4，PW-TDI<0.55）；FAC：右心室面积变化分数（<35%）；EF：射血分数（>50%）；FS：短轴缩短率（25%~45%）；MAPSE：二尖瓣环收缩移动（侧壁 15~20mm，室间隔 12~17mm）；WMSI：室壁运动计分指数（正常 =1）；S′：PW-TDI 测射血 S′峰值；SIMD：脓毒症性心功能不全；TAPSE：三尖瓣环位移（正常值：≥16mm）；RAP：右心房压；IVCd：下腔静脉直径（正常值：呼气末≤1.7cm）；ΔIVC：下腔静脉直径呼吸变异率；RA：右心房（长径 >53mm，短径 >44mm）；RV：右心室（正常值为 D1：2~2.8cm，D2：7.7~3.7cm，D3：7.1~7.9cm，）；LVOT：左心室流出道；PADP：肺动脉舒张压；RVSEP：右心室收缩末压；PASP：肺动脉收缩压

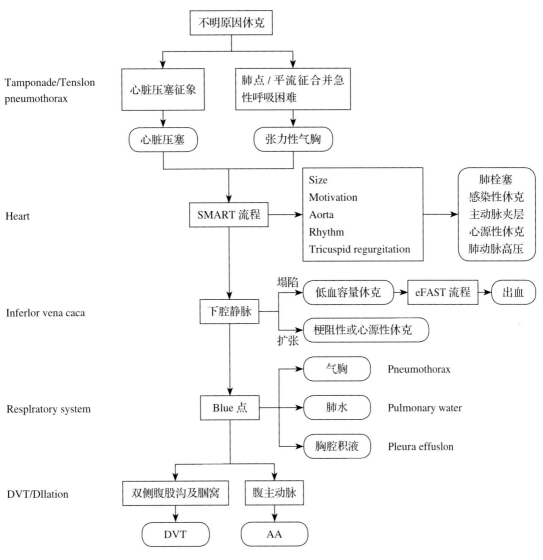

图 5-3-2 不明原因休克床旁超声 THIRD 流程图

注:BLUE 点详见第五章第二节 BLUE 方案;AA:动脉瘤;DVT:深静脉血栓

(引自:不明原因休克急诊超声临床实践专家共识组.不明原因休克急诊超声临床实践专家共识.中华急诊医学杂志,2017,26(5):498-506.)

(李丽君 刘继海 高彦霞 潘龙飞)

参考文献

1. Vincent JL, De Backer D. Circulatory Shock [J]. N Engl J Med, 2013, 369 (18):1726-1734.

2. 刘大为.实用重症医学[M].北京:人民卫生出版社,2010.

3. 中国医师协会急诊医师分会.急性循环衰竭中国急诊临床实践专家共识[J].中国急救医学,2016,36(1):1-8.

4. Brown SM, Blalvas MM, Hirshberg EL, et al. Comprehensive critical care ultrasound [M]. USA:Society of Critical Care Medicine, 2015.

5. 王春耀,杜彬.2014 年欧洲危重病医学会休克及血流动力学监测共识[J].中华急诊医学杂志,2015,24(2):139-141.

6. 罗学宏.急诊医学[M].北京:高等教育出版社,2008.

7. 中华医学会重症医学分会.中国严重脓毒症/脓毒性休克治疗指南(2014)[J].中华危重病急救医学,2015,27(6):401-426.

8. Marx, Hockberger, Walls. 罗森急诊医学[M].7 版.李春盛,译.北京:北京大学医学出版社,2013.

9. Rhodes A, Evans LE, Alhazzani W, et al. Surviving Sepsis

Campaign:International Guidelines for Management of Sepsis and Septic Shock:2016［J］. Critical Care Medicine, 2017,45(3):486-552.

10. 陈灏珠,林果为,王吉耀.实用内科学［M］.14 版.北京：人民卫生出版社,2013 年.

11. 不明原因休克急诊超声临床实践专家共识组.不明原因休克急诊超声临床实践专家共识［J］.中华急诊医学杂志,2017,26(5):498-506.

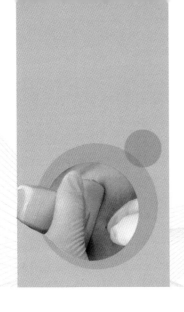

第四节　心脏骤停和复苏床旁超声焦点评估

提　要

▶ 床旁超声焦点评估心脏骤停：心脏有无运动、运动类型及运动强弱；快速识别导致心脏骤停的可逆因素
▶ 床旁超声焦点评估心脏骤停的流程

概　述

心脏骤停时实施床旁超声常常遇到困难，抢救室空间狭窄无法放置超声机，抢救人员不足，缺乏受过很好的超声训练的医师等，都限制了超声在这种场景下的使用。然而，在一些发达国家，这项技术在急诊抢救时已多有应用。早在2010年，美国心脏学会（AHA）与欧洲复苏委员会在其各自发行的心肺复苏指南中，就已经给出了有关超声使用的推荐意见。2015年AHA心肺复苏指南更新中，在高级生命支持部分（ACLS）再次提到了床旁超声的应用。尽管这一技术对复苏患者的存活率影响尚不明确，我们仍可以借助床旁超声快速判断识别出可逆的诱因、心脏状态，以及复苏的效果。

已经有数个超声流程将床旁超声整合到高级生命支持（ACLS）中，其中，心脏超声焦点评估生命支持流程（focused echocardiographic evaluation in life support，FEEL）较为具体、完善。在尽量不中断胸外按压的情况下，该流程能快速判断心脏是否运动，心脏收缩程度，右心是否扩大，以及有无心包积液，并且在复苏过程中实时记录并通报给抢救团队，评估复苏是否有效。FEEL流程还可以判断心脏骤停的4个可逆诱因，指导相应治疗，提高院前复苏成功率。

一、心脏骤停时床旁超声的作用

（一）评估心脏有无运动、运动类型及运动强弱

在以往的复苏过程中，我们更多地依赖触诊大动脉搏动、心电监护以及心电图。然而，上述方法都不能直接明了地观察心脏是否运动，而这一点，却是实实在在地反映了自主循环是否恢复。

1. 是否心脏骤停　根据意识、呼吸与循环识别心脏骤停通常并不困难，然而对于过度肥胖的患者，上述方法不一定奏效。使用床旁心脏超声能迅速判断此类患者是否存在心脏运动，避免将意识丧失而循环稳定的患者误判为心脏骤停。

2. 心脏骤停的类型　通常心脏骤停表现为3种形式：室颤（VF）/无脉性室速、心室停搏、无脉性电活动（PEA）。床旁超声识别心室停搏简单易行，是高度准确的方法。临床上，有时候，极其细小的室颤在心电监护上表现为一条直线，加之无法触及脉搏，极易误认为是心室停搏，而床旁心脏超声，无论从哪个声窗与切面，都能发现这一问题。尽管这一现象较罕见，但却真实存在，床旁超声识别出室颤，有助于尽早电除颤。

临床上通常根据心电图以及大动脉搏动来诊断PEA。遗憾的是，极微弱的心脏跳动造成动脉搏动极难触到，往往误诊为PEA，这就是假性PEA。床旁心脏超声能识别出心内膜向心性移动，心室增厚，乃至相对的室壁的对吻运动，这些都是

假性 PEA 的有力证据。据报道,假性 PEA 占临床诊断 PEA 的一半左右,而 1/2 的假性 PEA,经过紧急抢救可以恢复自主循环。

(二)快速识别导致心脏骤停的可逆因素

PEA 和心室停搏有很多诱因,通常包括所谓的 5T/5H。表 5-4-1 列举了常见的诱因,其中用加粗黑体字标出了可被床旁超声快速识别的类型。

表 5-4-1　PEA 与心室停顿常见诱因

T	H
心脏压塞(tamponade,cardiac)	低血容量(hypovolemia)
张力性气胸(tension pneumothorax)	缺氧(hypoxia)
血栓(肺栓塞)(thrombosis,pulmonary)	氢离子(酸中毒)
血栓(心肌梗死)(thrombosis,myocardial infarction)	低钾/高钾血症(hypokalemia/hyperkalemia)
中毒(toxin)	低温症(hypothermia)

1. 心脏压塞　心包积液显示为环绕在心脏周围的无回声或低回声液体。在心脏骤停时,无需中断胸外按压,也可以轻易地探查有无心包积液。使用剑突下声窗,可以轻易判断有无积液及积液量的多少。需要注意的是,此时心脏已经停搏,心脏压塞的其他超声征象,比如,舒张期右心室矛盾性的塌陷,都已经无法观察到。而由于心脏泵功能的丧失,下腔静脉宽大固定,并不一定能说明心包积液已造成心脏压塞。而在慢性心包积液时,由于患者耐受性良好,即使中-大量积液,也不一定造成心脏压塞。此时,需除外其他常见的病因后,方可考虑是心脏压塞导致心脏停搏。

2. 张力性气胸　张力性气胸多发生于创伤患者,也常见于 COPD、哮喘患者。在心肺复苏时,使用面罩加压给氧,或通过高级气道进行机械通气,都会造成胸廓与肺的扩张、回缩,壁层与脏层胸膜在通气过程中同样会发生相对位移,也就是说,胸膜滑动仍应该是存在的。由于游离气体更常见于非重力依赖区,在仰卧位时,双侧前胸部胸膜滑动存在,可排除气胸。而胸膜滑动消失,不一定是气胸。其他疾病,比如,胸膜炎、肺炎以及 ARDS 等,都可能造成胸膜滑动消失。此时,寻找到肺点,是诊断气胸的较特异的征象,但往往要花

费较长时间(详见第三章相关内容)。

3. 肺栓塞　由肺栓塞造成的心脏骤停在复苏过程中往往能找到些蛛丝马迹。无心脏停搏的大面积肺栓塞患者,其右心后负荷急骤升高,造成右心室急剧扩大,相对于左心来说,右心室的急剧扩张造成左右心比例失调。在心尖或剑突下 4 腔心切面,右心室/左心室横径大小超过 0.6,甚至大于 1,而在胸骨旁短轴切面,由于室间隔极度左偏、扁平,左心室由正常的"O"形变成"D"字形。同时,下腔静脉宽大固定。而即便是大量液体输注造成容量负荷过重,也罕见上述改变。2014 年发布的 ESC 肺栓塞指南支持在情况紧急而又无法行 CT 肺动脉造影确诊时,根据临床判断进行溶栓/抗凝治疗,而床旁超声的上述发现,是临床判断的一项重要依据。

需要警惕的是,各种原因造成的心脏停搏,由于血流淤滞,都可以导致右心相对扩大,下腔静脉扩张,同时左心室也可表现充盈不佳,高度类似于大面积肺栓塞的超声表现。这似乎给超声评估带来了限制。然而,在右心房、右心室、股静脉或者腘静脉发现血栓,则高度怀疑是肺栓塞造成了心脏骤停。在心肺复苏的同时可用超声探查下肢近端以及腘静脉,如有血栓且排除了其他病因,需考虑溶栓治疗。

4. 低血容量　心脏停搏时,由于血流淤滞,下腔静脉往往是宽大的。超声探查到下腔静脉塌陷,或者随着通气(呼吸囊、呼吸机等)其内径发生较大的变异,均提示容量不足。需要注意的是,此时和自主呼吸时心肺交互作用截然不同。送气时胸腔内正压,下腔静脉扩张(自主呼吸吸气相下腔静脉内径变小);呼气时,胸腔内正压减弱,下腔静脉变窄。

若是发现腹、盆腔游离积液,或腹主动脉瘤,也需要考虑是低血容量造成心脏骤停。此时,输注晶体液、成分血等,或外科会诊,都需尽快落实。

5. 心肌梗死　心肺复苏时,无论是 PEA、心室停顿还是室颤/无脉性室速,都无法通过超声诊断心肌梗死。怀疑急性冠脉综合征造成心脏骤停,需在自主循环恢复后行冠脉造影明确诊断。

二、心肺复苏时怎样实施超声检查

1. 设备　需要一台能够快速开机的超声机。过长的开机时间(有些机器需要数分钟的时间),会

延误超声检查的时机。不推荐用一个探头囊括全身的超声检查，现在很多超声机都装有底座和探头快速切换按钮。因为要执行心脏、胸膜、血管以及腹腔积液的检查，相控阵、高频线阵以及凸阵探头能使扫查事半功倍。

2. 操作者位置　超声检查不能干扰心肺复苏，即便是检查心脏，胸外按压的中断时间也不应超过 10 秒。在患者右侧偏下方的位置（胸外按压者的右手边）进行超声检查可能是较好的位置，兼顾了抢救与超声检查的便捷。

3. 图像采集　在执行心脏超声检查时，如果选择了胸骨旁或心尖路径，中断按压的时间不应超过 10 秒，此时可能观察得不够仔细。逆向保存数秒的超声动态图像，继续心肺复苏，在屏幕上回放观察，可能是较妥当的方法。剑突下声窗，或其他不影响复苏的部位，可实时观察。

4. 流程　结合心肺复苏高级生命支持的内容，制订了下列超声检查流程（图 5-4-1）。

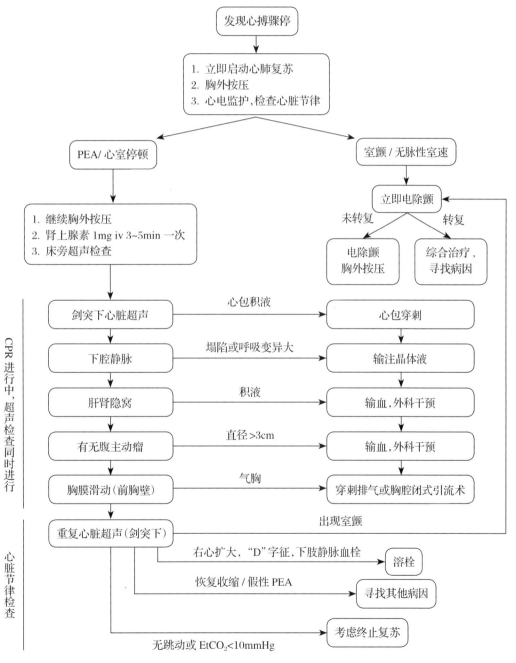

图 5-4-1　心搏骤停时超声检查流程（尚游　图）
注：EtCO$_2$：呼气末二氧化碳分压；PEA：无脉性电活动；CPR：心肺复苏

在心肺复苏时,超声检查需穿插在复苏过程中完成。可能要综合运用到多个超声流程。比如,在探查有无创伤出血时,需要用到 FAST、eFAST 流程等,灵活应用所学超声技术,根据超声表现,结合病情,作出合理的判断和处理。

(尚游　张建成)

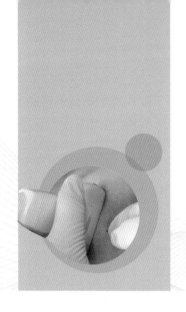

第五节 外周血管床旁超声焦点评估

提　要

▷ 主动脉夹层和主动脉瘤床旁超声影像
▷ 深静脉血栓和肺栓塞床旁超声影像
▷ 外周动脉栓塞床旁超声影像

一、主动脉夹层和主动脉瘤

主动脉疾病分急性与慢性。急性主动脉疾病如主动脉夹层、壁内血肿、穿透性主动脉溃疡等病情凶险，血流动力学迅速恶化，死亡率极高。慢性主动脉疾病如升主动脉瘤、主动脉窦瘤、马方综合征等大多数通常没有临床症状，但猝死发生率高。无论急性或慢性主动脉疾病，临床体征不具有特异性，查体难以确定急慢性主动脉的病因、严重程度以及对左心室的影响。

（一）主动脉解剖和正常超声影像

1. 胸主动脉解剖和正常超声图像

（1）胸主动脉正常解剖：胸腔内主动脉的重要组成部分是主动脉环、主动脉窦、窦管连接、管形升主动脉、主动脉弓和降主动脉（见图 1-2-46）。

（2）胸主动脉正常超声图像：二维经胸心脏超声，胸骨旁长轴切面获得主动脉根部和升主动脉近端的图像，胸骨上窝切面可获得主动脉弓图像（详见第一章第二节）。经食管心脏超声能较好地评估整个胸主动脉（详见第五章第一节经食管心脏超声）。遗憾的是，无论是经胸还是经食管心脏超声，都不能清晰地显示主动脉弓的 3 支血管。

2. 腹主动脉解剖与正常超声图像

（1）腹主动脉解剖：腹主动脉属于腹膜后器官，位于脊柱前方，在第 12 胸椎平面通过横膈主

动脉裂孔进入腹腔，对应点的表面解剖位置是剑突到肚脐。在约脐平面下 1~2cm，或第 4 腰椎平面分出髂总动脉。腹主动脉的分支有腹腔干、肠系膜上动脉、左和右肾动脉、左和右生殖动脉、肠系膜下动脉。腹腔干、肠系膜上动脉和肾动脉易见。生殖动脉和肠系膜下动脉通常难以见到。大多数腹主动脉横径是 1~2cm，正常上限为 3cm（图 5-5-1）。

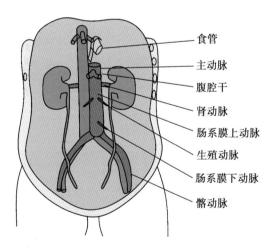

食管
主动脉
腹腔干
肾动脉
肠系膜上动脉
生殖动脉
肠系膜下动脉
髂动脉

图 5-5-1　腹主动脉解剖示意图（刘鹭琛　图）

（2）正常腹主动脉超声图像

1）腹主动脉探测方法：将探头垂直置于皮肤沿着剑突向肚脐的中线方向推，以纵和横切面。横结肠的气体常会使剑突到肚脐之间大约 5cm 的一段腹主动脉成像模糊，因此需要将探头上下倾斜，使腹主动脉的直径稍微变大。如果肠道气体

较多或肥胖者,取左侧卧位,可将右腋下肋骨间隙作为声窗探测腹主动脉。探头纵切(矢状面)腹主动脉呈管状无回声区,横切面为圆形无回声区。彩色多普勒超声成像:血流为层流,流向足侧,远心段舒张早期存在反向波。测量腹主动脉直径是从血管壁的外缘到另一侧血管壁的外缘。最大内径处的腹主动脉应当既测量纵切面又测量横切面。纵切面测量的动脉瘤最大径,往往低估了实际大小。

2)超声检查注意事项:探头置于剑突下,先行二维横切面扫查以确定腹主动脉位置,自上而下或自下而上连续扫查达左、右髂总动脉分叉水平;然后旋转90°改为纵切面扫查。二维切面清晰显示腹主动脉声像图后,进行彩色血流成像及频谱多普勒检查。一般将彩色多普勒血流显像的色标定为红色表示血流迎向探头,蓝色表示血流背离探头。注意观察彩色血流信号充盈度、流层特点和流向变化以及频谱特点等。检查腹主动脉上段时,嘱患者做深吸气后屏气动作,以尽可能利用下

移的肝脏作为检查声窗。检查腹主动脉下段时,探头适当施压以驱赶胃肠气体,也适用于肥胖患者的检查。对经前腹壁观察腹主动脉不满意的患者,还可采用侧卧位经脾肾或肝肾声窗行冠状面扫查以显示腹主动脉及其主要分支。

(3)腹主动脉及其分支正常超声图像

1)上腹部矢状面:

①腹主动脉近端超声图像:首先发出2分支,腹腔干和肠系膜上动脉(图5-5-2)。

②腹主动脉远端超声图像:体形消瘦者,此位置由于脊柱腰段的前凸,腹主动脉远端离腹壁很近,仅有2cm。腹主动脉后方近邻脊柱,椎骨的高回声反射,椎间盘可以传导超声信号(图5-5-3)。

2)上腹部横切面:高回声反射的脊柱通常是腹主动脉的定位标志。

①腹主动脉近端:高回声反射的脊柱前方是腹主动脉。可见腹腔干,分支有肝动脉、脾动脉、肠系膜上动脉、肾动脉以及下腔静脉(图5-5-4)。

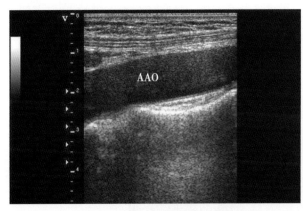
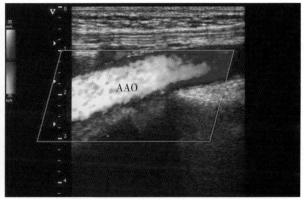

图5-5-2　上腹部矢状切面腹主动脉近端超声影像(李苗　影像)

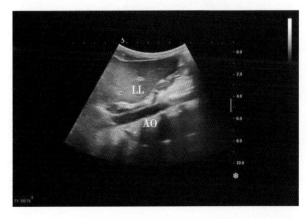
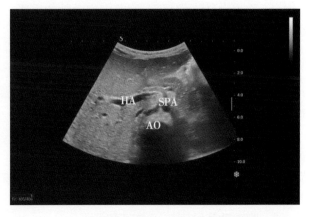

图5-5-3　上腹部矢状切面腹主动脉远端超声影像(李苗影像)

注:AO:主动脉;LL:肝左叶

图5-5-4　上腹部横切面腹主动脉近端超声影像(李苗影像)

注:AO:腹主动脉;SPA:脾动脉;HA:肝动脉

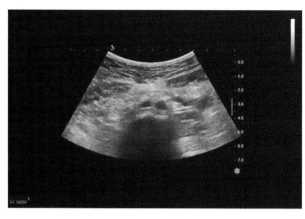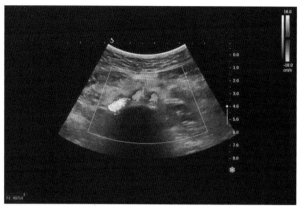

图 5-5-5　上腹部横切面腹主动脉远端超声影像（李苗　影像）

② 腹主动脉远端:在此位置可见腹主动脉分叉,显示不明显常因肠道气体影响所致(图 5-5-5)。

3) 腹腔干:纵切面显示腹腔干自腹主动脉前壁发出,呈一条短而粗的管状无回声区,位于肝左叶及胰腺上缘之间。剑突下斜切面腹腔动脉与其主要分支肝总动脉及脾动脉呈"Y"形,肝总动脉起始段内径约 0.3~0.5cm,脾动脉起始段内径约0.4~0.5cm。彩色多普勒显示腹腔干管腔内为红色血流,脉冲多普勒显示血流频谱呈正向双峰型,上升支陡直,下降支缓慢呈斜坡型,正常峰值流速范围为 60~120cm/s(图 5-5-6)。

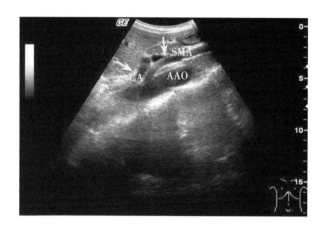

图 5-5-7　肠系膜上动脉正常超声影像（李苗　影像）
注:AAO:腹主动脉;CA:腹腔动脉;SMA:肠系膜上动脉

血流频谱呈正向单峰型,少部分下降支有切迹,下降支缓慢,正常峰值流速 60~90cm/s(图 5-5-8)。

6) 髂动脉:第4、5腰椎纵切面显示腹主动脉分成左、右髂总动脉。髂动脉的搏动明显,管壁回声呈三层结构,内膜光滑、较亮,中层回声低,外膜回声较亮,较毛糙。彩色多普勒血流显像基本上呈红—蓝—红。髂外动脉的血频谱表现为高阻力型,髂内动脉的血流频谱表现为中等阻力型。髂总动脉的频谱特征是髂内动脉和髂外动脉频谱的综合表现(图 5-5-9)。

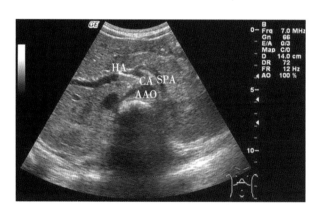

图 5-5-6　腹腔干正常超声影像（李苗　影像）
注:CA:腹腔动脉;AAO:腹主动脉;SPA:脾动脉;HA:肝动脉

4) 肠系膜上动脉:纵切面时肠系膜上动脉紧靠腹腔动脉下方发出,与腹主动脉呈 30° 向下走行。横切面时肠系膜上动脉呈一圆形搏动无回声区,介于脾静脉与左肾静脉之间,起始段管腔内径0.4~0.6cm。彩色多普勒见管腔内红色血流,脉冲多普勒频谱与腹腔干频谱相似(图 5-5-7)。

5) 肾动脉:在第 1、2 腰椎水平自腹主动脉发出,起始部管腔内径 0.5~0.7cm,脉冲多普勒显示

（二）主动脉夹层（aortic dissection）

1. 主动脉夹层的定义及分型

（1）定义:主动脉壁分内膜、中膜及外膜 3 层(图 5-5-10)。主动脉夹层是指主动脉内膜撕裂,血液进入中层,由此主动脉腔被分为真腔和假腔。其病因多见于高血压、遗传性疾病如马方综合征、妊娠、外伤、药物使用如可卡因等。一般发生于中老年人,但在 40 岁前发病人群中,约 50% 发生于

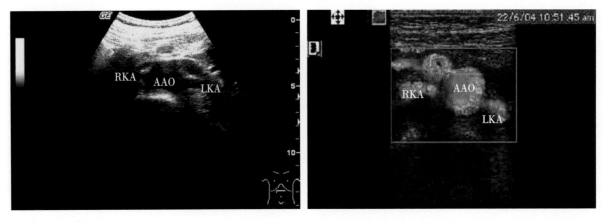

图 5-5-8　肾动脉正常超声影像（李苗　影像）

注:RKA:右肾动脉;LKA:左肾动脉;AAO:腹主动脉

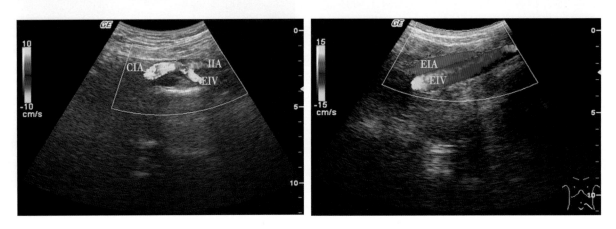

图 5-5-9　髂动脉正常超声影像（李苗　影像）

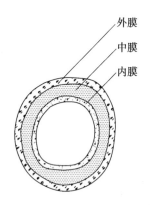

图 5-5-10　主动脉壁分层示意图（刘鹭琛　图）

孕妇。文献发现,A 型主动脉夹层的冠脉受累发生率是 1%~7%,以右冠脉常见,当主动脉内膜撕裂剥脱影响冠脉开口即可发生心肌缺血及坏死,临床容易误诊为心肌梗死。而且,约 40% 的急性 A 型主动脉夹层引起主动脉瓣脱垂或瓣叶排列扭曲,以及原来就存在的主动脉根部扩张等,常常合并主动脉瓣反流,进而影响左心室泵血功能。床

旁超声是有用的急性胸痛鉴别诊断的技术。超声影像学能分辨真腔和假腔。主动脉夹层病情凶险。主动脉夹层 Stanford 分类的 B 型,经食管心脏超声诊断更敏感、特异性更高。

(2) 病理分型:主动脉夹层可发生于主动脉全程的任何部位,根据主动脉夹层内膜撕裂的位置和夹层累及的范围,临床常用以下两种分型法。

1) DeBakey 分型法:①Ⅰ型:内膜破口位于升主动脉,剥离范围累及主动脉弓,降主动脉,并可延伸到腹主动脉。Ⅰ型最为常见,约占 60%。②Ⅱ型:内膜破口位于升主动脉,剥离范围局限于升主动脉。Ⅱ型占 10%~15%。③Ⅲ型:内膜破口位于降主动脉峡部,累及降主动脉或腹主动脉。Ⅲ型占 25%~30%。

2) Stanford 分型法:相对更简单。①A 型:内膜破裂累及升主动脉者,又称近端型,相当于 DeBakey Ⅰ型和Ⅱ型,约占全部病例的 2/3;②B 型:

内膜破裂始于降主动脉者，又称远端型，相当于 DeBakeyⅢ型，约占全部病例的 1/3。

动脉夹层的真腔中血流速度加快，假腔中血流缓慢、血流淤滞或血栓形成。心脏收缩期血流由真腔流入假腔，舒张期很少流动或由假腔流向真腔。波及冠状动脉时，导致心脏相应区域心肌缺血改变。主动脉瓣关闭不全致左心室容量负荷加重等。

2. 主动脉夹层超声影像

二维超声检查可实时观察心脏及主动脉解剖，彩色多普勒可显示真假腔内内膜撕裂部位，对主动脉夹层的分型、破口定位及主动脉瓣反流的定量分析都具有重要的诊断价值。经食管心脏超声对于主动脉夹层 Stanford B 型诊断更敏感、特异性更高。超声检查能较好的诊断主动脉夹层，但其也有一定的局限性，如胸主动脉容易被胸腔内脏器遮挡，腹腔内肠道气体过多时，腹主动脉部分节段显示不清等。

（1）二维超声直接征象（图 5-5-11）

1）受累主动脉不同程度增宽。

2）主动脉腔内可见撕裂的内膜回声，呈纤细回声带，一端与管壁相连，另一端游离，随心动周期有规律摆动。

3）真、假腔：撕裂的内膜将主动脉分隔成真、假两腔，真腔是指血流灌注原主动脉腔，假腔是指撕裂的内膜与主动脉壁间血肿构成的腔，假腔内血流缓慢呈云雾状自显影，亦可见血栓回声。收缩期真腔扩张，假腔受压。

4）破口：真假腔相交通处，可见内膜回声带连续中断，断端呈飘带样运动。

（2）二维超声间接征象：主动脉夹层累及升主动脉近端时，导致主动脉瓣关闭不全或脱垂；扩张的主动脉可压迫左心房；不同程度心包积液；累及冠状动脉时可引起相应的室壁运动异常。

（3）彩色多普勒征象：真、假腔相交通的血流信号收缩期血流由真腔通过破口流入假腔，真腔中血流速度快，色彩鲜明，假腔中色彩暗淡，若假腔中有附壁血栓形成，则仅显示实质性低回声，无血流信号。夹层累及主动脉瓣时，可见不同程度的主动脉瓣反流（图 5-5-12）。

（4）频谱多普勒征象：真腔血流速度与正常基本相同，为层流；假腔内血流缓慢，为低速血流，有时无血流频谱。破口处可测及收缩期由真腔流向假腔，舒张期有时可见由假腔流入真腔的低速血流频谱（图 5-5-13）。

（5）M 型超声：主要观察主动脉壁的结构、宽度，主动脉瓣的活动，有无撕裂的内膜瓣及左心室的大小。主动脉根部扩大，一般 >42mm。主动脉壁由正常的一条变成分离的两条回声带。两条带间无回声区可大可小，为夹层间的血流；内层为内膜，为纤细的内膜；外层回声较强，两层呈平行运动。主动脉瓣脱垂、收缩中期关闭。

（三）主动脉瘤（aortic aneurysm）

主动脉瘤是指主动脉扩张大于正常直径的 1.5 倍。主动脉瘤包括胸主动脉瘤（升主动脉瘤、主动脉弓瘤、降主动脉瘤）和腹主动脉瘤。病因主要有动脉粥样硬化、高血压、二叶主动脉瓣、大动脉炎、感染（梅毒、结核等）以及遗传性疾病如马方综合征等。临床上，腹主动脉瘤的症状是腹痛，

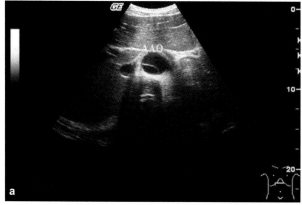
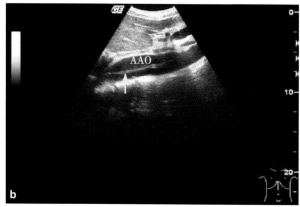

图 5-5-11　主动脉夹层二维超声影像（李苗　影像）

注：a. 腹主动脉横切二维图像（管腔内可见腹主动脉内剥脱的内膜）；b. 腹主动脉纵切二维图像（箭头所示为腹主动脉内剥脱的内膜）

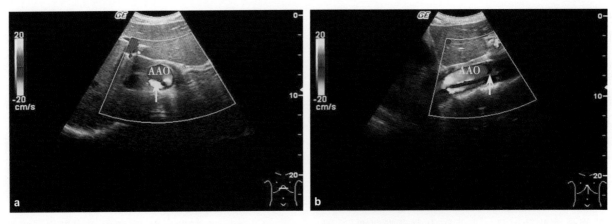

图 5-5-12 主动脉夹层彩色多普勒超声影像(李苗 影像)

注:a. 腹主动脉横切彩色血流图;b. 腹主动脉纵切彩色血流图

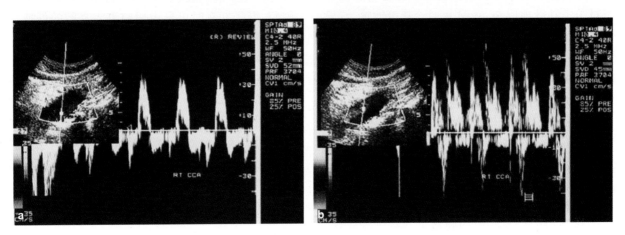

图 5-5-13 主动脉夹层频谱多普勒超声影像(李苗 影像)

注:a. 真腔;b. 假腔

为脐周或中上腹部疼痛,并可涉及背部。疼痛与动脉瘤增大或小量出血有关。持续剧烈的疼痛并向背部、盆腔、会阴及下肢扩展等是动脉瘤破裂征象,常破裂入左腹膜后间隙、腹腔,偶尔破入十二指肠或腔静脉。腹主动脉瘤引起的腹痛容易被误诊为肾绞痛、胃肠道出血、心肌梗死、肠憩室炎及骨骼肌肉痛等。血管造影曾是诊断腹主动脉瘤的金标准,但是耗时、有创,仅显示血管腔而低估动脉瘤大小。CT 检查更容易发现腔内血栓及动脉壁的钙化,能显示动脉瘤与邻近器官结构如肾动脉、腹膜后腔和脊柱等的关系,明确腹膜后出血等,但其劣势是耗时及检查期间的风险。急诊腹痛合并低血压、背痛、高龄患者,均应进行急诊腹部超声检查,快速评估腹主动脉,有敏感性高(97%)的优势,而且能明确动脉瘤大小、范围、形态及腔内血栓,以及破入左腹膜后间隙、腹腔等,其劣势是肠道气体影响图像质量(约 10%)、诊断近 / 远端动脉

瘤不如 CT、腹膜后出血较难发现。

主动脉瘤根据结构不同,包括真性动脉瘤、假性动脉瘤及夹层动脉瘤。根据部位又可分为胸主动脉瘤和腹主动脉瘤,其中,腹主动脉瘤较为常见,胸主动脉瘤更为凶险。

1. 真性动脉瘤

(1)病因、病理及临床特点:真性动脉瘤是指动脉壁薄弱所引起的主动脉局限性管腔扩张,可发生于主动脉的任何部位。先天性动脉瘤常见于主动脉窦动脉瘤伴发马方综合征,获得性动脉瘤病因主要为动脉粥样硬化、高血压或风湿性主动脉炎等。真性动脉瘤是由于动脉壁中层退行性变,使得血管局部管壁薄弱变薄,在血流冲击下局部膨出形成,瘤壁由动脉壁全层构成。其并发症主要为瘤体破裂和栓塞,瘤体破裂为其主要危险,可危及生命;血栓脱落可造成动脉栓塞,致远端动脉供血不足,肢体疼痛、麻木及肿胀,甚至坏死等。

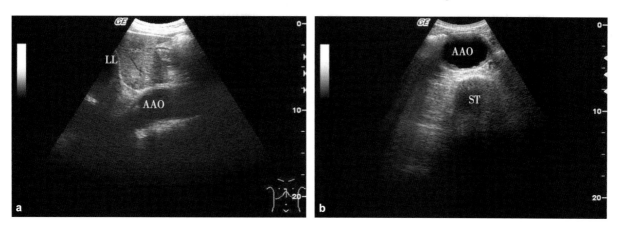

图 5-5-14 真性主动脉瘤二维超声影像（李苗 影像）
注：a. 真性主动脉瘤纵切二维图像；b. 真性主动脉瘤横切二维图像

（2）超声影像特征

1）二维超声特征：主动脉局限性扩张呈梭状或囊袋状，壁薄，内径大于近心端或远心端正常动脉直径的 1.5 倍以上，瘤体边缘与主动脉壁延续，瘤壁结构连续性完整，由动脉壁全层组成，瘤体内常伴有血栓，多为低或中等回声，或云雾状自显影（图 5-5-14）。

2）彩色多普勒征象：主动脉瘤内血流缓慢，色彩暗淡，可出现血流方向不一致，即红蓝相间的涡流（图 5-5-15，图 5-5-16）。

3）频谱多普勒：瘤内呈现高速低阻力单相血流频谱，远端动脉血流速度减慢，呈单相血流频谱。

2. 假性动脉瘤

（1）病因、病理及临床特点：假性动脉瘤是动脉壁部分破裂，血液外溢在动脉周围局限软组织内形成搏动性血肿。多由外伤或医源性损伤引起。瘤壁主要由动脉内膜或血管周围纤维组织构成，瘤腔与动脉腔相通，内有血凝块及机化物。主动脉全程均可发生，最常见部位是主动脉峡部。瘤体较大可对相邻器官造成压迫症状。

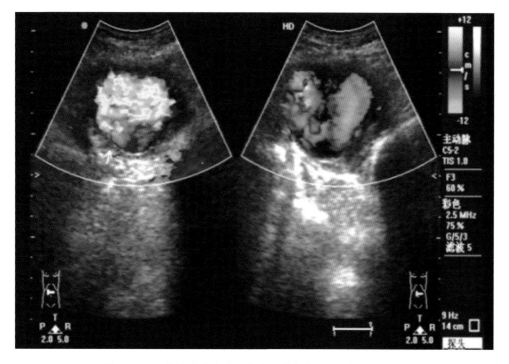

图 5-5-15 真性主动脉瘤彩色多普勒超声影像（李苗 影像）
注：图左：主动脉瘤内五彩镶嵌的血流；图右：主动脉瘤内红蓝相间的涡流

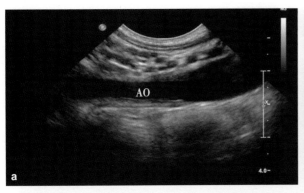 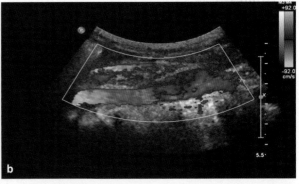

图 5-5-16 真性主动脉瘤彩色多普勒超声影像（李苗 影像）

注：图自 4 岁幼童，多发性大动脉炎，腹主动脉真性动脉瘤。a. 真性主动脉瘤纵切二维超声影像；b. 真性主动脉瘤纵切彩色多普勒超声影像

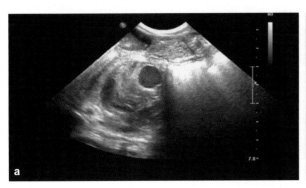 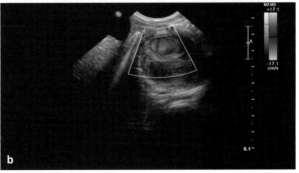

图 5-5-17 假性主动脉瘤彩色多普勒超声影像（李苗 影像）

注：图自 1 岁幼童，肠旋转不良术后。腹腔干分支假性动脉瘤。a. 腹腔干分支假性动脉瘤二维超声影像；b. 腹腔干分支假性动脉瘤彩色多普勒超声影像，瘤腔内可见红蓝相间血流信号

（2）超声影像特征

1）二维超声：动脉管壁连续中断，其旁出现无回声或混合回声肿块，形态多不规则，有明显搏动性，无明确囊壁回声或瘤壁厚薄不均，瘤体与主动脉相通，瘤腔内血流缓慢呈云雾状移动，常合并低回声或较强回声附壁血栓。

2）彩色多普勒：瘤体与主动脉腔相通，瘤腔内可见红蓝相间的涡流或稀疏血流，收缩期动脉腔内血流进入瘤腔，舒张期瘤腔内血流进入主动脉（图 5-5-17）。

3）频谱多普勒：瘤体与主动脉腔相通的通道内可探及典型的"离开和回来"的双相血流频谱，此为假性动脉瘤的特征性表现。

二、肢体静脉血栓和肺栓塞

（一）肢体静脉解剖

肢体静脉包括上肢静脉和下肢静脉，均分为浅、深静脉两组。浅、深静脉之间有丰富的交通，浅、深静脉均有静脉瓣，浅静脉最终汇入深静脉。

1. 上肢静脉

（1）上肢浅静脉：头静脉与贵要静脉是上肢的重要浅静脉，二者均起自手背静脉网，头静脉（CV）沿前臂桡侧上升，贵要静脉（BV）沿前臂尺侧上升，二者均穿深筋膜注入肱静脉或腋静脉。二者于肘窝部皮下交通处称之为肘正中静脉（MCV）。

（2）上肢深静脉：和同名动脉伴行，多有两条。成对的桡静脉（RV）和尺静脉（UV）接受手部深浅静脉弓的回流，在前臂近端汇入肱静脉（BV）。肱静脉在上臂肱二头肌下缘移行为腋静脉（AXV）。腋静脉在第 1 肋外缘向内移行为锁骨下静脉。锁骨下静脉向内行至胸锁关节后方与颈内静脉汇合成无名静脉，无名静脉汇入上腔静脉（SVC）。

2. 下肢静脉

（1）下肢浅静脉：主要有大隐静脉（GSV）和小隐静脉（SSV）。大隐静脉为全身最大的浅静脉，始于足内侧的足背静脉弓，经内踝前方沿小腿内侧、

膝关节内侧及大腿前内侧上行,至耻骨结节外下方约3~4cm处穿深筋膜,汇入股静脉。小隐静脉在足外侧始于足背静脉弓,经外踝后方沿小腿后面上行至腘窝,穿深筋膜汇入腘静脉。

(2) 下肢深静脉:从足部至小腿的深静脉多以两条与同名动脉伴行。胫前静脉(ATV)、胫后静脉(PTV)及腓静脉(PEV)以成对形式于膝关节后汇合成腘静脉(POV),腘静脉向内上移行为股浅静脉(SFV),在腹股沟韧带下方约2~5cm处股浅静脉与股深静脉(DFV)汇合成股总静脉(CFV)。股静脉与股动脉全程伴行,股静脉经内收肌管时位于股动脉后外侧,至股三角尖端时位于股动脉后方,继续向上后位于股动脉内侧。于腹股沟韧带深面股总静脉移行为髂外静脉(EIV),髂外静脉沿骨盆上行至骶髂关节前与髂内静脉(IIV)汇合成髂总静脉(CIV)。

(二)肢体静脉超声检查方法及注意事项

探头频率因检查部位不同选用3.5~12MHz。检查步骤见肢体动脉检查。双侧对比扫查,沿血管走行方向或体表投影,由近心端依次向远心端进行扫查。

检查时探头放置压力适当,以免将静脉血管压闭,同时采取深呼吸、Valsalva动作,抬高肢体,挤压远端肢体等方法判断血流通畅情况,并以探头加压观察静脉腔能否压闭,判断有无血栓。二维超声检查观察血管内径是否均匀,有无局部膨大、变细、狭窄,血管走行有无扭曲或受压,管腔内有无异常团块,以及彩色血流及频谱形态。

(三)正常肢体静脉超声影像特征

二维超声可实时动态下显示静脉管腔内有无血栓或血栓的回声特点,彩色及频谱多普勒可显示管腔内血流动力学改变,因此对下肢静脉血栓及其继发性瓣膜功能不全的诊断是一种无创、可靠的方法,对临床诊断及治疗有较好的指导作用。

1. 二维超声影像　正常四肢静脉呈平行管状回声,管壁薄,内膜平整,内径大于伴行动脉内径,随呼吸运动而变化,管腔内血流呈无回声,高分辨率超声仪可显示腔内静脉瓣膜及呈"云雾状"流动的红细胞回声,正常瓣膜纤细,绝大多数呈双瓣型。探头加压时,静脉管腔能被压瘪;乏氏动作时,静脉管径增宽。

2. 彩色多普勒影像　正常肢体静脉内显示单一方向的回心血流信号,"红迎蓝离"。为持续性暗淡血流充盈管腔,挤压远端肢体静脉时,管腔内血流信号增强,当挤压远端肢体放松后或乏氏动作时,则血流信号暂时中断或出现短暂的反流(图5-5-18)。

3. 频谱多普勒影像　正常肢体静脉血流频谱具有5个重要的特征:自发性、期相性、乏氏动作血流中断、挤压远端肢体时血流信号增强及单向回心血流(图5-5-19)。

(1) 自发性:当受检者肢体处于休息或活动状态时,正常肢体中等大小和大静脉内存在血流信号,小静脉(胫、腓静脉、足或手的静脉)内可不显示自发性血流。

(2) 期相性:正常肢体静脉的期相性血流是指血流速度随呼吸运动而变化。吸气时,下肢静脉

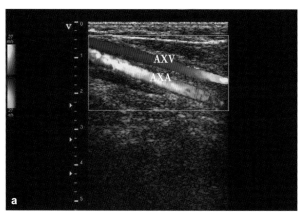
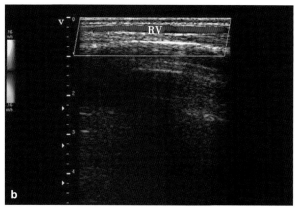

图 5-5-18　静脉彩色多普勒超声影像(李苗　影像)
注:a. AXV:腋静脉;AXA:腋动脉;b. RV:桡静脉

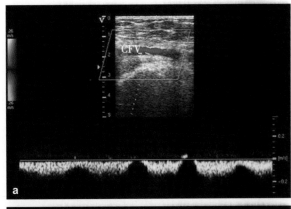
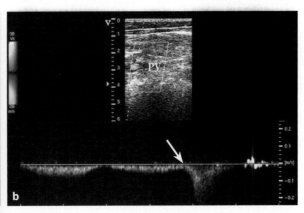
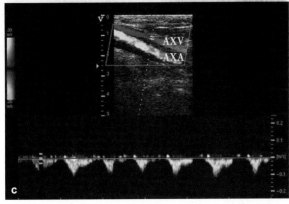

图 5-5-19 静脉频谱多普勒超声影像(李苗 影像)
注:a. CFV:股总静脉;b. PV:胫后静脉;c. AXV:腋静脉;
AXA:腋动脉

血流速度减慢;呼气时则相反,表现为下肢静脉血流速度加快。上肢静脉血流随呼吸期相性的变化正好与下肢静脉相反。

(3)乏氏反应:乏氏动作时可见正常肢体大静脉或中等大小的静脉内血流信号立即中断或短暂反流后中断。

(4)血流信号增强:人工挤压检查处远端肢体后,正常肢体静脉呈现血流信号增强或多普勒频移加快。

(5)单向回心血流:因静脉瓣膜可防止血液反流,故正常肢体静脉血流仅回流至心脏。

(四)肢体静脉血栓

肢体静脉血栓可发生于浅静脉和深静脉。浅静脉血栓较少发展为深静脉血栓,但深静脉血栓却常累及浅静脉。

1. 病因及病理 血流滞缓、血液高凝状态及静脉壁损伤是静脉血栓形成的三大病因。①血流滞缓多见于久病卧床、外伤或骨折、较大的手术、妊娠、分娩、长途乘车或飞机久坐不动、或长时间的静坐及下蹲位等;②血液高凝状态:如创伤、手术后、大面积烧伤、妊娠及产后等,可见血小板增高,黏附性增强;③静脉壁损伤:可分为机械性损

伤、感染性及化学性损伤等。由于血液在深静脉腔内异常凝结,阻塞静脉管腔,导致静脉回流障碍,可引起远端静脉高压、肢体肿胀、疼痛及浅静脉扩张等临床症状。四肢深静脉血栓是一种比较常见的疾病,以下肢深静脉最常见。部分血栓可机化、再通或脱落,可造成不同程度的慢性深静脉瓣功能不全,严重者血栓脱落导致肺栓塞而危及生命。约 70%~90% 肺栓塞的栓子来源于下肢深静脉。

2. 下肢静脉血栓(deep venous thrombosis, DVT)超声影像特征 二维超声影像特征:深静脉管腔内有实质性回声,部分或全部占据血管,管腔内径增宽。随呼吸,管径大小无明显改变(期相性消失),探头加压时,管腔不能被压瘪(可压缩性消失)。不同时期的下肢静脉血栓超声影像特征有所不同:①急性血栓(数小时~2周):呈无回声或低回声,血栓可自由飘动或随肢体挤压而飘动,这是急性血栓的诊断依据,应警惕血栓脱落导致肺栓塞;②亚急性血栓(2周~6个月):回声逐渐增强,静脉扩张程度减轻,呈均匀低回声;③慢性期血栓(数月~数年):呈不均匀增强回声,表面不光滑。而静脉管壁因炎症或血栓附着而回声增强、粗糙不平,局部可形成侧支循环(图 5-5-20)。

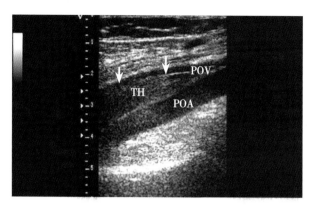

图 5-5-20　下肢静脉血栓超声影像（李苗　影像）
注：TH：血栓；POA：腘动脉；POV：腘静脉

3. 彩色多普勒影像特征　血栓段静脉管腔内血流信号充盈缺损或无血流信号。轻-中度狭窄时，血栓边缘或中间可见条带状或点状彩色血流，血流束明显变细，粗细不一，部分病例仅在挤压远侧肢体时可见点片状血流信号。重度狭窄或闭塞时，病变处及其近端无彩色血流信号，远心端血流流向浅静脉，慢性者可见侧支循环形成。血栓再通后，静脉腔内血流信号逐渐增多（图 5-5-21）。

4. 频谱多普勒影像特征　血流频谱形态随管腔狭窄程度不同而有差异，轻-中度狭窄时，在非血栓部位取样时，可探及血流信号，但频谱不随

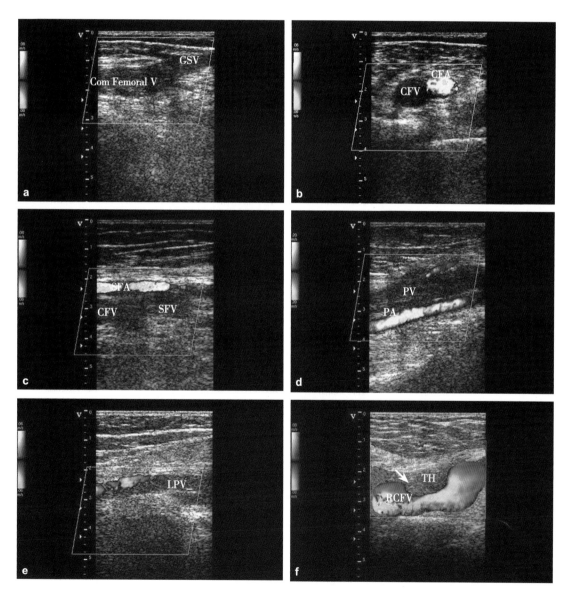

图 5-5-21　下肢静脉血栓彩色多普勒影像（李苗　影像）
注：a. 股静脉（CFV）及大隐静脉（GSV）起始段静脉管腔内无血流信号；b. 股静脉（CFV）横切面彩色多普勒显示管腔内无血流信号；c. 股静脉（CFV）及股浅静脉（SFV）纵切面管腔内无血流信号；d. 胫后静脉（PV）管腔内无血流信号；e. 左胫后静脉（LPV）血栓边缘可见条带状或点状彩色血流，血流束明显变细；f. 箭头所示为血栓（TH）回声，血栓附着处彩色多普勒显示血流充盈缺损；RCFV：右股总静脉

呼吸运动而变化,变为连续性血流频谱。若血栓引起的梗阻不明显,近心端静脉通畅,则血流频谱可随呼吸变化;重度狭窄或闭塞时,可探及低流速、持续性血流频谱或无血流频谱。

5. 下肢深静脉瓣膜功能不全　下肢深静脉瓣膜功能不全是下肢静脉血栓并发症。指静脉瓣不能有效防止血液倒流和异常压力的传播,造成下肢静脉内出现反向血流。临床表现为患侧肢体肿胀,静止或站立时明显,浅静脉广泛迂曲扩张,伴有小腿远端、内侧或内踝区色素沉着及慢性复发性溃疡。

(1)二维超声影像特征:局部静脉壁增厚,管腔内或管壁可见实性回声,静脉瓣膜回声增厚、增强,探头加压管腔不能闭合。

(2)彩色多普勒影像特征:管腔内或附壁血栓处彩色血流信号充盈缺损,挤压小腿而后迅速放开或做乏氏试验后,彩色血流出现色彩"逆转"。

(3)频谱多普勒影像特征:挤压小腿而后迅速放开或做乏氏试验后,频谱出现反向血流信号且持续时间 >1 秒。反流持续时间 1~2 秒为反流程度Ⅰ级,2~3 秒为Ⅱ级,4~6 秒为Ⅲ级,>6 秒为Ⅳ级(图 5-5-22)。

(五)急性肺栓塞(acute pulmonary embolism)

急性肺栓塞是指内源性或外源性栓子堵塞肺动脉主干或其分支,引起肺循环障碍和呼吸功能障碍为主要临床和病理生理综合征,在此基础上可进一步发生肺出血或肺梗死。

急性肺栓塞缺乏特异性的临床症状和体征,给诊断带来一定困难,易被漏诊。肺动脉栓塞直接征象为肺动脉近端或右心腔血栓,间接征象为肺动脉干增宽、右心负荷过重及三尖瓣反流等表现。超声心动图在提示诊断、预后评估以及除外其他心血管疾患方面有重要价值。下肢静脉超声检查,在急性肺栓塞的病因诊断中有一定价值。

1. 病因　深部静脉血栓史;心脏病,约 40% 肺栓塞合并各种心脏病;卧床史;肥胖;妊娠;手术及血液高凝状态等。约 90% 的栓子为血栓,下肢深静脉血栓及盆腔静脉血栓最为常见,其余为脂肪栓、羊水栓、空气栓、肿瘤栓等。

2. 病理及临床特点　急性肺栓塞多发生在双侧,也可为单侧,其中右侧多于左侧。急性肺栓塞导致肺动脉管腔阻塞,血流减少或中断,引起不同程度的血流动力学和气体交换障碍,轻者几无任何症状,重者因肺血管阻力突然增加,肺动脉压升高,压力超负荷导致右心室衰竭,是死亡的主要原因。

3. 急性肺栓塞超声影像特征

(1)二维超声影像:栓子位于肺动脉主干或左、右肺动脉近心者,超声心动图大动脉短轴切面显示肺动脉及左、右肺动脉内径增宽,肺动脉腔内可见血栓回声。间接征象为右心腔扩大、右心室壁增厚、下腔静脉扩张等右心压力负荷增大和肺动脉高压改变(图 5-5-23)。

(2)多普勒超声影像特征:栓子部位彩色血流充盈缺损,局部血流变细或消失,血流速度加快。

(3)90% 患者栓子来源于下肢深静脉血栓,70% 患者合并下肢深静脉血栓。

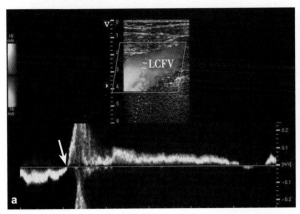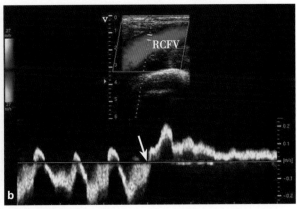

图 5-5-22　下肢静脉频谱多普勒影像(李苗　影像)

注:a. 箭头所示为左股总静脉(LCFV)乏氏试验后,频谱出现反向血流信号;b. 箭头所示为右股总静脉(RCFV)乏氏试验后,频谱出现反向血流信号

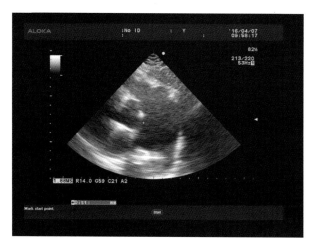

图 5-5-23　急性肺栓塞超声影像（李苗　影像）
注：二维声像图显示肺动脉及左、右肺动脉内径增宽

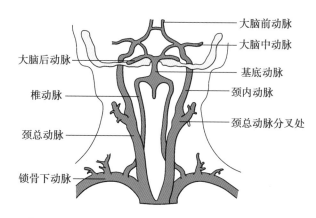

图 5-5-24　颅内动脉系及其分支示意图（刘鹭琛　图）

三、急性外周动脉栓塞

外周动脉是指除冠状动脉以外，供应头面部、内脏器官和肢体的一系列动脉，包括颅内动脉、颈部动脉、腹盆部动脉及四肢动脉。

（一）动脉解剖及正常超声影像

1. 颅内动脉解剖及正常超声影像

（1）颅内动脉解剖：颅内动脉的主要来源是颈内动脉系（约占 85%）和椎 - 基底动脉系（约占 15%）。颈内动脉发自颈总动脉，经破裂孔入颅，其主要分支为脉络膜前动脉、后交通动脉、大脑前动脉和大脑中动脉。椎动脉多发自锁骨下动脉，经枕骨大孔入颅后，左右椎动脉渐靠拢，多在脑桥下缘汇合成基底动脉。颈内动脉系和椎 - 基底动脉系在颅底吻合形成封闭的七边形血管环，即大脑动脉环，包括前交通动脉、双侧大脑前动脉、颈内动脉分叉部、双侧后交通动脉、双侧大脑后动脉和基底动脉顶端（图 5-5-24）。

（2）颅内动脉超声影像：采用低频或高频探头，声束通过颅骨透声窗，如颞、枕、眼窗及颅骨缺损区。因成人颅骨较厚，声束穿透性有限，故存在盲区。多结合颅脑 CT 或 MRI。颅内血管内径测量较困难，但彩色血流、频谱形态及血流速度参数的变化可较好评估颅内血流动力学信息（表 5-5-1）。

1）颞窗：扫查颅底动脉环常用切面，可显示大脑中动脉、大脑前动脉、大脑后动脉、颈内动脉及后交通动脉（图 5-5-25）。

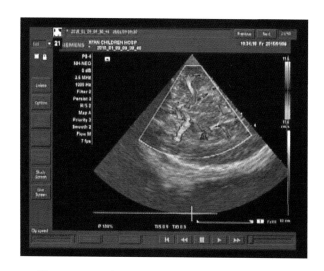

图 5-5-25　颞窗颅底动脉环超声影像（李苗　影像）

表 5-5-1　正常成人颅内动脉血流参数正常值（$\bar{X} \pm S$）

动脉	V_{max}（cm/s）	V_{min}（cm/s）	V_{mean}（cm/s）	PI	RI
MCA	95.4 ± 21.0	46.6 ± 13.0	64.2 ± 14.8	0.77 ± 0.14	0.52 ± 0.06
ACA	73.7 ± 19.2	36.2 ± 10.9	50.1 ± 15.1	0.77 ± 0.17	0.52 ± 0.06
PCA	57.3 ± 12.7	28.5 ± 7.8	39.4 ± 9.6	0.75 ± 0.14	0.51 ± 0.06
VA	54.2 ± 15.7	27.4 ± 9.5	37.0 ± 12.4	0.74 ± 0.12	0.51 ± 0.06
BA	58.2 ± 17.1	29.4 ± 10.3	39.7 ± 14.3	0.74 ± 0.15	0.51 ± 0.07

注：MCA：大脑中动脉；ACA：大脑前动脉；PCA：大脑后动脉；VA：椎动脉；BA：基底动脉

2）枕窗：显示椎动脉及基底动脉。

3）眼窗：选择高频探头，可显示眼动、静脉及颈内动脉虹吸段。

4）经颅骨缺损处：探头轻置于缺损处，能清晰显示颅内血管的全貌。

2. 颈部动脉解剖及正常超声影像

（1）颈部动脉解剖：颈部动脉发自主动脉弓，主要包括锁骨下动脉（SCA）、颈总动脉（CCA）、颈内动脉（ICA）、颈外动脉（ECA）及椎动脉（VA）。左锁骨下动脉直接起自主动脉弓，于左颈总动脉下方横行于左锁骨下；右锁骨下动脉起自主动脉弓发出的头臂干，横行于右锁骨下；且左侧较右侧长。颈总动脉位于颈动脉鞘内，颈内静脉位于其外侧，内侧为喉与气管、咽和食管及甲状腺。颈总动脉在甲状软骨上缘处分为颈内及颈外动脉，该分叉处管径稍增宽形成局部膨大称为颈动脉窦。颈内动脉初始位于颈外动脉的后外侧，继而转至颈外动脉的后内侧上行，经颅底破裂孔进入颅腔。颈内动脉在颈部无分支。颈外动脉位置表浅，起始位于颈内动脉的前内侧，然后斜行至颈内动脉的前外侧上行至颈动脉三角区。颈外动脉在颈部有多个分支。椎动脉多为锁骨下动脉的第 1 分支，约 6% 直接发自主动脉弓。分为

颈段、椎间段及颅内段，颈段沿前斜角肌后方上行穿第 6~1 颈椎横突孔为椎间段，经枕骨大孔入颅后汇合成基底动脉。部分椎动脉直接入第 5 或第 4、第 3 颈椎横突孔走行，称之为椎动脉高入（图 5-5-26）。

（2）正常颈部动脉超声影像

1）二维超声影像：正常颈动脉随心动周期呈规律性搏动，管壁连续性好，由外膜、中膜及内膜构成，外膜及内膜回声较强，呈两条平行的线状回声，中膜回声较低。颈总动脉管壁厚度 <1mm，内 - 中膜（IMT）厚度约 0.4~0.7mm。颈内动脉颅外段无分支，颈外动脉有多条分支。管腔大小依次为颈总 > 颈内 > 颈外动脉，且收缩期内径 > 舒张期内径，颈总动脉分叉处管腔略膨大。椎动脉颅外段因横突骨质遮挡呈节段性显示，血管壁呈平行中等稍强线状回声，管腔内无回声清晰（图 5-5-27）。

2）彩色多普勒影像：正常颈动脉管腔内彩色血流充盈好，未见充盈缺损或变细，表现为"红迎蓝离"，管腔中心血流色彩较明亮，靠近管壁血流色彩较暗淡。颈总动脉分叉处血流呈涡流。正常椎动脉显示段内彩色血流充盈好，表现为"红迎蓝离"，收缩期彩色较明亮，舒张期彩色较暗淡（图 5-5-28）。

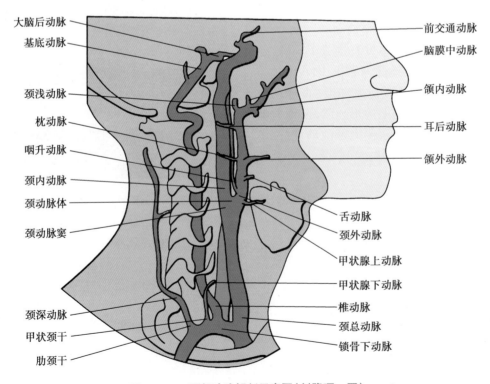

大脑后动脉
基底动脉
颈浅动脉
枕动脉
咽升动脉
颈内动脉
颈动脉体
颈动脉窦
颈深动脉
甲状颈干
肋颈干

前交通动脉
脑膜中动脉
颌内动脉
耳后动脉
颌外动脉
舌动脉
颈外动脉
甲状腺上动脉
甲状腺下动脉
椎动脉
颈总动脉
锁骨下动脉

图 5-5-26　颈部动脉解剖示意图（刘鹭琛　图）

3）频谱多普勒影像

① 颈内动脉：低阻型，收缩期峰值频移曲线上升较慢，双峰间切迹不明显，舒张期血流阻力小，舒张期在基线上有较多血流信号（图5-5-29）。

② 颈外动脉：高阻型，收缩期峰值频移曲线上升速度快呈尖峰状，随之迅速下降到基线，舒张期血流阻力大，舒张期正向血流速度低于颈内动脉（图5-5-30）。

③ 颈总动脉：具有上述两者之特征，收缩期有两个峰或呈三峰，第一峰大于次峰，双峰间有切迹，整个舒张期基线上有血流，有时舒张早期可见短暂反向血流。椎动脉血流频谱形态呈单峰，频

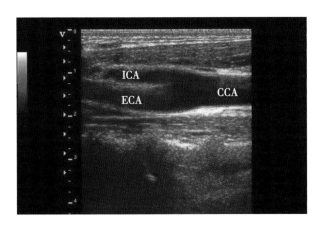

图 5-5-27　椎动脉超声影像（李苗　影像）

注：CCA：颈总动脉；ICA：颈内动脉；ECA：颈外动脉

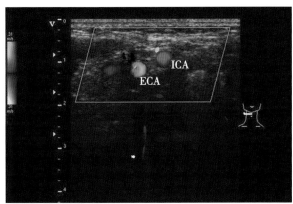
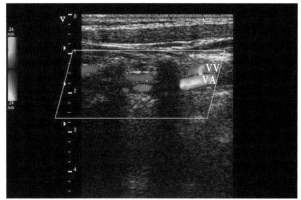

图 5-5-28　颈总动脉及椎动脉彩色多普勒超声影像（李苗　影像）

注：ICA：颈内动脉；ECA：颈外动脉；VA：椎动脉；VV：椎静脉

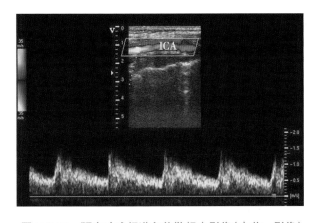
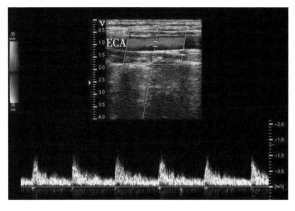

图 5-5-29　颈内动脉频谱多普勒超声影像（李苗　影像）　　　　图 5-5-30　颈外动脉频谱多普勒超声影像（李苗　影像）

注：ECA：颈外动脉

带窄,收缩期上升支较快,下降缓慢,舒张期为持续性低速血流(图 5-5-31)。

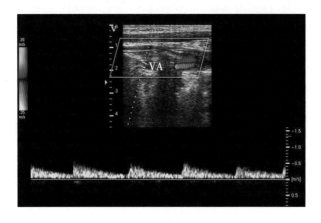

图 5-5-31　椎动脉频谱多普勒超声影像(李苗　影像)

注:VA:椎动脉

颈部动脉的直径和血流速度参数的参考值见表 5-5-2。

表 5-5-2　颈部动脉的直径和血流速度参数的参考值($\bar{X} \pm S$)

动脉名称	内径(mm)	V_{max}(cm/s)	V_{min}(cm/s)
颈总动脉	6.5 ± 0.78	85.4 ± 19.7	26.1 ± 7.2
颈内动脉	5.5 ± 0.52	63.6 ± 15.3	23.8 ± 6.9
颈外动脉	4.6 ± 0.49	70.3 ± 18.1	15.0 ± 5.3
椎动脉	3.7 ± 0.45	52.1 ± 14.0	19.2 ± 4.8

3. 肢体动脉解剖及正常超声影像

(1)上肢和下肢动脉解剖

1)上肢动脉:于第 1 肋外缘处延续于锁骨下动脉,主要包括腋动脉、肱动脉、尺动脉、桡动脉及尺桡动脉分支形成的掌弓状动脉,主要提供上肢及手部组织的血供。腋动脉(AXA)是锁骨下动脉的直接延续,走行于腋窝深部。腋动脉经背阔肌下缘移行为肱动脉(BA),沿肱二头肌内侧下行至肘窝深部,平桡骨颈平面分为桡动脉(RA)和尺动脉(UA)。

2)下肢动脉:于腹股沟中点深面延续于髂外动脉(EIA),主要包括股动脉、腘动脉、胫动脉、腓动脉及足背动脉。髂外动脉过腹股沟韧带后移行为股动脉(CFA),走行于股三角内,是下肢动脉的主干,在腹股沟韧带下约 2~5cm 处移行为股浅动脉(SFA)。股浅动脉由股前方转到股内侧,进

入内收肌管至腘窝移行为腘动脉(POA)。腘动脉通过腘窝后在小腿分出 3 支主要血管:胫前动脉(TAA)、胫后动脉(TPA)和腓动脉(PEA)。足背动脉(DPA)是胫前动脉的直接延续,在踇长伸肌腱和趾长伸肌腱见下行,位置表浅。

(2)肢体动脉正常超声影像

1)二维超声影像:正常四肢动脉左右对称,管径自近心端至远心端逐渐变细,为平行管状回声,管壁呈 3 层结构,内膜、中膜及外膜,呈两明一暗平行回声带,连续性好,管腔内无回声清晰,随心动周期呈规律性搏动,收缩期内径 > 舒张期内径(图 5-5-32)。

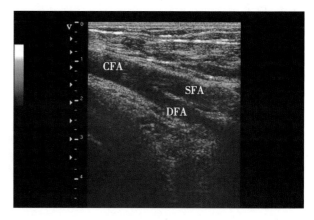

图 5-5-32　下肢动脉正常超声影像(李苗　影像)

注:CFA:股总动脉;SFA:股浅动脉;DFA:股深动脉

2)彩色多普勒影像:正常四肢动脉管腔内彩色血流充盈良好,边缘整齐。"红迎蓝离",收缩期明亮,舒张期彩色血流消失或几乎消失(图 5-5-33)。

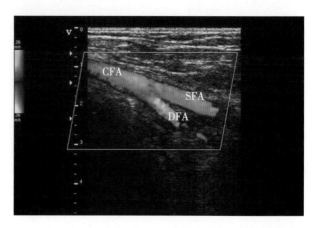

图 5-5-33　下肢动脉彩色多普勒超声影像(李苗　影像)

注:CFA:股总动脉;SFA:股浅动脉;DFA:股深动脉

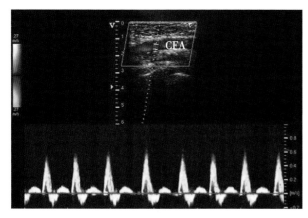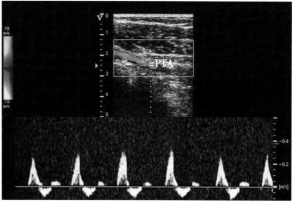

图 5-5-34 下肢动脉频谱多普勒超声影像（李苗 影像）

注：CFA：股总动脉；PTA：胫后动脉

3) 频谱多普勒影像：正常下肢动脉血流频谱呈窄频三相波，即收缩早期血流速度加快，形成陡直向上的第一波（主波），然后迅速下降，接着在舒张早期则下降到基线以下，形成一个短暂的反向血流为第二波，之后舒张末期再出现一个正相血流，波形圆钝，速度较低为第三波。正常上肢动脉中除腋动脉频谱类似下肢动脉外，肱、尺、桡动脉频谱均为单向有持续性舒张晚期的血流频谱（图 5-5-34）。

（二）急性外周动脉栓塞

1. 概论 急性外周动脉栓塞是指栓子自心脏或近心端动脉壁脱落，或自外界进入动脉，随血流冲入并停留在管径与大小相当的远端动脉内，引起受累动脉供血区组织的急性缺血而出现相应的临床症状。栓子来源可分为心源性、血管源性和医源性三大类。心源性约占其中的 90% 以上，既往风湿性心脏瓣膜病是常见原因，多合并心房颤动；血管源性主要为动脉瘤内血栓形成、血栓脱落、动脉粥样硬化合并溃疡或血栓形成；医源性主要有各种有创心血管检查、介入治疗、心脏瓣膜置换、动脉内留置导管等引起的血栓形成，导致动脉栓塞。急性动脉栓塞易发生在动脉分叉部位，可累及肢体动脉、腹盆部脏器及颅内动脉分支等。其中，约 70%~80% 为肢体动脉栓塞，下肢动脉发病多于上肢；约 20% 病例累及脑血管；约 10% 累及内脏动脉，如肠系膜上动脉。急性动脉栓塞起病急、发展快，若不及时治疗可致终身残疾，甚至危及生命。急性肢体动脉栓塞典型表现为"5P"征，即无脉（pulselessness）、疼痛（pain）、苍白（pallor）、感觉异常（paresthesia）和运动障碍（paralysis），严重者肢体缺血坏死。急性肠系膜动脉栓塞表现为突发剧烈腹痛，伴有频繁呕吐，其严重并发症是节段性肠缺血坏死、周围循环衰竭和休克等。

2. 急性动脉栓塞（acute arterial embolization）超声影像特征 急性动脉栓塞起病急，发展快。超声检查简单、方便、快捷，可准确定位肢体动脉栓塞部位，继发血栓的范围，判断肢体缺血严重程度，是诊断急性肢体动脉栓塞的首选方法，对临床诊治具有重要的指导作用，亦可免除动脉造影的痛苦。

（1）二维超声影像特征：动脉管腔内可见不均质实性偏低回声，有时可见不规则强回声斑块伴典型或不典型声影，有时于栓塞近心端管腔内可见血栓头漂浮于管腔内；完全栓塞时动脉管腔可消失。以股动脉栓塞最常见，占 35%~50%，其次是髂动脉和腘动脉。

（2）彩色多普勒影像特征：不完全栓塞时，动脉管腔局部狭窄、血流束变细，或血管壁一侧见细条状不规则血流，色彩明亮，其远端动脉色彩暗淡；动脉管腔完全闭塞时彩色血流信号突然中断，其远段动脉无血流信号。

（3）频谱多普勒影像特征：不完全栓塞时，栓塞区血栓管壁间血流速度低，频谱波形不规则，远端动脉呈低速低阻血流频谱，舒张期反向血流消失的单相频谱；完全栓塞时无血流频谱。

（李苗 周琦 潘龙飞）

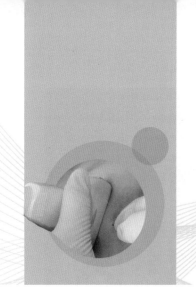

第六节 妇产科急症床旁超声焦点评估

提 要

▶ 盆腔超声实用解剖和正常超声影像
▶ 妊娠期腹痛床旁超声焦点评估
▶ 妊娠高血压床旁超声焦点评估
▶ 异位妊娠床旁超声焦点评估
▶ 黄体及子宫破裂床旁超声焦点评估
▶ 妊娠期及产时出血床旁超声焦点评估

一、盆腔超声实用解剖和正常超声影像

（一）女性生殖器实用解剖

1. 子宫解剖 子宫是腹膜间位器官,位于盆腔内,处于膀胱与直肠之间。

2. 正常卵巢内解剖结构 卵巢在子宫两旁,活动度较大。卵巢动脉从腹主动脉分出,左侧可来自左肾动脉。子宫动脉卵巢支由子宫动脉上行支分出。

3. 宫旁结构 正常输卵管长 8~14cm,内径仅 0.2~0.8cm,走行弯曲,常规超声检查不易显示。当输卵管漂浮于腹腔积液中时,可显示两侧输卵管的回声。

4. 盆腔血管 正常情况下,二维超声检查只能显示髂血管分支,即髂内、髂外血管。彩色多普勒可显示子宫壁、子宫内膜、卵巢血管,以及宫旁静脉。

5. 阴道 阴道位于真骨盆下部的中央。阴道长 5~7cm。

（二）正常盆腔超声监测方法和影像

1. 子宫 充盈膀胱,腹部探头纵切子宫,子宫呈倒置的梨形,轮廓规则,浆膜层为纤细光滑强回声;肌层为密集细小的低、中等均匀回声;内膜

为强回声,由于月经周期变化,子宫内膜厚度及强弱也有周期性变化。子宫长径测量应在纵切面进行,从子宫内口达子宫底外缘处,前后径为垂直子宫长径的最大径线,横径在横切面上测量宫底最大径。育龄期妇女子宫大小参考值为:长径 5.5~7.5cm,前后径 3.0~4.0cm,横径 4.5~5.5cm,宫颈长 2.5~3.0cm。纵切面上测量子宫内膜的厚度,绝经前子宫内膜随月经周期变化而变化,一般厚度为 0.7~1.1cm,绝经后子宫内膜应 <0.4cm。

2. 输卵管 正常情况下不易显示,有时可显示间质部一段输卵管纤细管腔。

3. 卵巢 超声显示扁椭圆形低回声实质性器官,在卵巢长轴最大切面测长径、前后径,约 4cm×3cm×1cm。卵巢内常可见皮质中小卵泡,沿包膜排列整齐,有时卵泡可达到直径 2~3cm,闭锁为退化滤泡,勿诊断为小囊肿。

4. 血管 髂内血管进入真骨盆后分布于闭孔内肌中部,斜切时可在卵巢后方见髂内动脉、静脉。髂外血管:位于髂腰肌前中部,横切面在卵巢上方,纵切时可见条状的髂外动、静脉。

二、妊娠期腹痛床旁超声焦点评估

1. 急性阑尾炎 阑尾随孕周增大被从正常

286

位置向外推移,纵切时可呈管状回声,横切面呈"同心圆"征,阑尾壁水肿增厚,周边可见局限性积液。探头挤压可有压痛及反跳痛。

2. 急性胆囊炎和胆囊结石 随孕周增加而胆囊增大、收缩运动减弱。超声可见胆囊体积增大,囊壁水肿可呈双边影,胆汁淤积,合并结石时可见到随体位改变移动的强回声光团,后伴声影,探头墨菲征阳性。

3. 肾积水 由于妊娠期孕激素分泌增加,输尿管平滑肌张力和蠕动减弱,导致输尿管或肾盂尿液潴留,右侧常较左侧为著。超声可见肾积水,积水程度往往与压迫的程度和时间有关。

4. 妊娠合并卵巢肿瘤蒂扭转 超声于盆腔内可见实性、囊性或混合性包块回声,以混合回声为主,同时可见包块壁增厚,有少量的盆腔积液出现。

三、妊娠高血压床旁超声焦点评估

母体高血压导致全身血管痉挛,胎盘血管痉挛导致胎盘灌流下降,胎盘功能下降,胎儿生长受限,胎儿窘迫,若胎盘床血管破裂,可致胎盘早剥,严重时母儿死亡。当高血压导致母体大血管内皮损害时,主动脉夹层为最凶险的并发症之一。超声影像:胎儿各径线小于实际孕周,身体各径线指标增长不明显,可以有脐动脉血流参数的改变,甚至有收缩期末及舒张期的负向血流信号。

四、异位妊娠床旁超声焦点评估

孕卵在子宫腔外着床发育的异常妊娠过程,称为异位妊娠,又称"宫外孕",输卵管妊娠最常见。临床常以腹痛就诊普通门诊或急诊科,容易误诊。超声影像:子宫宫腔内有或无孕囊回声。宫腔以外的地方,主要以双侧附件区多见,典型未破裂者可见到孕囊和胚芽及胎心管的搏动,破裂者可见回声不等、杂乱的包块,盆腹腔可见游离液性暗区(图5-6-1)。

五、黄体破裂床旁超声焦点评估

黄体破裂是妇科常见的急腹症,好发于14~30岁的年轻女性,因此,有人称之为"青春杀手"。超

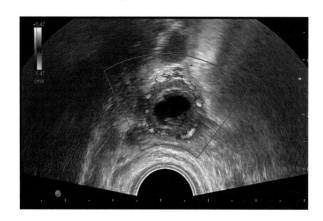

图 5-6-1 异位妊娠超声影像

声影像:往往与破裂型的异位妊娠较为相似。

六、子宫破裂床旁超声焦点评估

在妊娠期或分娩期宫体部发生破裂称为子宫破裂。

1. 先兆子宫破裂 超声显示子宫下段肌壁变薄,或肌壁连续性消失,子宫下段形态改变,可见环状凹陷,凹陷下方凸起。

2. 完全性子宫破裂 子宫壁全层破裂,使宫腔与腹腔相通。超声表现:胎儿可以完全或部分在子宫外。如胎儿在宫内,则应寻找子宫破裂部位,重点观察子宫肌层与浆膜层的连续性是否完整。如已在宫外,应在盆腔内找破裂子宫。盆腔或腹腔可以见到大片状液性暗区,多为外溢的羊水,为子宫破裂间接征象。

3. 不完全子宫破裂 子宫肌层全部或部分破裂,浆膜层尚未穿破,宫腔与腹腔未相通,胎儿及其附属物仍在宫腔内。超声征象:子宫形态可能发生变化,破裂部位可以向外凸起。仔细观察可以见到破裂部位子宫肌壁的连续性消失,但浆膜层可以显示;子宫浆膜层外可能见到阔韧带血肿的包块,回声常常较杂乱,仅黏附在子宫表面。盆腹区未见液性暗区。

七、妊娠期及产时出血

(一) 前置胎盘

临床按胎盘与子宫颈内口的关系,将前置胎盘分为3种类型:①完全性前置胎盘或中央性前置胎盘:宫颈内口全部为胎盘组织覆盖;②部分性

前置胎盘:宫颈内口部分为胎盘组织覆盖;③边缘性前置胎盘:胎盘附着于子宫下段,达子宫颈内口边缘,不超越宫颈内口。

1. 前置胎盘二维超声影像

(1)中央性前置胎盘:子宫峡部以下的前后壁均有胎盘分布,子宫内口被胎盘全覆盖。胎头或胎体与膀胱间距增宽,正常妊娠时胎头紧靠膀胱壁。

(2)部分性前置胎盘:分前壁部分性前置胎盘和后壁部分性前置胎盘。前壁性前置胎盘位于子宫前壁,胎盘边缘覆盖子宫内口前部,胎头与膀胱间距增大,绒毛板回声清晰。后壁性前置胎盘位于后壁,胎盘边缘覆盖子宫内口后部,胎头靠前,与子宫后壁之间空隙较大,绒毛板回声清晰,轻轻推胎头,可显示一个由膀胱、胎头和绒毛板形成的三角区。

(3)边缘性前置胎盘:胎盘边缘刚达内口,但未覆盖子宫颈内口,胎儿为头位可显示胎头、绒毛板和充盈的膀胱三者所构成的三角区。胎儿臀位,子宫下段羊水较多,加上充盈的膀胱,使胎盘最低部位显像清楚。低置胎盘,根据绒毛板的线状回声和子宫内口关系进行判断,胎盘下缘与宫内口相距2cm以内为低置胎盘。

2. 前置胎盘的彩色多普勒血流影像

胎盘基底部与子宫壁未出现剥离时,整个胎盘基底部均可有血流信号显示,应用多普勒能量图可提高胎盘基底部位血流的显示率。前置胎盘与子宫壁部分剥离处,可表现胎盘基底部局灶性血流信号消失。曾有剖宫产史,如在近膀胱壁处测到胎盘血流信号,应警惕胎盘植入膀胱(图5-6-2)。

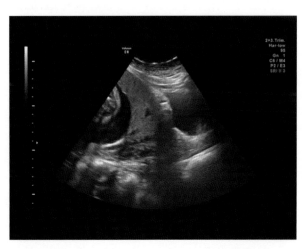

图5-6-2　完全性前置胎盘(王华　影像)
注:完全性前置胎盘,胎盘完全覆盖宫颈内口;PL:胎盘,CX:宫颈,BL:膀胱

(二)血管前置

1. 定义　指脐带血管附着于胎膜上,无脐带华通胶或胎盘组织的保护,走行一段距离后通过羊膜与绒毛膜进入胎盘,当帆状附着的血管通过子宫下段或覆盖宫颈内口,低于胎儿先露部位时,成为血管前置。

2. 超声影像　脐带边缘走行并附着于胎膜之上。扫查宫颈内口,二维超声可显示宫颈内口前方的脐带走行关系,呈线形结构,或见脐带跨形宫颈前方。彩色血流显示:宫颈前方可见脐血管彩色血流频谱,且位置固定,不随体位改变。必要时可行经会阴部扫查或经阴道探查,以增加诊断的准确性。血管前置需要与脐带先露鉴别,脐带先露是指脐带插入口正常的脐带位于胎先露和宫颈内口之间(图5-6-3)。

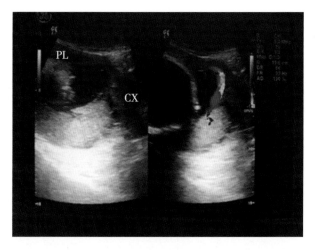

图5-6-3　血管前置超声影像图(王华　影像)
注:宫颈前方可见脐血管彩色血流频谱,且位置固定;PL:胎盘;CX:宫颈

(三)胎盘植入

1. 定义　正常情况下,胎盘滋养层细胞与子宫蜕膜之间有一层蛋白物质沉淀,称为尼塔布赫层,植入性胎盘是指胎盘异常附着于子宫,尼塔布赫层发生损伤时,胎盘绒毛因子因子宫蜕膜发育不良等原因而侵入子宫部分或全部肌层。植入胎盘绒毛粘连达肌层称为胎盘粘连;胎盘绒毛侵入部分子宫肌层称为胎盘植入;植入的胎盘绒毛穿透子宫肌层称为胎盘穿透。根据胎盘植入面积的大小又可以分为:部分性或完全性。

2. 超声影像　胎盘附着于前次手术瘢痕处,

胎盘基底部与子宫黏膜层分界不清,胎盘后方肌层变薄或者消失,肌层厚度 <1.0cm,缺少正常的胎盘后低回声带,胎盘实质内可见多个大小不一的液性暗区,多普勒显示可见湍流,中央性前置胎盘全孕期未出血,穿透性胎盘位于子宫前壁、膀胱后方时,胎盘凸向膀胱,膀胱子宫界面破损,并且注意胎盘附着处的子宫肌层及膀胱壁的血流变化,在肌壁或膀胱壁测到滋养层血流,应考虑胎盘植入(图 5-6-4)。

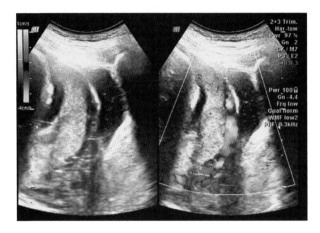

图 5-6-4　胎盘植入并部分侵入膀胱壁超声影像图(王华影像)

超声造影通过对子宫胎盘灌注时清楚观察到胎盘着床子宫部位,与子宫浆膜层关系,从而判断有无植入与穿孔。胎盘植入穿透造影可以显示植入与穿透部分的子宫浆膜层呈现"毛刺"样改变。可疑胎盘植入进行必要的超声追踪检查是否有助于诊断尚不确定,但在妊娠 28~34 周进行超声检查对于确定胎盘的位置,以及有无膀胱壁的侵入是有必要的。

(四) 胎盘早剥

1. **定义**　妊娠 20 周后或分娩期,正常位置的胎盘在胎儿娩出前,部分或全部从子宫壁剥离,称为胎盘早剥。根据血液外流情况分为:显性、隐性、混合性,其中以混合性多见。根据对产妇的危害及产妇临床症状分为轻型和重型,轻型胎盘早剥主要症状为阴道流血,可伴轻度腹痛或腹痛不明显,贫血体征不显著。重型胎盘早剥主要症状为突然发生的持续性腹痛和(或)腰酸、腰痛。大多数的胎盘早剥无法预测和干预,是导致妊娠晚期阴道出血的首要原因。

2. **胎盘早剥的超声影像**　显性剥离,胎盘可无变化;隐性剥离,局部出血区域胎盘明显增厚,绒毛膜下和胎盘后可以出现血肿,胎盘厚度

>5cm,胎盘与宫壁之间回声杂乱不均,随剥离时间的不等,内部回声也随之有高低不等的变化。如果血液进入羊膜腔,则羊水中可见漂浮的点状或团状回声。CDFI 于剥离面无血流信号显示,而未剥离的胎盘基底部及胎盘实质内均有血流信号显示,二者之间形成明显的分界。如剥离面小,脐带及胎儿体内仍有血流显示;剥离面大,胎儿死亡,脐带及胎儿体内均无血流信号显示。剥离胎盘与子宫黏膜层之间无血流显示。而子宫肌壁浆膜层则显示血流信号。超声对比造影剂显示剥离部分造影剂灌注缺失,胎盘未剥离部分则有造影剂灌注,二者分界清楚,显著提高了胎盘早剥诊断准确性,尤其是对小面积的显性胎盘早剥。胎盘早剥有血肿形成并胎盘后方月牙状液性暗区,CDFI 显示局部无明显彩色血流信号(图 5-6-5)。

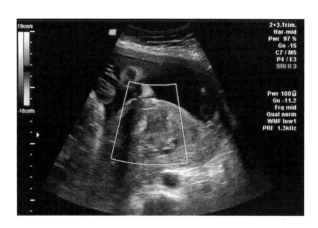

图 5-6-5　胎盘早剥超声影像图(王华　影像)
注:胎盘回声紊乱

胎盘早剥需与胎盘梗死鉴别,二维超声几乎无法提供胎盘梗死的声像图特征性改变。超声造影可鉴别,但并非是胎盘梗死的特异表现。

八、床旁超声焦点评估羊水

1. **羊水过多**　妊娠期间羊水量 >2000ml,为羊水过多。羊水量在数日内急剧增多,为急性羊水过多;羊水量在较长时间内缓慢增多,为慢性羊水过多。超声图像:羊水指数(AFI)>20cm 为羊水过多。

2. **羊水过少**　当羊水量 <300ml 时称为羊水过少。但临床很难准确估计羊水的总量。二维超声诊断羊水过少的标准是羊水指数(AFI)<5cm 或最大羊水池深度 <2cm。羊水指数 <8cm 为羊水偏少。

(王华　张平丽　王俊香)

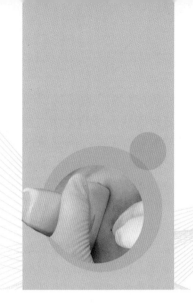

第七节 超声引导穿刺置管技术

提 要

▶ 超声引导穿刺器械、术前准备、基本技能
▶ 超声引导动脉和静脉穿刺及置管：超声引导经深静脉穿刺中心静脉置管；超声引导经外周浅静脉穿刺中心静脉置管（PICC）
▶ 超声引导动脉穿刺及置管：经桡动脉及经股动脉穿刺置管
▶ 超声引导含液病变的穿刺抽吸和置管引流

概 述

介入超声（interventional ultrasound）是床旁超声的组成部分，1972 年 Holm 和 Goldberg 开启了介入超声在临床的应用。介入超声的核心技术是借助实时超声监视与导向，将诊断或治疗器械准确置入靶目标，使用极其微创、精准的技术，使得过去不能实施或需要外科开放手术才能解决的某些诊断及治疗，变得更为便捷有效、患者更安全。介入超声催生了许多全新的诊断和治疗技术，促进了微创外科的发展。随着超声仪器的普及和介入器械的研发，介入超声在临床诊断和治疗中的应用越来越广泛，地位越来越重要，无疑是临床医生需要掌握的技术。临床介入超声大致分为诊断和治疗两个方面，其途径除了经体表外，尚有腔内超声（包括血管内）、内镜超声、术中超声等。

本节仅讨论超声引导经皮穿刺和置入导管技术，包括超声引导血管、胸腔、腹腔、心包以及脓肿等穿刺及置入导管技术。另外，简要论述超声引导活体组织穿刺等其他超声介入技术，为临床医生进一步开展介入超声做基础"铺垫"。

一、超声引导穿刺技术的器械、术前准备及基本技能

（一）超声引导穿刺器械

1. 导向器械 选用普通探头或专用介入超声探头，前者常与穿刺适配器（puncture adapter）即穿刺架组合应用（图 5-7-1）。此外，尚有用于术中超声（腹腔、颅脑等）、腔内超声（经阴道、直肠、食管、输尿管等）、内镜超声（胃镜、肠镜等）、血管内超声的专用探头。

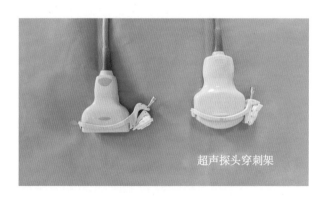

超声探头穿刺架

图 5-7-1 导向装置与超声探头（何鑫 图）

2. 穿刺针具　超声穿刺活检和引流的针具因目的不同而有很多种类(图 5-7-2),熟悉其应用范围和使用方法对保证介入过程的顺利进行至关重要。穿刺针外径规格的国际标号以 G(Gauge)表示,数码越大,外径越小。国产针以号表示,号越大外径越大。通常把外径≥18G(10 号,即 1.2mm)者称粗针,而 <18G 者称细针。

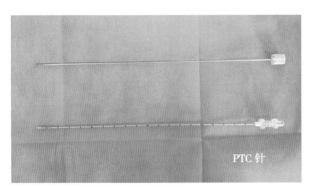

图 5-7-2　各类穿刺针具(何鑫　图)

注:PTC:经皮肝穿刺(percutaneous transhepatic cholangiography)

3. 自动活检装置(auto biopsy devices,ABD)　也称自动活检枪(auto biopsy gun),是最常用的组织活检工具(图 5-7-3)。其基本原理是尖端为锋利切割的针鞘和带凹槽的针芯,分别固定于前后二个与弹簧联动的卡槽(针座)内。使用时压缩两个弹簧并自动锁定。触发时,后方的弹簧启动,在将针芯射入靶目标后的瞬间撞击其前方的弹簧锁定卡,使前方的弹簧相随启动,弹簧针鞘切割组织,并封入针芯凹槽内,整个切割过程大约 30秒即可自动完成。

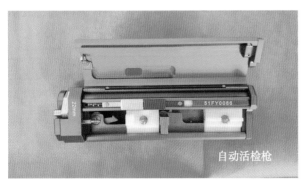

图 5-7-3　自动活检枪(何鑫　图)

4. 引流管　引流管的外径用 F 标记。1F=1/3mm。常用的有猪尾巴引流管(图 5-7-4)、球囊管及专用的引流管,如胆道引流管、输尿管引流管

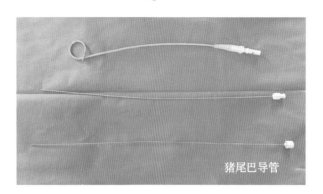

图 5-7-4　各种引流管(何鑫　图)

等。部分引流管在置入时需导丝和同轴扩张管。

5. 其他　包括消毒液、敷料镊、尖头手术刀、洞巾、缝合针、消毒隔离套、耦合剂等。所用物品因介入超声的目的不同有所差别。

(二)超声引导穿刺技术的术前准备

1. 知情同意书　任何形式的介入均有潜在危险,必须就利弊给患者一个明确的说明。医生要向患者详细解释操作过程,包括可能出现的不适、发生的危险和并发症,以及其他可供替代的方法供患者选择。穿刺前患者或监护人必须在知情同意书上签名。

2. 了解病情　介入前要详细了解病史及相关的影像学和实验室资料,包括手术史或曾经施行的介入操作。必须明确介入超声的临床原理和预期效果,可能发生的并发症及处理应对措施。

3. 凝血功能检查　凝血功能是穿刺操作必须进行的术前检查。对脾脏、肾脏穿刺时,要求患者处于凝血功能较好的状态。服用抗凝药物者,必须停药 1 周以上。

4. 操作前超声检查　介入操作的医师应在局部麻醉前再次亲自进行超声检查。选择最佳的介入路径、了解邻近解剖关系,其重要性不亚于穿刺针的正确定位。

5. 麻醉和有关药物的使用　利多卡因是最常用的局部麻醉剂,最大剂量为 4.5mg/kg(3 岁以上儿童的最大剂量为 3~4mg/kg)。在对感染病灶进行穿刺抽吸或对免疫功能低下的患者进行穿刺时,要常规使用抗生素。对黄疸患者,术前 3 天使用维生素 K。此外,介入操作时,必须具备常规急救药物。

(三)超声导向和监测

准确地超声引导穿刺及导管置入的关键是

超声导向和监视。超声引导穿刺可用穿刺引导装置，也可以自由操作。前者容易掌握，但灵活性差。后者是穿刺针或探头有较大的灵活性，缺点是操作难度较大。

1. 穿刺点和穿刺路径的选择　穿刺点和穿刺路径必须避开肋骨、大血管、膈肌、肠管等重要脏器，选择尽量短的穿刺距离。经过侧胸壁穿刺必须避开肋膈隐窝。在使用粗针实施肝肿瘤活检，或者肝脓肿引流时，经过一定厚度的肝组织，以减少出血或避免脓液外漏。对可切除的肿瘤，应将穿刺路径尽量选择在以后手术要切除的范围内。彩色多普勒不仅对避开路径较大血管有帮助，而且可以帮助选择病灶血流信号较丰富的区域取材，增加阳性率。

2. 超声定位穿刺　如果病灶大且离体表近，可以仅用超声扫查选择没有肠管、肺和较大血管的穿刺点和路径，做定位并标记确定深度，不必实时引导穿刺，如较多的腹腔或胸腔积液。

3. 超声导向自由操作　距体表较深的胸腔腹腔液体等穿刺采用易于观察探头与穿刺针之间角度的扇形探头。高频小器官探头用于引导体表血管如中心静脉等血管的穿刺及置管。首先选择安全的穿刺点和路径。根据穿刺监视的需要，将探头置于可以观察到靶目标及路径的部位，探头可以紧贴穿刺点，也可以远离穿刺点。注意路径必须在超声扫查的平面内，并尽量与声速保持较大角度。此为成功显示穿刺针关键。在插入穿刺针前，先用指尖按压穿刺点，然后寻找穿刺针进入图像中的位置。并引导穿刺针抵达靶目标。由于声速与穿刺针保持很大的角度，所以即使是22G穿刺针也能够被清晰显示。

4. 使用穿刺探头或穿刺附加器引导穿刺　当超声不易显示或目标较小时，使用穿刺探头或穿刺引导器有利于准确穿刺，特别是对初学穿刺者更有帮助。目前的超声仪器设有附加穿刺引导软件，显示器的引导线与探头上的穿刺附加器的穿刺路径一致。显示的穿刺路径在显示器上表示为虚线。可以通过改变探头的角度使靶目标位于虚线中心。由于穿刺针与声速轴线几乎平行较难清晰显示穿刺针，除非穿刺针足够大。使用针尖经过打磨后超声强化聚合物覆盖的穿刺针有助于识别针尖。在穿刺针进入组织时，必须精于识别细微的组织移动。当细针碰到硬度大的组织时可能潜行离开扫查平面。使用引导支架取材通常可以使操作过程简单化。

5. 穿刺针具的监视　由于穿刺针与声束夹角往往很小，所以，在实际操作中，经常发生不能显示穿刺针位置的情况。操作中的细节对监视效果有重要影响。在穿刺针向病灶方向刺入到一定深度时，若针尖显示欠清晰，就应在继续进针以前调整穿刺针位置，切忌在穿刺针尖显示欠清楚的情况下盲目进针。自由操作时，用单眼沿探头中线向下看，观察探头扫查平面与穿刺针是否平行。如果不平行，应通过调整探头位置寻找针尖，而不是强行校正穿刺针位置。因为穿刺针穿入组织一定深度后，即很难改变其方向。特别是细针，几乎不可能在体外改变进针方向。在使用穿刺探头或适配器时，强行改变方向很容易使穿刺针弯曲，如果穿刺针偏移，应将穿刺针退出到皮下，重新调整方向进针。下述方法对显示针尖位置常常有效：①以 2~3mm 的小幅度反复快速提插穿刺针，有助于显示针尖位置；②快速抽动针，用针芯运动回声来确定穿刺针位置；③抽动针芯时使用彩色多普勒监视；④拔出针芯，向针鞘内注入少量含微气泡的液体常能较清楚显示穿刺针位置。

6. Seldinger 技术和改良 Seldinger 技术　超声引导动脉穿刺通常使用改良 Seldinger 技术。Seldinger 技术：Seldinger SI 于 1953 年提出的血管穿刺技术，用带针芯的穿刺针穿透血管前后壁，退出针芯，缓慢向外拔针，直至血液从针尾喷出，迅速插入导丝，拔出针，通过导丝引入导管，将导管放至主动脉。改良 Seldinger 技术：不带针芯的穿刺针直接经皮穿刺血管，当穿刺针穿破血管前壁进入血管内时，即可见血液从针尾喷出，再引入导丝导管即可，其优点是不穿透血管后壁，成功率高，并发症少，因此目前使用较多。

7. 超声引导失败及与其他影像方法的配合　部分容积效应是造成超声监视和引导失误的重要原因之一。在穿刺小目标（如血管、卵泡、脐带、胆管等）时，常引起针尖在组织内的错觉。对细管状结构穿刺时，要尽量选择其短轴断面穿刺。超声引导失败的其他原因包括穿刺针遇到较硬组织时产生避让，穿刺过程中患者因疼痛而肌肉突然收缩或咳嗽等，一方面可能牵动穿刺针偏离引导线，另一方面，靶目标发生移动。对部分病例，介入需要在其他影像学资料的对照下实行。有些操作，如穿刺造影等，需要同时有 X 线透视、CT、MRI 或血管造影的共同配合，尤其是在复杂的介入操作时更为重要,术前认真制订替换方案有利于应对各种意外情况。

二、超声引导动脉和静脉穿刺及置管

任何较大动脉或静脉均可进行穿刺置管,建立稳定的静脉通路,为进一步的介入手术提供入路。超声引导能够准确选择安全的穿刺径路,实时监视操作过程,减少对周围组织的损害,保障穿刺的安全性。通常的禁忌证有:凝血功能较差者;合并严重心肺疾病不能耐受手术者;穿刺部位存在感染者。因此,尽量选择浅、平、直、内径较宽的血管,避开分叉及瓣膜处;尽量选择关节上方穿刺,减少对患者生活的影响。

(一) 超声引导静脉穿刺及置管

1. 超声引导中心静脉穿刺及置管　中心静脉穿刺置管是急诊和重症医学经常使用的技术,临床常用的深静脉是颈内静脉、股静脉及锁骨下静脉,其中应用锁骨下静脉正在减少。中心静脉穿刺置管常见并发症是穿入动脉和气胸,超声引导能减少并发症的发生。临床荟萃发现,监测中心静脉穿刺置管产生的气胸,床旁超声比胸部 X 线影像检查能更迅速、更早地发现。

(1) 超声引导颈内静脉穿刺及置管:将患者的头部转向穿刺部位的对侧,最大限度地暴露下颌与锁骨上区域。颈静脉有短轴切面和长轴切面。①短轴切面:小器官超声探头横置于锁骨上、方向标识指向患者的左侧,可借助多普勒分辨颈动脉和颈静脉短轴切面图像。进针的方向与横置的探头成直角,进针点对准探头下的静脉腔,避免探头压力过重致静脉管腔受压而图像不清晰。穿刺针

在血管内呈强回声。通常,带有负压针管的穿刺针头一旦进入颈静脉,即有血液回流,证实穿刺针进入血管腔内。短轴切面能区分颈静脉和颈动脉,避免穿刺针头误入颈动脉。颈静脉短轴切面更适用于初学者。②颈内静脉长轴切面:方向标识指向头侧,进针点在探头上方约 1cm,针头与血管的角度呈 45°。长轴切面能显示颈静脉长轴及其腔内的导丝的移动过程,但是有时难以显示颈静脉完整的长轴,需轻微移动探头方向以便获得满意的血管长轴(图 5-7-5、图 5-7-6)。

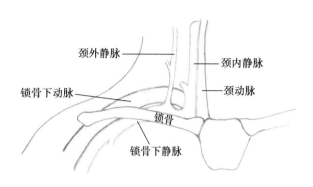

图 5-7-5　颈内静脉、锁骨下静脉解剖示意图(李丽君　图)

(2) 超声引导股静脉穿刺及置管　股静脉是临床常用的中心静脉置入途径,通常用于血液灌流、CRRT、ECOM 等导管置入。当有凝血功能异常或呼吸窘迫等难以应用颈内静脉或锁骨下静脉穿刺时,股静脉可替代。但是,股静脉常难以监测中心静脉压,腹压增高、肥胖等是股静脉穿刺置管的反指征。股静脉穿刺置管的并发症是误入股动脉、动脉出血或血栓形成、肢体缺血、局部感染、进入腹腔及腹膜后出血等。患者的大腿向外旋转避免动脉和静脉图像重叠。在血流动力学不稳定的患者,反向特伦德伦伯格卧位(Trendelenburg 卧位:

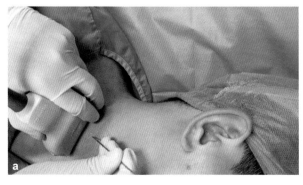
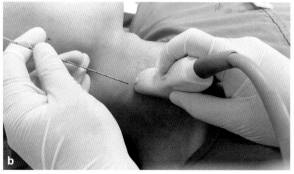

图 5-7-6　超声引导下颈内静脉穿刺置管图(何鑫　图)

注:a. 颈内静脉横断面穿刺;b. 颈内静脉矢状面穿刺

高骨盆位,或垂头仰卧位,或头低卧位)可能增大股静脉腔。用高频超声小器官探头,方向标识指向患者的右侧。股静脉短轴能更好地区分动脉和静脉(图5-7-7、图5-7-8)。

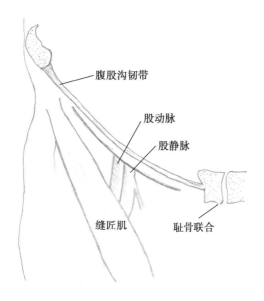

图 5-7-7 股静脉、股动脉解剖示意图(李丽君 图)

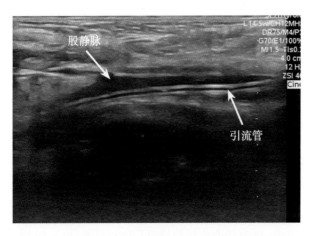

图 5-7-8 超声引导下引流管置入股静脉(股静脉长轴)(何鑫 影像)

(3)超声引导锁骨下静脉穿刺及置管:临床选择锁骨下静脉穿刺置管,位列中心静脉置管第三位,尽管是重症专业的常用技能,但临床应用正在减少。通常,由于颈椎病变或气道病变,特别是呼吸窘迫而不能实施颈内静脉穿刺置管时,或胸腹腔病变不能实施股静脉穿刺置管时,选择锁骨下静脉穿刺置管。锁骨下静脉穿刺置管的常见并发症是穿入动脉导致出血且不易压迫止血以及气胸等。超声有助于识别动脉与静脉(见图5-7-5),确认锁骨下静脉并监测穿刺过程。患者取仰卧位,

上臂位置处于术者容易操作的位置。超声小器官探头置于锁骨下、近锁骨中1/3处,或三角肌与胸肌间沟处,方向标识指向头部。识别腋静脉/锁骨下静脉和肺泡,彩色多普勒有助于识别动脉与静脉。穿刺针头在超声探头后部、方向朝向头部,获得锁骨下静脉长轴。穿刺针头斜面向上,有助于超声识别(图5-7-9)。

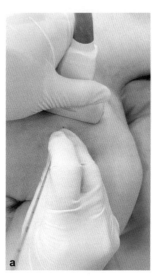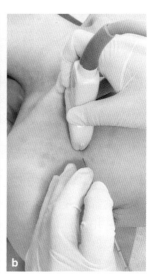

图 5-7-9 超声引导下锁骨下静脉穿刺置管图(何鑫 图)
注:a.锁骨下静脉横断面穿刺示意图;b.锁骨下静脉矢状面穿刺示意图

2. 超声引导经外周浅静脉穿刺中心静脉置管(peripherally inserted central venous catheters,PICC) PICC 选择弹性及显露性好的浅静脉,通常选择上臂内侧肘窝上部的贵要静脉、肘正中静脉或头静脉,贵要静脉最常选用。在超声引导下实施PICC的主要临床价值是能更准确地穿刺定位,其基本操作过程同中心静脉穿刺和置管,用血管的短轴或长轴切面,血流多普勒分辨静脉与动脉血管(图5-7-10)。

(二)超声引导动脉穿刺及置管

1. 超声引导桡动脉穿刺置管 桡动脉是临床常用的动脉导管置管的动脉。

(1)Allen试验:桡动脉和尺动脉双重提供手的血供,避免单侧血管闭塞导致手缺血。但是少数人缺乏桡动脉和尺动脉之间的掌弓侧支循环,因此实施桡动脉置管前,需进行Allen试验。Allen试验的目的是检查桡动脉与尺动脉之间的吻合情况,评估是否适合桡动脉穿刺置管术,避免桡动脉

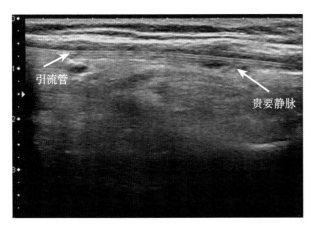

图 5-7-10 超声引导下引流管置入贵要静脉(何鑫 影像)
注:贵要静脉长轴

闭塞导致缺血。①术者用双手同时按压桡动脉和尺动脉;②嘱患者反复用力握拳和张开手指 5~7 次至手掌变白;③松开对尺动脉的压迫,继续保持压迫桡动脉,观察手掌颜色变化。若手掌颜色 5 秒之内迅速变红或恢复正常,即 Allen 试验阴性,表明尺动脉和桡动脉间存在良好的侧支循环,可以行动脉穿刺。相反,若 5 秒手掌颜色仍为苍白,即 Allen 试验阳性,表明手掌侧支循环不良,禁止作介入置管等。

(2) 超声引导穿刺技术:患者上臂平展开,手掌向上,腕部稍垫高,手部可固定避免移动。高频小器官探头置于腕横纹处,方向标识指向患者肢体的右侧,与桡动脉在右侧一致。轻压静脉至静脉闭塞,识别有波动的桡动脉。彩色多普勒有助于分辨桡动脉。获得桡动脉的短轴切面。测量皮肤至桡动脉之间的距离,估计进针的深度。调整探头,使探头的中间与位于超声屏幕中间的桡动脉一致,在超声探头的中间部位、与探头呈直角或

进针方向指向头部。通常使用改良 Seldinger 技术穿刺(图 5-7-11)。

2. 超声引导股动脉穿刺及置管 与桡动脉比较,临床较少用股动脉置管,但是股动脉内径较大,因此容易穿刺置管、血栓形成的风险较低、意外脱管的风险也较低。患者右下肢稍外旋,小器官探头放置于腹股沟下 1cm,探头方向标识指向患者肢体的右侧,与超声屏幕的方向标识在右侧一致,获得股动脉短轴切面。通过轻压探头股静脉受压、无波动等识别定位股动脉与股静脉。确定股动脉后,调整探头,使探头的中间与位于超声屏幕中间的股动脉一致,在超声探头的中间部位、与探头呈直角或进针方向指向头部进针。然后超声监测针尖进针过程。通常使用改良 Seldinger 技术穿刺股动脉。

3. 超声引导肱动脉穿刺及置管 超声引导及穿刺技术与桡动脉及股动脉相似(图 5-7-12)。

三、超声引导含液病变的穿刺抽吸和置管引流

(一)含液病变的穿刺抽吸和置管引流操作技术

1. 套管针穿刺方法 使用套管针穿刺靶目标,穿刺成功后拔出针芯,留置软管进行抽吸或留置引流。

2. Seldinger 技术 穿刺针在超声引导监视下进入目标,经穿刺针放入细导丝,然后根据需要逐渐扩张针道,直至能置入较粗的引流管。

3. 注意事项 切不可向塑胶管内强行插入金属针,以防切断或刺破较细的引流管。介入术

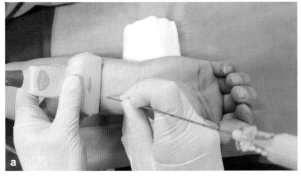
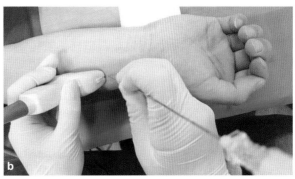

图 5-7-11 超声引导桡动脉穿刺及置管图(何鑫 图)
注:a.超声引导桡动脉横断面穿刺;b.超声引导桡动脉矢状面穿刺

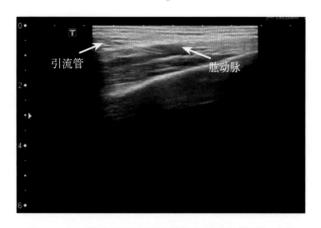

图 5-7-12 超声引导下引流管置入肱动脉(何鑫 图)

后随访有利于及时发现并发症。术后并发症约 60% 发生于术后最初 2 小时内,80% 发生于 4 小时内。最简单的方法是注意血压和脉搏相对于术前的变化。置管引流者,预防引流管滑脱和阻塞非常重要,否则将前功尽弃。必须教会患者和家属如何预防引流管滑脱,如何保持引流管清洁。

(二)胸、腹腔及心包穿刺引流

超声引导能够准确地选择安全的穿刺路径,实时监视操作的全过程,显著增加了穿刺的安全性,尤其适用于少量或局限性积液。盆、腹腔脓肿也是常见的较为严重的感染性疾病。近年来超声介入技术已成为盆、腹腔脓肿定位、诊断和介入治疗的首选方法,可使绝大多数患者免于剖腹之苦,取代了外科手术。采用经腰背部径路对腹膜后间隙脓肿的穿刺冲洗和引流治疗具有径路短、创伤轻、不污染腹腔等优点。禁忌证:凝血功能较差者;合并严重心肺疾病不能耐受手术者;胸腔积液极少者。

1. 胸腔穿刺引流 参见第三章第三节。

2. 心包穿刺引流

(1)心包穿刺按目的分为:诊断性心包穿刺及治疗性心包穿刺。治疗性心包穿刺包括心脏压塞穿刺放液缓解症状、抽脓或注入治疗药物。传统上心包有 3 个穿刺点即心尖部、剑突下及右胸前。超声引导心包穿刺点主要是在心包液体最多的部位、进针途径短且避开肺组织、血管等,通常取心尖 4 腔切面或剑突下 4 腔切面。可选择自由操作或穿刺附加器引导穿刺。患者取坐位或半卧位,以患者舒适为宜。

(2)心包穿刺引流相对禁忌证及并发症:心

肌梗死心肌破裂或动脉夹层破入心包是心包穿刺的相对禁忌证。心包穿刺并发症:迷走神经性心搏骤停或心室颤动;心包胸膜腔漏;剑突下穿刺损伤肝脏;气胸;刺伤冠状动脉或心肌;心包内出血。超声引导心包穿刺可使其并发症明显减少(图 5-7-13)。

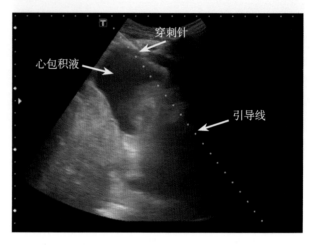

图 5-7-13 超声引导下经皮穿刺心包积液引流术(何鑫 影像)
注:心尖 4 腔切面,穿刺附加器引导心包穿刺

(三)囊肿介入超声诊断与治疗

超声导向穿刺囊性病变的目的是诊断和治疗。

1. 囊肿抽吸诊断的适应证 怀疑有恶性可能的囊肿;囊实性鉴别困难者。

2. 穿刺治疗的适应证 直径 >4~5cm 的囊肿;囊肿引起明显临床症状者;囊肿合并感染;有破裂危险的囊肿;如胰腺假性囊肿、脾外伤性囊肿,肝、肾表面的较大囊肿;可能发生扭转的囊肿;子宫内膜异位囊肿。可用于囊肿硬化治疗的药物种类较多,无水乙醇、四环素、鱼肝油酸钠、平阳霉素等,无水乙醇使用最多、效果较好。接近抽干净后,注入乙醇反复冲洗较为理想,具体用量还应视囊肿大小和患者的耐受程度而定(图 5-7-14)。

3. 禁忌证和注意事项 禁忌证有:凝血功能较差者;可疑腹主动脉瘤患者;典型的嗜铬细胞瘤;无法避开大血管或者胰腺者。避免对与胆管、胰管、泌尿道等生理管道相通的囊肿进行穿刺硬化治疗。抽液和注药全过程应在超声监视下进行,根据囊肿缩小的情况,随时调整针尖的位置,以免脱出。

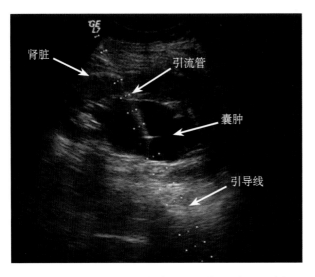

图 5-7-14　超声引导下肾囊肿治疗术(何鑫　影像)

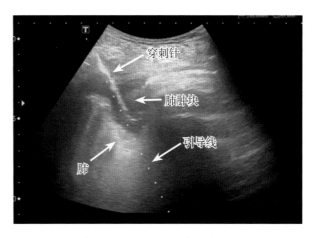

图 5-7-15　超声引导下经皮穿刺肺脏包块活检术(何鑫　图)

四、超声引导经皮穿刺器官活检

(一)超声引导经皮穿刺肺活检

1. 适应证、禁忌证及并发症

(1)适应证:超声声像图能清晰地显示胸膜、紧贴胸膜的肺部周围型病变、胸骨旁心包或纵隔病变。诊断不明确时,都是活检的适应证。

(2)禁忌证:凝血功能障碍者;患者呼吸配合欠佳、合作困难者;可疑肺内血管性病变;严重肺气肿、肺淤血性心脏病者;声像图显示欠清楚或无安全路径的病变。

(3)并发症:气胸、出血、空气栓塞(很少发生)。

2. 超声引导经皮穿刺活检操作技术
穿刺活检前须仔细研究胸部平片、CT 或 MRI,观察病灶位置及其与邻近大血管和纵隔结构的关系,在超声扫查过程中选择最安全穿刺路径。穿刺前指导患者练习如何呼吸。进针过程中若紧贴胸膜处出现弧形强回声,且病灶和针尖突然显示不清时,提示已发生气胸,应停止穿刺。对于较小的病变,应采用倾斜进针,以增加穿刺针尖到肺表面的距离。肺上部和上纵隔病变穿刺时,尽可能避免坐位或半卧位穿刺,以免穿破静脉引起气栓。超声引导能实时调节和控制穿刺针的路径和针尖到达的位置,使肺组织损伤和气胸等并发症的发生率明显减少。而对于弥漫肺间质性病变,要取得足够的标本则必须用粗针切割活检,并发症也随之增多(图 5-7-15)。

(二)肾脏超声引导经皮穿刺活检

超声引导下肾脏及肾占位穿刺活检已成为许多肾脏疾病诊断的重要手段之一。已基本取代了手动盲目活检。禁忌证:凝血功能较差者;高血压;孤立肾、萎缩性小肾脏;多囊肾;大量腹腔积液、肾周积液。肾穿刺活检取俯卧位,腹部垫一硬枕,借以减少穿刺过程中肾脏避让。孤立肾以往作为相对禁忌证,但是在超声引导下肾活检非常安全,因此只要符合适应证,也可以穿刺活检。肾实质萎缩,皮质变薄时,不宜活检。通常选择在右肾下极穿刺。在竖脊肌外缘选择进针点。穿刺时需要注意:引导线(径路)尽可能与肾下极表面切线垂直;穿刺尽可能厚的肾实质;避免穿刺针进入肾窦和腹腔;CDFI 显示引导线经过的肾组织中无明显大于叶间动脉的血管;当肾脏随呼吸运动上下移动时其清晰度需要保持不变。

当穿刺针尖推进至肾脂肪囊外缘时暂停进针,嘱患者屏气,随即迅速推进穿刺针至上肾包膜内,此时停止前进并迅即启动活检。之后,立即退出穿刺针,将取得的组织芯(一般为 15 或 22mm)根据病理检查需要固定或做其他处理。而后根据需要量进行第 2、3 次重复活检。取材结束后,及时用彩色多普勒检查有无动静脉瘘(图 5-7-16)。

肾穿刺术后应卧床 12 小时,并注意血压、脉搏变化。告知患者穿刺术后可能出现轻度肉眼血尿,不必紧张,可以自愈。穿刺后当天留取尿标本,以后每日留尿标本,做尿常规检查,观察有无肉眼血尿和镜下血尿,直至恢复到术前水平。对于肾脏及肾周的局限性病变,穿刺活检方法相似。

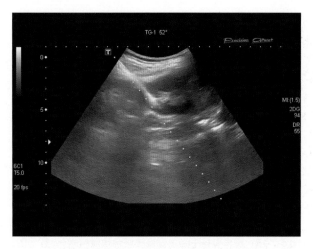

图 5-7-16　超声引导下经皮穿刺肾脏组织活检术（何鑫　影像）

（三）前列腺超声引导经皮穿刺活检

适应证和禁忌证：超声检查或直肠指检可疑前列腺肿瘤、血清前列腺特异抗原（PSA）升高、明确前列腺癌的病理分级。禁忌证：严重肛门疾患；凝血机制障碍；无法耐受者；声像图显示欠清楚或无安全径路的病变。可以选择经直肠或经会阴两种途径活检。经直肠前列腺穿刺前一天应口服缓泻药和抗生素。穿刺前清洁灌肠，穿刺时用碘酊对会阴、肛门和直肠消毒。使用直肠探头配穿刺导向器穿刺。目前对前列腺穿刺活检针数的意见尚不一致。一般认为，有明确结节者，仅对结节活检；有明确血流信号增多区者，应对该区活检。在声像图和 CDFI 无异常的病例，通常需要穿刺 6~8针。即对两叶外腺的底部、中部、尖部各活检一针。对 PAS 持续升高而一次穿刺阴性的患者，视情况增加穿刺点（图 5-7-17）。

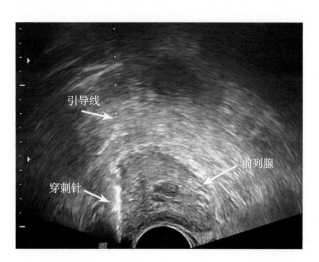

图 5-7-17　超声引导下经直肠穿刺前列腺肿块活检术（何鑫　影像）

前列腺穿刺的主要并发症为出血、感染、疼痛或排尿困难。穿刺时充分估计穿刺针弹射距离，对避免膀胱和尿道损伤非常重要。

（四）浅表器官和组织超声引导经皮穿刺活检（甲状腺、乳腺、淋巴结、肌肉等）

浅表组织活检，超声导向几乎取代了其他影像技术导向。通常选用 5MHz 以上的高频探头自由穿刺。对乳腺、淋巴结、肌肉骨骼，用粗针活检；对甲状腺，尽可能使用细针。禁忌证：凝血功能较差者；心肺功能较差者（图 5-7-18）。

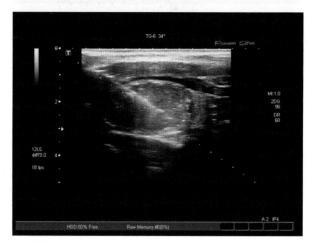

图 5-7-18　超声引导下经皮穿刺甲状腺肿块活检术（何鑫　影像）

五、超声引导下胆囊造瘘

超声引导下胆囊造瘘（ultrasonically guided-percuytaneous transhepatic gallbladder drainage，UG-PTGD）主要用于急性胆囊炎而手术风险很高的危重和老年患者。禁忌证：凝血功能较差者；大量腹腔积液患者；慢性胆囊炎伴胆囊纤维化；无安全穿刺路径。选择胆囊近端 1/3 处经过胆囊床穿刺，成功率达 98% 以上。术后 1 周应该进行胆管造影以判断胆囊管的通畅程度，有无胆管结石和观察导管位置。UG-PTGD 的并发症同超声引导下经皮经肝穿刺胆管造影（ultrasonically guided-percutaneous transhepatic cholangiography，UG-PTC）（图 5-7-19）。

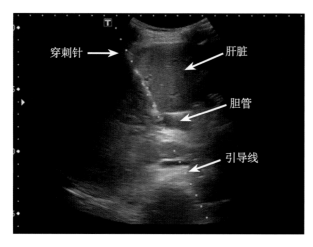

穿刺针　肝脏　胆管　引导线

图 5-7-19　超声引导下经皮经肝胆管穿刺置管引流术(何鑫影像)

(张贵祥　何鑫　姜珏)

参考文献

1. 刘吉斌.现代介入性超声诊断与治疗[M].北京:科学技术文献出版社,2004.
2. 董宝玮.临床介入性超声学[M].北京:中国科学技术出版社,1990.
3. 何文.实用介入性超声学[M].北京:人民卫生出版社,2012.
4. 董宝玮,温朝阳.介入超声学实用教程[M].北京:人民军医出版社,2013.
5. 郭万学.超声医学[M].6版.北京:人民军医出版社,2011.
6. 张武.现代超声诊断学[M].北京:科学技术文献出版社,2008.
7. 中国医师协会超声医师分会.介入性超声应用指南[M].北京:人民军医出版社,2014.
8. 张晖,季正标,王文平,等.超声引导下经皮肺穿刺对外周型肺部病灶的诊断与技术应用[J].中国超声医学杂志,2007,23(12):25-27.
9. 金仲群,张莉,刘怡培.少量积液的超声引导穿刺抽吸治疗[J].中国超声诊断杂志,2002,3(8):596-597.
10. 陈焕伟,崔伟珍,王军华,等.超声引导下经皮经肝胆囊/胆管置管引流术在肝胆系疾病中的临床应用[J].中国微创外科杂志,2005,5(4):292-294.
11. 黄岚,晋军,覃军,等.超声引导凝血酶注射治疗股动脉假性动脉瘤可行性及影响因素探讨[J].中华超声影像学杂志,2004,13(7):528-531.
12. Ablordeppey EA,Drewry AM,Beyer AB,et al. Diagnostic Accuracy of Central Venous Catheter Confirmation by Bedside Ultrasound Versus Chest Radiography in CriticallyⅢ Patients:A Systematic Review and Meta-Analysis[J].Crit Care Med,2017,45(4):715-724.

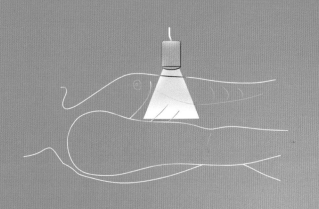

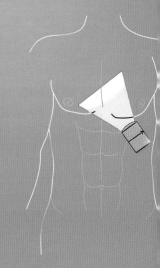

第六章

经食管心脏超声、负荷心脏超声、心肌声学造影及经颅超声多普勒

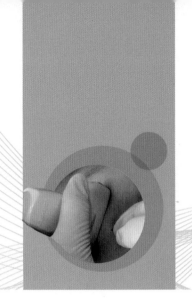

第一节　经食管心脏超声入门

概　述

经食管超声心动图(transesophageal echocardiography,TEE)是将超声探头置于食管内,检查心脏和出入心脏大血管的结构和功能。由于胸壁或肺部病变等原因,约20%的经胸超声心动图(transthoracic echocardiography,TTE)难以获得清晰的图像。食管与心脏紧密相邻,置入食管内的超声探头避开了胸壁和肺组织的干扰,获得心脏和大血管清晰的图像,是超声监测心脏的极佳"窗口"。TEE已经是围术期及重症监护病房重要的监测技术。未来,我国不仅在麻醉科围术期及重症监护病房领域开展TEE,而且将在心内科、急诊科等领域开展TEE,特别是对致命性急性胸痛病因鉴别诊断、心房颤动等起到重要的诊断价值。

临床医师实施TEE主要的挑战是识别食管超声切面与心内结构的关系。因此,本节重点论述食管解剖及毗邻关系、TEE的4个超声"窗口"、3个基本心脏切面及20个心脏切面。

一、TEE 优势、适应证及禁忌证

1. TEE 适应证　TTE不能明确心脏和大血管病变者,如风湿性瓣膜病、细菌性心内膜炎瓣膜赘生物、二尖瓣脱垂、先天性心脏病(房间隔或室间隔缺损)等,评估心房内血栓,选择人工心脏瓣膜或闭合器、围心脏手术期评估,以及血流动力学监测。

2. TEE 禁忌证

(1) 绝对禁忌证:食管静脉曲张和出血、肿瘤侵犯食管、食管破裂、食管溃疡、食管炎、食管手术史、食管胸部放疗史、活动性上消化道出血、不明原因吞咽困难、可疑颈椎损伤、血流动力学不稳定或呼吸抑制的非插管患者等。

(2) 相对禁忌证:进食后 <4 小时、食管狭窄成功扩张术后、口咽畸形、胃溃疡、胃手术史及凝血功能异常等。

3. 注意事项　TEE属于无创检查、安全。但是,插入超声探头及检查的过程中,可能发生并发症,通常有牙齿及咽部创伤、误吸、恶性心律失常等。严重并发症是,当患者紧张而导致食管入口处紧缩,用暴力强行通过可撕破咽后壁或食管环甚至导致穿孔破裂。因此,实施TEE时需要患者的配合,非麻醉状态且不配合的患者不应实施TEE,以免带来严重的并发症。极度衰竭、血流动力学不稳定以及各种食管病变等,不宜行TEE检查,然而,ICU的危重症、血流动力学不稳定以及围术期患者伴气管插管,常需要实施TEE监测,并且已经成为临床重要的监测手段。研究显示,手术中TEE的总并发症是0.2%,其中吞咽疼痛或擦伤0.1%,上消化道出血0.03%,食管穿孔0.01%,误入气管内0.03%,牙齿损伤0.03%。

二、食管解剖及毗邻关系

实施TEE检查时,为了选择不同的心脏切面,需要将超声探头在食管内进行上下、前后、左右及0°~180°的旋转。检查者不仅应熟悉食管的解剖结构,也应熟悉食管、心脏及毗邻解剖关系,要有三维立体思维。有TTE基础,更容易理解TEE的不同心脏切面及其影像。

1. 食管走行及毗邻解剖关系　食管起于后

咽部终止于贲门,全长约 25cm。为估测超声探头插入食管的深度位置,应熟悉食管几个关键部位距离切牙的长度。成人从切牙至贲门的距离为 40~45cm,食管入口处距离切牙约 15cm,支气管 - 主动脉缩窄处距离切牙约 23~25cm。食管壁自内向外由黏膜、黏膜下层、内环行肌、外纵行肌形成,周围是疏松的纤维结缔组织。食管壁较脆弱,容易撕裂。食管吸气时管腔扩大、呼气时管腔缩小。在纵隔部位,食管与心脏相伴下行,心脏在前,食管在后。在主动脉弓水平以上,食管偏右;在气管分叉平面以下食管稍斜向左。

2. 食管分段 临床习惯将胸段的食管分为 3 段。

(1) 食管上段:食管入口在后咽部,相当于环状软骨下缘,距离切牙 15cm。由于食管入口是咽与食管交接处、由环绕食管入口的环咽肌和环状软骨而导致食管腔较窄,其横径为 14mm,是食管第一个缩窄部位,又称颈缩窄。当插入超声探头时,应注意食管入口处的环咽肌松弛与否,切忌暴力强行通过。可用床旁超声协助监测超声探头插入位置(见图 5-2-3、图 5-2-12)。

(2) 食管胸段(中段):主动脉弓上缘至下肺静脉平面。在气管、主动脉弓、左主支气管、左心房的后方。在食管胸段,食管从主动脉弓上缘开始贴近心脏,从上至下依次是心房上部、心房中部、心房下部、房室沟及心室。在主动脉弓平面下方,气管介于升主动脉和食管之间,影响食管超声探测窗口。在相当于胸骨角平面或第 4、5 胸椎水平,主动脉弓和左主支气管从食管前方跨过,致使食管前壁向内突出,横径为 15~17mm,是食管的第二狭窄部位,又称支气管 - 主动脉缩窄,此处食管距离切齿约 23~25cm。临床意义:食管在经过第二狭窄部位后随即开始贴近位于其前方的左心房、左心室。因此,在探头通过食管第二狭窄处后是监测心脏的超声"窗口"。食管胸段有 2 个超声窗口:①食管上部(UE):距离门齿约 25~28cm;②食管中部(ME):距离门齿约 38~42cm。UE 和 ME 是观察左心房和左心耳血栓的最佳超声窗口。临床上,心房颤动诊治指南将 TEE 作为确定左心房和左心耳是否有血栓的标准检查,而不用 TTE。此外,熟悉食管与胸主动脉的前后关系,有助于 TEE 监测胸主动脉病变。

(3) 食管腹段:下肺静脉至贲门及胃。食管腹段位于左侧肝叶后方,仅 1~2cm。在膈肌水平,食

管与胃连接,是食管第三个狭窄处。临床意义:食管腹段有 2 个超声窗口——胃(TG)和胃深部(dTG)。

3. 食管超声"窗口" 食管主要有 4 个超声"窗口":食管上部(upper esophageal,UE),食管中部(mid esophageal,ME),胃(transgastric,TG),胃深部(deep transgastric,dTG)。通常 UE 和 ME 窗口观察心脏瓣膜、主动脉及心房。TG 和 dTG 切面主要监测心室(图 6-1-1)。

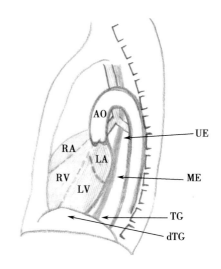

图 6-1-1 TEE 的 4 个超声窗口位置示意图(李丽君 图)
注:RA:右心房;RV:右心室;LA:左心房;LV:左心室;AO:主动脉;显示升主动脉与降主动脉之间的主动脉窗内是气管分叉(黄色);食管是绿色,由上至下依次是 TEE 的 4 个经典窗口(UE、ME、TG 及 dTG);UE:食管上部窗口;ME:食管中部窗口,食管与左心房密贴;TG:食管经过膈肌进入胃的窗口;dTG:探头经膈下伸入胃底部探测心脏的窗口

三、TEE 操作

成人 TEE 探头由装在改进的胃镜尖端的相控超声探头组成。

1. 患者准备 患者和(或)家属知情同意书及相应的签字。患者在检查前 12 小时禁食。准备好心肺复苏设备、抗心律失常药物等急救药品。手术监测时,或重症监护病房监测昏迷及镇静的患者时,患者的位置通常呈仰卧位。心脏内科医师操作食管超声时,患者通常呈左侧卧位。插管前,用 2% 丁卡因喷咽后壁并吞咽少许,麻醉咽黏膜和食管黏膜。

2. TEE 探头选择 TEE 探头是相控阵型,分为单平面、双平面及多平面。临床通常选用多平面探头,用旋钮调节探头的扫描角度,获得多平面。

3. 检查食管超声探头、管体及操作柄的控制按钮　TEE 的顶端是换能器,由晶片组成,是获得超声影像图的关键部件。成人 TEE 探头直径为 14mm。应检查超声探头有无缺损。连接顶端换能器的是管体,直径约 1cm,外表有刻度,用于掌握管体插入食管的深度。管体后端是操作柄,操作柄有不同的控制按钮:控制探头顶端左右弯转、控制探头前后伸屈、控制超声束的角度。应逐一检查这些控制按钮的功能。操作柄后是通过插头与超声主机相连的导线。

4. TEE 插管　将牙垫套在食管超声的管体后,涂抹超声耦合剂于食管探头的顶端和前段的表面。可以借助直接喉镜插入探头。右手执管体,探头轻微前屈,将探头顶端置于后咽部正中,经舌根上方插入食管。通常,在插入时,可将下颌前举,有助于插入食管。但是,在探头通过喉部时不应前举下颌骨。在插入探头的过程中,没有阻力或仅仅有轻微的阻力。当探头通过声门和括约肌后,有明显的落空感。当插入探头时有明显的阻力时,不宜粗暴地插入,此种状况往往提醒操作者,可能有未被知晓的食管结构异常。食管超声的管体有刻度,提醒检查者探头所处的食管部位。约 2% 患者难以将超声探头插入食管。

5. 探头位置和角度调节　为了获得每个食管超声窗口的各个心脏切面,需要将探头在食管内上下移动,又称为前行和(或)后撤。以检查者在患者的头部位置为例,探头向患者的右侧旋转为顺钟向,探头向患者的左侧旋转为逆钟向。通常,在超声显示屏右上角,显示影像图所处的超声角度。探头能从 0°(在水平面)旋转至 180°,或从 180° 旋转至 0°,不同角度显示不同的图像。

Tips:

　　TEE 检查时间不宜过长,因为清醒的患者不易耐受,而神志不清的患者则病情危重。以问题为导向进行重点检查更可取。

四、TEE 探头角度与心脏及大血管切面

1. TEE 基本心脏切面　类似 TTE 心脏切面(见图 1-2-9),TEE 有 3 个基本心脏切面:心尖 4 腔切面、短轴切面(SAP)(图 6-1-2)及长轴切面(LAP)。

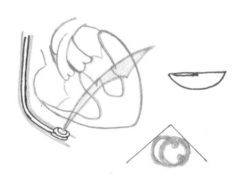

图 6-1-2　TEE 短轴切面示意图(李丽君　图)
注:绿色是食管,TG 窗口,超声探头在 0°,超声束切过心脏短轴,获得心脏短轴切面
(引自:Perrino,Reeves. Transesophageal Echocardiography,2003.)

2. TEE 探测角度　食管有 4 个超声窗口、3 个心脏基本切面,在每个窗口的切面,旋转探头角度可获得该切面的不同角度的图像。以 ME 窗口心脏 4 腔切面为例,旋转探头角度可获得 0°~180° 超声影像(图 6-1-3)。

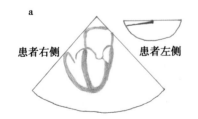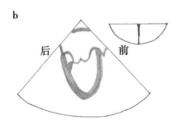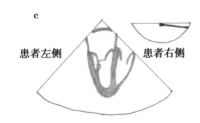

图 6-1-3　ME 窗口在 0°、90° 及 180° 心脏影像图(李丽君 图)
注:a.0°,心脏 4 腔;b.90°,二尖瓣前叶和后叶;c.180°,与 0° 比较,左心室与右心室的位置正好相反
(引自:Mathew,Ayoub. Clin Manual & Review of TEE. McGraw Hill .2005.)

3. TEE 探头角度和心脏切面　麻醉师及重症监护医师通常使用 SCA（society of cardiovascular anesthesiologists）/ASE（American society of echocardiography）推荐的 20 个心脏切面，其图像方位是扇尖朝上，弧面朝下（图 6-1-4）。

我国超声界，TEE 图像方位是扇尖朝下，扇的弧面朝上，与 TTE 图像方位相反。扇尖朝下，扇弧面朝上的超声心动图像方位常用的标准切面有：①心脏横轴切面：包括主动脉根部短轴切面、4 腔心切面、5 腔心切面、二心房切面及左心耳切面、肺静脉水平切面；②心脏纵轴切面：包括主动脉根部长轴切面、右心室流出道长轴切面、上腔静脉长轴切面、降主动脉长轴切面。

Tips:

无论 TEE 图像方位是扇尖朝上或朝下，只有熟悉食管与心脏毗邻关系、熟知心脏切面和角度，都能辨别心脏结构。

五、TEE 临床应用

1. 心脏瓣膜　尽管 TTE 能确诊大部分心脏瓣膜病，但 TEE 更有优势。

（1）评估二尖瓣狭窄

1）二尖瓣叶增厚的定性和定量评估：食管中

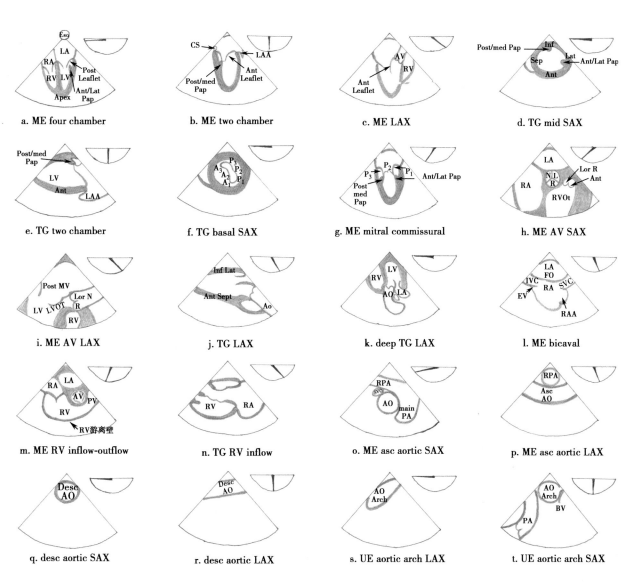

a. ME four chamber　　b. ME two chamber　　c. ME LAX　　d. TG mid SAX

e. TG two chamber　　f. TG basal SAX　　g. ME mitral commissural　　h. ME AV SAX

i. ME AV LAX　　j. TG LAX　　k. deep TG LAX　　l. ME bicaval

m. ME RV inflow-outflow　　n. TG RV inflow　　o. ME asc aortic SAX　　p. ME asc aortic LAX

q. desc aortic SAX　　r. desc aortic LAX　　s. UE aortic arch LAX　　t. UE aortic arch SAX

图 6-1-4　TEE 的 20 个心脏切面示意图（李丽君　图）

（引自：The SCA/ASE 指南。Anesth Analg 1999,89:870-884.）

段心脏 4 腔及 2 腔切面获得 M 型、B 型图像，识别二尖瓣缘联合融合的位置和范围、瓣叶的钙化程度和动度、瓣下装置的病变范围、估测瓣口面积。左心房血栓是瓣膜球囊成形术的相对禁忌证。TEE 检出左心耳血栓的敏感性和特异性均 >95%，左心房血栓的敏感性是 81%，特异性是 99%；而 TTE 的敏感性仅 32%。二尖瓣叶严重增厚、钙化产生声影影响超声图像，食管中段超声窗口的 4 腔和 2 腔切面可能低估二尖瓣瓣下受损的程度，而经 TG 及 dTG 的短轴或长轴切面，可以弥补其不足。

2）二尖瓣狭窄严重程度评估：食管中段纵向切面、胃底部水平切面分别获得左心室流出道直径和左心室流出道血流速度，用于计算二尖瓣口面积。4 腔和 2 腔切面可以评估二尖瓣峰值跨瓣压差、平均跨瓣压差、压力减半时间、速度时间积分（VTI）、PISA 等。4 腔切面也可评估三尖瓣、右心室的结构和功能。

3）指导经皮二尖瓣球囊成形术：可行、安全、能耐受。指导并定位导管插入房间隔、测量球囊、二尖瓣定位，评价手术效果。及时发现手术并发症如二尖瓣反流、巨大房间隔缺损、心房或心室破裂合并急性心脏压塞。

（2）评估二尖瓣关闭不全：TEE 用于 TTE 不能诊断的二尖瓣关闭不全的病因、严重程度、结构、左心室功能，特别是评价急性二尖瓣关闭不全的严重程度优于 TTE。TEE 有助于确定瓣膜手术的类型和效果。选择 TG 及 dTG 的心脏长轴、短轴，食管中段 4 腔、2 腔切面及长轴切面。在 4

腔切面收缩期测量二尖瓣叶软组织反射回声厚度。无论是 TTE 抑或 TEE，彩色多普勒是诊断二尖瓣反流的主要技术，但是二者都不应使用 2 腔切面彩色多普勒评估二尖瓣反流，因为与瓣缘对合和反流束垂直或平行的图像可能高估关闭不全的宽度。TEE 选择食管中段 4 腔心和长轴切面（110°~130°）。

1）二尖瓣腱索断裂：TEE 检出二尖瓣腱索断裂的敏感性和特异性均为 100%。而 TTE 的敏感性和特异性分别是 35% 和 100%。

2）二尖瓣置换或修复术中的应用：TEE 能提供术前、术中二尖瓣解剖结构，评估瓣膜的病理学，评价手术的可行性，确定手术类型。但是，由于麻醉降低心脏前后负荷而低估二尖瓣反流程度，因此不应在术中评估二尖瓣反流程度（图 6-1-5、图 6-1-6）。

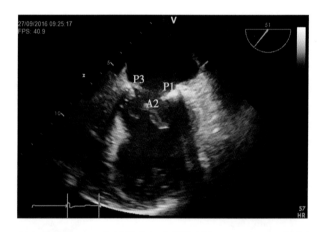

图 6-1-5　ME 二尖瓣联合超声影像图（Jorge Cruz　影像）

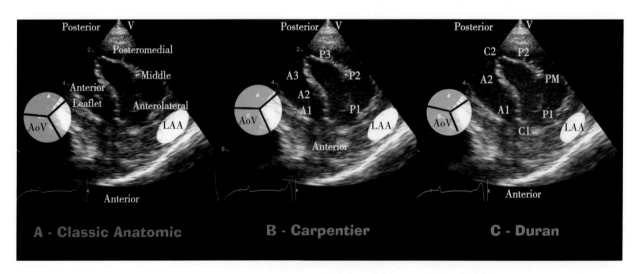

图 6-1-6　ME 超声窗口二尖瓣联合处超声影像图（Jorge Cruz　影像）

Tips:

　　TEE 二维超声评估小叶或瓣缘联合受损的敏感性和特异性较差。

----

　　(3) 评估主动脉瓣反流：TEE 能明确主动脉瓣反流病因、机制及严重程度。

　　1) 监测主动脉根部 / 主动脉瓣的形态学：M型和二维超声均选择 TEE 心底长轴和短轴切面。TEE 二维超声测量主动脉瓣反流口面积 <0.2cm²、0.2~0.4cm² 和 >0.4cm²，分别对应血管造影的轻度、中度及重度主动脉瓣反流，其敏感性、特异性和预测值为 81%~97%。

　　2) 监测主动脉瓣反流对左心房和左心室的血流动力学影响：TEE 选择经胃短轴和长轴切面，能精确定量左心室舒张期末和收缩期末容积、总射血量及 EF。

　　3) 多普勒超声监测主动脉瓣反流程度：脉冲多普勒评估反流量时，TEE 选择心底长轴切面测量左心室流出道内径，然后依据公式计算。连续波多普勒评估反流量时，TEE 选择经胃 3 腔或 5腔心切面，计算压力减半时间等。彩色多普勒则选择心底短轴和长轴切面。

　　(4) 评估主动脉瓣硬化和狭窄：TEE 测主动脉瓣狭窄程度及主动脉根部病变。二维超声心底短轴(35°~55°)、长轴(120°~140°) 切面；脉冲和连续波多普勒的最佳显像切面是经胃底切面 107°；彩色多普勒最佳显像切面是经胃及心底长轴切面。TTE 和 TEE 都可以准确地显示主动脉瓣硬化和狭窄形态(图 6-1-7)。

　　(5) 评估主动脉疾病：急性主动脉疾病，临床

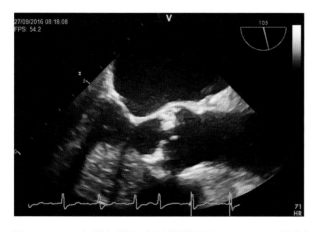

图 6-1-7　ME 短轴切面主动脉瓣影像图(Jorge Cruz　影像)

多见于急性主动脉综合征(如动脉夹层和夹层破裂等)、外伤伴主动脉瓣脱垂等，病情凶险，死亡率极高。虽然 CT 和 MRI 能提供胸主动脉的精密图像，但搬运患者、时间延误等增加风险，是其最大缺陷。床旁超声则可快速诊断、不干扰心肺复苏、创伤性低、并发症少。较之 TTE，TEE 评估整个胸主动脉更有优势。但是，TEE 是半有创、不适合有食管或颈部创伤者。

　　显示主动脉的最佳切面有①显示升主动脉的最佳切面：多平面探头、120°~135° 显示主动脉长轴、从主动脉瓣至头臂干约 10cm。经胃窗口可显示升主动脉约 3~5cm，多平面成像在 0°、90° 和120°。②主动脉弓及降主动脉的最佳切面：在 0°观察短轴平面，在 90° 观察长轴平面。在经胃切面(探头插入深度约 45~50cm)，逐步后退探头，可以观察从腹主动脉到主动脉弓全程动脉，0° 观察短轴平面，90° 观察长轴平面。因为超声束与主动脉血流垂直，故不能获得主动脉最大血流速度。

　　1) 主动脉瘤 TEE 超声特征：在 0°(降主动脉的横断面) 和 90°(降主动脉的长轴平面) 观察动脉瘤的形状、大小、形态、斑块及血栓。但是，由于气管的影响，主动脉平面下方的升主动脉不能显示。

　　2) 主动脉夹层 TEE 超声特征：超声图像显示主动脉扩张、腔内有飘动的线样动脉内膜片将主动脉腔分隔成真腔和假腔；由于动脉内血流从破口不断进入假腔，假腔的张力增加，通常假腔比真腔大；收缩期真腔扩大而假腔压缩；真腔容易获得连续多普勒或脉冲多普勒血流信号图像，假腔则血流信号减弱或没有；假腔常有血栓形成而真腔则少有。但 TEE 仍有其局限性。超声造影有助于鉴别真腔与假腔。

　　2. 心室、心房 / 心耳血栓

　　(1) 房室血栓：大多数心房颤动或心房扑动的血栓发生于左心耳，极少数发生于左心房腔内。TEE 对左心房 / 左心耳血栓检出率明显高于 TTE。TEE 二维超声左心耳切面、4 腔切面、左心房切面、右心室 2 腔切面及下腔静脉切面可监测心房心室血栓。超声特征：血栓呈软组织回声的团块，团块形态不规则，大小不等，常附着在心耳内壁。血栓的动度不一。

　　(2) 心房心室超声自发显影现象：自发显影与心腔血栓形成有关。由于心房或心室血流缓慢导致红细胞聚集，二维超声可见左心房或左心室内

呈旋转的烟雾状回声,称自发显影现象,常见于心房颤动、心房扑动、左心室收缩功能减低、左心室室壁瘤、二尖瓣狭窄等。右心室心肌梗死或严重的右心室功能减低也可发生右心室或右心房超声自发显影现象。

(3) 左心室血栓形成:左心室血栓的特征是突入左心室腔边界清楚的团块,团块形状不一。新鲜血栓的回声与心肌相似,陈旧性血栓的回声增强、不均匀、边界清楚,罕见钙化。

Tips:

突入心腔或活动性血栓,发生栓塞的风险更高。

3. **TEE 评估房间隔缺损**　临床上,成年人最常见的先天性心脏病是房间隔缺损。在食管中段心脏4腔切面能清晰地观察房间隔、房室瓣及瓣下结构,鉴别房间隔缺损的类型。在此切面,顺时针转位定位在右心房,在60°~90°多平面扫查以鉴别静脉窦型缺损。

(李丽君)

参考文献

1. Kallmeyer IJ, Collard CD, Fox JA, et al. The safety of intraoperative transesophageal echocardiography: a case of series of 7200 cardiac surgical patients [J]. Anesth Analg, 2001, 92(5): 1126-1130.

2. 卡洛斯·A·罗丹. 超声心动图全解指南[M].2 版. 尹立雪,译. 天津:天津出版传媒集团,2014.

3. Mathew J, Ayoub C. Clinical Manual and Review of Transesophageal Echocardiography [M]. NewYork: Mcgraw-Hill Pub, 2004.

4. Shanewise JS, Cheung AT, Aronson S, et al. ASE/SCA guidelines for performing a comprehensive intraoperative multiplane transesophageal echocardiography Examination: recommendations of the American Society of Echocardiography Council for Intraoperative Echocardiography and the Society of Cardiovascular Anesthesiologists Task Force for Certification in Perioperative Transesophageal Echocardiography [J]. Anesth Analg, 1999, 89(4): 870-884.

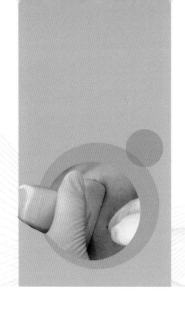

第二节 负荷心脏超声

提　要

▶ 负荷心脏超声的适应证、诊断标准及分级
▶ 多巴酚丁胺(dobutamine,DBA)负荷心脏超声操作技术

概　述

负荷心脏超声(stress echocardiography)是用运动负荷或药物负荷激发有冠状动脉狭窄患者的心肌供血与需求失衡,导致心肌缺血产生室壁运动异常,将负荷状态心脏超声与静息状态心脏超声对比,从而判断心血管生理及病理状态。研究已证实,心肌缺血产生心室舒张功能及室壁运动异常早于胸痛及心电图,更早于血清心肌酶升高。1935年,Tennant、Wiggers及Master等发现冠状动脉血流终止后产生异常心肌运动。1979年,负荷心脏超声首次用于临床诊断。20世纪80年代末期开始,负荷心脏超声被临床广泛接受和应用。迄今,负荷心脏超声不仅是有价值的诊断冠心病的技术,而且能评估心脏收缩/舒张功能异常及瓣膜病变的预后,优于负荷心电图。近30年来,临床研究证实了负荷心脏超声的安全性,特别是多巴酚丁胺负荷心脏超声在心律失常及神经精神症状方面的安全性。

负荷心脏超声包括运动负荷(活动平板、踏车)、药物负荷(多巴酚丁胺、腺苷、双嘧达莫、麦角新碱等)、心脏起搏负荷以及冷压试验等。其中,临床广泛接受并应用的是活动平板负荷心脏超声及多巴酚丁胺负荷心脏超声。本文仅论述活动平板及多巴酚丁胺负荷心脏超声。

一、负荷心脏超声的临床价值

(一) 负荷心脏超声适应证及方法选择

1. 适应证

(1) 鉴别胸痛病因:诊断已知或待诊的冠状动脉粥样硬化性心脏病引起的心肌缺血。运动负荷心电图假阳性的可能性大,如完全性左束支传导阻滞、地高辛、WPW综合征、二尖瓣脱垂、女性、静息时非特异性ST-T改变等,选择负荷心脏超声。

(2) 冠心病危险分层:心绞痛、心肌梗死后、冠状动脉血运重建后,以及非心脏手术前评估。

(3) 缺血定位和存活心肌检测。

(4) 心脏瓣膜病(非缺血性适应证)。

(5) 需心脏负荷试验但不能充分运动的患者:如严重心肺疾病及残疾等。

(6) 监测多巴酚丁胺强心效果:特别是在重症心力衰竭救治期间。

2. 负荷心脏超声方法的选择
为了帮助临床合理地选择负荷心脏超声方法,(++)是推荐的技术;(+)是可选择技术,在不能实施运动时选择;(±)是可选择技术,但缺乏研究文献支持;NR是不推荐或没有研究文献支持的技术。

(1) 鉴别胸痛病因:活动平板或踏车负荷心脏超声是(++)选择。多巴酚丁胺负荷心脏超声是(+)选择。

(2) 筛查高危患者:活动平板、踏车及多巴酚丁胺负荷心脏超声临床选择都是(++)。

(3) 非心脏手术前危险评估:多巴酚丁胺负荷心脏超声选择是(++),运动负荷心脏超声选择是(±)。

(4) 心肌梗死后分层评估:运动负荷心脏超声选择是(++),多巴酚丁胺负荷心脏超声选择是(+)。

(5) 心肌活性评估:运动负荷心脏超声选择是NR,多巴酚丁胺负荷心脏超声选择是(++)。

(6) 瓣膜疾病评估:活动平板负荷心脏超声选择是(+),自行车负荷心脏超声选择是(++),多巴酚丁胺负荷心脏超声选择是(±)。

(7) 肺动脉高压:活动平板负荷心脏超声选择是(±),自行车负荷心脏超声选择是(++),多巴酚丁胺负荷心脏超声选择是NR。

(8) 呼吸困难和疲劳评估:活动平板负荷心脏超声选择是(++),自行车负荷心脏超声选择是(++),多巴酚丁胺负荷心脏超声选择是NR。

(二) 负荷心脏超声诊断标准

1. 负荷心脏超声评估标准

(1) Armstrong 将负荷心脏超声反映总结为正常、异常反应和有问题反应3种状况:①正常反应:在休息状态,心肌反应正常或亢进(hyperkinesis);负荷时,心肌反应亢进。②异常反应:休息时,呈正常反应,或运动减弱(hypokinesis),或无运动(akinesia)/运动反向(dyskinesia);负荷时,心肌异常反应有运动减弱,或无运动,或运动反向。③问题反应:休息时,心肌反应正常,或运动减弱,或无运动,或运动反向;负荷时,心肌反应正常或亢进。

(2) 通常,负荷心脏超声的阳性标准

1) 出现1个或1个以上室壁节段运动异常,包括:室壁心肌运动无增强、或运动减弱,或无运动,或运动反向。

2) 左心室扩大,左心室射血分数减低。

3) 出现新的二尖瓣和(或)三尖瓣关闭不全,或原有的二尖瓣和(或)三尖瓣关闭不全加重。

4) 出现肺动脉压升高,或原有肺动脉高压加重。

2. ASE(美国超声协会)负荷超声心肌反应性分级

(1) Ⅰ级(正常):①休息时:心脏超声室壁运动正常;②负荷心脏超声:室壁运动亢进;③临床意义:无冠心病,无心肌缺血;④临床状况:正常人,无冠心病。

(2) Ⅱ级(心肌缺血):①休息时:心脏超声室壁运动正常;②负荷心脏超声:不正常;③临床意义:有冠心病,缺血引起;④临床状况:冠心病,无陈旧性心肌梗死。

(3) Ⅲ级(固定性冠脉病变):①休息时:不正常;②负荷心脏超声时:稳定;③临床意义:有冠心病,没有激发心肌缺血;④临床状况:有陈旧性心肌梗死,可能是单支病变。

(4) Ⅳ级(混合性冠脉病变):①休息时:不正常;②负荷心脏超声时:新增加的不正常;③临床意义:有冠心病,新增加的区域是心肌缺血;④临床状况:陈旧性心肌梗死,可能存在多支病变。

3. 与冠心病相似的非缺血性室壁运动异常
有些疾病能发生与缺血性异常相似的室壁运动异常,应予鉴别。扩张性心肌病,室壁运动异常呈弥漫性。局限性心肌炎的室壁运动异常有变异。肥厚性心肌病的室壁运动异常发生在心尖和室间隔。严重的左心室肥厚的室壁运动异常发生在心尖。左束支传导阻滞的室壁运动异常发生在室间隔。室壁运动异常在心室起搏心律发生在室间隔和心尖;在二尖瓣脱垂发生在下壁近端;在神经肌肉疾病有变异,但常发生在后壁。

(三) 各种负荷心脏超声优劣势比较

1. 活动平板负荷心脏超声的优劣势
①优势:花费低,熟悉的运动方式,较高的特异性;②劣势:仅在运动后显像,损伤分层有局限性,对单支冠脉病变敏感性低,对多支冠脉病变特异性差。

2. 踏车负荷心脏超声的优劣势
①优势:对单支冠脉病变有较高的敏感性,对多支冠脉病变较高的特异性;②劣势:技术较复杂,特异性较低,部分老年人不甚熟悉的运动。

3. 多巴酚丁胺负荷心脏超声优势
多巴酚丁胺负荷超声是临床广泛应用和接受的药物负荷心脏超声技术。临床上,由于老年、残疾等原因,许多患者难以实施运动负荷心脏超声,因此选择药物负荷心脏超声。

二、负荷心脏超声

(一) 多巴酚丁胺(dobutamine,DBA)负荷心脏超声

DBA 是临床药物负荷心脏超声(stress echocardiography)常用的药物。

1. DBA 负荷心脏超声作用机制及副作用

(1) DBA 的药理作用:DBA 是人工合成的儿茶酚胺类药物,半衰期短,仅2分钟,主要兴奋心脏 β_1 受体,对 β_2 受体和 α 受体作用较弱。DBA 静脉注射增强心肌收缩力,大剂量则使心率增快、血压增高、心肌耗氧量增加。因此,在有狭窄的冠状动脉供血的区域,引起或加重心肌缺血。由于低剂量 DBA 能激活冬眠心肌,常用小剂量 DBA 负荷心脏超声监测慢性缺血或心肌梗死后"冬眠"心肌的存活。

与腺苷和双嘧达莫比较,DBA 的敏感性最高,心肌活性评估最佳,副作用较小,特别是严重副作用如心室颤动、心肌梗死的发生率非常低。用静脉微量泵输注 DBA,剂量由 5μg/(kg·min) 开始,每隔3分钟增加剂量,直至 40μg/(kg·min),持续5分钟。目标心率为(220- 年龄)×85%。如未达目标心率,可静脉微量泵输注阿托品 0.25mg/min,总剂量不超过 1mg,直至达到目标心率。从静脉输注 DBA 开始至结束期间,每间隔3分钟增加药物剂量时,采集心电图和心脏超声影像。

(2) DBA 副作用及应对措施:DBA 绝大多数副作用是发抖、焦虑、心悸、脸红等神经精神方面的副作用,通常在静脉输注初始发生,症状轻微且具有自限性。较严重的副作用是心绞痛和心律失常。部分胸痛症状不是心肌缺血导致的心绞痛,需要鉴别。输注 DBA 期间发生心肌缺血导致的心绞痛,应停止输注并舌下含硝酸甘油,大多数情况能缓解症状。当发生持续性心绞痛和心电图改变、持续性节段性室壁运动异常时,静脉注射 β 受体阻滞剂有效。DBA 负荷心脏超声发生单发室性期前收缩和房性期前收缩与缺血性心脏病无关,也有报道发生短暂的室性心动过速或心室颤动和心房颤动。通常,心房颤动发生于有慢性阻塞性肺疾病并使用大剂量支气管扩张剂的患者,并且在终止多巴酚丁胺后仍持续,按照心房颤动常规治疗即可。此外,输注 DBA 期间可能发生低血压,发生率高达 20%。严重收缩压降低的发生机制可能是左心室心肌收缩增强导致动态左心室流出道梗阻(参见第二章第二节和第五节)而与冠心病无关,而血压逐渐降低的发生机制可能是原有冠脉阻塞。通常,输注 DBA 期间发生的低血压,终止输注后血压能快速恢复。其他副作用有瓣膜反流和肺动脉高压。

2. DBA 负荷心脏超声的操作方法　二维超

声,心脏探头取胸骨旁左心室长轴切面、心尖4腔、2腔及长轴切面,按照 ASE 心肌16节段分法,脱机对比分析静息状态下及不同负荷条件下心肌各节段反应,测左心室功能变化,室壁运动评分(参见第一章第二节、第二章第二节"左心室节段性室壁运动异常")。

心脏超声诊断仪内置数字图像获取系统,无论是运动负荷或药物负荷心脏超声,可以存储不同时期不同切面的图像,内置软件能离线分析,调出不同时期同一切面的图像,比较分析负荷试验前、负荷试验间歇及负荷试验后不同时期同一切面的影像,便于观察同一心肌组织在不同时期的变化过程。仪器具有评分和报告功能。

3. 局限性　操作者有主观判断,观察者之间的变异大。需要培训。

附:DBA 负荷心脏超声的设备和操作流程(供临床参考):

1. 负荷心脏超声前的准备

(1) 设备准备:超声心动图仪,12导联心电图仪,心脏除颤仪器,无创自动血压、心电、呼吸及指脉氧饱和度监测仪,氧气和鼻导管,输液泵和二通注射套管等注射用品和消毒用品。放置测血压袖带于左上臂,设置每2分钟自动记录血压。将12导联心电图电极片避开心脏超声探头放置的部位并连接心电图机。由监护室护士负责操作。

(2) 药物准备:包括多巴酚丁胺、阿托品、艾司洛尔、硝酸甘油、利多卡因、生理盐水、5% 葡萄糖注射液等。

(3) 患者准备:测试前3小时禁食。电解质和心电图 QT 间期正常范围。

2. 多巴酚丁胺负荷心脏超声测试

(1) 在输注多巴酚丁胺前及输注期间的每个阶段记录血压、心率及12导联心电图。全程心电、血压监测。

(2) 多巴酚丁胺从 5μg/(kg·min) 开始,每间隔3分钟增加剂量[10、20、30、40μg/(kg·min)],递增至最大剂量 40μg/(kg·min)并持续5分钟。在每一阶段结束前10秒,调整药物剂量。在超声监测下增加剂量。如果达到停止的指标,虽然没有达到最大剂量,仍应停止输注。同时每节段记录心电图 ST 段及 T 波,观察心肌收缩力、房性和室性心律失常。

（3）如果多巴酚丁胺 40μg/（kg·min）输注 3 分钟后没有达到目标心率，可静脉弹丸注射阿托品 0.25mg，间隔 1 分钟，累积最大剂量 1mg。当停用多巴酚丁胺时，即进入恢复期，收集恢复期超声影像后，试验结束。

（4）负荷试验结束后，继续观察 20~30 分钟，心率恢复至 100 次/分以下，血压正常，可撤除监护。

3. 心脏超声　在多巴酚丁胺输注前及输注期间每个剂量节段，获得数字化处理的超声各个切面影像，包括胸骨旁长轴和短轴切面、心尖 4 腔、2 腔和长轴切面。每次应有 10 次心动周期的超声影像。如果存在局部室壁运动异常，继续显示图像直至恢复。如果有明显呼吸困难，检查三尖瓣反流并记录血流速度。如果心室处于高动力运动状态，伴呼吸困难或血压上升，应监测左心室流出道是否梗阻。当心率恢复至仍比休息时高出 15~20 次/分时，应获取最后一系列恢复期影像。

（二）活动平板负荷心脏超声操作技术

活动平板负荷心脏超声技术是在平板运动后快速实施心脏超声。临床心电图活动平板运动草案及注意事项适用于活动平板负荷心脏超声。采用美国 Bruce 方案，简单方便、耐受性好、心血管负荷较高。运动后图像必须在 1 分钟内采集完毕。

（三）活动平板负荷超声造影（contrast treadmill stress echocardiography，CTSE）

1. 机制和优缺点　CTSE 是广泛用于临床的负荷超声，其作用机制是通过增加心肌收缩力和耗氧量，使之超过冠脉血流储备，进而诱发心肌缺血，表现为心肌灌注异常（myocardial perfusion defect，MPD）和节段运动异常（region wall motion abnormality，RWMA）。它模拟了劳累性心绞痛发生的过程，属于生理性负荷，避免了多巴酚丁胺、腺苷和双嘧达莫等药物的不良反应和风险，其敏感性也略高于多巴酚丁胺负荷超声。

不足之处是 CTSE 不能监测负荷的全过程。同时，劳累导致的喘息严重影响图像质量，对心肌灌注成像的影响尤为显著，从而增加了假阴性的概率及检查风险。

2. 操作流程　CTSE 过程包括：准备阶段、负荷前（rest）阶段、平板运动阶段和负荷后（impost）四个阶段。在造影条件下进行超声、心电、血压及血氧饱和度全程监测。

（1）准备阶段

① 检查氧气、除颤仪、心电图等急救设备及急救药物。

② 详细询问病史，尤其是有无劳累性心绞痛、冠脉造影和 CT 造影的情况。

③ 知情同意书的签写。

④ 呼吸和板床过程训练。

⑤ 设定负荷超声程序。

（2）负荷前（rest）阶段

① 常规超声心动图测量。

② 采集心尖 AP4、AP2、AP3 动态图，以备斑点追踪和心功能测量。

③ 采集左心室显影（left ventricular opacification，LVO）双平面动态图像，以备测量 EF 并观察室壁运动（wall motion，WM）。

④ 采集 AP4、AP2、AP3 及 SAX 四个切面的心肌声学造影（myocardial contrast echocardiography，MCE）。

（3）平板运动阶段：采用平板心电图的改良 Bruce 方案，结束前推注已配置好的超声造影剂。

（4）负荷后阶段（impost）

① 以最快速度下平板，躺在超声检查床上。

② 匀速缓慢推注超声造影剂。

③ 连续采集 250 帧心肌造影图像，间以高机械指数（high mechanical index，HMI）脉冲（flash）击碎造影剂微泡，观察其灌注补偿过程。

④ 选图：从 250 帧图中选取理想高质量 MCE，然后进行 rest、impost 负荷前后对比，观察其心肌灌注（myocardial perfusion，MP）和 WM 有无异常。

⑤ 按国际惯例的 17 节段进行 RWMA 和 MPD 评分，完成 CTSE 检查。

（李丽君　张源祥　潘龙飞）

参考文献

1. Armstrong WF. Stress echocardiography：introduction，history，and methods［J］. Progress in Cardiovascular Diseases，1997，39（6）：499-522.

2. Joyce E，Delgado V，Bax JJ，et al. Advanced techniques in dobutamine stress echocardiography：focus on myocardial deformation analysis［J］. Heart，2015，101（1）：72-81.

3. Cullen MW，Pellikka PA. Recent advances in stress

echocardiography [J]. Current Opinion Cardiology, 2011, 26(5):379-384.

4. Douglas PS, Khandheria B, Stainback RF, et al. ACCF/ASE/ACEP/AHA/ASNC/SCAI/SCCT/SCMR 2008 appropriateness criteria for stress echocardiography: a report of the American College of Cardiology Foundation Appropriateness Criteria Task Force, American Society of Echocardiography, American College of Emergency Physicians, American Heart Association, American Society of Nuclear Cardiology, Society for Cardiovascular Angiography and Interventions, Society of Cardiovascular Computed Tomography, and Society for Cardiovascular Magnetic Resonance endorsed by the Heart Rhythm Society and the Society of Critical Care Medicine. Journal of the American College of Cardiology, 2008, 51(5):1127-1147.

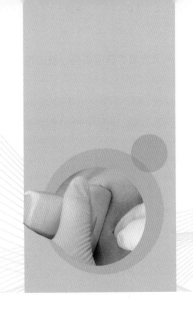

第三节　心肌声学造影

提　要

▷ 心肌声学造影（MCE）
▷ 左心系统超声造影
▷ 右心系统超声造影

一、心肌声学造影

自从 20 世纪 90 年代开展了冠脉造影、冠脉搭桥和冠脉内支架技术以来，使全世界数百万人的生命得以延长，生活质量得以改善。然而，心外冠脉只是冠脉循环中的一部分，大部分冠脉血液存在于前小动脉、小动脉和毛细血管等冠脉微循环中，冠脉微血管是调节冠脉血流的主要部位。目前认识到，心肌缺血可由心外冠脉阻塞、冠脉痉挛和冠脉微血管功能不全 3 个部位的单独和合并存在引起，因此，监测冠脉微血管功能有临床重要价值。MCE 是唯一可以在体实时观察心肌血流灌注的技术，应用 MCE 直接观察心肌血流灌注，是了解心肌缺血发生机制的全新窗口和研究领域。虽然在美国尚未批准应用任何超声造影剂进行 MCE，但在多个临床中心已用非常低的机械指数技术评估心肌微循环。在欧洲已应用注射用六氟化硫微泡（商品名：声诺维，SonoVue）常规进行左心室显影（LVO）和心肌声学造影（MCE）。

（一）心肌声学造影的临床应用

1. 在急诊室检出高危的胸痛患者　美国每年有近 500 万人因主诉胸痛到急诊室，但最终仅 20% 的患者确定为心肌缺血或心肌梗死，少于 1/2 急性心肌梗死（AMI）患者最初的心电图不能确诊，且冠脉闭塞后数小时内心肌酶不会出现阳性，而在此期间最有效的治疗时间就流失了。美国 NIH 资助的一个单中心研究，在急诊室对 1017 例可疑非 ST 抬高的胸痛患者应用 MCE 检测节段室壁运动功能（RF）和心肌灌注（MP），观察 48 小时内（早期）心性死亡、AMI、不稳定心绞痛（UA）、心力衰竭（HF）和冠脉血管介入治疗情况，平均随访 7.7 个月。结果表明：在临床资料、心电图和经胸超声（TTE）基础上，加用 RF 指标可明显提高预测事件的能力（$P<0.001$），若再加上 MP 指标，则预测事件的能力进一步加强（$P<0.002$）。该研究完成后，又分析了 1000 例，原用的多变量模式同样准确地预测这组患者的早期事件。在这些研究的基础上，2 个不同的编辑部均推荐将 MCE 用于急诊室。

2. 评估 STEMI 再灌注治疗后心肌的无复流（no-reflow）　急性 ST 段抬高型心肌梗死（STEMI）经及时再灌注治疗后，如心肌微血管床得到再灌注，则心肌功能恢复良好，即使有轻微的再灌注损伤，表现为室壁运动仍异常（顿抑心肌），只要微血管床的结构和功能完整，患者的预后会很好。

根据临床研究，约有 1/5~1/3 的 STEMI 患者，经及时心外冠状动脉重建使梗死相关的冠状动脉（IRA）血流达 TIMI（冠状动脉造影的 TIMI 血流分级）的 3 级后，心肌出现 no-reflow 现象（目前多称为微血管闭塞，MVO），MVO 表明局部心肌随时间推移功能无改善，这些患者同时具有左心室整体收缩功能减退、恶性心律失常、难治性心力衰竭、

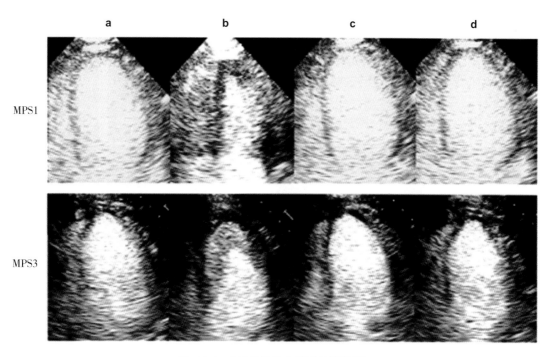

图 6-3-1　MCE 评估心肌灌注影像图

注:上行:MPS1:心肌灌注评分为 1 分,表明灌注良好;a. 微泡破坏前,微泡在心肌充填良好;b. 应用高机械指数破坏微泡后心肌微泡消失;c. 破坏微泡 4 秒后即在心肌再充填;d. 10 秒时继续充填完好

下行:MPS3:心肌灌注评分为 3 分,a 显示微泡破坏前心尖灌注即缺损,微泡破坏(b)后 4 秒及 10 秒时(c,d)均未见微泡再充填
(引自:Crea F,Lanza GA,Camici PG. Coronary microvascular dysfunction［J］. Crea F,Lanza G A,Camici P G. Coronary microvascular dysfunction［J］. European Heart Journal,2016,35(17):1101.)

进行性左心室重塑、心脏破裂和高死亡率等不良后果。MCE 可评估心肌灌注情况(图 6-3-1)。

3. 应用 MCE 进行声学溶栓　尽管及时开通 STEMI 的罪犯血管,仍有 50% 以上患者存在微血管阻塞,导致坏死面积大、LVEF 低,预后不良。动物试验证明,高机械指数(HMI)造成微泡空化产生的剪切应力可使心外冠脉和微血管血栓溶解,HMI 作用到微血管可促使 NO 释放,进一步增大微血管血流(图 6-3-2)。

Mathias 等证明,在 STEMI 急诊 PCI 前后静注造影剂,同时经胸间歇 HMI 发射,能增加罪犯血管的早期开通率、微血管血流,改善左心室功能。

4. 评估心外无阻塞冠脉病变的急性心肌梗死　DeWood 等证明,STEMI 在发病 4 小时内造影 90% 显示为阻塞性冠脉病变。这些里程碑的研究强调了血栓在 AMI 病因上的重要性,决定了当代的治疗策略。但令人不解的是有 10% 的 AMI 患者冠脉造影无重要病变,从而引发出一些重要问题:这些患者心肌损伤的机制是什么? 是否与阻塞性冠心病不同? 是否用同样的临床处理方法? 欧洲心脏病杂志对此提出了一个重要的观点和综述,命名这种现象为无阻塞冠脉病变的心肌梗死(myocardial infarction with nonobstructive coronary arteries,MINOCA),可由冠状动脉和非冠状动脉病变等多种病因引起。

MINOCA 的定义要符合急性心肌梗死标准,包括:①心肌酶升高(肌钙蛋白升高为主);②具有以下一种心肌梗死临床证据:心肌缺血症状、新出现的 ST-T 改变、病理 Q 波或 LBBB,以及新出现室壁运动异常,但冠脉造影无阻塞性病变。MCE 证明,其中的一些病例有明显的 MVO(图 6-3-3、图 6-3-4)。

5. MCE 在稳定性冠心病的应用　心外冠脉固定的或动力性狭窄和(或)微血管功能不全是稳定性冠心病的基本病理生理改变,检出可逆性心肌缺血是筛查稳定冠心病的重要手段。负荷超声心动图可增加临床和负荷心电图的预测价值,同时应用超声造影更能增加超声的图像质量。Juefei 等对 58 例冠脉中等狭窄(50%~80%)患者应用实时 MCE 多巴酚丁胺负荷试验,探测冠脉血流储备,对比微循环血流与 FFR(冠状动脉血流储备分数)的相关性。结果表明,MCE 显示的心肌灌注缺损能敏感地预测患者的 FFR 值(图 6-3-5)。

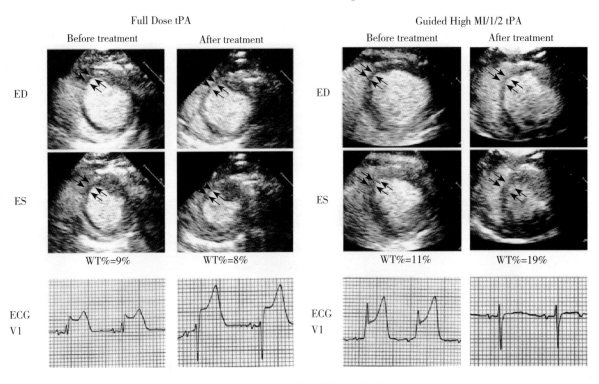

图 6-3-2 AMI 声学溶栓效果影像图

注：猪 AMI 模型，显示诊断超声进行声学溶栓的效果。左图：治疗前舒张晚期（ED）心肌灌注缺损（箭头处），用全剂量 tPA 后心肌灌注有所恢复，但在收缩晚期（ES）室壁增厚率（WT%）改善不明显，且心电图 ST 仍抬高；右图：应用半剂量 tPA 及高机械指数溶栓后，心肌灌注，WT% 及心电图均恢复良好

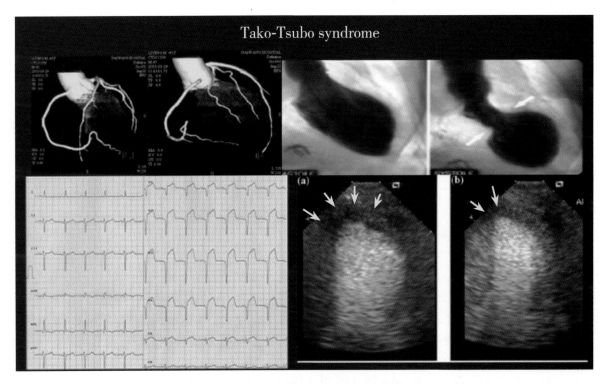

图 6-3-3 球型综合征的心电图、冠脉造影、左心室造影及 MCE 结果

注：一例 Tako-Tsubo 心肌病，心电图显示胸前导联 ST 段弓背样抬高，冠脉造影没有冠脉狭窄和堵塞，左心室造影表现为急性球型综合征，应用腺苷后，微血管灌注改善。提示心肌微血管痉挛，微血管功能不全，即 MINOCA。心外冠脉阻塞性心肌梗死无此表现（引自：Galiuto L，De Caterina AR，Porfidia A，et al. Reversible coronary microvascular dysfunction：a common pathogenetic mechanism in apical ballooning or Tako-Tsubo syndrome. Eur Heart J，2010，31（11）：1319-1327.）

纸速：25mm/s　灵敏度：10mm/mv　BL：ON　AC：ON　MF：150Hz

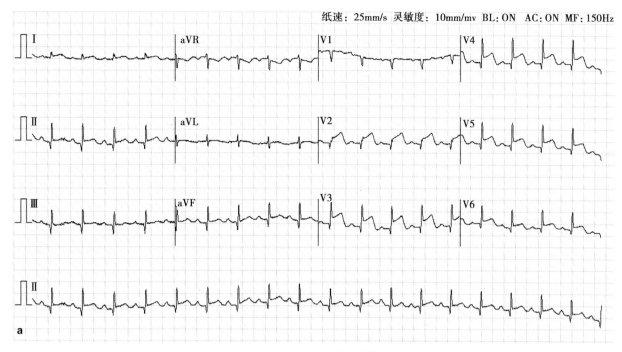

图 6-3-4　风湿性心肌病急性期并 MINOCA 声学造影影像

注：影像取自 1 例风湿性心脏病急性期患者。a. 入院时心电图，表现为广泛前壁 STEMI，冠脉造影冠脉正常；b.MCE 显示左心室心尖部室壁灌注缺损，运动稍减弱，提示有微血管病变

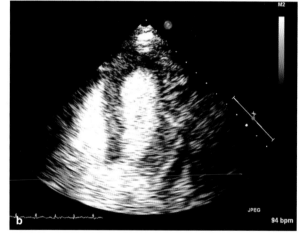

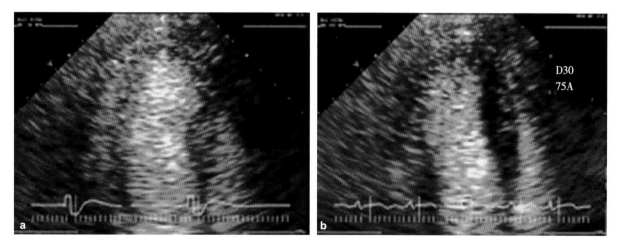

图 6-3-5　多巴酚丁胺实时 MCE 显示前侧壁心肌灌注缺损影像

注：a. 静息时 MCE；b. 多巴酚丁胺负荷后 MCE；此影像取自左前降支狭窄 60% 的患者，FFR 为 0.7，提示所属心肌的血流储备减少；多巴酚丁胺试验负荷后实时 MCE 检出心尖和前壁灌注缺损

6. MCE 在心内占位病变的应用　当遇到心腔内占位性病变时,通过 MCE 观察占位病变的血流灌注情况常可识别病变的组织特征。

(二) MCE 技术

《中国心血管超声造影检查专家共识》(2016)推荐左心系统超声造影方法:

1. 造影剂　SonoVue 是目前唯一进口的超声造影剂,使用前用 5ml 生理盐水稀释,震荡 20 秒后成为乳白色微泡混悬液备用。

2. 方法　有实时显影和触发显影 2 种方法。由尹立雪执笔的中华医学会超声医学分会超声心动图学组发布的《中国心血管超声造影检查专家共识》(2016)详细地介绍了心肌造影的方法,在此引用以方便临床医师查阅。

(1) 实时显影方法:输入造影剂,采集动态影像:①采集 2 个心动周期;②采集触发的高能量"闪烁"影像,即机械指数(MI)为 0.9 的 3~7 帧影像图;③采集 15 个心动周期的再灌注影像。

(2) 触发显像方法:在左心室收缩末期触发用低能量显像,触发比例 1:1。记录一个完整的心动周期的实时影像观察室壁运动。然后给予触发的高能量闪烁影像后心肌造影剂显像消失,心内膜边界清晰,可观察室壁运动及 LVEF 测量。同时观察及记录心肌造影剂再充盈过程,定量和定性心肌微循环灌注。

(3) 高能量触发显像方法(高能量是 MCE 的重要技术):①获取标准的二维超声影像。②激活低 MI 实时造影检查模式。③聚焦置于二尖瓣环水平,调节增益使图像有轻的噪声背景,调节扇区大小和深度,保持图像帧频 >25Hz。④将触发点调节于左心室收缩末期,避开 T 波上升支。每次触发至少显示连续 4 个心动周期图像供观察分析。输入造影剂 SonoVue 0.9ml。⑤输入造影剂后至少 30 秒左心室开始显影,图像采集前应确认左心室显像满意且无声衰竭,如有声衰竭应减慢造影剂输入速度;如收缩功能正常或减低心尖段或中段显示不满意时加快输入速度。⑥采集图像。连续动态图像至少应包括上述完整的心动周期的心尖 4 腔、2 腔和 3 腔切面。

(三) MCE 小结

1997 年,美国心肺血管研究所会议曾指出:15 年血管生物学的汹涌巨浪中,由于方法学限制,循环系统中十分重要的领域——冠脉微循环却相对沉静。20 年后的今天,以 MRI、SPECT、MCE 等为首的评价冠脉微循环的影像技术飞速发展,一个全面了解冠脉循环的时代已经到来。MCE 是唯一可以在体实时观察心肌血流灌注的技术,目前 MCE 已进入临床进入床边,以其独特的优势在诊断和治疗中发挥作用。但受到认识和方法学的限制,普及 MCE 还需时日。

依据病史、心电图及心肌损伤标记物单一指标,急诊患者诊断急性冠脉综合征仅约 30%。心脏超声、MCE 能提高急性冠脉综合征的诊断率,且增强溶栓效果。在急诊科、基层医院推广床旁超声及 MCE,有益于急性心肌缺血或心肌梗死的早期诊断和救治,具有深远的社会效益。

二、左心系统超声造影

(一) 左心系统超声造影的临床应用

清晰地显示左心室心内膜边界,从而准确地评估左心室容积、每搏容量及射血分数。清晰的显示左心室腔及室壁,进而更准确地诊断左心室心尖血栓、左心室心尖肥厚、心肌致密化不全、心尖室壁瘤、心腔内肿瘤。清晰地识别心内膜,有助于评估节段性室壁运动异常。多普勒是心脏超声检查的重要部分,如血流速度、估测心室压力、舒张功能、心输出量等监测。禁忌证:对全氟丙烷过敏者,妊娠。慎用于肺动脉高压、心肺功能不稳定。

(二) 左心系统超声造影方法

《中国心血管超声造影检查专家共识》(2016)推荐左心系统超声造影方法:

1. 造影剂准备。

2. 常规心脏超声检查,优化图像参数。

3. 激活超声设备低 MI(<0.3)或超低 MI(<0.2)实时超声造影检查模式。

4. 聚焦点置于二尖瓣环水平,调节增益使图像有轻的噪声背景,调节扇区大小和深度,保持图像帧频 >25Hz。

5. 团注造影剂 SonoVue 0.2~0.3ml,然后用 5ml 生理盐水在 20 秒以上缓慢输注,每分钟 0.9ml。

6. 显像　团注造影剂后,左心室显影至少需要 30 秒。在心尖切面观察左心室显影是否均匀。如果左心室中段和基地段出现声影,应减慢团注或输入速度,使用或提升高能超声波发射的"闪烁"效应破坏微泡。如果左心室显像满意无声衰竭,采集连续动态图像至少包括1个完整心动周期的心尖4腔、2腔和三腔心切面。

三、右心系统超声造影

(一)右心系统超声造影适应证

右心系统超声造影常用于诊断和排除肺内或心内右向左分流相关疾病,如卵圆孔未闭、肺动静脉瘘、肝肺综合征、永存左上腔静脉、术后残余分流或侧枝等。

(二)右心系统超声造影方法

《中国心血管超声造影检查专家共识》(2016)推荐左心系统超声造影方法:

(1)建立左或右前臂静脉通路,将三通管与静脉导管相连并固定。

(2)将9ml生理盐水与1ml空气(或同时抽取血液1ml)混合于10ml注射器内,与三通管一端相连,在三通管另一端连接10ml空注射器。连通2个注射器,在2个注射器之间快速来回推注液体直至完全浑浊。

(3)打开其中一个开关,将震荡混合液体快速静脉内注入。可抬高患者手臂促进混悬液迅速进入右心系统。

(4)用组织谐波成像观察二维超声的增强效果,采集静息状态心尖4腔或胸骨旁4腔或剑突下4腔切面。如果需要,嘱患者做Valsalva动作或咳嗽。

四、心脏超声造影的注意事项

1. 涡流伪像　是距离探头最近区域和聚焦区域的微泡破裂严重,表现为无造影剂增强或心尖区涡流。主要因为MI设置过高、造影剂剂量不足或心功能减低致心尖部血流速度过低。

2. 衰竭　由于大量的造影剂充满在图像的近场区域所致。主要因为单位时间内注射了过量的造影剂。

3. 注意事项　造影剂输入速度应缓慢,造影期间和造影后监测生命体征、心电图、经皮血氧饱和度约30分钟。造影期间应备有急救设备。重度肺动脉高压及高度敏感人群禁用造影剂。

(刘伊丽　潘龙飞　李丽君)

───── 参考文献 ─────

1. Rinkevich D, Kaul S, Wang XQ, et al. Regional left ventricular perfusion and function in patients presenting to the emergency department with chest pain and no ST-segment elevation [J]. Eur Heart J, 2005, 26 (16): 1606-1611.

2. Pries AR, Secomb TW, Gessner T, et al. Resistance to blood flow in microvessels in vivo [J]. Circ Res, 1994, 75 (5): 904-915.

3. Mathias W Jr, Tsutsui JM, Tavares BG, et al. Diagnostic ultrasound impulses improve microvascular flow in patients with STEMI receiving intravenous microbubbles [J]. J Am Coll Cardiol, 2016, 67 (21): 2506-2515.

4. Agewall S, Beltrame JF, Reynolds HR, et al. ESC working group position paper on myocardial infarction with non-obstructive coronary arteries [J]. European Heart Journal, 2017, 38 (3): 143-153.

5. 中华医学会超声医学分会超声心动图学组. 中国心血管超声造影检查专家共识[J]. 中华超声影像学杂志, 2016, 25 (4): 277-293.

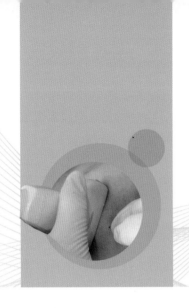

第四节　经颅超声多普勒

提　要

▶ 颅内压监测的临床意义
▶ 经颅超声多普勒的临床意义

一、颅内压监测的临床意义

颅内压（intracranial pressure，ICP）是指颅腔内容物对颅腔壁所产生的压力。ICP 正常参考值：成人 5~15mmHg（70~200mmH$_2$O），儿童 4~7.5mmHg（50~100mmH$_2$O）。正常人的颅腔和颅内容物保持着动态的压力平衡，当脑脊液压力 >1.77kPa（180mmH$_2$O）时，这种稳态平衡遭到破坏，称为颅内压增高。颅内压增高到一定程度时，脑血流自动调节功能丧失，可导致脑血流量下降。

实时有效的监控 ICP，能指导医师及时采取有效的降低脑缺血、缺氧的治疗措施，以降低死亡率，对于判断病情和指导治疗有重要的临床意义。

临床常见危重症中，急性重型颅脑损伤是最有必要实施 ICP 监测的急症之一。原因如下：

（1）外伤后 3~5 天病情变化较大，需实时监测ICP。

（2）仅仅根据临床征象推断有无颅内压增高，可靠性低，难以准确指导临床治疗。

重型颅脑损伤后由于脑血管自动调节功能障碍、ICP 升高，可导致脑灌注压（CPP）紊乱，常表现为 CPP 下降，其在脑缺血或充血的发展过程中起着至关重要的作用，可以导致继发性脑损害。因此，重型颅脑损伤后实时进行动态 ICP 监测，不仅可以评估 ICP 与 CPP 水平，而且可以早期预测脑血流动力学变化、及时充分地判定颅内血流动力学的情况，从而为病情判定、治疗方案的选择以及

预后评估提供客观依据。

ICP 监测有助于区别原发性与继发性脑干损伤。原发性脑干损伤主要为脑干震荡伤、脑干挫裂伤、脑干的出血、软化、水肿等，多数病例临床表现严重但 ICP 正常；而继发性脑干损伤是由于各种原因所致颅内血肿、脑水肿，如 ICP 监测过程中发现 ICP 逐渐上升，尤其当 ICP>40mmHg 时，应结合影像学检查等检查方法进一步判定是否颅内血肿。

此外，心脑肺复苏后为改善脑灌注，长时间升高血压或补液过多均可加重脑水肿，此时可行 ICP 监测，以协助控制 ICP。

二、经颅超声多普勒

（一）经颅超声多普勒（TCD）原理

当脑代谢异常导致脑肿胀时，ICP 才会产生有意义的变化，从而得出有意义的 ICP 监测数值。此外，ICP 对于计算 CPP 有很大价值，但其并不能准确地反映局部脑血流和脑功能状态。其监测方法可分为有创监测和无创监测，有创 ICP 监测的常用技术是腰部脑脊液压测定，而无创监测法常用的即经颅超声多普勒（TCD）。

TCD 监测 ICP 是国内外报道最多的一种无创监测方法，具有简便易行、安全、无创和易于床旁开展等诸多优点，国内外报道的动物实验和临床研究报告均证实 TCD 频谱与参数的变化与 ICP 有

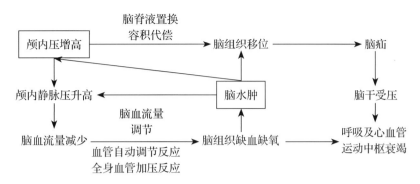

图 6-4-1　颅内压与脑血流关系图

一定的相关性。TCD 虽然不能提供每次操作 ICP 的具体数值,但连续监测结果可以动态地反映颅内压的变化情况。

　　TCD 通过超声波穿透颅骨较薄弱的部位,直接检测到可以反映颅内动脉血流动力学变化的多普勒信号。通过检测脑底动脉的血流速度和脉动性获得关于受检动脉血流动力学变化的资料。当血管管径不变时,脑血流速度与脑血流量成正比,因此,TCD 频谱形态和参数可以间接反映 ICP 增高程度。随着 ICP 的不断升高,TCD 血流频谱发生一系列改变,血流速度越来越低,搏动指数越来越高,直至舒张期血流速度下降至零、舒张期反向,最后血流信号消失(图 6-4-1)。

(二) TCD 频谱图像

　　1. 正常 TCD 频谱图像　典型的正常 TCD 频谱图像由一系列连续而有规律与心动周期一致的脉搏波动图所组成,其形态近似于一个直角三角形(图 6-4-2)。从频谱图可见,其均由一个陡直的上升支迅速上升到顶点,随后折返形成第一收缩峰,即 S1 峰,其后是一个缓慢的下降支,在下降支的

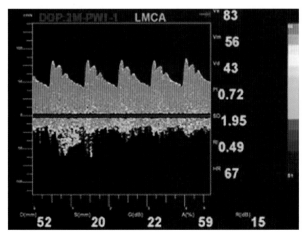

图 6-4-2　正常 TCD 频谱图像

上 1/3 处有一切迹,切迹之前有一个第二收缩峰,即 S2 峰,切迹之后出现第三峰为舒张峰,即 D 峰。

　　2. ICP 增高时的 TCD 频谱图像　轻度 ICP 增高时,由于脑血管对 ICP 增高有自动调节功能(脑血管阻力减小,动脉压增加),使 CPP 保持在一个稳定状态,并有一过性脑血流增加。当 ICP 增高 $>359\sim450mmH_2O$ 时,脑血流的自动调节功能丧失,脑血流量开始下降。当血管管径不变时,脑血流速度与脑血流量成正比,因此,TCD 频谱形态和参数可以间接反映 ICP 增高程度和脑血流下降情况。

　　有研究发现在临床颅内高压的监测中,只有在 ICP 较高时如中度增高进而出现频谱下降支切迹加深等情况时,才会出现各监测数值的明显改变,在 ICP 增高的初期无明显的改变,因此提示当 TCD 频谱出现高颅压的特征改变而各项参数仅仅达到阈值时即已经出现了 ICP 增高而既有高颅压的频谱改变又出现各参数的明显改变时,说明此时的 ICP 已经有明显的增高,在临床治疗上应该予以足够的重视,并立即采取有效降低 ICP 措施,以防止 ICP 的进一步上升导致严重的后果。这是由于轻度 ICP 增高时,由于脑血管对 ICP 增高有自动调节功能(脑血管阻力减小,动脉压增加),使 CPP 保持在一个稳定状态,并有一过性脑血流增加。当 ICP 增高 $>359\sim450mmH_2O$ 时,脑血流的自动调节功能丧失、脑血流量开始下降所致。

　　研究还发现在 ICP 重度增高时,出现 TCD 频谱的 S2 峰消失,当颅内压更高时可出现单尖峰,即仅有 S1 峰,S2 峰和 D 峰均消失(图 6-4-3),故当出现 S2 峰消失甚至单尖峰时,提示已存在严重的颅内高压,必须施行强力的综合的降颅压措施。S2 峰的出现是因为在心脏的减慢排血期时,扩张了的主动脉和颈总动脉弹性回复以及周围容量性小血管的作用,导致脑内血管血液流出速度减慢,

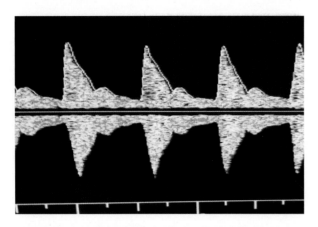

图 6-4-3　ICP 中重度增高时 TCD 频谱的 S2 峰消失,D 峰前切迹加深

流入速度又有轻微增加,因此出现了 TCD 外层曲线上的第二收缩 S2 峰。当重度 ICP 增高时,可能扩张了的主动脉和颈总动脉弹性回复的力量已不足以对抗颅内的高阻力,因此使 S2 峰消失。当 ICP 再进一步升高,舒张期的血流速度已下降至很低水平,几乎接近零时,D 峰也消失,出现单尖峰。

(三) 颅内压增高引起 TCD 频谱改变的四个过程

1. 低血流高搏动指数频谱

(1) 正常 TCD 频谱舒张期末血流速度大约为收缩期峰血流速度的 50%,当 ICP 增高时(此时血流阻力增加),舒张期血流速度下降,收缩峰变尖,导致低流速高搏动指数频谱。

(2) 当 ICP 接近舒张血压时,TCD 频谱中舒张期末期的血流开始消失。

(3) 当 ICP 等于舒张期血压时,舒张期血流完全消失等于零,仅有收缩期的高尖波出现。

2. 双向血流的"震荡波"

(1) 当 ICP 继续增高超过舒张期血压,舒张期血流复现,但方向相反为"振荡波"(图 6-4-4)。

(2) 振荡波的出现提示 ICP 已经增高到使脑

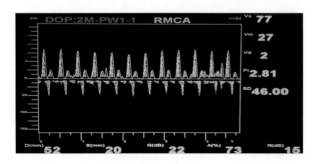

图 6-4-4　震荡波

血管代偿机制接近耗竭,血管外的压力大到足以将舒张期时的管腔压塌,导致血管树在收缩期时存储的少量血流在舒张期反流。

3. 收缩早期针尖样血流——"钉子波"
当 ICP 继续增高达到和超过收缩压时,已经很难有血流进入到脑循环中,是脑循环停止的高度特征性的血流波型。这种收缩早期针尖样血流通常只占据整个心动周期的 15%~25%,舒张期完全没有血流或有更低于收缩期的小血流(图 6-4-5)。

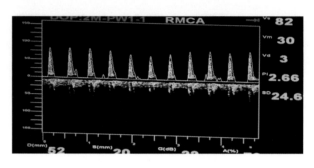

图 6-4-5　钉子波

4. 无血流信号

(1) ICP 继续增高,针尖样血流越来越小,最终在颅底大血管检测不到血流。

(2) 无血流是 ICP 增高的终末期,提示 ICP 增大到使整个管腔完全塌陷,整个心动周期中无血流。除了 ICP 增高对 CPP 的影响之外,外周血压对 CPP 改变的影响也不容忽视(图 6-4-6)。

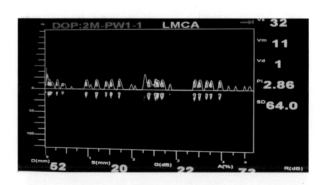

图 6-4-6　无血流信号

综上所述,在临床上 TCD 图像更能直观的反映 ICP 的变化趋势,随着 ICP 的增高,频谱图像会出现一些特征性的变化或者一定的变化趋势,TCD 监测数值总体来说和 ICP 有一定的相关性,但对每个患者个体不一定都能看到每个数值的明显改变,因此 TCD 监测在针对颅脑外伤 ICP 的监测中更有临床价值。

(陈尔秀　潘龙飞)

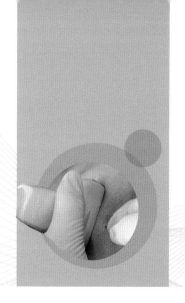

中英文名词对照索引

X

Y

Z

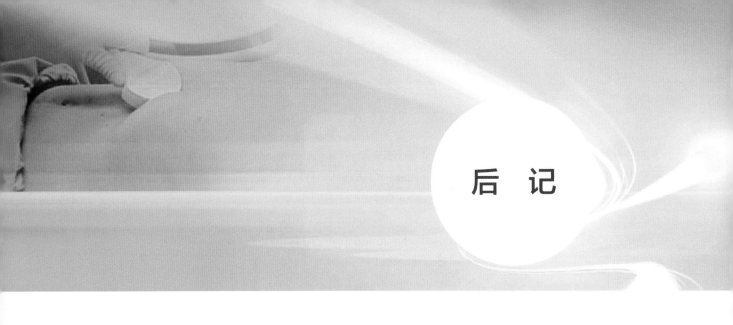

后 记

历时 6 年,终于完成了《床旁超声监测》的编写,如释重负。

5 年前,我将《床旁超声监测》初稿让超声专业医生评价,被认为与已出版的超声书籍无甚区别,临床不乏各种权威的超声专业书籍。多年来,我国的临床超声检查多是由超声专业医师实施,而非临床医师以问题为导向进行床旁超声焦点评估。如何撰写一部适合国情的临床医师使用的超声书籍,并非易事。

6 年的编写过程,是整理总结在心脏内科、急诊及重症医学临床经验和床旁超声的过程。多年的临床经验证实,掌握临床检查技术如床旁超声技术并不难,难的是用获得的参数逻辑判断疾病的病理生理变化。如此,编写本书的过程,是系统地复习生理、解剖及病理生理学的过程,是阅读大量中英文指南及文献的过程,是将超声监测参数与相关解剖、生理及病理生理变化密切结合、逻辑判断的过程,目的是实现以临床问题为导向进行床旁超声焦点评估。

在《床旁超声监测》即将出版之际,首先感谢国家自然科学基金委、陕西省科技厅及西安市科技局的资助,使我阅读了有关超声基础和临床的大量文献、明确了床旁超声的意义、获得了超声动物实验的数据,为编纂《床旁超声监测》打下了坚实的理论基础。感谢西安交通大学第二附属医院的支持,得以使心内科、急诊及重症临床医师拥有超声仪器并实施床旁超声,这是编纂《床旁超声监测》的临床实践基础。感谢澳大利亚昆士兰大学查尔斯王子医院的心内科医师,他们是我掌握床旁超声的入门老师,使我掌握了超声心动图的基本技能。感谢香港中文大学威尔士医院心内科教授余卓文,早在 20 多年前帮助我认识心脏舒张功能的超声监测,并使我确定了临床医师应掌握床旁超声的信念。感谢加拿大多伦多大学圣·迈克尔医院心脏内科主任 / 教授 Howard Leong-Poi,为《床旁超声监测》提供了大量珍贵的超声图片。感谢陕西长安医院重症监护病房提供床旁超声仪监测危重症患者,为《床旁超声监测》编写提供了许多病例。感谢旅美华人学者谢峰教授为本书提供了新的数据和见解。感谢 GE 公司提供超声图片。感谢迈瑞公司为编写提供的帮助。最后,感谢我的家人对我无私的支持,使我得以利用大量的节假日专心于编写本书。

由于编者学识和经验的不足,尝试临床与超声的结合,《床旁超声监测》一定会有不足甚至错误之处,衷心希望临床和超声专业医师批评指正,以利不断改进。

李丽君
2018 年 4 月 18 日于西安